周楣声

著

灸绳

青岛出版集团 | 青岛出版社

《灸绳》精装本出版说明

我国著名中医学家、针灸学家周楣声教授所著的《灸绳》一书，由青岛出版社自1998年8月出版以来，深受广大中医工作者及中医爱好者的推崇。

本书对振兴灸法，运用中医理论和方法研究经络学说，以及经络系统在针灸疗法中的地位，都做了精辟的阐发，具有很强的指导性，是中国针灸学史上的经典专著，为中医灸法临床、教学和科研不可多得的参考书。

本书出版以来，为适应不同时期读者的阅读需求，连续再版3次，共计印刷4次，印量达18000册，但仍无法满足众多中医研习者的学习热情，故青岛出版社决定出版《灸绳》精装本。

恰今年正值周楣声教授诞辰100周年，同时周氏艾灸（灸绳）被山东省人民政府批准为省级非物质文化遗产代表性项目，因此也借本书的出版表达对中国当代灸学泰斗周楣声教授的尊敬和怀念。

青岛出版社

2017年5月

前　言

本书初稿于1958年开始动笔，"文革"后期初具雏形，1985年曾作为全国灸法讲习班的试用讲稿仓促付印过，内容疏漏舛错与印刷质量等方面存在着诸多问题，特别其中对许多问题的不同看法与师心自愎之处，必将为我界同仁所诟病，故自印成之后，即惴惴不安。但事隔十余年，并未由此而招来诮讪，相反书中的不少拙见，还能得到同仁的首肯与某些权威著作整段与整章、整节引用，实非始料之所能及！

客有问于余曰：今视子之修订稿，与已经付印之初稿，其中不少大段的章节，已为他书正式出版发行，而子今又复依样葫芦，收入在本书之中，是人之取用于子者，而子又复取用于人，是将反主为客，招来抄袭之诮矣！予曰：不然！一个从未道破的观点与见解，当首次被提出以后，如能得到别人的赞同与重复，将是最大的愉快与收获，被重复与抄引的次数愈多，则首倡者将愈感快慰，又何惴惴之有乎！客首肯而退！

本书首先是对灸法的处境与前景，忧心忡忡地提出了一些粗浅看法。这些虽然都是一些漫无边际的浮想与空谈，但这也是全书内容的主导思想与中心话题。

在论及《经脉系统的内容在针灸疗法中的地位》这一至关重要的问题时，不能不有着重的说明：当前之言针灸者，莫不侈言经络，而经脉与经络又是混淆不分，甚至是主次颠倒，认为经脉是由经络所派生出来的，把经脉从属在经络之下。这种认识的存在，必然混淆了针灸学说与针灸疗法的原有面目。特根据中医的经典，溯本探源，对古代经脉学说的内容及其在针灸疗法中的各自地位，作了系统的整理与发掘，以见古代经脉学说与内容，乃是不同联络体系的组合与总称，而在针灸疗法的诞生和发展过程中，又各有着不同的地位与作用。对针灸作用的发挥与效果的显示，不仅是以各种沟通联系有形的经脉结构为基础，就连皮肤、肌肉、骨骼等体系也包罗在内，其中由于特有的无形的经络体系，功能特异理论深邃，更为古今中外从事针灸工作者所重视，因而成为经脉学说的主要内容和取得了针灸疗法的卓越地位。有充足的理由说明经脉乃是人身各种沟通联系体系之总称，而特有的经络体系乃是在形态结构经脉系统以外的另一种功能体系，如心——血管体系、经筋体系与经络体系等，而在讨论这些体系的整体作用时则称之为系统，以体系作为系统的分支。用作讨论古人经脉学说与内容相互关系的主次区分。在《运用中医理论和方法研究经络学说》中，也提出了不少刍荛与狂夫之见，其中对"气"与"经气"的阐释，颇感自诩。其次用"水到渠成"作为经络体系存在的例证，也似乎言之有物。而对古代经络学说错误和欠缺之处所提出的"一源三歧"之说，更是一个从未被道破的客观真理。目前已被某些权威著作列为内容之一，这是值得自慰的！同时在此也致以谢意！

针与灸西医认为属物理疗法的范畴，而物理疗法的品类繁多，尚未见在两种不同的物理疗法中能用一种理论体系来说明其作用机制者，在针与灸这两种截然不同的作用方式中，其所以能互相牢固地结合在一起，其中必有一种内在联系的基础与共同作用机制的存在，弄清这种关系，也不失为研究针灸学说的一个内容。本书所列举的各种关系，固然是属于一种皮相之见，但也不失为探索针灸作用的愚者之一得。任何一种治疗手段决不能适用于任何疾病，中医其所以能历久不衰屹立于世界医林，主要是依赖于它的两大支柱：一是方剂，二是针灸，而在这两者之间，既是互有优劣，也需彼此互补。如对之作出一番比较，在临床上既可左右逢源，也可取舍适当，择善而从。

不论是针还是灸，选穴都是第一关。选穴的常规因针与灸的作用特点的不同略有区别。而在灸法本身来说，又是形式繁多，难求一律，在这当中也存在着比较与选择的问题，以之作为本书内容的一章似非多余。

对灸感规律的了解与探索，并不仅仅在于对灸疗效果的提高，重要的是通过这种规律与特性能对人体的奥秘与中医基本理论得到显示与验证。这种规律的发现，如能得到普遍重视与认真开拓，其前景是自不待言的。

热症不能用灸，这是强加在灸法头上的冤案，虽然已经渐渐得到"平反"，但距离普遍与大胆地应用，还要有一段时间，特别是有人在挖空心思，用"八纲辨证"来为热症不能用灸招魂，因之翻案的潜在危机还是存在的，通过对《针灸辨证与治症》的讨论，可能对这种翻案之风会有所遏止。

《灸赋》不失为针灸歌赋的一个崭新内容，在灸赋被收入《中国灸法大全》时，又蒙山东省卫生厅前厅长张奇文先生逐条作注，允为芜文生色，但敝帚自珍，故在本书中仍保持原貌。对针灸的辨证与治症，及针灸治症的理论基础，用"通"的观点进行论证，也可认为是独具新意。

针灸学与针灸疗法，历来已成为一门专有的学科与专有的词汇，而在本书中却常常反其道而用之，称为"灸针学"与"灸针疗法"，这并非是任意颠倒，而是有例可援的，早在《素问·血气形志》中，即有"五脏之俞，灸刺之度……病生于脉治之以灸刺"。《奇病论》"病名曰息积……不可灸刺"诸说。为了能促进灸法的复兴，巩固灸法的地位，根据灸和针优缺点的比较，把灸列在针上，亦属矫枉必须过正之意也。而有时也仍称之为针灸者，乃积重难返，吾从众也！

本书对于针灸理论的发掘与探讨，临床实践的引导与启发，绝非陈陈相因，拾人牙慧者可比，当然其中不少地方不免出自推理与师心，然响岳鸣蛙，聊当齐人之语，空劳自苦，难逃覆瓿之讥，而自惭自嘲，自诩自慰，均将兼而有之矣！

周楣声
岁在戊寅清明前五日于安徽灸法研究会
时年八十又一岁

目　录

上篇　灸论

第一章　关于振兴灸法的思考

第一节　灸法的历史回顾与现状 /003

第二节　振兴灸法的方向 /005

第二章　运用中医理论和方法研究经络学说

第一节　研究经络学说不能忘记中医的认识论 /010

第二节　经络学说应与中医藏象学说相联系 /013

第三节　不能混淆经脉与经络的主次地位 /014

第四节　有形无形、颅内颅外之争应该得到澄清 /015

第五节　广义经络与狭义经络不能混为一谈 /019

第六节　生理经络与病理经络应有所区分 /021

第七节　对经络内容与功能的认识不能笼统含混 /026

第八节　经气应该是经络的实质 /028

第三章　经脉系统的内容及在针灸疗法中的地位

第一节　经脉系统与经络体系的关系 /052

第二节　经脉系统与心血管体系的关系 /074

第三节　经脉系统与经筋体系的关系 /089

第四节　经脉系统与淋巴体系的关系 /094

第五节　经脉系统与皮肤肌肉的关系 /097

第六节　经脉系统的联系和依存 /101

第四章　针刺与灸法功效的内在联系及作用比较

第一节　针与灸的联系基础和作用机制 /107

第二节　针灸与药物的比较 /120

第三节　针和灸比较 /125

第五章　灸法选穴的基本原则与作用

第一节　灸法选穴的基本原则 /131

第二节　各种灸法及作用 /142

第六章　针灸辨证的意义与方法

第一节　临床辨证与治症的意义 /169

第二节　针灸辨证与汤液辨证的异同 /175

第七章　灸感病理感传规律及其意义

第一节　灸感感传的一般规律 /184

第二节　灸感感传的路径与形式 /198

第三节　经穴感传作用的若干特性 /209

第四节　十四经病理感传现象与途径 /218

第五节　灸感规律对中医基本理论的验证 /233

第八章　热症禁灸与可灸对灸法的影响

第一节　热症禁灸的错误根源 /243

第二节　热症可灸的理论依据 /247

第三节　如何对待热症用灸 /254

第九章　灸赋

第一节　针灸探源赋 /262

第二节　灸不离宗赋 /271

第三节　经脉求真赋 /274

第四节　灸针同异赋 /280

第五节　灸针辨证赋 /282

第六节　灸感三相赋 /286

第七节　热症贵灸赋 /289

第八节　灸海乘槎赋 /291

第九节　灸不忘针赋 /295

第十节　灸贵变通赋 /307

下篇　灸例

第十章　灸法治疗流行性出血热

第一节　中医对流行性出血热的认识 /319

第二节　中医对流行性出血热的辨证与分型 /330

第三节　灸法治疗流行性出血热的临床实践 /341

第四节　灸法治疗流行性出血热的实验研究 /359

第五节　灸法治疗流行性出血热验案选录 /375

第六节　灸法成功治疗流行性出血热对防治艾滋病

　　　　的启示 /389

第十一章　灸法治疗各科病症验案

第一节　颅脑及神经精神病 /406

第二节　五官口齿喉舌病 /421

第三节　呼吸系统病 /444

第四节　心血管系统病 /462

第五节　消化系统病 /474

第六节　前后阴及泌尿系统病 /496

第七节　运动系统病 /508

第八节　皮肤病 /532

第九节　外科炎症与外伤性病 /541

第十节　癌肿及新生物 /578

第十一节　其他 /586

附录一　周氏艾灸（灸绳）传承谱系
附录二　怀念一代中医大家周楣声教授
附录三　祖父的学术背景（《周楣声医学全集》代前言）
附录四　《周楣声医学全集》总目录
附录五　《灸绳》（2009年版）出版说明

上篇

灸论

第一章 关于振兴灸法的思考

第一节 灸法的历史回顾与现状

作为中医临床治疗学重要手段之一的灸法，源远流长。追溯其起源，虽无确切佐证可凭，但它和任何事物一样，是人类文明进步的产物，因此它的诞生，必然是人类在掌握了用"火"的技术以后，才从火灼伤人发现和发展而来的，而"壮"的取义正是在这方面的例证和遗迹。

关于"灸"字的由来和取义以及"壮"字的正确解释，在《灸针探源赋》中再作说明。灸是指用火在孔穴上进行烧灼之意，在此不作重复。对于这些，不仅目前无人注意及此，就是灸的字形也被改变了！由于"灸"与"炙"的字形相近，因而出现了不少"《针炙学》"、"针炙"科与"针炙"专家，曾见有一位具有权威性的针灸专家的名片上，竟然有五个"针炙"头衔，真叫人啼笑皆非，欲哭无泪！可见灸法的沉沦，已经到了何种程度。

在灸与针疗法的形成和发展过程中，可以看出，本来是灸重于针。在古代的中医文献中，大多是以灸为主，针为辅。嗣后则是针灸并重而相提并论。但是，由于以往的灸法方法原始，痛楚较大，因而使灸法逐步退居针下。降至近代，更是重针轻灸，且有淹没的危险。目前国内外对针刺作用机理的研究，已经积累了丰富的资料与获得一定的成果。而在灸法方面，不只是一个空白点，简直是无人区！既然是针灸并称，而对这种畸形发展就不能熟视无睹，而任其衰落。在临床实践中，灸和针固然是各有所长，而在很多方面，灸效却常常超出针效，故必须使针与灸同被重视，同为人类的生存和幸福做出贡献。

自从针麻一度被推广和应用以来，灸法的地位更是江河日下，名存实亡，不仅在人民大众的心目中，灸法是久已生疏，即以针灸工作者本身来说，对灸法的情感也是十分淡漠。

目前灸法的衰落，主要是由于灸法本身还存有一定缺点。正是由于灸法本身的缺点，因而使灸法的应用不广，而灸法的应用不广，又使对灸法的作用生疏。因此要想发挥灸疗的效果，提高灸法的地位，首先就要从改进灸具与应用灸法入手，从应用中尝到甜头，发现苗头，再作探索和提高，努力恢复灸疗的面目，发挥灸疗的最大疗效，这是针灸工作者义不容辞的迫切任务。以下所述，主要是对传统灸法如何对待，提出一些个人看法，以供参酌。

第二节 振兴灸法的方向

一、必须紧紧抓住以中医学说为核心的根本环节

针灸学说是在中医基本理论体系孕育与诞生过程中的产物，而针灸功效也正是中医基本理论体系的体现，离开了这一点，对于针灸功效的理解与解说，均将是茫然无绪或是误入歧途。目前运用西医的观点与手段，来研究针灸学说与功效，已经是昌盛一时，如果不如此，则针灸本身似乎也就无存在余地，这不能不说是一种方向性的失误，是件令人痛心的事！西医的研究手段与理论体系，不论如何高明与精湛，都是离不开片面、表面、孤立、静止、形而上学的范畴；中医的理论体系与认识方法，不论如何空洞与抽象，都是以对立统一、发展变化、互相依维与制约为出发点，处处都在贯穿着辩证法的思想方法，而阴阳五行学说，正是这方面的代表和典范。如果运用中医的阴阳学说，来对中西医的思想体系与研究方法作为划分，则西医无疑是偏重于阴、阴有形，强调生动具体；而中医则是偏重于阳、阳无形，着重于抽象思维。由于两者的基本观点与立场彼此径庭，则研究手段自然就难于一致。

二、必须掌握传统灸法的基本特点

（一）灸法必须以艾为热源，而针法也必须以手法运针

离开"艾"与"手"，任何光电学领域内的针灸疗法，与传统针灸方法都不具有血缘关系，不能相提并论。以针刺

治疗来说，既有针具本身的物理作用与病人身上的得气感应，更要有施术者的灵感与气功基础。因此高级的针刺手法，乃是"以人治人"，而艾热之热，更非其他发热的物质所能代替。自古以来灸法的作用方式，虽然已衍变为多种多样，而艾热的基本作用则是没有改变的。

（二）要对传统灸法进行深入了解、探索与验证，在继承古人和前人的基础上，再有所发现和有所提高

如果我们今天用似灸非灸似针非针的各种变法，以验证古人的原法，这就是以驴头比马面，以东施比西施，形既不同神就更难相似了。这并不是说传统灸法永远不变，而是首先要把传统灸法的作用机制与经验弄懂并学到手，然后才能考虑改进和代替。这也就是继承和发扬的关系。如果由改进而达到代替则更好，或者是长短互见，则可以新旧并存，择宜选用。问题的症结所在，就是目前对传统灸法尚不十分了解，而迳认为某种近似和改进的方法，就是传统灸法的进步和发展，这和饮酒一样，高粱与花雕是不能同日而语的。

（三）要保持灸法具有"点"的作用

不论是针还是灸，都是针对孔穴进行的，而穴也就是"点"，艾热必须作用在孔穴的一点上，效果才能发挥，感传才能出现，使气至病所。在目前的某些灸具中，与其说是灸具，不如说是暖炉，因为只有面的作用，绝无点的功效。而感传作用也就无从出现。光电作用的灸法，是可能有"点"的作用，但又丧失了艾的效果，故两者均不能与传统灸法相比。

（四）要对灸疗工具进行更新与改革

灸疗的致命缺点，当然是由于直接灸所造成的创伤与疼痛。自温和灸特别是艾条灸问世以后，对于这一缺点可以认为已经得到了改善和弥补，但随之而来的则是燃艾的烟尘又招来了新的困难，就是造成空气污染与未曾得到充分证实地认为艾烟是致癌物质。以光电为热源的各种灸法与灸具，正在不断兴起，燃艾的烟尘，可算是得到了解决，但灸法的功效仍然未能充分发挥，这又是一个新的难题。这就牵涉到灸材即发热源的问题，即灸法决不仅是热的物理作用，更需要有艾的药理作用，使药理与物理互相结合，方能相得益彰，发挥最大的治疗效果。这样既要求以艾为热源，而又害怕燃艾的烟尘，在灸具与灸的改进时，就未免使人棘手。因此我们所说的对灸疗工具的更新与改革，乃是在传统灸法基础上的更新与改革，绝不是指在光电学方面而言，当然也不排除光电在这方面的辅助作用。故而对新的灸具的要求：第一热源不能离开艾；第二燃艾不能有烟；第三结构要简单轻巧，用途能广泛，适用于身体的各个部位与不同病种；第四要能进入千家万户，人人能用，人人会用，既能用于治病，又能用于保健。个人在这方面，虽然也做了一点工作，但距离上述要求还很远，需要我们一代人甚至几代人的共同努力，才能完成这一平凡而伟大的历史任务。

三、重视灸法治疗急性病与器质性疾病的研究

目前有不少人与许多教材，均认为灸法对慢性病有效，

而对急性病就不适宜，所谓"急性病宜针，慢性病宜灸"，似乎已经深入人心。其实这种认识极其片面，埋没了灸法的主要功能。须知凡是病程愈短，病势愈急，则收效愈速，反之则较慢，近年来作者应用灸法治疗流行性出血热所取得的显效，便是有力的证明。

认为灸针对功能性疾病有效，对器质性疾病则根本无效，这也是有商讨余地的。病理的机能和器质改变，是彼此结合的，并不是凝固和僵化的，只要机能和器质之间的联系未曾割裂，器质改变未达到不可逆的程度，则器质改变也可得到恢复、改善和消除。鸡眼与痣瘊，被称为良性肿瘤，通过针灸能使其脱落，这也是公认的事实。在腹股沟疝的患者，不仅可以促进疝内容的回复，而且还可以减少其发作。他如鞘膜积液、痔疾、翼状胬肉及鼻息肉等，也能使症状有明显改进。至于颈淋巴结核、甲状腺肥大，应用灸针疗法而获效，更是不在话下。如果能在现有基础上进一步加以改进和提高，也许能走出一条新路。

四、对现行灸效临床指标不能过分强调

人类可能出现的病症究竟有多少，不仅目前无法统计，而且在将来也难以统计。有的是常见的多发病，有的是少有的罕见病。在目前来说，对多发病的认识比较熟悉，各种病理变化与病理过程，已有一定的客观依据和准则，从而就可把这一疾病与另一疾病明确分开而不致混淆，也可根据这些准则拟定出系统的治疗方案与措施。然而目前在针灸作用的

临床指导上，如果离开了目前依据西医方法提出的指标，则有关论文就不可能发表，当然更谈不到什么重视和推广。

须知在五光十色的许多病种中，其基本规律与治疗方法能被认识者固多，而未被认识者尤多；多发病固多，而罕见病亦多；而在罕见病方面，不仅对其客观指标的特定检查，尚不知如何掌握，而且在日常临症时，也不能等待完成某项特定检查后才开始进行治疗。特别是在广大中小城市与农村，以及广大基层单位的医务工作者，如过分要求与强调这一点，将会大大地削弱针灸疗法的适应范围，使针灸对许多罕见病与疑难病的疗效得不到推广和应用。须知我们祖先的许多宝贵经验和临床财富，并不是根据西医方法制订的指标才流传下来的。

即以常见病来说，有许多也不是靠西医方法由特定检查的客观指标才能肯定其疗效的。临床症状就是最简单、最可靠、最真实的客观指标，轻视和忽视这一点，过分强调用西医的方法所获得的客观指标，是十分片面的。中医的效果，必须得到西医的承认才能被认可，这乃是系在中医与针灸疗法项上的枷锁，必须打破这一枷锁，使客观指标与客观效果同时得到重视，才能使针灸疗法的适应范围和临床经验得到不断扩大和推广，才能为人类的健康做出更多的贡献。

第二章　运用中医理论和方法研究经络学说

第一节

研究经络学说不能忘记中医的认识论

　　认识论和由此所产生的方法论，是任何学科与科研项目必须遵循与确定的前提，只有认识正确、方法合理，才有发展与进步可言。目前对于经络学说及针灸功效的理解，是人自为说，说自成书，虽可言之成理，也可顺理成章，但对经络针灸这门特有的学科和中医认识论与方法论这种根本的关系，则根本未曾涉及。作为东方瑰宝的中医学，在理论体系上既有自己的认识论，在治疗手段上更有自己的方法论，经络学说与针灸功效，是在中医认识论基础上所产生的具体产物，而方法论则是认识论的具体运用，因此对针灸作用及经络学说的理解与探讨，首先应该从中医认识论与方法论中寻求答案。

　　中医的认识论就是已经说烂了的阴阳学说，而方法论则是运用各种手段以求达到调和阴阳与阴阳平衡。然而目前许多经络学说的研究者，恰恰离开了阴阳这一基础，这就首先犯了方向性与原则性的错误，40余年来，虽然在人力和物力等多方面付出了巨大的代价，但到目前为止还是一笔混淆不清的糊涂账，这不能不说是脱离了中医认识论所造成的恶果。主要有以下几个方面：

一、形与气不明

有形为阴，无形为阳，阴为形，阳为气，这是中医工作者所熟悉的东西，这自然是形态结构属阴，机能活动属阳，现已公认经络体系是人体内部维持动态平衡的一种功能和现象，为什么还硬要从解剖刀与显微镜下寻求变动不居的功能和现象呢？！

当然阴阳是互为依附，有了有形之阴，才能产生无形之阳，属于阴的物质基础既然没有着落，则属于阳的功能和作用又将如何产生呢？要知人体的各种功能和作用，都是建筑在全身各个体系与组织这一属阴的生物之上的，经络体系属阴的形质基础，不是早就已经奠定了吗！

二、动与静不分

静为阴，动为阳，形态结构是静止的直观，机能现象是动态的表现，经络体系是人体内部活生生的机能活动，古人早就指出过"经气流注"是经络活动最基本的形式，离开这一情况，还有什么经络体系与循经感传可言呢？！

三、死与活不辨

生命活动属阳，尸体形质属阴，经络现象只有在活人身上才能出现，在人死之后，生活机能停止，生命现象自然不复存在，只有最愚蠢的人，才能在发电机已经停止运转的时候，还是拼着命在金属导线上测量电压与电流。

四、人与畜等同

目前有关对中医理论的研讨与临床效果的验证，均是采用西医的观点与方法，而实验研究的动物模型，更是居于重要地位，以致出现了人畜不分诸多荒诞不经的测试方法与结果，狗也有三里，兔也有内庭，幸而在鸡鹅鸭身上还未曾见到有什么十四正经与奇经八脉的说法，也就是挖空心思倾家荡产，彻底向西医投降！须知在动物世界里，各不相同的物种就有各不相同的生理特点与生活方式，最显而易见的猪就不能与狗相比，狗有盲肠，而猪却没有，而人与人也不能相比，男人总是男人，女人总是女人。一位儿科学家曾经说过，"婴儿绝不是成人的缩影"。总之在动物实验之中，既要了解人畜相同之处，更要了解人畜不同之处（这谈何容易），总不能"人畜等同"胡搬乱套，其结果误了自己事小，误了天下苍生事大，不知崇洋者也曾言念及此否！

还须顺便一提的是，目前崇洋的流毒，已经渗入到中医的骨髓深处，例如十四正经与奇经八脉，这是流传千古的典范，目前竟然也有人给它穿上洋装，写成什么14正经与奇经8脉，奴才面孔竟然到达如此程度！

第二节

经络学说应与中医藏象学说相联系

藏（脏）者藏也，即藏于内者也。象者象也，如形象、图像，即见于外者也。张景岳曰："象形象也，藏（脏）居于内，形见于外，故曰藏象。"王冰曰："象谓见于外、可阅者也。"象也是想象之意，故中医的藏象学说，概言之既是脏腑功能的浓缩和概括，也是全身各个部位各种机能与相关脏腑之间，可供推理的内外联系。

藏象的思想体系，贯注在《内经》的许多篇章之中，故张景岳的《类经》把《素问》与《灵枢》等与此有关的二十九篇经典，统统归于藏象的这一大类，足以证明藏象学说在中医学说中的重要地位。

由于藏象学说是脏腑功能的浓缩和概括，也是各个部位各种机能与相关脏腑之间可供推理的动态联系，因之它也是中医认识论的一个方面。中医认识论三才学说的天地人，不仅是自身之人，而且也与社会的人事分工相比拟，所谓脏腑十二官，也就是脏腑功能描绘在这方面的说明。而十二经络与三百六十五穴，则是官与官之间互相传递信息的驿站和通路。有诸内必然形诸外，而经络体系的经气活动，正是脏腑之官的外在表现。

由此可见，中医的藏象与经络学说，乃是以脏腑生理机能的显示和表现所建立起来的理论体系，可以认为神经系统是从纵的关系把人体各部联系成为一个整体，而经络体系又是从横的关系把不同脏腑的机能加以贯串和结合。人身本来就是一种自动化系统的多路通讯与多路控制的整体，既有以形态结构为特征的各种沟通渠道，更有以机能作用相结合的感应通路。前者是西医解剖学的基础，是局部静止的直观；后者是中医藏象学说的根源，是全面生动的描绘。

针与灸是在活人身上根据各个器官的职能范围，在相互联系的通路之上施加作用，以激发和活跃其感应程度，加强与其协调关系，从而出现了明显的感传线与治疗作用，只要藏象学说不被推翻，则以经络体系为主体的各个器官之间的联络体系自可存在。

第三节
不能混淆经脉与经络的主次地位

有人认为经络系统是由十二经脉、奇经八脉、十五络脉、十二经别、十二经筋、十二皮部，以及由许多孙络和浮络所组成的，而十二经络则是这些体系的总纲，要知经脉与络脉，乃是一种从属的母子关系，络脉乃是从经脉系统中所分离和派生出支别，只有经脉能包括络脉而络脉决不能代表经脉，这种主次关系，在任何经脉体系中都是如此，决不容混淆。

在目前的针灸及其他中医教材中，凡遇"经脉"一词，均认为是指"经络"，究竟什么是经脉，什么是经络，是同中有异，还是异中有同，还是甲乙不分，并未注意区分。如标题是经脉而内容则称之为经络，或标题是经络而内容则称之为经脉，使经脉与经络变成为一笔糊涂账！

当然，《灵枢·经脉》就是以经脉为题，而所描写的则是经络分布与病候的专章，这既是经脉与经络混淆的根源，同时也是经络学说尚未成熟的说明，而今天在对经络学说作出深入研讨时就不能再沿袭不改！

第四节

有形无形、颅内颅外之争应该得到澄清

一、虚实和有无之争机械唯物论固执己见

在机械唯物论者看来，经络体系必然有其形态结构方面的特征，经络体系如果脱离形态，就不成其为经络，一股寻找经络形态的经络热席卷全国，国家出资、个人出汗、辛辛苦苦忙了几十年，到头来是一无所获，为了自圆其说，不惜牵强附会，移花接木，以自欺欺人的手法，创造出许多新的突破与新的发现，直到目前为止，这种机械唯物论的观点，仍是相当流行，走到死胡同的尽头，已经撞得头破血流，还是不肯回头，而且还有若干研究者与从事针灸的专业人员将

之奉为典范，在这些研究者当中，最根本的失误就是如上所述，研究中医的经络，竟然忘记了中医认识论的阴阳学说，因而误入歧途造成恶果。而且还振振有词，挥舞着大棒，说什么古人早就说过"若夫八尺之士，皮肉在此，其死可解剖而视之"。正是由于你们反对这种观点，因而中医事业与针灸学说，都败坏在你们这班人手中！吁！究竟是败坏在谁手中，历史自然会作出公正的裁判！

（一）经络的虚实异说，早已见于《内经》

这种有形与无形之争，是有其历史根源的。在《内经》的许多篇章中，虽然把经络体系混入在有形的经脉系统中而彼此难分，但另一方面，也说明它乃是一种无形的功能通路，曾经明确指明经穴体系是在皮肉筋骨等形态结构以外属于"神气"的东西，《灵枢·九针十二原》："节之交三百六十五会……所言节者，神气之所游行出入也，非皮肉筋骨也。"此处之"节"是指经气集结与交会之处，三百六十五节，即三百六十五穴。古人是把节、穴、络等互相通用的（参见《十二经与三百六十五穴的由来》），而这种节，并非皮肉筋骨等形态组织，乃是一种神气所游行出入之处，这就明白指出在皮肉筋骨等形态结构之内，还包含着另一种属于"神气"的无形体系。这种游行在三百六十五穴之间的神气，不正是经络体系的经气吗？不难看出，经络这种无形的体系，古人早已对之有所了解，并且对于经络实质已经出现过虚实和有无之争。

（二）经络体系是依附于形态结构人身的信息通路和功能产物

由于经络体系的经气流注，并无形态结构方面的特征，这就必然要以其他形态结构为依附，但与其他组织与体系又无固定关系。李时珍曰："火者五行之一，有气而无质。"又引邵子曰："火无体，因物以为体。"这与经气的活动，其义是相近的。故不论为经典的经络分布范围，或是针灸临床的感传所见，每是与其他体系既是互相贯串，又是变动不居。如经渠，尺泽，人迎，冲阳，太冲以及复溜，神门，太谿等，均能搏动应手。而根据搏动应手之穴又可从而推理出内外相应的经脏关系。如《素问·至真要大论》："病本于脾，冲阳脉绝死不治……病本于肺，尺泽脉绝死不治……病本于肾，太谿脉绝死不治……病本于肝，太冲脉绝死不治……病本于心，神门脉绝死不治。"又如《灵枢·动输》："经脉十二，而手太阴、足少阴、阳明独动不休……"《五邪》："邪在肝……取耳间青脉以去其掣。"这是指经络的循行分布，是和周围浅表动静脉分不开的。《素问·气穴论》："愿闻谿谷之会也？答曰：肉之大会为谷，肉之小会为谿，谿谷之会，以行营卫，以会大气。"这是指凡属肌肉分界明显所谓"分肉之间"，多为经穴寄附之处，而以谷和谿命名的孔穴，都是与肌肉有关。尺神经沟的小海，骶神经孔的八髎，下颌神经孔的大迎等，均是经络体系寄附于神经组织的说明。掌后腕关节腔之大陵，肩关节腔之肩髃，内踝尖之吕细，中指关节端之中魁，鹰咀突尖端之肘尖等，无论为正经或奇穴，均以骨骼系统为依附，但由感传所出现的循行路径，又常因许多因素而变动甚大，如果说人身的经络体系另有其形态结构可言，则对这些关系必须作出合理的解说。目前也有人认为血管壁或淋巴管壁及其周围的植物神经，也是经络体系循行感传的外周基础。这也是承认经络体系的经气流注，是沿其他组织与组织间隙进行的，其本身并无特定的完整关系，只是依附于各种组织与器官之间的一种信息通路而已。

二、颅内感传与唯物论的观点相违背

针灸的感传现象与感传途径是针灸作用的中心环节，与周围神经的分布并无共同之处，这才不得不使纯神经论的观点发生动摇与宣告让步，但颅内感传在一个时期内又复甚嚣尘上，颅内感传认为感传是针刺可以在皮层的体感区引起兴奋，并按一定方向扩布的结果，且以幻觉感传作为有力的佐证。当然大脑皮层的体感区，在少见情况下能出现幻感是可以置信的，这与截肢后的幻痛当属一致。是否为大脑皮层与全身各部之间，本来存在着一种固有的信息联系，肢体虽然残缺，但皮层的相应区其功能并未消失，因而在特定情况下又会出现幻觉反应的缘故。如果用少数不常见的大脑的幻觉，用以说明大量常见的明显的感传，这就有充分的商讨余地。辩证唯物论早已反复告诉过我们，只有有了存在的树，才能有头脑中的树！有了风吹、蚁行等这些客观存在的体表的感传作用，才能引起高级神经中枢的各种感觉。可见客观存在是一回事，而主观感觉又是一回事。两者缺一不可！而感传能被压力或他种作用所阻断，特别是灸感的感传所至，皮温能有明显的上升和沿感传线所出现的红白线及丘疹带等，这些现象都不是在颅内出现的。虽然颅内感传的观点，目前已很少受到人们的重视，但由此所产生的影响，在人们的头脑中，还是留下一道深深的烙印。

第五节

广义经络与狭义经络不能混为一谈

有如前述，经脉与经络一词，是包括人身各种联络体系在内而言的。凡是直行的都可叫作经，横行的都可叫作络，这是属于广义的经络，因此经脉与络脉是人身不同经脉体系所共有的存在形式，络脉是从经脉中所派生出来的，中医对于人身各种沟通联系的信息通路，既统称之为"经"或"脉"，也分称之为经隧，经脉，络脉，经筋，筋络和经络等，它们既是互相沟通，又是各立门户。如《灵枢·经脉》说："人经不同，络脉异所别也。"这就是说，人身有了各不相同的经脉，由此就可产生分支派别各不相同的络脉。由于有了这些不同的经脉与不同的络脉所形成的经络体系，才能使全身各个组织与器官之间不是各自为政处于互相依维与制约的关系之中，并能起到支持与附丽的作用。

　　狭义的经络，则是指在物理因子、特别是在针与灸的作用下所激发出来的感传现象，这一体系是在《灵枢·本输》首先被提出的，这里不夹有其他经脉体系，是经络学说唯一的独立专章，是经络学说的根本。"十二经络"这一专有词汇，和生动具体的用水流现象对经气流行所作的比譬，也是在本篇首先出现的。

　　古人对经脉的各个体系之间，由于历史条件的限制，不是以形态结构和各自的特有功能为区分，只是以沟通联系的共同作用为出发而综合论证，以致把经脉系统中的不同体系常常混为一谈，故而统称之"经脉"。而特有的经络体系中的某些部分，又与其他体系的部分关系相当，因而张冠李戴，这是毫不足怪的。再则由于特有的经络体系，没有组织结构的形态特征，古人也要想从客观上找出其存在依据，因而就不可避免地把其他经脉的某些部分现象，用来作为特有经络体系的说明和佐证，这也是很自然的事。正是这些原因，如果把古人所说的特有经络体系与其他体系相互对比参照，就是既相似又不相似，既不十分相似而又部分相似的根本所在。

第六节

生理经络与病理经络应有所区分

一、经络的分布与现象应该有生理与病理、自然与诱发的不同

目前对经络学说的认识与研究虽是方法各异，众说纷纭，但归根到底，都是一种用人为的刺激方式，以激发和诱导出的所谓"循经感传"这种现象作为依据，用以证明古人所说的经络循行与分布状况，这就不能不存有争议与怀疑。因为属于人身生机和活力范围内的自然存在，是不能与人为的模拟推理相提并论的。这就是说，对经络学说的认识与理解，首先应该对自然存在的生理与正常的经络，和由人工激发的病理与异常的经络，能有一基本的区别和划分，方可便于讨论和研究。

（一）对自然存在生理与正常经络的认识，这可认为是不被感知的经络

这是指人身对内外界环境互相感应、沟通与联系的信息通路和窗口而言，通过这种途径，可以维持正常的生理机能与排除异常的有害物质，使人身的内部环境得以保持平衡和稳定。经与穴相连，这在《素问·气穴论》上早就指出过气穴的作用，就是"以溢奇邪，以通荣卫"。这是自然界的"生长化收藏"，与人身的"生长壮老已"息息相关的基础和条件。

由于这些联络体系和信息通路，虽有其自身的特定范畴

和运行轨迹，但并没有其自身的形态结构与稳定不移的反应形式，是随着内外界环境的变化而随时在发生相应的改变，是以形态结构为依附，但又不为形态结构所决定的维持生活有机体动态平衡生机和活力的特有体系。古人所列举的十二正经与奇经八脉、以及周身三百六十五穴等等，都是指这一方面而说的。

（二）对人工激发病理与异常经络的认识，可认为是可被感知的经络

这是指在用特定的刺激方法、对人体的特定部位给予一定的影响与作用，使之产生特有的感传反应而言。这种特有的感传反应，可以沿着或是超出生理经络的运行轨迹而向前流行，特别是在病理状态下最易出现，多数是以患处为其终点。

由于刺激方式、作用量、被作用的部位、病理变化以及病变位置的种种差异，再加上个体因素，因而由人工激起的感传路线与现象也就有很大差别。如方向多变，宽窄不一，可以部分地沿着生理经络的轨迹循行，更多的则是不受正常经络的限制而跨越或改道前进。这就构成了目前在针灸作用下所出现的所谓"循经感传"，如与古代经络学说相比，既相似又不十分相似，既不十分相似而又部分近似的又一根源。根据由人工激发和诱导出的病理和异常经络的不同现象，这就很难以之作为对正常经络的解说和依据。

（三）人工激发的感传现象不能符合生理经络的理由

1.生理正常的经络，有如前述，是以肺脏为中枢，以手太阴肺之经脏为其终始。而由人工激起的感传现象，则在全身各处皆可出现，经气流行的发源点则完全取决于作用点、作用方式与作用量，而与经气中枢无关。可见古人所说的经络体系，是脏腑之间生理机制的感应与沟通的关系，是属于内源性的，而由人工所激起的感传现象，是一种生物的物理反应，是属于外源性的。这种关系是十分明显而应该分清的。

2. 依照经气流行的顺序，是手之三阴从胸走手，手之三阳从手走头，足之三阴从足走腹，足之三阳从头走足。这样才能彼此衔接如环无端。这就是说，经气循行，有如血液的流转是不能倒流的。而在肺部疾患取手太阴之尺泽，感传为何入胸？在胃部疾患取足阳明之三里，感传为何入腹？可见这种逆行的情况，是属于在病理情况下和由人工激起的在正常经气运行的轨迹之上特有反应，而不是正常经气的循行规律。

3. 在针灸作用下所出现的感传现象，是与病变的轻重程度相一致的。凡是症状愈鲜明，则感传作用也就愈明显，随着病情的好转和痊愈，感传作用也就减弱与消失。这已是为临床上所熟悉的事实。可见在针灸作用下所出现的感传现象，既是一种病理反应体征，也是一种病理反应产物，是不能与正常的经络相提并论的。

4. 病理反应穴之压痛反应，既可出现在相应的经络道路上，更多出现在并不相干的无经无穴的其他部位。而取用反应穴针灸，不仅效果明显，而且由此所出现的感传也是异常鲜明。这就不能用病理反应穴作为确定正常经穴的依据，同时也不能以正常经穴的位置，作为临床取穴的准则。这种变动不居的病理反应穴，不是又在充分说明同样也是一种病理反应体征与病理反应产物，而人身的经穴体系不是应该有生理与病理之分吗？

5."经络所过，主治所及。"这已是针灸工作者所熟悉了的口头禅，但有大量事实表明，根本是既无正经所过，更无别络可通，同时也无病理反应穴出现，却能出现气至病所极其鲜明的感传作用。比如腰痛取阴交用温和灸，感传却可由前向后直达腰部。再如阑尾炎取左尺降用温和灸，感传进入胸腔后，可以斜过胸腹中线、越过任脉而达右下腹。如果说这是通过正常的经脉途径而发挥其前后左右的相互联系，不但在古代针灸文献中未有说明，而在近代解剖关系上更不能证明有什么组织体系是跨越脊柱与胸腹中线而彼此衔接。可见这种由人工激发和诱导出的感传现象，与古人所说的正常的经络体系根本上是两回事。

6."直行者为经，支而横者为络。"这也是为大家所熟知的东西，而由针灸所获得的感传作用，除在关节与肢体交会处能有曲折行进外，当进入躯干及胸腹以后，均是直赴患处，从未见到与经络关系相符的迂回与交会的走向。可见不论是正常的经络或是由人工激起的感传现象，并不是沿着固有的或是类似管道装置而行进的。

7.由针灸作用所激起的感传现象，绝不只限于经穴体系与反应穴，只要作用于身体某一敏感点，即能激起经气流行。现在五花八门的针刺方法，如头针、耳针，鼻针、舌针、眼针以及手针、脚针等等，有的作用点是无经有穴，有的根本是无经无穴，而大多皆能激起感传作用与经气流行，这是不能用十二正经与奇经八脉的关系来作为说明的。试问，研究经络体系应以何种感传途径为准？可见在针灸作用下所出现的感传现象，完全是一种生物的物理反应，而与正常的经络体系存在着截然的区别。

8. 由气功所出现的经气流行，如大小周天等等，也是在人为的意念作用下，从部分的生理经络的轨迹，所引导出的自身的能量蓄积与运行，也与自然存在的生理经络存有差异，而不是什么内属脏腑、外络肢节、生理的经络体系。

由此可见，人身的经络体系，是各种组织与器官互相沟通联系的自然的生理机制，也是人体内部一个相对稳定的有机系统。在针灸或是其他作用激发下所出现的感传现象，则是一种人为的生物物理反应，能因病变的性质、部位，刺激物的性质、作用量与作用方式等不同情况而有不同变化与反应，没有稳定的反应特点与特征。这就不能以人为的物理反应与自然的生理机制相提并论。再则在人为的针灸作用激发下所出现的感传现象，在四肢虽可按古人所说的经络体系循经前进，但当进入躯干及头面以后，常是混淆难分，除在某一脏腑病症而取其相应之经穴，可以出现外经内脏的关系外，其余更多的情况则是交叉汇合，没有固定范畴，故可以直接称之为"感传作用"或"感传现象"，而省去"循经"一词，这样可以加深对针灸作用的理解，而不为"经络所过，主治所及"所拘。

自从研究经络学说一开始，就是用人为的对人体某些部

位加以激发和诱导出的生物物理现象，以之作为自然存在的
生理经络的证明，并不仅在于部位不同，方法各异，各是其是，
各执己见，而是最根本的一条，就是自然与人为，生理与病
理这种关系未曾分清，无疑这是一种重大失误。而且直到目
前为止，还是沿着这种失误的道路走下去。

第七节

对经络内容与功能的认识不能笼统含混

一、特有的经络体系竟然也能运行血液

认为经络体系能运行气血，这是目前的普遍见解。古人
虽然也有这种说法，如《素问·调经论》："五脏之道皆出
于经隧，以行气血。"《十四经发挥》："故经脉者行气血、
通阴阳、以荣于身者也。"还有各经气血多少之说，这是包
括着血管之经络在内与全身经脉体系分布范围内其气血关系
有着相对的偏胜而言，如果说在针灸的刺激方法下所能证明
到的特有的经络体系，具有促进气血运行的间接作用，则是
无可非议的，若是认为特有的经络体系也能行血液，则与血
管体系又将如何区分？在《灵枢·邪客》中所说的："营气
者泌其津液，注之于脉，化以为血，内注五脏六腑……"明
明是指血管之脉，决不能与十二经脉（络）混为一谈！如认
为血管之脉就是经络之脉，为何又把血管之脉排斥在十二经

脉之外，这种情况的存在焉能熟视无睹。

二、把十二经筋也归属在十二经络范围之内

十二经筋很明显是指人身的肌肤与四肢头面的神经组织，是经脉系统中的另一种特有体系，但是目前虽然也认为经筋是肌腱附着于骨骼的部分，却把十二经筋归属在尚未能从形态结构方面找出证明的十二经络范围之内，这种虚实混淆的情况，与经络体系能运行血液并无二致。

三、把十二经水也列为是十二经络的内容

《灵枢·经水》所说的"经脉十二者外合于十二经水，而内属于五脏六腑……足太阳外合清水，内属膀胱……足少阳外合于渭水，内属于胆……"这明明指出是人与天地相参，人有十二经脉，譬如地有十二经水，而不是在人体内部还有一种十二经水的体系。而现时的某些针灸教材中，居然把十二经水也列成是经络系统的内容之一，这岂不是天大的笑话，贻误后学、其责难辞！

有关经脉与经络体系，主次不分、混淆颠倒之处，当然还不止于此，这种情况，似乎不能也不应长期持续！

第八节　经气应该是经络的实质

一、应重视经脉与经气的统一关系

经脉既是体内各种沟通联系体系之总称，而分布和流行在这些体系之内的不同的物质，古人就统称之为经气，《灵枢·经水》中"各调其经气"即是具体的说明。如血液是血管内的经气，电传导是神经体系内的经气，淋巴液是淋巴系统内的经气，而流行和分布在特有经络体系内的经气，自然也应与经络体系本身两位一体，紧密依存。因而在寻找和理解经络实质时，就不能忘记经气的地位和作用。

今天对于经络实质的研究，已经得到足够的重视，如果认为经络形态学是经络的实质，则沿经络体系所流动着的经气，更是经络的实质。血管是血液流通的管道，单有血管而没有血液，就不能有血液循环，经络是经气流注的轨道，单有经络而没有经气也不能有经气流注，因此在研究经气流注轨道的同时，对于流注在轨道上的经气，就不能不先行根据古典的精义进行探索、论证和理解。

由于"气"的内容广泛，不可胜数，而我们所要讨论的只是在人身诸气当中有关特有经络体系内的经气这一部分，其他方面则不能过多涉及。为了能说明什么是经气，以及经气与原气的关系，所以必须从头说起。

二、气的来源和存在形式

什么是"气"？气是否有名无形空洞无物？是否有着特定的内容和形式？对此《灵枢·脉度》早已有了说明，即："气之不得无行也。如水之流，如日月之行不休……其流溢之气，内溉脏腑、外濡腠理……如环之无端，莫知其纪，终而复始。"这在很大程度上是指血液之气而言，但也是说明"气"乃是人体内部时刻不能停息的一种流动着的物质，是一种生命现象。刘完素所说的"元气动而不息、巡于四方"也是说明这种关系。

人身的生理之气，尽管是"无器不有，无所不至"（刘完素），和名称不同，功能有别，但都是先天赋与和后天获得的合金。先天之气，是禀赋与遗传之气；后天之气，是呼吸与水谷之气。后天之气是先天之气的泉源，而先天之气又是后天之气的根本。气的本身就是包括着精神灵感这一作用在内而言的。《礼记·祭义》："气也者神之盛也。"《易·词》："精气为物。"注："阴阳精灵之气也。"单是后天之气，乃是物理之气，而先天之气，乃是灵感之气。也就是说人身生理活动的维持，聪明智慧的发挥，必须是天人合一，内外相成，才能"生气不竭"，命之曰"人"。

先天之气，对于先天禀赋与遗传之气，多用原气来作为说明，原，根源也，又与元通，故原气也作元气。《灵枢·九针十二原》："五脏有疾，当取之十二原。十二原者，五脏之所以禀三百六十五节气味也。"《难经·八难》："十二经脉皆系于生气之原。所谓生气之原者，谓十二经之根本也，谓肾间动气也，此五脏六腑之本，十二经脉之根，呼吸之门，三焦之原。"《六十六难》："脐下肾间动气，人之生命也，十二经之根本也，故命曰原。三焦者原气之别使也；主通行三气，经历于五脏六腑。原者三焦之尊号也，故所止辄为原，五脏六腑之有病者皆取其原也。"这是说明人身的十二经脉与三百六十五穴，虽是接受五脏之气的灌溉与滋润，而五脏的原穴乃五脏的原气即肾间动气集中与汇聚之处，故曰"所止辄为原"，所以各经的原穴，对各经的脏腑乃具有重要作用。

《九针十二原》并未明确指明人身的生气之原是来自下焦，是《难经》对之所作出的补充，但《难经》的补充也可以说是从《内经》而来的，《灵枢·营卫生会篇》说："营出于中焦，卫出于下焦。"卫属气，下焦之气正是先天禀赋之原气。

后天之气，这在《内经》上早已有了朴素的说明，《灵枢·决气》："上焦开发，宣五谷味，熏肤充身泽毛，若雾露之溉，是谓气。"《素问·刺志论》："谷盛气盛，谷虚气虚。"《经脉别论》："……故谷不入，半日则气衰，一日则气少矣。"再则气从米生，从造字角度上看，也是说明气和水谷有密切关系。

脾胃在中焦，如果后天的生气之源，完全是来自水谷的精微，就不需要有上焦开发而后才能宣五谷味。这就说明五谷的精华其所以能够宣化敷布，是和肺的呼吸作用分不开的。《灵枢·忧恚无言》："喉咙者气之所以上下出入也。"《素问·五脏生成论》："诸气皆属于肺。"正是指此而言。因此后天之气主要有两个来源：一是来自中焦水谷精微的地之阴气（《灵枢·本神》："地之在我者气也。"）；二是由呼吸所得天之阳气，这就是必须有肺之吸氧助燃，而后各种营养要素才能燃烧而放出热能的道理，古今的认识完全是相同的。《灵枢·刺节真邪》又说："真气者所受于天，与谷气并而充身也。"这又有双重涵义，天，既是指自然界之天气，又是指人身天赋之原气。由于有了天气和原气，所以才能形成真气。

综上所述，可见人身生机和活力的原气，既是先天和后天的合金，也是在人身上中下三焦全部机能共同参与下的产物。它是来自于全身，也是充塞于全身，（《管子·心术》："气者身之充也。"《孟子·公孙丑》："气者体之充也。"）正和今天物理学上所谓动能与势能以及能量转换和守恒的道理完全一致。人体的动力源泉，就是由能量变化所产生的热力，"身之所存者热也"（吴又可），有了热才能产生气，有了气才能产生力。气和力，本身就是两位一体，可以用这几句话来进行概括："气之为物，有类于能，为火为热，力所从生。"这是目前对于气的认识一个共同的看法。

三、气的依存和转化

人身的元气虽是形体能动作用的力量泉源，而这种力量的泉源也只有依赖于形体的能动作用才能得到发挥。这种形气相生与形气相依的依赖关系，在《素问·阴阳应象大论》里有着极其精湛和深奥的论述。即："水为阴，火为阳；阳为气，阴为味；味归形，形归气；气归精，精归化。精食气，形食味；化生精，气生形。"对于这一段经文，历代注《内经》者阐述均欠明确，近代对此亦未能有所发挥。经义不彰乃后人之责，特为之解说如下：

水谷的精微是具有势能作用溶解在血液里面的营养物质，因其有形且以水溶液为主，故叫作阴（水为阴），由营养物质经过吸氧燃烧后转换为动能，因其无形且以热为主，故叫作阳（火为阳）；寄存于食物的性味，因其有形故为阴（阴为味），充塞于周身的热力，因其无形故为阳（阳为气）；食物性味之精华的营养要素，主要是充实形体，由身体储存以供源源利用（味归形），形体充实身体储有丰富的营养物质，才能不断地发出热能，以供机体的正常活动（形归气）；由于热能源源不断才能产生比气更高一级的物质，就是精神活动和精力（气归精），有了充沛的精力和精神活动，才能发挥无穷智慧的神明变化，根据客观世界的规律，再来改变和支配客观世界（精归化）。

经文又概括地说，总的来说，有了来自热能人身的原气供应，才能由此产生精力（精食气），有了五谷精华的营养要素，才能充实形体（形食味）。"食"读如饲，乃饲养与供给之意。再转过来说，具有神明变化的无穷智慧，虽是由精神活动的智慧所化生的，但是也只有有了这种神明变化的无穷智慧，才能保证和保持人身的精力不至于衰竭而得长久地维持着聪明智慧和精神活动（化生精），储有各种营养要素充实的形体虽然是人身热能的仓库，和人体由此才能取得充沛的动力，但是也只有有了这种充沛的动力，才能从事劳动生产，以改善自己的生活，增加自己的营养，使形体充实得到保证（气生形）。

这种古朴深奥的文字是颇为费解的，可用下面的几句话来进行概括：五味为阴，所以成形，形充归气，气足归精，由精归化，变幻神明。形能生气，气又生形。图解说明如下：

形气相依经义图解

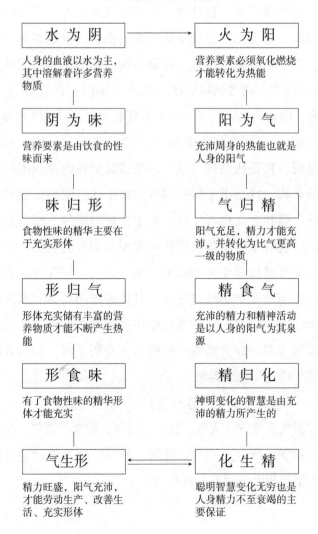

四、气的内容和名义

有关气的名称及其取义可以说是举不胜举，如天地之气、四时之气、五行之气、六淫之气、脏腑之气、邪正之气等等。单就《内经》而论，经不完全统计，气的名称就有一百三四十种之多。这就使气的内容成为博大无边，但气的名义并非空洞无物。它是事物现象的概括，也是事物功能的浓缩，是事物变化的体现，也是事物内涵的标志。因此，气的内容和名义，两者是联系在一起的。《灵枢·百病始生》："气有定舍，因处为名。"《素问·至真要大论》："以名命气，以气命处。"《六节脏象论》："气合而有形，因变以正名。"这就是说，凡是所谓的"气"，是因其所在的部位不同而有不同的名称。或是由于同一名称，由于其特定的位置和作用不一样，而其含义也不一样。有了各种物质的不同形态和不同部位，就有了表示其功能作用和现象的气的名义。所以气的名义不外是以形定名和以象（用）定名。气既然是来源于热能，而能量变化必然与变化的具体表现相联系，而又必然为具体变化所决定，这种物理作用的原理，也可在气的名义方面作出说明。故必须先对气的名义有所了解，而后方能对什么是"经气"找出答案。

（一）名义各别（一名一义）

如天气，地气，人气，脏气，腑气，胸气，腹气，头气，胫气，皮气，肝气，心气，脾气，肺气，肾气等皆是。这些都是不至互相混淆而容易理解的。

（二）名同义异（一名多义）

这种情况最为多见，约举如下：

1. 大气

①指自然界之气候。《素问·五运行大论》："地为人之下，太虚之中，大气举之也。"②指呼吸之气。《灵枢·五味》："其大气之搏而不行者，积于胸中，命曰气海，出于肺，循喉咙，故呼则出，吸则入"；③指运行在人体中的原气。《灵枢·离合真邪》："大气皆出，故名曰泻……大气留止、故命曰补。"《灵枢·九针》："……为之治针令尖如梃，其锋微圆，以取大气之不能过于关节者也。"④指致病的邪气。《灵枢·病传》："大气入脏……可以致死，不可以致生。"《灵枢·刺节真邪》："大气逆上，喘喝坐伏。"《灵枢·五色》："大气入于脏腑者，不病而卒死矣。"

2. 五气

①指自然界气候的周期规律。《素问·气交变大论》："五气运行，各终期日……五气之变，四时之应……生气乃用……长气专胜……化气独治……收气不行……藏气不收……生长化收藏之理，气之常也。"《素问·六节脏象论》："五运之始……五气更应，各有所胜。"《素问·至真要大论》："五气交合，盈虚更作。"②指自然界气候变化的现象。《素问·宣明五气篇》："天有五行，御五味，以生寒暑燥湿风。"《素问·天元纪大论》："风气主之……湿气主之……热气主之……燥气主之……寒气主之。"③指自然界五种不同的气味。《素问·六节脏象论》："天食人以五气，地食人以五味。"即

臊气凑肝，焦气凑心，香气凑脾，腥气凑肺，腐气凑肾。④指天人相应的五脏功能。《素问·六节脏象论》："心为阳中之太阳，通于夏气；肺为阳中之太阴，通于秋气；肾为阴中之少阴，通于冬气；肝为阴中之少阳，通于春气；脾为至阴，通于土气。"⑤指五脏活动的精神状况。《素问·宣明五气篇》："人有五脏化五气，以生喜怒忧思恐。"⑥指正常形体分由五脏之气为之主持。《素问·平人气象论》："肝藏筋膜之气……心藏血脉之气……肺藏营卫阴阳……肾藏骨髓之气。"⑦指五脏机能以及与相应器官的关系。《灵枢·脉度》："肺气通于鼻……心气通于舌……肝气通于目……肾气通于耳……脾气通于口。"⑧指五脏病理在喉舌方面的反映。《灵枢·九针论》："五脏气：心主噫，肺主咳，肝主语，脾主吞，肾主欠。"⑨指五脏之气上溢于口的病理表现。《素问·奇病论》："有病口甘者……此五气之溢也，名曰脾瘅。"注谓："脾热则四脏同禀，故五气上溢。"⑩指五种不同的色泽变化。《素问·气交变大论》中，有黄色、赤色、白色、黑色等之五气。指不同脏腑的病理象征。《素问·宣明五气》有肺、肝、脾、肾、胃、大小肠、膀胱、胆等五气为病之说。

3. 六气

①指自然界叠加之气候。《素问·六节脏象论》："三候谓之气，六气谓之时。"《素问·六微旨大论》："……初之气，二之气，三之气，四之气，五之气，六之气。"②指自然界主时之气候。《素问·至真要大论》："六气分治……天地合气，六节分而万物化生矣。"③指自然界变化之气候。

《素问·五运行大论》："寒暑燥湿风火，在人合之奈何……"④指天人相应的内外关系。"天气通于肺，地气通于嗌，风气通于肝，雷气通于心，谷气通于脾，雨气通于肾。"⑤指人身六种精血之气。《灵枢·决气》："六气者有余不足……何以知之……"列举精、气、津、液、血与脑髓不足诸候。⑥指六腑的病理变化。《灵枢·九针论》："六腑气：胆为怒，胃为气逆哕，大肠小肠为泄，膀胱不约为遗溺，下焦溢为水。"⑦指六经之气。如《素问·气府论》：手足三阳脉气所发，以及太少厥阴及三阳经六经之气。"

4.三气

①指天地人三者之气。《素问·六节脏象论》："故其生五，其气三，三而成天，三而成地，三而成人。"②指人身上中下三部生理之气。《素问·三部九候论》："上部之天以候头角之气，地以候口齿之气，人以候耳目之气。中部天以候肺，地以候胸中，人以候心。下部之天以候肝，地以候肾，人以候脾胃之气。"③指人身上中下三部病理之气。《灵枢·百病始生》谓致病有三部之气，即"风雨则伤上，清湿则伤下……是谓三部。"

5.分气

①指季节与气候的分界。《素问·至真要大论》："气至谓之至，气分谓之分。"②指呼吸出入分行之气。《灵枢·忧恚无言》："颃颡者，分气之所泄也……颃颡不开，分气失也。"③指分肉间的病气。《灵枢·九针十二原》："圆针者……以泻分气。"

6. 宗气

①指水谷之精微。《灵枢·邪客》："五谷入于胃也，其糟粕，津液，宗气分为三隧。"②指呼吸之气。《灵枢·邪客》："宗气积于胸中，出于喉咙，以贯心脉，而行呼吸焉。"③指血脉运行的推动力量。《素问·平人气象论》："胃之大络名曰虚里，贯膈络肺，出于左乳下，其动应衣，脉宗气也。"④指下焦原气与上焦呼吸之合气。《灵枢·刺节真邪》："宗气留于海，其下者注于气街，其上者走于息道。"⑤指管理嗅觉的人身常气。《灵枢·邪气脏腑病形》："其别气走于耳而为听，其宗气上出于鼻而为嗅。"

7. 清气

①指天气。《素问·四气调神大论》："天气清净光明者也。"《生气通天论》："苍天之气清净。"②指胃中水谷之气。《灵枢·阴阳清浊》："胃之清气，上出于口。"③指湿气。《灵枢·九针十二原》："夫邪气之在脉中也，邪气在上，浊气在中，清气在下。"《小针解》谓邪气中人也高，故邪气在上，饮食不节病在肠胃，故浊气在中，湿气中人，必从足始，故清气在下。

8. 浊气

①指血液。《素问·经脉别论》："食气入胃，浊气归心。"《灵枢·九针十二原》："针中脉则浊气出。"②指病气。《九针十二原》："……浊气在中。"

9. 淫气

①指正常浸淫滋润之气。《素问·经脉别论》："食入于胃，

散精于肝,淫气于筋。"②指反常致病之气。《经脉别论》:"喘出于肾,淫气病肺,喘出于肝,淫气害脾,喘出于肺,淫气伤心。"《痹论》:"淫气喘息,病聚在肺……"

10.逆气

①指亢盛之天气。《素问·阴阳应象大论》:"逆气象阳。"②指上冲之病气。《素问·脏气法时论》:"肺病者咳喘逆气。"

11.肥气

①指脾脏肥大。《灵枢·邪客》:"脾积为肥气。"②指积滞肥胖。《灵枢·邪气脏腑病形》:"微急为肥气。"即身体有肥胖与积滞的疾患,当非脾积之肥气。

12.疝气

①指疼痛拘急的病理状况。《灵枢·邪气脏腑病形》:"微大为疝气。"《素问·大奇论》:"……心脉搏滑疾为心疝,肺脉沉搏为肺疝……"即心肺等处有疼痛拘急之疾患也。②指下腹及前阴等部之诸种疼痛拘急的病症。

有关此类的内容甚多,不能逐一列举。

(三)名异义同(一义多名)

这种情况最易使人混淆,通过本节的对照和归纳,则什么是经气以及经气与人身原气的关系,自可得其梗概。

1.真气

①指天之阳气。《素问·离合真邪》:"真气者所受于天,与谷气并而充身也。"②指人身正常的生气。《素问·上古天真论》:"恬淡虚无,真气从之。"②指与经气同义。《离

合真邪》："……真气者经气也。"

2.经气

①指与真气同义，见上条。②指流行在不同经脉系统中的不同物质。《灵枢·经水》："各调其经气。"③指流行在血管中食物的精华。《素问·经脉别论》："食气入胃，浊气归心，淫精于脉，脉气流经，经气归于肺。"④指气血阻滞的病理状况。《灵枢·岁露》："此病邪相搏，经气结代矣。"结代是结脉与代脉。⑤指体内气血盈亏的一般情况。《素问·四时刺逆从论》："必从其经气，辟除其邪。"《宝命全形》，《素问·针解》："经气已至，慎守勿失。"《素问·阴阳别论》："淖则刚柔不和，经气乃绝。"《灵枢·经脉》："经气不次。"

3.精气

①指天地之气。《素问·上古天真论》："呼吸精气，独立守神。"《六节脏象论》："……不能极于天地之精气则死矣。"②指人身脏腑的机能。《灵枢·根结》："调阴与阳，精气乃光。"《灵枢·大惑》："五脏六腑之精气，皆上注于目而为之精。"③指与血液及营气同义。《灵枢·卫气》："其精气之循于经者为营气。"《灵枢·终始》："脉虚者浅刺之，使精气无得出，独出其邪气耳。"④指与营卫之气同义。《灵枢·营卫生会》："营卫者精气也。"⑤指为水谷之精微与谷气及胃气同义。《灵枢·小针解》："水谷皆入于胃，其精气上注于肺，浊溜于肠胃。"⑥指与神气同义。《灵枢·平人绝谷》："故神者水谷之精气也。"⑦

指汗液。《素问·评热病论》："汗者精气也。"⑧指偏胜致病之气。《灵枢·九针论》："精气并肝则忧，并肺则悲，并肾则恐，并脾则畏。是谓五精之气并于脏也。"

4.神气

①指精神活动状况。《素问·四气调神大论》："收敛神气。"②指水谷之精微与精气同义，见精气条。③指血液与营气同义。《灵枢·营卫生会》："血者神气也。"④指正常的生理机能，与正气同义。《灵枢·小针解》："神者正气也。"⑤指为流行在孔穴（节）之间的特有经气。《灵枢·九针十二原》："节之交三百六十五会……所言节者，神气之所游行出入也，非皮肉筋骨也。"

5.胃气

①指后天水谷之气，与食气及谷气同义。《素问·经脉别论》："食气入胃……"《阴阳应象大论》："脉有胃气则生，无胃气则死。"②指正常的生理机能，与常气同义。《素问·阴阳应象大论》："平人之常气禀于胃，胃者平人之常气也。"③指与精气及神气同义，见各有关条。

6.常气

①指与胃气同义见上条。②指正常的气候。《素问·六节脏象论》："苍天之气不得无常也。"《灵枢·一日分为四时》："春生夏长，秋收冬藏，是气之常也。"

7.正气

①指正常的生理功能，与神气同义，见神气条。②指精神活动状况。《素问·举痛论》："思则心有所存，神有所归，

正气留而不行，故气结矣。"③指正常的气候。《素问·刺节真邪》："正气者，正风也，风从一方来，为实风，非虚风也。"

8. 营气

①指水谷之气，与谷气，胃气及精气同义。《素问·痹论》："营者水谷之精气也。"《灵枢·营气》："营气之道，纳谷为宝，"②指流行于经脉中之血液。《灵枢·营卫生会》："中焦亦并胃中，出上焦之后，此所受气者，泌糟粕，蒸津液，化其精微，上注于肺脉，乃化而为血，以奉生身，莫贵于此，故得独行经隧，命曰营气。"《灵枢·决气》："中焦受气，取汁变化而赤，是谓血，壅遏营气，令无所避，是谓脉。"③指流行在经络系统中特有的经气，《灵枢·营气》："……故气从太阴出……下注肺中，复出太阴，此营气之所行也，顺逆之常也。"可见营气流行顺序，正与十二经络经气流注相一致。

9. 卫气

①指充塞周身不为经脉所拘的阳气。《灵枢·卫气》："其浮气之不循于经者为卫气。"②指由水谷所转换成的人身的动能。《素问·痹论》："卫者水谷之悍气也。"《灵枢·邪客》："卫气出其悍气之慓疾。"悍，勇也，性急也，即动而不息之意也。③指按照经脉轨道循行的人气。《灵枢·卫气行》："故卫气之行……昼日行于阳二十五周，夜行于阴二十五周……是故平旦阴尽阳气出于目，目张则气上行于头，循项下足太阳，循背下至小指之端……复合于目，故为一周。"④指为致病

之气。《灵枢·卫气失常》："卫气之留于腹中……使人支胁胃中满，喘呼逆息……"

10. 浮气

①指为浮露之阳气，与卫气同义。②指为循行在经络系统中的特有经气。《素问·气府论》："其浮气之在皮中者凡五行，五五二十五。"

弄清一名多义的关系，方可对"经气"一词作出理解。

五、一般经气与特有经气的关系

（一）一般经气是气的初级形式

这是说，经气就是热能和原气，也是不同经脉体系中流行物质之总称。气在体内的存在形式，《灵枢·脉度》早就指出过是内濡脏腑，外濡腠理的一种流动物质，经是概指经脉或经络。因此凡是流行在人身任何经脉体系中的东西，都可叫做经气。而所谓经气、真气、精气、神气、胃气、常气、正气、营气、卫气以及浮气等等，其生成和涵义基本一致，而不是在许多的名义当中，另有一种特有的经气。经络是广义的，而流行在不同经脉体系中的经气也是广义的。并不是说只有"气至病所"流行在特有经络体系中的物质，才能叫做经气。在针或是灸的作用下所出现的气至病所之经气，在《内经》中，除《素问·宝命全形》谓"经气已至，慎守勿失"，与《灵枢·九针十二原》谓"刺之而气不至，无问其数；刺之而气至，乃去之，勿复针"等处有所说明外，其余并无明确的条文。

（二）特有经气是气的高级形式

这是说，特有的经气是由热能和原气所转化成的高级物质，也是流行在经络体系中经气的来源。有人认为循行在人身特有经络体系中之经气，应该包括先天的原气与后天的水谷之气，受到推崇和援引，殊不知这乃是人身生气之源的共同关系，这在上文"气的来源"一节中已有详述。决不能把这种共同的一般关系认为是独有的特殊关系。《灵枢·本输》虽是特有的经络体系的专章，但只是用"水"来比譬经气的流行，而并未明确指出"经气"这一名称。是在针和灸作用下所激起的气至病所之气，沿经络体系循行的当然也应该称之为经气，但事实上却与最初与广义之经气，已是同中存异，异中存同了。

循行在经络体系中特有经气的形成，虽不能从经典中找出确切依据，但在经典中却也早有启示和说明。通过对"气的生成和转化"这一章节的温习，自不难找出其端倪。

形和气虽然是由此生彼，由彼实此，气由形生，形为气用彼此相生和相成的关系，但是对于"精食气，气归精，精归化"的"精"，还应作出进一步的理解，方能由此引导出"精气"这一特有物质的作用和来源。已如前述，"食"是饲养与补给之意。"精食气"者，指明"精"是由"气"产生的。有了气，才能产生精（气归精），有了精才能出现化（精归化）。这种比气更高一级属于"精"的物质，自然与来自水谷精微的初级精气存在着体用关系上的区别。是和由热能转换为电能的关系基本一致。基于上述理由，则"气归精"和"精归化"

之"精"就是机体各种组织与器官在其活动过程中所产生的体生电和电效应。认为流行在经络体系中之经气，就是人身生物电的一种传布形式，这也不是什么新鲜的见解。

人体各种组织与器官，由于结构和功能的不同，而所产生的各种生物电也就不能相同，测定这些生物电的不同特点，其应用范围已越来越广泛和被重视。测定循行在特有经络体系中属于生物电流的经气，找出和证明其特有规律，这也是研究经络实质的一个可行与可信的事。

综上所述，可见经气流注是人体内部能量发放的一种特殊形式，是人体功能的动态表现。我们不能说经络实质就是经气，但经气则是经络实质的一个具体内容。离开经气根本无经络体系可言，通过对经气的研究，可以使我们研究人体的动态平衡向前迈出一大步，走出动与静不分，死与活不辨的困境，使东方医学永远屹立于世界医林。

六、经络体系是以肺脏为中心经气流注的轨迹

经气流行不止，环周不休，虽是如环无端不知其纪，但它和任何运动领域内的情形一样，必须有其"始动机制"存在。血液前进的力量是取决于心脏的舒缩，以心脏为中枢。神经活动的各项机能是以大脑为中枢。经络体系的经气流行，《内》《难》均指明是以手太阴肺经为其终始，这无疑是以肺脏为中枢，也就是说肺脏盈亏舒缩的呼吸作用，是经气流注的始动机制，《素问·平人气象论》所谓"一呼脉再动，一吸脉亦再动"，当然是指血管之"脉"而言。《难经·一难》

所谓"一呼脉行三寸，一吸脉行三寸"，并特别强调手太阴肺所具备的作用，这就有一定理由认为此处之"脉行"是指经气流注的速度而言。更为重要的是，在《素问·经脉别论》中有"肺朝百脉"之说。即"食气入胃，浊气归心，淫精于脉。脉气流经，经气归于肺，肺朝百脉，输精于皮毛。脉合精，行气于腑。腑精神明，留于四脏……"这是说明水谷之气入于胃，其浊者（各种初级营养物质）入于血脉归之于心脏的运输。其精者（各种高级营养物质，包括经气与热能），乃浸淫和流行于经络之内。经络体系的经气流行，必须归之于肺脏的呼吸机能，这是因为肺朝百脉，才能使经气向周身及皮毛流行。全身得到经气的灌注，才能使气行于府（此处之府，应理解为经气所聚之孔穴。《素问·气府论》就是孔穴的专章，所以也有中府、天府、风府、俞府、少府诸穴名）。而发挥神明变化的功能，使肺脏以外的肝心脾肾四脏皆能得到经气的充实。

由于经络的走向均上下出入贯穿于胸腔，当呼吸时由肺脏盈亏所引起的胸腔压力的周期变化，既对血液循环具有挹注的作用，更是经气流注的推动力量。在针灸临床与文献中，特别重视运用呼吸进行补泻与催气行针，更可证明经气流注和呼吸作用密切相关。

七、水到渠成是理解经络实质的关键

《灵枢·本输》早已指出："凡刺之道，必通十二经络之所终始，络脉之所别处，五输之所留，六腑之所与合，四时之所出入，五脏之所溜处，阔数之度，深浅之状，高下所至……"接着就用井、荥、输、经、合的水流状况来象征其功能和现象。把经络作为一个特有的动态体系，并列出各经的要穴，可以说是全部经络学说的浓缩和根源。而对于经络实质来说，通过水流现象这一生动确切的比譬，也有了原则性的提示。

以经络比譬为河床，经气比譬为河水，在当时的历史条件下是何等可贵。当河床中有了水才能叫江河，没有水只能叫洼地。只有"水到"，才能"渠成"。在病理状态下，经络体系的感传现象其所以易于出现，也可用"江河满溢，滂沛横流"来作为解说。今天如果想从尸体的形态结构方面证明经络体系的存在，就等于在干涸的土地上找水，或是在发电机已经停止运转的时候，还在金属导线上测量电流与电压。

目前早已证实，人身不同组织与器官的生物电是生活有机体在其生存和活动过程中的必然产物，凡是生理机能的发挥与病理过程中的衍变，莫不与之息息相关。许多组织与器官的生物电波，早已应用于临床及实验研究，尤以当体内有病理过程与病理变化存在时，这种生物电的传导路径就更易被测出。各种脏器与组织所产生的生物电，既有其正常的生理常道，也有异常的病理歧途。常道是维持平衡与相互协调的保证，歧途则是破坏平衡与互相干扰的根源。无数事实表明，人身的经穴体系，是一种低电阻的传导路径与反应点。可见古人用经水对经气所作出的描述，与今天生物电的例证，是如何一致与吻合。

由此可以理解，当身体某些组织间隙或组织结构能为经气流通的常道和有经气流通的时候，就叫经络，当经气流通停止，则经络体系也就不复存在。以这种"水到渠成"的关系来喻譬和理解经络实质，既来源于经典，也能与现行见解相符。

八、经络体系在针灸疗法中的地位和作用

针灸疗法属于物理疗法范畴，但与其他物理疗法却不能等同，针灸疗法是作用于经脉系统，但经脉与经络却不能相混。这是由经络体系本身所具备的特点所决定的，而与其他经脉体系有着迥然不同之处。通过讨论，可以体会和理解到经脉学说与经络体系在针灸疗法中的共同地位和特有作用。

人身可以接受针灸治疗作用的部位与体系是多方面的，如取皮，取肉，取骨，取脉（血管），取筋（包括神经）和取经络。但所引起的各种反应与感应却是互不一致。在针灸疗法中，所十分重视与强调的"感传作用"，只有在属于与病变相应的经穴上才易于发生，而加作用于其他不相应的经穴则常少出现感传现象。在临床实践中，经常遇到能与病变相应的经穴或是反应点，对电阻与热感的阻力均大大下降，而不相应的孔穴，对热感的阻力就很高。在对与病变相应的孔穴施灸时，热感一经发生就直向患处灌注，好像流水经过空隙时就沿着隧道向前流动一样。局部的热感也就很轻微。如系不相应的孔穴，则热感就不向前流动，皮肤的热感就大大增高，局部发烫。有时取穴稍偏，灸具一半放在孔穴上，

一半放在平常皮肤上，病人就会感到半边有热气向内灌注，皮肤不烫；另半边不感有热气向内灌，皮肤很烫。当调整位置后，就会感有热流能顺利地源源奔赴患处，使感传的路径与患处的发热反应，反而大于灸处的热感。这就使营卫能得以通调，而奇邪也就得以流溢。由于有了经与穴之间的这种特殊关系，所以才能使经脉系统中的经络体系与其他体系作出明显区分。

《灵枢·九针十二原》："刺之而气不至，无问其数，刺之而气至，乃去之，勿复针。"这既是指针下之气已至与否，也是指针下之气已至病处与否。可见经络体系，主要是古人在感传现象中发现的。针刺疗法中的各种手法，都是为了促进感传作用而创立的。如果采用稳定持续的温和灸或是持续不断的直接灸，都可使感传出现而且极其鲜明，较之针感实有过之而无不及。这就是经络体系在针灸疗法中的特有作用。由于感传的经络现象，经得起千古验证，才能使经络学说得到重视和迫使西医的承认。也由于有了感传作用和现象，才能使经络体系取得特有的地位和针灸疗法得以进一步发展。

由于经络体系并无形态结构可言，而是一种功能传递的通络。因此在生理情况下既有其正常的规律性，而在病理情况下又有其异常的变化性。而病理变化必须受到生理情况的制约，而生理情况又常受到病理情况的干扰。因而在病理状态下感传作用的气至病所，与经络体系并不存在着固定的规律，是按照所取孔穴的位置与病患所在为决定的，常常是"经络不过，主治可及"。即在本经或其表里经以外的他经他穴，以至非经非穴之处，也能出现明显的远道感传使气至病所，而出现同样或更为优异的效果。这当是由于病理生理的各种变化，既是互相约束又是互相干扰所造成的。掌握这一点，才能充分发挥经络体系在针灸疗法中的作用。

针灸的感传现象与病理反应穴的出现，虽是一种病理反应体征与病理反应产物，是随着病患的存在而存在，至于为何能在正常的经穴体系以外，出现这些异常的经穴反应，也可用十二正经以外的奇经八脉作为解说，即"天雨下降，潦沛横流"，当体内病理产物蓄积过多，正经不足以容纳时，即可向其周围渠道分流，故加作用于这些反应经穴，就可收到"溢奇邪"的明显效果。

在针灸作用下所获得的各种现象与效果，是一种点、线、面的关系，即由作用点而出现感传线，由线而及于患处之面。这种线的走向，是以患病的"面"所决定的，虽能以生理经络某一段的运行轨迹为其基础而流行扩布，但多数是以病患所在的位置为其终点。再则在以病（痛）为腧时，也有两种情况必须分清：其一是凡属病患所在之处，也常是痛感所在之处，痛与病相连。因此两者就不可分割。或是某些病症并未出现痛感，也可近攻直取而获效；其二是疼痛反应特别是压痛与触痛反应，既可出现在患病的处所，更可出现在远离患处的远隔部位。而根据远隔部位的压触痛及其病理反应取穴，感传每可斜趋、直达、横贯、迂回和不受任何脏器的阻隔遮断面趋赴于患处。其途径不仅与其他经脉分布规律不符，也与经络体系本身的分布状况不合。这对"经络所过，主治所及"

的陈旧观点，就必须重新认识和理解，而"穴病相连，经无常道"这一客观事实，则必须尊重和承认。

由针灸作用所获得的感传现象，这乃是经络体系与其他经脉体系在针灸疗法中的最大区别，而由此所获得的感传材料，仅是正常经气运行轨迹的部分证明，而不是研究正常经络的依据和凭证。这是因为在病理或人为的状态下所激起的感传线，并不限于"经络所过，主治所及"这一范围，多是"穴病相连，经无常道"的缘故。如果认为感传作用是"沿经循行"的这一观点不容否定，则根据感传路径的变化情况，更可对经络体系并无形态结构作出说明。因此我们在临床上，既不能用病理变化的腧穴来否定正常腧穴的位置，也不能用正常腧穴的位置，来作为临床治疗的准则。只有掌握好病理生理的变化规律，才能在确定正常腧穴的前提下，对病理腧穴的发现和应用提供依据。

由此可见，人身机能通路的运行轨迹，是属于生理经络的存在形式，这种轨迹常以低电阻的路径为其特征，故虽有体系可循，但无形态可据。了解其轨迹，与掌握其在与某一范围内的脏器机能活动相联系，就可通过这种轨迹发挥其调整与提高的治疗作用。这就是经络体系在灸针疗法中与其他体系的区别和其自身的地位与意义。

第三章 经脉系统的内容及在针灸疗法中的地位

第一节 经脉系统与经络体系的关系

一、对古代经脉学说的基本认识

（一）对经脉与经络涵义的剖析

从《内经》可以明显看出，人身的各种沟通联系的组织结构与信息通路，既统称之为"经"或"脉"，也分称之为经隧、经脉、络脉、经筋，经络及筋络等。它们既互相沟通，又各有门户。如《素问·调经论》："五脏之道皆出于经隧……以行气血，气血不和，百病乃变化而生，是故守经隧焉。"《灵枢·阴阳二十五人》："必明于经隧，乃能持之。"《玉版》："经隧者五脏六腑之大络也。"

由于经隧之"隧"，含义狭窄，因此"脉"和"经脉"一词，既早见于《内经》，更见重于后世。如《灵枢·决气》："壅遏营气，令无所避，是谓脉。"《营卫生会》："营在脉中，卫在脉外……阴阳相会，如环无端。"《经别》："夫十二经脉者，人之所以生，病之所以成，人之所以治，病之所以起。"《海论》："夫十二经脉者，内属于脏腑，外络于肢节。"《素问·举痛论》："经脉流行不止，环周不休。"可见"经脉"一词，含义相当广泛，凡是具有传导、感应、沟通与联系之诸种体系，均可叫作"脉"，所谓"一脉相承"或"脉脉相通"是也，而不是单指某一体系或是单指血管与血脉之脉而言。

1.经脉的涵义

（1）"经"是指经典和法度，经脉乃是人身经常存在的合乎典范的沟通联系的基本体系。人身必须有经常存在和合乎法度与典范的联络体系，才能生存和繁衍。《周礼·祭器》："……以为礼之大经。"《祭统》："礼有五经。"《汉书·司马迁传》："夫春生夏长，秋收冬藏，此天道之大经也。"《素问·离合真邪论》："天有宿度，地有经水，人有经脉。"《灵枢·经脉》："经脉十二者，外合于十二经水，而内属于五脏六腑。"地有经常存在的水之常川，人也要有经常存在的身之常脉。《素问·宝命全形论》："能经天地阴阳之化者，不失四时，知十二节之理者，至圣不能欺也。"《脉要精微论》："察之有纪，从阴阳始，始之有经，从五行生，生之有度，四时为宜。"都是说明"经"乃是天地阴阳变化的常规和常法。

（2）"经"是指经常和恒定，经脉乃是正常和恒定的脉象。人身必须拥有彼此协调的恒定脉象，才能保证机体的平衡和适应。《素问·三部九候论》："必先知经脉，然后知病脉。"这是用正常的生理脉象与异常的病理脉象互相比较与对待，对"经脉"所作出的说明。何谓经脉？如春弦夏洪，秋毛冬石，这就是正常的天人相应的经脉。而独大独小独疾独迟，这就是异常的参伍不调的病脉。必须先知正常而后方知异常，故此处之经脉乃是指经常和恒定的生理脉象，而不是指经脉的本体与实质。

（3）"经"是指度量与里数，经脉是划分与度量人体表面的分界线，也是经脉所经过的地方。《诗·大雅·灵台》："经始灵台。"注："经，度也。"《国语·楚语》："经始灵台。"注："经谓经度之，立其基址也。"《周礼·天官·序官》："体国经野。"注："经谓之里数。"《遂人》："以土地之图经田野。"注："经，割分界也。"《司市》："以次叙分地而经市。"注："经，界也。"《遂师》："经牧其田野。"注："经牧，割地界与井也。"这均是指"经"为划分土地之分界线。又《汉书·五行志》："……还经鲁地。"注："经者还出其中也。"《淮南子·原道》："经纪山川。"注："经，行也；纪，通也。"《灵枢·终始》："……经脉为纪。"故凡是经过的地方都可称"经"，如经历，历也是行过的意思。《战国策·秦策》："横历天下。"《素问·皮部论》："凡十二经络脉者，皮之部也。"《集韵》："部，界也。"《玉篇》："部，分判也。"部也有分布之意。就是说十二经脉及其分支之络脉，都是以全身皮部作为划分。而《灵枢·脉度》就是各经长度的度量。故"经脉"一词也是各经的分布范围与长度之意，并因其所经过之处而有阴阳表里的不同名称。

（4）"经"是指直行与通常的路径，经脉是联络体系的分布状况。凡是经常存在与直行的主干都可叫作经脉。《考工记·匠人》："南北为经，东西为纬。"在时辰上来说则是子午为经，卯酉为纬。《释名·释典艺》："经，径也，如路径之无所不通可常用也。"因之"经脉"也可从人身联络体系的分布纵横与行走方向作为说明。

（5）"经"是指治理与经略，经脉也可指为是经营治理受病之脉。《庄子·渔父》："吾请释吾之所有，而经子之所以。"注："经，略也。"略亦为治理之意。因此经脉亦可解释为是对人身的经脉经营治理，使之不为邪所干也。这在《素问·示从容论》中可以找出证明，即"年长者求之于腑，年少者求之于经，年壮者求之于脏"。又曰："夫圣人治病，当循法守度，援物比例，化之冥冥，循上及下，何必守经。"以脏腑与经脉互相对待，正是说明在治理疾病时除了脏腑之外，其次就是治理经脉。但也必须遵循取象比类的法度与规律而神明变化，不能为治理经脉的局部情况所拘泥。

2. 络脉的涵义

（1）"络"是网络之意，络脉是指包罗网络之脉。扬雄《解难》："绵络天地。"注："谓包络之也。"如《灵枢·动输》："夫四末阴阳之会者，此气之大络也。"《灵枢·玉版》："经隧者五脏六腑之大络也。"《素问·痹论》："……故能循脉上下，贯五脏络六腑也。"他如手厥阴经之心包络及脾之大络名曰大包，均是指包罗网络之脉而言。

（2）"络"是缠绕之意，络脉乃是指缠绕裹缚之脉。《山海经·海内经》："有九邱之水络之。"注："络，绕也。"《广雅·释诂》四："络，缠也。"《楚辞·招魂》："郑绵络兮。"注："络，缚也。"人身必须有许多络脉裹缚缠绕，才能成为一种有机结合的整体。

（3）"络"是络与张罗之貌，络脉是指人身张罗屏幕之脉。《后汉书·马融传》："纤罗络。"注："络张罗貌也。与幕通。"人身有了由无数络脉所组成的屏幕，才能在身体表面起到张罗覆盖的作用。

（4）"络"是正经的旁支，络脉是指正经以外的支派之脉，包括经络体系之络脉。《后汉书·隗嚣传》："断绝地络。"注："络，犹经络也。"《广雅·释器》："络，犹经络也。"《素问·奇病论》："人有重身，九月而瘖，胞之络脉绝也……胞络者系于肾……"《灵枢·本输》："并太阳之正，入络膀胱，约下焦。"《根结》："厥阴根于大敦，结于玉英，络于膻中。"这些都是以正经与旁支互相对待而言。

（5）"络"是联络与维系之通称，不同的经脉就有不同的络脉。《灵枢·经脉》："人经不同，络脉异所别也。"这就明确地指出，人身有不同的经脉，因而也各有其旁行别出的络脉。脉有经络，筋也有筋络。《素问·六元正纪大论》："筋络拘急，关节不利……"《灵枢·邪客》谓肘腋髀腘为八虚，邪气留住，则伤筋络骨节机关，不得屈伸。可见不论是经还是络，其涵义是相当广泛的。

3.经络的涵义

在古代经脉学说中，除有经脉和络脉这两个名称外，还有把经脉与络脉合而为一的"经络"名称。而多被认为这就是指针灸学说领域内的特有经络体系而言。通过对经脉与络脉的了解，不难看出，所谓经络也是为各种经脉所共有，并非经络体系所特有。

（1）《灵枢·脉度》："经脉为里，支而横者为络，络之别者为孙。"是指人身经脉体系纵横分布的一般关系而言。此处所谓之"经脉"是相对于"支而横者"纵横交错之络脉而说的。孙络则是经脉支派中更为细小的分支。这种关系无论是对血管、神经、淋巴管，以及经络体系本身来说，都是说得通的。在《内经》的有关篇章中，很明显都是以这种关系为出发。如《灵枢·邪气脏腑病形》："经络之相贯，如环无端。"《素问·五常政大论》："夫经络已通，血气已从。"《厥论》："阳气衰，不能渗营其经络。"《灵枢·阴阳二十五人》："切循其经络之凝，结而不通者，此于身皆为痛痹。"以上都是指明经络是人身经脉体系纵横分布与互相联系的一般关系，是各种经脉所共有，而非特有的经络体系所特有。不能把直行者为经，横行者为络，作为特有的经络体系的依据，也不能认为经脉与络脉这两大体系是组成特有的经络体系的主要基础。

（2）《灵枢·小针解》："皮肉筋脉各有所处者，言经络各有所主也。"是指不同的组织结构，就各有其不同的联络体系。皮肉筋脉各有所处，就是各有其不同的地位，经络各有所主，就是各种联络体系各有其从属关系，不能断章取义撇开"皮肉筋脉各有所处"，认为"经络各有所主"是指"全身经络所出现的症候及其主治所在"。这就值得商讨了。又如《灵枢·九针论》治四时八风之客于经络者就要用锋针以出血祛邪；虚邪客于经络而暴痹者就要用圆利针以取暴气；邪客于经络而痛痹者就要用毫针静以徐往，微以久留，以养正祛邪。邪客于不同体系的经络就有不同的见症，同时也就要用不同的针具。这也是"皮肉筋脉各有所处，经络各有所主"的说明。

通过对脉、经脉、络脉与经络的涵义分析，可见经脉与络脉的关系，乃是人身各种联络体系分布状况的一般关系。经脉与络脉以及经络的基本涵义，是指明人身必须有各种经常存在的直行的经脉与支分派别横行的络脉，才能使各种组织与器官不是各自为政，而处于依维与制约的关系之中。并能起到支持附丽，网罗被盖与划分界限的作用。因此这种经络关系是属于广义的。而在灸针作用激发下所出现的感传现象，并想由此对古人所说的经络体系获得旁证，这种经络关系是属于狭义的，两者不能混为一谈。

二、经络学说体系的形成

经络体系的内容与学说的形成，在古代文献中，当然只能以《内经》为依据，但在《素问》与《灵枢》的各个篇章中，并无一篇有关经络学说的完整论述。只有从有关章节中综合归纳得出一个大体轮廓，而为后人奉行和遵守。

（一）《灵枢·经脉》是以经络体系的分布和病候为内容

十二经脉的循行、分布与病候，莫不以《灵枢·经脉》为依据，而"脉"的基本概念主要是指血脉即血管而言，但《经脉》的内容对于血脉之"脉"，仅在篇首有所涉及，如"……脉为营……脉道以通，血气乃行"。其主要篇幅则以"经脉"之名，而指"经络"之实。由此可以明显看出，经脉是纲，而络脉则是目。纲可以概目，而目则不能代纲这也是与言脏可以概腑，而称腑则不能概脏的关系是一样的。由此足以说明，《经脉》篇，实际上就是"经络篇"，而其他有关篇章言经脉者也均与经络的内容相联系。把经脉与经络综合论证，在《内经》的许多篇章中均有出现，这也就是经脉与经络的主次关系至今未曾分清的根源所在。

（二）《灵枢·脉度》是指明各经的走向和长短

篇中指出手之六阳、从手走头；手之六阴、从手走胸；足之六阳、从足走头；足之六阴、从足走胸。共长十六丈二尺，为气之大经隧。这明明是指经络体系的长度和走向。但接着又说："盛而血者疾诛之，盛者泻之，虚者饮药以补之。"这又指为经脉盛者（盛经）必须放血以泻之，经脉虚者（虚经）则只宜用药物培补。这又意味着脉度是指血管的长度。这也是经脉包括经络和经脉与经络互相混淆的说明。

（三）《灵枢·营气》是说明十二经络经气流注的顺序

篇中说："营气之道，纳谷为宝，谷入于胃，乃传之肺，流溢于中，布散于外，精专者行于经隧，常营无已，终而复始，是谓天地之纪。"这就指明营是血液，经隧则是血管，营气流注的顺序，应当也是血液流注的顺序。但接着指出的是营气的循行先后，却与十二经络的关系完全一致，还把督脉也包括在内。任脉虽未明言，也有其路径可寻。这就说明，循行在血管体系中之营气与流注在经脉体系中的经气，两者是可以互通的，这在下文有关经气的名义中再作说明。其次也可见到经脉系统中的各个体系，互相交叉与混乱的情况。

（四）《灵枢·本输》是特有经络体系与经气流注的专章

在《灵枢·经脉》中详细记载了各经的组成和分布；《脉度》说明了各经的长短；《营气》指明了各经流注的顺序。这些虽都是经络学说的基石，但经脉与经络之间很难强为划分。仅有《本输》可以说是不夹有其他经脉体系的内容，是经络学说唯一的独立专章，是经络学说的根本。"十二经络"这一专有词汇和生动具体的用水流现象对经气流注所作的比譬，也是在本篇首先出现的。而在其他篇章中均称为"十二经脉"。至于《素问·经络论》虽然是以"经络"作为篇名，但其内容则是以阳络（浅表的孙络）的色泽变化作为中医色诊的一个内容，与经络体系毫无关系。

《本输》说："凡刺之道，必通十二经络之所终始，络脉之所别处，五输之所留，六腑之所与合，四时之所出入，五脏之所溜处，阔数之度，深浅之状，高下所至，愿闻其解……"接着就用井荥输经合的水流，来象征其功能和作用。把经络列为一种特有的体系并举出各经的要穴，可以说是全部经络学说的浓缩。而对于经络实质来说，通过水流现象这一生动确切的比譬，也有了原则性的提示。

"十二经络之所终始"，是指十二经络之起止；"络脉之所别处"，是指主要络脉、自本经分络他经（别出）所在之处；"五输之所留"，是指井荥输经合、五个腧穴的经气在何处留止；"六腑之所与合"，是指《经别》所指出的六腑的六阳经与六阴经的会合关系；"四时之所出入"，是指《素问·四时刺逆从论》所指出的四时气候不同，而气血盛衰出入有异的不同刺法；"五脏之所溜处"，是指五脏与经络之气所流注与汇集的地方；"阔数之度"，是指经气流注的宽度；"高下所至"，是指经气流注所能到达之处。这已经包括着经络体系与学说的大部内容。特别是对经气流注的大部分现象，已经有所发现和作出了说明。而五输流注的关系，更是古今遵守的典范。

"本输"者，输（腧、俞）注之根本也，除十二正经外，对任督二脉也有所说明。可见本篇实为经络学说与体系的根本和根源。

（五）《灵枢》有关经络学说的其他篇章

《经别》是说明在十二正经循行路径之外中途别出的六合交会；《经水》是用地之经水（经常存在的水之常川）有深浅广狭与十二经脉的气血盛衰作比譬；其他还有《根结》以及"标本"与"气街"等，都和经络学说与体系的内容有关，把这些有关篇章联系成为一个整体，彼此印证，才能对经络学说作出探讨和理解。

（六）《素问》对孔穴作用的论述

1. 明确孔穴作用与经脏的大体关系

关于经脉（络）体系是以《灵枢》所载为主，而对孔穴的论述则是以《素问》较详。《素问·阴阳应象大论》："上古之人，理论人形，列别脏腑，端络经脉，会通六合，各以其经。气穴所发，各有处名。谿谷束骨，皆有所起。分别逆从，各有条理。四时阴阳，各有经纪。内外之应，皆有表里。"指出在上古讨论人体的形状与识别脏腑之早期，就是把经脉的关系放在首要位置。除了说明经脉能与四时阴阳内外表里的天人关系相应外，特别指出"气穴所发，各有处名"，可见当时在识别经脏关系之初，对于经脉（络）所属的腧穴，也已经有了相应的名称。在《素问·气穴论》中是概言孔穴的大数，如脏俞三十六，腑俞七十二，热俞五十九穴，水俞五十七穴，以及身体各部的要穴；《气府论》是分指各经的腧穴，如足太阳脉气所发七十八穴，足少阳六十二穴，足阳明六十八穴，手太阴三十六穴，手阳明二十二穴，手少阳三十二穴，督脉任脉各二十八穴等是；《骨空论》是指骨间隙要穴和某些孔穴的功用和治则，以及任督二脉的见症。《水热穴论》又对水俞五十七穴与热俞五十九穴，进一步作出说明。可以这样说，经络是藤，而孔穴则是藤上的瓜，两者既是两位一体，但又有所区分，两者合观，就构成了以经脉（络）体系为主的经穴关系。

2. 明确经络与孔穴在生命活动中的意义

经络体系是人身联络网中的一个组成部分，而孔穴则是经络上面的附属物。《素问·气穴论》对经穴的作用明确地指出是"以溢奇邪，以行营卫"。这是说明在生理情况下，内脏器官通过经络体系与身体表面存有息息相通的通气孔；而在病理状态下又是宣泄病理产物的天然渠道和缺口。"奇邪"是古人对病理产物的初步认识和概括。

古人认为人身全部的生理机能，是以气血和营卫为其代表，而生理机能气血和营卫的运行，又是和经穴的内外输注的作用分不开的。由此才能发挥内外环境的彼此适应和各个器官功能的彼此协调。"以行营卫"正是这种关系和作用的说明。

疾病在其发生和发展过程中，在某一罹病脏腑与组织所属的交通隧道即经脉之中，必然会有某种病理产物的积滞。这种积滞的病理产物，如果能找到出路，则病势必然会受到顿挫而走向痊愈。如果出路堵塞或不畅得不到排泄，这不但使原先受病的器官加重其损害程度，而且当这种病理产物积滞过多时，又必然向与之衔接的经脉及与之相联系的其他器官流溢，由此及彼而发生恶性循环的因果关系（传变）。这种病理代谢产物，不但古人不能道出其真实内容，即以今人来说，在很多方面也只能笼统认为"物质代谢障碍所形成的一系列的有毒物质，是疾病的发生和发展的主要机制之一"。古人对此无以名之，而名之曰"奇邪"，是相当恰当而有意义的。这种奇妙与奇怪的对人体有害的邪气，必须借助于与之相应的身体的排泄器官，以及某些特有的生理隧道与间隙（孔穴）而谋求出路。"以溢奇邪"就是这方面的说法。而针灸的治疗作用，就是通过经穴体系，疏通渠道，打开缺口，使奇邪更易外溢。这不仅是经络与孔穴在生命活动中的意义，而且更是灸针作用机制的有力说明。

3. 十二经脉与三百六十五节、络、穴的由来

在中医典籍中，自古迄今认为人身内脏器官主要有十二脏腑，与之相应的也就有十二经脉，这似乎已成为天经地义而为人所烂熟。至于这种根据的由来，以及与十二经脉相连属的三百六十五节、络、穴的关系，古人虽早有说明，也有

必要加以温习，才能从陈章旧典中，对人身的经脏体系进行
新的探索。

《灵枢·经别》："余闻之，人之合乎天道也，内有五
脏……外有六腑……而合之十二月，十二辰，十二节，十二
经水，十二时，十二经脉者，此五脏六腑之所以应天道。"
《素问·阴阳别论》："人有四经十二从何谓？四经应四时，
十二从应十二月，十二月应十二脉。"可见人身并不是真正
的只有十二脏腑与十二经脉，是古人根据天人合一的思想体
系，援物比类所作出的推理。因为年有十二月，日有十二时，
故认为人身也要有十二脏腑，既有十二脏腑，自然也就要有
内连外属的十二经脉。这就是人身十二脏腑与十二经脉的由
来。

由于岁有十二月、年有三百六十五日，周天有三百六十五
度，而人身的十二经脉也就要分布于三百六十五节。《素问·阴
阳离合论》："大小月三百六十五日以成一岁，人亦应之。"
《六节脏象论》："天以六六之节，以成一岁，人以九九制
会，计人亦有三百六十五节以为天地。"《调经论》："……
四肢九窍五脏十六部，三百六十五节乃生百病……夫十二经
脉者皆络三百六十五节，节有病必被经脉。"《针解篇》：
"人九窍三百六十五络应野……除三百六十五节气……"《气
穴论》："孙络之别经者，其血盛而当泻者亦三百六十五
脉。并注于络。"又曰："气穴三百六十五，以应一岁……
三百六十五穴，针之所由行也……孙络三百六十五穴会，亦以
应一岁……谿谷三百六十五穴会，亦应一岁。"《气府论》：

"脉气所发者，凡三百六十五穴也。"《长刺节论》谓"九针可以除三百六十五节气"。《灵枢·九针十二原》："节之交三百六十五会，所言节者，神气之所游行出入也，非皮肉筋骨也。"《小针解》："……节之交三百六十五会者，经脉之渗灌诸节者也。"《邪气脏腑病形》："十二经脉、三百六十五络。"又曰："孙络三百六十五穴会。"

由此可见，古人对于节、络、穴常是彼此混称，而所谓"三百六十五"则是根据天人相应的关系，是由推理和设想而来的，并不是人身真正的只有三百六十五个孔穴络脉或是肢节。

人身的脏腑与经脉，当然不止十二，古人对此也早有所知，故在《素问·五脏别论》中又有脑、髓、骨、脉、胆、女子胞六种奇恒之腑，在《素问·骨空》《痿论》《刺腰痛论》及《灵枢·脉度》《经别》《五音五味》等篇中，又列举了十二正经以外的奇经八脉。既有脏器就必然有派生的经脉，既有经脉也就要有连属的脏器。而奇恒之腑是有腑无经，奇经八脉又是有经无脏。可见人身的经脉系统虽是客观存在，而古人的经脉学说，则多是出自主观和推理，有待于重新理解之处正多，而不是目前对这方面的认识所能合理说明的。

三、古代经络学说欠缺和错误之处

经络体系当然是客观存在和不容否定的，但其学说内容却也存在着舛错和矛盾。这种欠妥和不足之处，出现在经络学说的萌芽和形成过程中是毫不足怪的，当然不能动摇它的真实地位，但在探讨和研究的今天，予以揭露和不容掩饰，以免贻反对者以口实，也是势在必然的。这既要在原有基础上进行论证和推理，而又要有客观凭证作为补充和说明。

（一）经气流行应当是一源三岐

十二经的经气流行，首尾衔接，在人身构成一个整体的圆圈，"如环无端不知其极"的传统见解，从未闻持有异议。但在这当中，却也存在着严重错误和混乱。对于这种混乱，读书不求甚解熟视无睹者有之；在崇古思想束缚下，知而不言或言而不力者又有之。学说本身的缺陷自应指出，研究者的思想障碍更应清除。一源三岐的认识，是根据以下各点面建立的：

1. 经气流行自应是左右齐头并进决不能单线运行

经气的齐头并进，误认为是单线运行，这是自古以来长期存在的最大错误。人身经脉（络）的经气流行，已如上述，是以《灵枢·营气》为依据，而各经的长度则是以《脉度》为准则，而《脉度》所载的各经长度又是根据《骨度》以身长七尺五寸为标准而来。大体上是以人身表面各经的循行路径作为估计。至于内脏及曲折交会之处，并未也不可能计算在内。因此各经的长短仅是一种粗略的估计，并不是经脏相关、内连外属的真正关系。

《灵枢·脉度》所言各经的长短除任督二脉外，其余均是合指人身之左右而言，如手足各有三阴三阳，左右相合即成为六阴六阳。手之六阳各长五尺，合三丈；手之六阴各长三尺五寸，合为二丈一尺；足之六阴各长八尺，合为四丈八尺；足之六阴各长六尺五寸，合为三丈九尺；任督二脉各长四尺五寸，合为九尺。十四正经共长十四丈七尺，再加左右阴脉共长一丈五尺，合为十六丈二尺。人一呼一吸脉行六寸，日夜一万三千五百息，脉行八百一十丈、五十周于身，这种见解至今尚有人奉为典范而未曾得到澄清，这是十分遗憾的。

人身除内脏而外，在头面躯干与四肢，不论是肌肉、骨骼与经脉等不同组织与体系，均是彼此并列，互相对称，因此左右对称的经气流行，只能齐头并进，决不能先后来临。如按照脉长十六丈二尺，一息脉行六寸，日夜一万三千五百息，脉行五十周于身的单线运行作计算，大体上是可以相符，如将左右对称的长度一分为二作为计算，就是绝大的错误，这是十分明白的。

2.经气应日夜各五十周于身

虽然古今历史条件不同，但人体的生理机制却不会有何显著差异。故呼吸与脉搏仍是一与四之比。人的呼吸每分钟约为十八次，则在二十四小时内约为二万五千九百余息，几与日夜一万三千五百息相差一倍，难道呼吸与脉搏的频率古今能有这样大的悬殊吗？如果日夜各为一万三千百息就可大致相符。左右对称的经脉各长八丈一尺，日间一万三千五百息，左右经气行程共为八百一十丈，脉行五十周于身，夜间一万三千五百息，脉行又五十周于身。这样才可大致说得通。

3.任督二脉应属阴升阳降上下分行

《素问·骨空论》："任脉者起于中极之下……督脉者起于少腹以下骨中央……"《难经》二十八难："督脉者起

于下极之俞……任脉者起于中极之下……"故任督二脉自下
而上，历来已为众所公认。

已如前述，《灵枢·营气》实际上是指经络体系中之经
气而言。故营（经）气从手太阴出依次行至足厥阴而还注于肺，
再"循喉咙入颃颡之窍究于畜门（鼻孔），其支别者上额循
巅下项中，循脊入骶，是督脉也。"这就指明督脉的循行是
自上而下的。篇中虽无任脉之名，但与督脉相交而"络阴器，
上过毛中，入脐中，上循腹里，入缺盆，下注肺中，复出太阴"。
这一段路径，显然与任脉的路径相当。

督脉的起源虽然两说不同，但《营气》所言其理由较之
《骨空论》与《难经》实为充足。其一，任脉自下而上，督
脉自上而下，符合阴升阳降的一般规律；其二，经气的流行，
左右各自成为一个圆圈，而任督二脉乃是人身的子午线，其
上下周流可以自成体系；其三，任督循环，仍以手太阴为终始，
与十二正经保持一致，也与肺朝百脉之义相符。因此任督二
脉的循行方向，应以《营气》之说为准。

通过以上的论证，足可证明经气流行在人身左右两半侧
本是各自构成一个圆圈，而任督二脉又是一个小圆圈，同以
受百脉之朝奉的手太阴为其枢纽，而成为一源三岐（见下页
表）。这固然是在古人学说基础上所作出的推理，但是这种
推理在理论上是完全可以说得通的。

<h2>经气流行一源三岐示意图</h2>

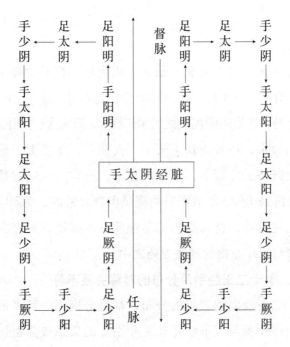

【附】阴升阳降经文例证

《素问·阴阳应象大论》："故清阳为天，浊阴为地，地气上为云，天气下为雨，雨出地气，云出天气。"《六微旨大论》："气之升降，天地之更用也……升已而降，降者为天；降已而升，升者谓地。天气下降，气流于地；地气上升，气腾于天，故高下相召，升降相因而变作矣……故非出入，则无以生长壮老已；无升降则无以生长化收藏。是以升降出入，无器不有。故无不出入，无不升降。"

《素问·太阴阳明论》："故阴气从足上行至头（足之三阴从足走腹），而下行循臂至指端（手之三阴从胸走手）；

阳气从手上行至头（手之三阳从手走头），而下行至足（足之三阳从头走足）。故曰：阳病者上行极而下，阴病者下行极而上。"

阳为天，在卦为乾（☰），阴为地，在卦为坤（☷），地气上升，天气下降，是为阴阳交接之泰卦（䷊），地气下降，天气上升，是为阴阳离决之否卦（䷋），阳为火，在卦为离（☲），阴为水，在卦为坎（☵），火在下，水在上，是为水火相济之既济卦（䷾），如果水在下，火在上，这就是水火不交之未济卦（䷿）。故阳升阴降虽事物之常规，而阳降阴升，乃变化之枢要，这乃是阴阳学说的基本准则，贯穿在中医生理病理与治疗原则的理法方药之中。

（二）十二正经手足分布的对称关系不符

十二正经阴阳表里的分布，都是分别用手足来说明的，可见经络体系与上下肢尤其是和手足的关系极为密切。故自古以来对肘膝以下各穴都非常重视，因此对十二正经分布的理解也应该从手足着眼。人体上下肢的结构大体上是互相应称的，如肱骨与股骨，挠尺骨与胫腓骨，以及手足指掌诸骨，都是彼此对称。如以手掌向下，手背向上，俛身着地观之，则这种关系就更为明显。从"行（𧖟）"字来看，原始的行走就是从四肢并用开始的。在十二正经当中，手之三阴三阳在手部和上肢的分布，古说很清楚，而对于足之三阴三阳在足部和下肢的分布就显然存在着混乱（阅表自知）。

阴阳同名经手足分布对照表

手之三阴三阳			足之三阴三阳			上下关系
大指	手太阴	少商 （内侧甲角）	大趾	足太阴	隐白 （内侧甲角）	与手太阴 相符
				足厥阴	大敦 （外侧甲角）	不符
次指	手阳明	商阳 （内侧甲角）	次趾	足阳明	厉兑（外侧 甲角、一作 内侧甲角）	大体相符
中指	手厥阴	中冲（指尖）	中趾			
四指	手少阳	关冲 （外侧甲角）	四趾	足少阳	窍阴 （外侧甲角）	相符
小指	手少阴	少冲 （内侧甲角）	小趾	足少阴	内侧甲角 有经无穴	大体相符
	手太阳	少泽 （外侧甲角）		足太阳	至阴 （外侧甲角）	相符

1. 大敦穴的位置应列于中趾尖

从上表可见，阴阳同名经手足分布的上下关系应该是相应相称的，只有手足厥阴的关系上下不符。使中趾这一重要的敏感点成为空白。阴经应行于身之阴，阳经应行于身之阳，这是中医阴阳学说与划分阴阳经络的基本原则（足阳明行于胸腹，可用人身内部为阴，外部为阳作理解）。足厥阴既为阴气之盛者，自应与手厥阴的关系一样，行于足底之正中而不应出于足背。再则阴阳表里经的井穴与分布关系均是相距不远，彼此呼应，如少商与商阳，中冲与关冲，少冲与少泽，隐白与厉兑，至阴与足少阴等皆是。独有大敦与窍阴，当中间隔次中两趾，而与其余诸井诸经不符。

　　如果按照其余诸经的关系作推理，则中指尖既为手厥阴经之井穴中冲，则中趾尖自应为足厥阴经之井穴大敦。足中趾尖的功用古人早有记载，如《灵枢·厥病》及《甲乙经》曰："耳鸣，取手中指爪甲上，左取右，右取左；先取手，后取足。"先取手，是明指手中指尖，后取足，是暗指足中趾尖。有人对此理解为是指足大趾之大敦，是不恰当的。《素问·缪刺论》刺尸厥，是先刺隐白，涌泉，继刺足中趾尖，再刺劳宫，最后刺中冲。其后《千金》等书，对足中趾尖也多有应用。可见中趾尖的应用，早为古人所重视，而现时则很少有人注意及此。

　　因此，根据阴阳十二经在手足分布的规律，则中趾尖自应为足厥阴经之井穴而循行于足底，但牵一发而全身动，就必须把传统的与足厥阴经有关联的各个经穴重新组合安排，由于相沿已久，是很难办到的。如果在临床上把老大敦的适应证移用于中趾尖，作为新大敦看待而两相对比，就可见到这并不是无凭推理而是有其实践凭证的。有关实例在"案例"中再作说明。

　　2.足少阴经在足部分布欠妥

　　小趾尖既为足太阳与少阴的连接点，自应与其他诸经一样，井穴应列在趾端，在小趾内侧甲角也应当有井穴存在，不应使之远居足底。且劳宫与涌泉，一在手心，一在足心，劳宫为手厥阴经之荣穴，则涌泉也应为足厥阴经之荣穴，方能上下相称。再则关于足少阴经在足部的走向，《灵枢·经脉》仅说是"循内踝之后，别入跟中"，并未指定是"绕踝"行走。

故也有待验证。

3.厉兑穴的位置应以《本输》为准

应该首先说明，古代对手指与足趾均称为"指"，五指的划分是大指称为大指或拇指；次指则称为次指或大指次指；中指则称为中指或中三指；四指则称为四指或小指次指（又称为无名指或环指）；小指则称为小指。嗣后为了使手足有所分别，才有"指"与"趾"之分。

足阳明经按照《灵枢·经脉》原文，正经是循胫骨外廉下足跗入中指内间，从足跗别出一支，入大指间出其端。又从三里处别出一支，下入中指外间。这就明显地说明中趾内外侧与大趾之端，这三条路径同是足阳明经所止之处。但中趾内外侧并未设穴，经文也未明言是在次趾外间。因此足阳明胃经在足部的关系也是混乱的。按照手足阳明经上下应称的关系和《本输》之说，则是"胃出于厉兑，厉兑者足大指内次指之端也。"这就与手足阳明经的上下关系符合，而对《经脉》之说和沿用已久的次趾外侧爪甲角的厉兑穴的位置，均应予纠正。

4.足阳明少阳与厥阴经在足部的分布混乱重叠

不仅足阳明经在足部的分布混淆不清，而且也与足少阳与厥阴的关系混乱重叠。《灵枢·经脉》说是"足厥阴之脉起于大指丛毛之际，上循足跗上廉"。"足少阳之脉其支者别跗上入大指外间出其端"。《营气》也说是"足少阳下行至跗上，复从跗注大指间，合足厥阴。"可见足阳明少阳与厥阴三经，都认为是出入于第一二跖骨之间这一狭窄区域。

这种分布关系不能认为是合理与事实相符的。

5.足阳明经筋的分布与其余诸筋不符

在《灵枢·经筋》中有十一经筋是与各经的井穴紧密依存，只有"足阳明之筋起于中三指"。而与《经脉》所云足阳明之经下至中指内外间的关系符合，但又与次趾的关系不合，使次趾在经筋的位置上又出现空白。这也是经筋学说的不足之处。

6.足少阳经在头部的分布不当

由于头部为诸阳脉之聚会而网织交叉，因而在经穴的安排上就难免出现张冠李戴，彼此混淆。姑不论足阳明胃经头部的起穴有头维与承泣的不同，以及其他经穴序次未尽相宜外，特别是足少阳胆经在头部由完骨突然向前转向阳白，又由阳白再突然折向风池而下行。这种"之"形的曲折，是不能获得实例作为佐证的。尽管这种布局是无足轻重，但在理论上却值得商讨。

第二节　经脉系统与心血管体系的关系

一、古人对经脉的认识首先是以心血管体系为依据

在人身的经脉系统中，由于血管体系在四肢的分布状况最为明显易见，因而也就为古人所首先注意到使之成为经脉系统当中的一个主要内容。《素问·宣明五气论》："心主脉。"《五脏生成篇》："心之合脉也。"《五运行大论》："心

生血……在体为脉……在脏为心……"《六节脏象论》："心者生之本，神之变也，其华在面，其充在血脉。"《脉要精微论》："脉者血之府也。"《灵枢·决气》："壅遏营气，令无所避是谓脉。"《经水》："诸脉者受血而营之。"《素平人气象论》："人一呼脉再动，一吸脉亦再动，呼吸定吸脉五动……胃之大络名曰虚里，其动应衣，脉宗气也。"《刺志论》："脉实血实，脉虚血虚。"《灵枢·痈疽》："中焦出气如雾，上注谿谷而渗孙脉，津液和调，变化而赤为血，血和则孙脉先满溢，乃注于络脉，皆盈，乃注于经脉……寒邪客于经络之中则血泣，血泣则不通……"《经脉》："经脉十二者，伏行分肉之间，深而不见，其常见者，足太阴过外于踝之上，无所隐故也。诸脉之浮而常见者皆络脉也……何以知经脉之与络脉异也？……经脉者常不可见也，其虚实也以气口知之，脉之见者皆络脉也。"《本输》："经脉十二，而手太阴，足少阴，足阳明独动不休何也……"《根结》："虚而泻之则经脉空虚，血气枯竭。"以上所举之脉，经脉，络脉，孙络，经络，非血管体系而何！

　　综合以上所述，以及对经脉含义的分析，可见"脉"乃是血液所居之处，通向周围的血管就叫经脉，胸腔里面的心脏乃是经脉的根本和经脉流行的宗气。经脉可分为两大部分，直行的叫经脉，是舒直而深藏；横行的叫络脉，是纵横而浮露。经脉的虚实是由腕后的桡动脉来测知的。而呼吸与脉搏则是一与四之比。这不仅和心血管体系完全一致，而且经脉与络脉的经络关系也是十分明白的。

二、血管体系之经络在《内经》中的有关论述

《素问·调经论》与《脏气法时论》中之"经"，主要是指较大血管之"经"，以"调经"作为篇名，与特有经络体系的关系并不密切。在《调经论》中所指出的神、气、血、形、志之五有余五不足的补泻法，就是针对五脏经隧的补泻法，故着重指出五脏之道皆出于经隧和守经隧的重要意义。隧，管道也，特有的经络体系是没有管道可言的。在《脏气法时论》中，对针刺血管之"经"用于五脏病的治疗，又有着重的说明。

在《调经论》中，除"形（脾）有余则泻其阳经，不足则补其阳络"，既可以认为是身体表面大小血管之阳经阳络，也可以认为是特有经络体系的阳经阳络，作为双重理解外，其余均是以血管之经络为主。如：

"神（心）有余则泻其小络之血，出血勿之深斥，无中其大经，神气乃平；神不足者，则视其虚络，按而致之，刺而利之，无出其血，无泄其气，以通其经，神气乃平。"虚络是指塌陷与隐伏不显之小血管，相对的就是充盈浮露明显可见的盛络。刺小络出血，无中大经，正是指血管体系之经络。斥，王冰注："推也。"勿之深斥，即不能推针入内过深也。而对虚络来说，则只宜按而致其气，刺而利其气，以疏通其经脉。致，招致也，即引导与激发之意也。

"气（肺）有余则泻其经隧，无伤其经，无出其血，无泄其气；不足则补其经隧，无出其气。"即气有余者虽用泻法也不能伤筋出血，使真气受损。虽为不足则只能用补，更不能出气。（关于针刺血管的补泻问题，下文再作讨论）。

"血（肝）有余则泻其盛经出其血；不足则视其虚经，内针脉中，久留而视，脉大，疾出其针，无令血泄。"即血有余者宜刺怒张或浮露之血管，以泻出其血；血不足者其血管必然隐伏或脉搏细小，宜审视其经血不足之虚经进针，留针时间要长，并细心观察，如脉搏由小转大应立即出针，不能出血。

"志（肾）有余则泻其然筋血者，不足则补其复溜。"杨上善曰："然筋当是指然骨下筋。"即可对然骨之下的青筋出血。复溜虽是特有的经穴名称，但在复溜穴之下，正与胫后动静脉相当。

在论中又说："孙络水溢，则经有留血……刺留血奈何？视其血络，刺出其血，无令恶血得入于经，以成其疾。"什么叫"孙络水溢"？就是今之所谓"毛细血管通透性增加"的体液外渗。这是由于较大血管中血流阻滞所造成的，应该刺络放血，使停滞有害的血液得到宣泄免生他患。又说："病在脉调之血，病在血调之络。"这当然是指血脉之脉，与血络之络。可见《调经论》中之经、络、虚经、盛经、大经、大络、小络、盛络、孙络、血络等，都是指血管体系而言，其中虽与特有的经络体系有其相关之处，但在主次关系上是不能含糊的。

《脏气法时论》对于五脏病与刺经的关系指出："肝病者……取其经，厥阴与少阳……取血者；心病者……取其经，少阴与太阳舌下血者，其变病，刺郄中血者；脾病者……取其经；太阴，阳明，少阴血者；肺病者……取其经，太阴足阳明之外，厥阴内血者；肾病者……取其经，少阴太阳血者。"
另如《灵枢·五邪》："邪在肝……取血脉以散恶血，取耳
间青脉以去其掣；邪在肾……取之涌泉，昆仑，视有血者尽
取之。"把"刺经"与出血联系在一起，则"经"非血管而何！

《素问·皮部论》、《经络论》与《缪刺论》中之络，
主要是指皮下小血管之络。在《皮部论》中所列举各种浮络
的色泽变化，也不能认为是属于经络系统之经络，假如特有
的经络体系中之浮络肉眼也能见到，则经络体系早已从形态
学上得到证明。可见十二皮部中之浮络，乃是指身体表面广
大面积之毛细血管而言。论中首先说："皮有分部，脉有经纪，
筋有结络，骨有度量……欲知皮部以经脉为纪者，诸经皆然。"
《说文》："纪、别丝也。一丝必有其首，别之则为纪。"
就是说，如果要对皮部作出划分，就必须以各经主干之经，
与分支之纪作为依据。各经都是如此，就连互相纠结的经筋
与不同骨骼的长短，都可包括在皮部的范围之内。可见这对
所有的不同经脉体系都是说得通的，并不是单指特有的经络
体系。在论中所列举的三阴三阳皮部中浮络的色泽变化，如
色青则痛、黑则痹，白则寒，黄赤则热等，皆是毛细血管可
见的功能状况，并不是特有的经络体系所可说明。在《灵枢·经
脉》中也说："凡诊络脉，脉色青则寒且痛，赤则有热。胃
中寒则手鱼之络多青矣，胃中有热手鱼络赤。其暴黑者留久
痹也。其有赤有黑有青者，寒热气也。其青短者少气也。凡
刺寒热者皆多血络……必间日而一取之，血尽而止……"《邪
气脏腑病形》："鱼络血者，手阳明病。"这些都是指血管

之络而言。

在《皮部论》姊妹篇的《经络论》中，更有进一步的证明，《经络论》虽是以经络命名，但其内容与特有的经络体系并无直接关系，也是以毛细血管的舒缩与色泽变化，作为中医望诊的一个方面。所谓"经有常色，而络无常变也。"这就是说，因为经脉深藏，其色泽不会因内外界环境的变化而有不同，络脉浮浅，即能因内外界环境的改变而出现不止一种的色泽改变。可见《经络论》既是《皮部论》的补充，同时更可见到《内经》有关经络学说的内容与涵义。

在《缪刺论》*中首先指出外邪中人的先后层次关系，如邪舍于经、内连五脏，必治其经。如邪未入脏、流溢于大络，而出现多样的病症时，就要用缪刺法以刺络。在刺络诸症中，明言出血者虽仅有 7 条，其余大多是刺手足指尖（爪甲上）为主，而在刺手足指尖时无有不出血者。并着重指出缪刺与巨刺虽同属左右互取而巨刺则是"必中其经，非络脉也。"可见这种刺经与刺络，正是血管之经络。在论中最后又指出："凡刺之数，必视其经脉切而从之，审其虚实而调之，不调者经刺之，有痛而经不病者缪刺之。视其皮部有血络者尽取之，此缪刺之数也。"经脉可视，当然是指血管，必须循经按切，

---

*缪刺的取义：第一是指明这是左右互相交错的一种刺法，缪，错也。错读厝，交互也，《楚辞·国殇》："车错毂兮短兵接。"缪在读音上，除了"谬"音，还有"鸠"音，绞也，绞者交也，交结之也。第二是指明这是一种深奥的刺法，《庄子·则阳》："圣人达绸缪"。注："绸缪深奥之意也。"而缪刺正是一种左右交错的深奥刺法。王冰谓"缪刺言所刺之穴应用如纰缪纲纪也。"意为此乃左右互取之准则。

明其虚实，进行经刺。如身形有病经脉和调尚未受邪者，就
应采用刺络的缪刺。并对皮部中可见的充血小血络悉皆针刺
出血，方可尽去其邪。如果认为刺络与刺经，不是属于血管
之经络，则又将如何解释。

在《素问·缪刺论》《调经论》《皮部论》以及《灵枢·百
病始生》等篇章中，均曾指出外邪中人先后深浅的关系。即
先由皮毛而至于孙脉、络脉、经脉，最后至于脏腑，这乃是
外邪由浅入深，与人体各种经脉组织的一般先后与层次关系，
绝不是单指特有的经络体系而言。

《内经》所常说的盛经、经盛、盛络或结络等，均是指
膨胀与可见之血管《素问·刺疟篇》："疟不已，刺郄中盛
经出血。"《水热穴论》："盛经者阳脉也。"《诊要经终论》：……
阳明络者，……其上下盛经不仁则终矣。"《灵枢·根结》：
"此所谓十二经者，盛络皆当取之。"《素问·三部九候论》：
"经病者治其经，孙络病者治其孙络血。血病身有痛者治其
经络……索其结络脉刺出其血。"所谓结络脉，即浅静脉之
连接交叉处。把经、络、经络、孙络以及结络等紧密联系在
一起，更可雄辩地说明古代的经络体系与学说，是包括血管
在内而言的。

酒后血管舒张状况，也是血管经络的佐证。《灵枢·经脉》：
"饮酒者卫气先行皮肤，先充络脉，络脉先盛，故卫气已平，
营气乃满而经脉大盛。"这是说当饮酒之后，首先将是毛细
血管的络脉扩张，而后经脉之气也呈现旺盛。《素问·厥论》：
"酒入于胃，则络脉满而经脉虚。"又是说当饮酒时，由于

小血管的络脉扩张，而大血管的经脉血容量就会相应地减少。此处的经脉、络脉与血管的关系，也是十分明显而自然的。

络脉分为阴阳，主要是指小血管之位置而言。《灵枢·百病始生》："阳络伤则血外溢，血外溢则衄血；阴络伤则血内溢，血内溢则后血，肠胃之络伤则血溢于肠外。"所谓阳络是指浮浅可见之小血管，如鼻腔之小血管；阴络是指深藏难见之小血管，如肠腔之小血管。故阳络伤则为衄血，阴络伤则为后（便）血。如果是腹腔积血，当是由肠胃外膜之小血管受损而来。可见此处阳络与阴络，乃是血络之络，与经络体系的阴阳关系并不密切。

血管体系之经脉与经络的病变是血泣不通的肌脉痿痹。《灵枢·经水》："经脉者受血而营之。"《痈疽》："邪客于经络之中则血泣，血泣则不通。"《素问·气交变大论》："其脏心，其病内在膺肋，外在经络。"《举痛论》："经脉流行不止，环周不休，寒气入经而稽留，泣而不行客于脉外则血少，客于脉中则血不通……寒气客于小肠膜原之间，络血之中，血泣不得注于大经，血气稽留不得行……"《至真要大论》："血脉凝泣，络满色变，或为血泄。"《痹论》："痹在于脉，则血泣而不流。"《痿论》："……大经空虚，发为肌痹，传为脉痿……心热者色赤而络脉溢。"《离合真邪论》："夫邪去络入于经也，舍于血脉之中。"这些都是血管之经脉与经络的病理变化，而不能用其他经脉体系强作解说。

针刺血管之经脉与络脉，可依肢体部位与肌肉纹理而随宜选用，《灵枢·寿夭刚柔》："病在阳之阴者刺阴之经；

病在阴之阳者刺络脉。"阳动而阴静,四肢多动少静为阳。浅静脉在四肢的分布均以内侧为粗大浮露,因此在四肢内侧的疾病,应刺其内侧较大血管之经脉。如在外侧由于浅静脉纤细隐伏,就应刺其较小血管之络脉。又《官针》:"分刺者刺分肉之间也。"所谓分肉即肌肉之分界明显处。相当于两肌肌鞘之间。在《素问·调经论》的微刺法中,进一步指出"取分肉间,无中其经,无伤其络"。凡属两肌分界之间隙,均为血管稀少之处,故可无中其经,无伤其络。因此刺经与刺络是直对血管出血的刺法,分刺是避开血管不出血的刺法。

针刺血管之经络,也应与不同气候相适应,在《素问·四时刺逆从论》中曾分别说明因外界气候不同,血管的舒缩与机能状况也就不一样,因而刺经与刺络也就应有所选择。

三、血管体系之经络在针刺疗法中的地位和作用

综上所述,可见属于血管体系之经络,不仅可以用经脉的生理病理以及与各种联络体系一般的分布关系作出说明,更为重要的是在针刺治疗方面的确切例证。《素问·针解》:"一针皮,二针肉,三针脉,四针筋,五针骨。"所谓脉,当然是指血管之脉。针刺血管之脉,常用的和早为人所共知的是刺破血管使之出血;还有不常用和为人所忽视的只是按摩血管,不令其出血。分述如下。

(一)针刺血管经络出血的作用和方法

1. 针刺血管经络出血的意义和对"以经取之"的理解

箴砭是刺法的萌芽,刺法也可说是先从出血开始的。《灵

枢·禁服》："凡刺之理，经脉为始……泻其血络，血尽不殆。"
《九针十二原》："菀陈则除之。"《小针解》："菀陈则除之者去血脉也。"《素问·针解》："菀陈则除之者去恶血也。"
《灵枢·忧恚无言》："两泻其血脉，浊气乃辟。"故刺脉出血，具有开郁决滞，散结通经，去瘀生新，泻热解毒等诸种功效。

在《内经》有关篇章中，针刺出血的适应证，除《素问》之《调经论》与《脏气法时论》是五脏病为主，《缪刺论》是对杂病为主外，而对疟疾（《素问》之《疟论》《刺疟》）、癫狂（《灵枢·癫狂》）与腰痛（《素问·刺腰痛论》）更是以刺血作为重要手段和以专章进行论述。如《灵枢》之《杂病》《热病》《寒热》《周痹》《五乱》《官针》《厥病》《寿夭刚柔》以及《刺节真邪》等篇，对于出血的适应证，均有散在的记载。

针刺出血的另一作用，就是在虚实不分的情况下，可用以调和经脉或是作为针刺补泻的准备。在《灵枢·经脉》各经的条下，均有"盛则泻之，虚则补之……不盛不虚，以经取之"的一段文字。后人大都认为"以经取之"是指经络体系本身之正经而言，但如细心考究，"盛则泻之，虚则补之"，自应以各经之本身为依据，而"以经取之"，明明是另有所指，当以各经分布范围内血管之经为宜。这并不是出自臆测和杜撰，《素问·三部九候论》："必先度其形之肥瘦，以调其气之虚实，实则泻之，虚则补之，必先去其血脉而后调之。"《血气形志篇》："凡治病必先去其血，乃去其所苦，伺之所欲，然后泻有余补不足。"《灵枢·水胀》："肤胀水胀可刺耶？

先泻其胀之血络，后调其经，刺去其血络也。"王冰曰："凡刺之道，虚则补之，实则泻之，不盛不虚，以经取之，是谓得道；经络有血而去之，是谓守法。犹当揣形定气，先去血脉，而后乃平有余不足焉。"足以证明"以经取之"是指血管之经与取其经血而言。降至后世，血管之经早为人所曲解，更不论先出其血管之经血而后再对经络体系之本身进行补泻矣。

2. 针刺血管经络的不同刺法和名称

由于血管粗细不等，深浅不一，因而也就有不同的刺法和名称。而刺经与刺络，在《内经》中则属于重要地位。《灵枢·官针》九刺条曰："三曰经刺，经刺者刺大经之结络经分也；四曰络刺，络刺者刺小络之血脉也。"所谓大经，即直行与可见之血管，结络是指小血管互相交接或是指大小血管之互相结合处，经分是指血管分叉之处。《官针》又曰："病在经络固瘁者取以锋针。"锋针正为出血之针，而此处之经络自应为血管体系之经络。又五刺条曰："二曰豹文刺，豹文刺者前后左右针之，以中脉为故，以取经络之血者，此心之应也。"豹文斑点成簇，豹文刺也是簇针法之一种。即在某一病处前后左右同时进针，必须刺中其经脉，以取其经络之血。如认为在人身之前后左右皆行进针者称为豹文刺则误矣。《寿天刚柔》："刺营者出血，刺卫者出气。"故刺脉出血也称为刺营。可见《内经》中之刺经，经刺，刺络，络刺，豹文刺与刺营、刺脉等名称，都是指针刺血管之经络而言。

3. 针刺血管经络的所见和部位选择

《灵枢·血络论》对于针刺不同血管的各种所见有具体

的描述。如"针刺血出而射"，是刺中动脉。"血出黑以浊"，是刺中静脉。"发针而肿"，则是皮下出血之血肿。至于"血出清而半为汁"，则是血块收缩后所析出之血清。认为这是刚刚饮水过多、水与血未曾混合所致，是错误的。

关于出血部位的选择，在《内经》的许多章节中，均有具体的说明。如《血络论》特别指出说："……相之奈何？血脉者盛坚横以赤，上下无常处，小者如针，大者如，则而泻之万全也。"审视谓之"相"，血脉盛坚是指充实饱满之血管常是横暴青紫，而无固定处所，小者可细如针体，大者能状如粗筯（筷）。必须审视清楚以之作为准则而泻血施治。《刺节真邪》："一经上实下虚两不通者，此处必有盛络横加于大经，视而泻之，此所谓解结也。"于义亦同。

《素问·举痛论》："扪而可得奈何？视其主病之脉，坚而血及陷下者，皆可扪而得也。"《三部九候论》："索其结络脉，刺出其血。"因此除"视"而外，还应与扪索相结合。

《灵枢·阴阳二十五人》："切循其经络之凝结而不通者，此于身皆为痛痹……其结络者，脉濇血不和，决之乃行。"《九针十二原》："……必无留血，急取诛之……审视血脉，刺之无殆……血脉者在腧横居，视之独澄，切之独坚……针中脉则浊气出。"此处之"血脉"，以及《调经论》与《血络论》中之"血脉"，均是指充实饱满、血液停滞之血管，而不是畅顺无阻血脉流行的管道。水之清澈不流者谓之澄，在血液停滞之处不仅视之有异于他处淤积之状，而切之也有异于他处坚实之形。这就是针刺出血的最适宜所在。

《灵枢·经脉》指出另一选择出血部位的法则是："诸络脉皆不能经大节之间，必行绝道而出，入复合于皮中，其会皆见于外。故刺诸络脉者，必刺其结上甚血者，虽无结，急取之以去其邪，留之发为痹也。"即凡是通过主要关节的都是属于经脉的直行血管，而血管分支的络脉都是横行曲折经过绝道，在通过关节之后又在皮部中交接会合而浮露外见。绝是横越之意，绝道是横行别出之道。故凡刺络脉者必在其交接饱满之处进针，即或纠结膨胀之处不显，也应直刺其旁行别出之浮络，以泻血祛邪，不然是会发生闭塞不通的病候的。

综上所述，可见古人对于针刺出血的部位选择，首先是要看清有无膨胀浮露之血管；其次就是要用手循经扪按有无僵硬纠结之处，因为血液凝滞的血管可以坚硬下陷而不浮露；再其次就是要用指头切触，以确定最适宜的针刺部位。如果以上这几种方法都不满意，就以静脉分叉处之浮络为宜。这些方法仍是今天刺血的准则。

4. 针刺血管经络的各种失误

这在《素问·刺禁论》中已有着重的说明。论中所谓中大脉显然是指刺中动脉而言，如"刺跗上中大脉血出不止死"，这是误伤足背动脉。"刺郄中大脉，令人仆脱色"，这是指误伤肘膝窝的动脉。"刺阴股，中大脉，血出不止死"，是误伤腹股沟之动脉。"刺臂太阴脉，血出多立死"，是误伤桡动脉。论中的"刺足下布络，血不出为肿""刺气街中脉，血不出为肿鼠仆"自然是指皮下血肿。

所谓内陷与内漏，是指伤及深部血管之内出血。如"刺客主人内陷中脉为内漏耳聋""刺眶上陷脉出血为漏为盲""刺手鱼内陷为肿""刺腨肠内陷为肿"等皆是。又如"刺舌下中脉太过，血出不止为瘖""刺足少阴脉重虚出血，为舌难以言"也是出血过多的不良反应。可见出血不当的各种后果，古人早有深刻的教训，并已引起高度重视。

（二）针刺血管经络不出血的作用和方法

1. 针刺血管经络不出血的意义和工具

针刺出血与不出血的区分，前者是刺破血管壁，属于泻法的范畴；后者是不穿透血管壁，属于补法的范畴。在不穿透血管壁时，多以鍉针为宜。《灵枢·官针》："病在脉，气少当补之者，取以鍉针。"《九针十二原》："三曰鍉针，锋如黍粟之锐，主按脉勿陷，以致其气。"《九针论》："三者人也，人之所以生成者血脉也。故为之治针必大其身而圆其末，令可以按脉勿陷，以致其气，令邪气独出。"由于鍉针的针锋像黍粟一样，是圆而微尖，在入针及脉（血管）时，不易穿破血管而中脉出血。对血管壁能具有按摩触压等作用，因而就能"以致其气"。致，招致与引而至也，致气也就是导引与激发经脉之气，故具有补的作用。

2. 针刺血管经络不出血的手法

（1）只能用鍉针的针尖在血管壁上轻轻反复按摩，不能使针深入。这在《素问·调经论》对虚经与虚络的刺法中已有说明，即"按摩勿释，着针勿斥"之意。按摩勿释者，是对准血管壁，反复按摩，不能释手；着针勿斥者，斥，推也，

第三章　经脉系统的内容及在针灸疗法中的地位

087

也不能推针深入也。

（2）要对被刺之血管先行按压，脉之跳动者应按之不跳，脉之可见者应按之不见，而后再行进针。《灵枢·官针》："脉浅者勿刺，按绝其脉乃刺之，无令精出，独出其邪气耳。"即指这种手法而言。

（3）留针时间要长，出针时速按针孔。《灵枢·邪气脏腑病形》："刺者必中其脉，随其逆顺而久留之。必先按而循之，已发针疾按其痏，无令其血出，以和其脉。"亦即宜用补法运针之意。又《官针》曰："脉之所居深不见者，刺之微，纳针而久留之，以致其空脉气也。"这也就是锓针与《调经论》对虚脉与虚络刺法的应用。

（4）用针时态度要严谨，运针时不能过分摇动针身。《素问·诊要经终论》："针刺必肃，刺肿摇针，经刺勿摇，此刺之道也。"即在刺痈肿时，能使毒血及邪气外泄，就要摆大针孔；如为通调血脉之经气，就要避免针孔开大，免使经血外流。

通过系统论证与综合理解，可见血管体系既是经脉（络）系统与学说的重要组成部分，同时更是针刺疗法不可缺少的环节。古人只能先从有形可见的血管体系之经络，逐步发现和过渡到无形可见的特有体系之经络。离开了血管体系之经络，对古代的经络学说与针灸治疗作用就会割裂不全；撇开特有的经络体系，就会对针灸治疗的作用机理大踏步向后倒退。由于血管经络在针刺疗法中具有重要地位，因此才在着重论灸的同时，不厌其烦地作了相应的说明。而灸法对于血管来说，就不能与针法相比。

第三节　经脉系统与经筋体系的关系

一、经筋体系的组成

筋是肉中之力，故从月从力，又从竹，象竹之多筋有力，经筋是指经常存在的肉中之力，对全身的骨骼与肌肉等起着支持附丽的紧张与有力的作用，是经脉系统中的一个独立体系与组成部分。《灵枢·经筋》按照十二经脉的体系，根据人身经筋的分布状况也分为十二个部分，在篇中可以明显看出是包括着肌腱经筋与神经经筋两大部分在内而言的。

（一）肌腱以及腱鞘与筋膜部分

肌腱是由骨骼肌所组成的连接关节与组成人体支架不可缺少的组织，人身运动机能的发挥，形态结构的完整，都是由肌腱来承担的，将其连接部位及其病候，根据《灵枢·经筋篇》的原意列表说明如下，以见经筋体系与肌腱、腱鞘及筋膜的关系。

（二）颅脑与周围神经部分

人身的经筋与神经体系有着不可分割的联系，这在《经筋》中也有明确佐证，分述于下。

1.手三阴三阳在前臂的经筋与臂丛神经的关系最为明确。如手太阴阳明的经筋是属于桡神经范围；手厥阴少阳的经筋，与正中神经及尺神经的关系极为一致；特别是手少阴与太阳

的经筋与尺神经的关系完全相符。如手太阳的经筋"起于小
指之上，结于腕，上循臂内廉，结于肘内锐骨之后，弹之应
小指之上"。这用尺神经沟处尺神经被触而引起小指酸麻的
现象，来作为手太阳经筋的证明更是前臂三条主要神经即为
手三阴三阳经筋，乃是不容否定的例证。

十二经筋（肌腱）连接部位及病候简表

筋　别		连接部位	病候
手三阴	太阴	鱼后 肘中 肩 缺盆 胸里	根据经筋的分布状况可见均与肢体关节紧密相连或正当肌肉紧密之处，故其病候的共同特征就是关节强直肌肉收引（转筋）疼痛拘挛或是弛缓痿痹这都是和肌腱的病理分不开的。
	少阴	腕锐骨 肘内廉 胸中	
	厥阴	肘内廉 臂 腋	
手三阳	太阳	腕 锐骨后 腋下 耳后 颔	
	阳明	腕 肘外 项	
	少阳	腕 肘 头角	
足三阴	太阴	内踝 髀 脐	
	少阴	踵 内辅下 阴器 枕骨	
	厥阴	内踝前 内辅下 阴器	
足三阳	太阳	踝膝 踵 踹 外 臂 枕骨 鼻 肩 颛 骨	
	阳明	跗上 膝 膝外廉 辅骨 髀枢 缺盆 鼻 耳前	
	少阳	外踝 膝外廉 伏兔 尻 缺盆	

2. 手足三阳在头面的经筋也与脑神经的关系十分相近。
手太阳之筋结于耳后，入耳中出耳上，故筋病的见症为耳鸣
痛；手少阳之筋系舌本，筋病则舌卷，手足阳明之筋结于项，
故在面部的见症为引颊移口，而与面神经麻痹或痉挛相一致。
这与第Ⅶ Ⅷ Ⅸ三对脑神经的病候实难强分。而足少阳头部经

筋的见症更可以说是颅脑神经病候的典型。如"……维筋急，从左之右……左络于右，故伤左角，右足不用"。这与锥体交叉的解剖关系及病理表现完全相符。可见古人对于神经病理早有了详细的观察，并且已经上升到理论高度和有了确定的命名。

二、经筋体系在针灸疗法中的地位和作用

（一）肌腱经筋的地位和作用

《灵枢·经筋》对于肌腱及腱鞘等处经筋之为病均是直取患处"燔针刼刺，以痛为腧"，从未说明其宜取何经何穴以及对全身病的治疗效果。《素问·长刺节论》也说"病在筋，筋节挛痛不可以行，名曰筋痹，刺筋上为故，不可中骨也"。这对肌腱经筋之为病，两者的治法是一致的。

燔针即是火针，又称烧针，用火针进行针刺，古称焠刺，这是有效的针刺方法之一，至今仍沿用不衰。

（二）神经经筋的地位和作用

1.针灸作用是人身经脉系统的综合反应，不是纯神经论的观点所能解说

目前已经充分证明大脑高级神经的各项功能对全身各个组织与器官所具备的重要影响与作用，使之在现代医学中居于特殊地位。因而对针灸作用的理解也就大大偏重于这一方面，甚至一度有取经络学说而代之的倾向。当然在针灸学说领域内谁也不能排斥神经体系所具备的作用，但神经体系在这方面既有其本身的特点，同时也必须在其他体系的共同参

与下，其作用才能发挥，任何方式的针刺或艾灸，任何不同部位的不同孔穴，都是包括着微血管、微淋巴管、神经末梢与孙络等在内而决不能单独存在，这就是说，灸或是针的治疗作用，既由各个经脉系统所分担，也是由各个经脉系统所组合，既不能用神经来代替经络，也不能用经络来说明神经，过分强调神经或其他经脉体系在针灸疗法中的作用，均是顾此失彼，以偏概全。

属于经络体系全身的经穴分布，不仅与神经经筋的分布与走向是互相伴随与交错，而经穴体系本身也是经络与经筋相结合的产物，这种关系，除前臂的经筋与经络体系的手之三阴三阳经相吻合外，他如面部的大迎，则正当颏神经孔；骶部的八髎正当第1至第4的骶后孔，必须刺中神经孔其效方显，其余的孔穴亦莫不与神经分布密切依存。气以形为体、形以气为用，灸着肤和针入肉，所出现的酸麻胀感，既是感传作用的先兆，更是神经反应的说明，如果没先有神经的感受作用，就没有感传的基础。没有感传作用，就没有经络轨迹的说明，因此神经与经络既是各有区分又是两位一体。

再如，痛觉是神经中枢接受病理冲动的信号，止痛则是灸针临床的根本作用，没有痛觉就没有神经，没有止痛的功效就没有针灸。是否可以这样理解：即病理冲动特以疼痛，是向神经中枢发出信号，而中枢神经接收信号后，就要动员体内一切储备力量，对患处施加影响与作用，以应付这种紧急情况，而针灸这时作为一种外援与外部力量，在人体十分需要的情况下其感应就可奔赴患处而发挥其效果。正是由于这种原因，所以感传才能以定向的方式进入患处。而在无痛的情况下，感传的定向关系就不能显示。因此就有理由认为神经体系信号的召唤与病理冲动对针灸作用的吸引，乃是针灸治疗作用气至病所的主要机制与基础。可见针灸的治疗效果既是经脉系统的综合反应，而针灸的感传现象也是经脉系统的综合产物。

2. 神经通路与针灸的感传途径可用纵与横的关系作理解

神经体系是由传入与传出的冲动而发挥其调整与提高的各项功能，这就是大脑皮层必须先接受一个传入冲动，而后才能通过传出纤维到达各个效应器而发挥其功能，可见神经体系本身就是一种纵的关系，而由针灸作用所激起的感传途径，则是以病患所在为其终点，如左右可以互取，前后可以贯通，这就说明它是一种横的关系，这也可以把经络轨迹与神经通路作出区分。

3. 神经传导与经络感传可用隐性与显性作区分

由于神经体系外周与中枢传入与传出的关系均是不能为自身所感知，这就不能与在针灸作用下所激发出的感传现象相比。因而神经通路与经络轨迹也就存在着显性与隐性的差别。

4. 神经传导与经络感传可用放射与蚁行作出说明

凡是刺中神经分枝及神经干时，均可出现麻胀与闪电状放射，而根据经络学说所出现的感传作用，均是如风吹、蚁行而缓慢前进，因此放射与感传也是神经与经络之间，所存在着的区别之一。

第四节 经脉系统与淋巴体系的关系

一、十二经水是淋巴液分布的比譬

全身淋巴组织自然也是重要的经脉体系之一，凡是血管神经与经络分布之处，也是淋巴组织分布之处，人体的淋巴循环，是健康的一项重要保证。古人对其功能及其分布状况，虽无明确论述，但也有其线索可寻，十二经水可能就是指这一方面而言的。水在体内的分布及其功能与作用，古人早就十分重视。在《灵枢·五癃津液别》及《决气》等篇中，概括地分为津和液两大部分，温肌肉、充皮肤、腠理开发，汗出溱溱是为津；谷入气满、淖泽注于骨、骨属屈伸、泄泽、补益脑髓、皮肤润泽，其流而不行者是为液。行是行动与移动，"流而不行"，即可以流动但又不十分快速之意。由此可见，津是水的雾化物，而液则是移动缓慢的体内的水分。这正与储积和运行的淋巴管内的淋巴液，其流动是十分缓慢的这种情况相当。

在《灵枢·经水》及《阴阳清浊》等篇中，又用地理上不同的水系作比譬，不同的河流由于流域不同，水的清浊多少就不能相同，这是天人合一的思想的体现。至于所谓十二经水云云，不过是与十二脏腑互相比譬和比拟而已。

二、足太阴脾经与淋巴体系的关系密切

人身的淋巴器官，是以脾脏为其代表，有体内最大淋巴腺之称。在脾脏被摘出之后，全身淋巴结即将发生肿大而谋求代偿。而下肢的主要淋巴管可以认为是足太阴脾经的通路。足太阴经在下肢的孔穴与下肢淋巴管紧密依存。或是直接寄附于淋巴管之上。至于身体其他部分的经穴部分能与深或浅的淋巴管吻合，这是自不待言的。

《内经》称，"足太阴之脉贯膈注心中"，"太阴主内"。又说："脾气散精、上归于肺，肺气从太阴而行之，其行也，以息往来。"这就可以理解为属于足太阴下肢及下腹的淋巴管，皆是向上汇入胸导管，因为全身的淋巴管是分布于深层组织及胸腹腔，故"太阴主内"。"脾气散精上归于肺"，是说明由脾脏所吸收来的水谷的精微最后是汇入左淋巴管（胸导管）及右淋巴管。"肺气从太阴而行之。其行也，以息往来"，是说明淋巴的回流与运行，除淋巴管本身的收缩，淋巴管外压力的变化及淋巴液不断生成这些因素外，更是和肺脏呼吸的推引作用分不开的。由此更可证明，淋巴体系是人身经脉系统中的一个重要组织部分，在灸针的作用机理中占有重要地位与作用。

三、淋巴体系在针灸疗法中的方法与作用

针灸疗法对于淋巴体系所产生的作用，可以从以下几个方面说明：

（一）就近施治

病在何部治在何处，这本是灸针疗法的常规常法，即"在骨守骨，在筋守筋"之意。而在淋巴体系则应用更多，如局部感染沿淋巴管所出现之红线，即可在红线末端直刺出血，以阻止其扩散。如再沿红线每隔 3 ～ 5 寸加刺一针更好。如为慢性淋巴管炎，也可沿索状硬结分段针刺。如改针为灸，亦可在红线与索状物末端，用艾条熏灸，并渐次向病处移行。效果也极优异，且痛苦极小。

（二）远近结合

如腹股沟淋巴结肿大，为常见病症之一，可取同侧阴陵深针，效果甚显。如直取痛处，因疼痛较剧，每为病人所拒绝。而在应用灸法时，不论是点灸与熏灸，其效果远胜于针，且可远近结合，分用或同用，即患处可以直接点灸或熏灸，再在阴陵熏灸，感传可以直至患处。

（三）铍针排液

当淋巴通路如有压迫、阻塞等病变存在时，在阻塞以下部位，因淋巴液回流受阻，每多出现肿胀肥厚，除可以辨明阻塞所在直取病处外，亦可用铍针浅刺出液。古人对此也有一套特有的针具和针刺方法。《灵枢·九针十二原》曰："风痿肤胀……以铍针针之，已刺而筒之，而内之。以尽其痿。"这就是说对于淋巴回流不畅、在皮下肿胀之处，可以用末如剑锋之铍针刺破皮肤，使液体外流；或是在刺破皮肤之后，纳入一管状引流物，使液体继续外渗。可见今天的穿刺排液及引流法在古人早已应用。

第五节　经脉系统与皮肤肌肉的关系

一、皮肤是经脉分布的原野

皮肤是人体表面广大的覆盖层，人身属于经脉系统中的各个分支与体系，都包罗在真皮与皮下组织之间。故《素问·皮部论》曰："凡十二经络脉者，皮之部也。"又曰："皮者脉之部也。"就是说不论是直行的经脉与横行的络脉，都是受到皮肤的包罗和统束的。并用十二经络的分布范围作为全身皮部的划分。《经络论》对此又加以补充。故认为百病之生必先于皮毛，而善治者亦以先治皮毛为主。

二、皮肤为经气藏聚的城府

肺主皮毛而朝百脉，由于肺脏的呼吸运动，才能将经气向全身输送，并能使各个孔穴得到经气的灌注，有如经气藏聚的城府。这在《素问·经脉别论》中已有说明，也就是经络体系是以肺脏为中枢的根据。可见皮肤既是百脉包罗统束的囊橐，又为百脉灌输的原野与精（经）气积聚的集市。正因为如此，所以由灸针作用所激起的感传路径均是沿皮肤行进。古人经气流注的比譬与生物电的产生和传导，基本是相符的。据研究，骨骼的电阻是 10 倍大于皮肤的电阻。因此，无论为灸为针，从未见过感传是沿骨骼或是穿过骨骼而前进。可见皮肤对于生物电的传导与灸针作用的发挥，具有决定意义。

三、皮肤肌肉在针灸疗法中的地位与作用

（一）皮肤是外治法的必由之路

在治疗学上给药的方法，不论采用何种形式，在古代大致是分为内服与外用两种，现时才增加了注射法。而外用法主要是通过皮肤而发挥其疗效。经由皮肤给药优点很多，比如可以延长药物作用时间；不易发生药物中毒；避免胃肠道的刺激；可与内服药相互配合等等。清代吴尚先应用各种外治疗法，对全身多种内脏病均可发生伟效，是这方面的光辉典范，也是"善治者治皮毛"的具体应用。在针灸疗法中，除针刺可以经由皮肤作用于深部组织外，而灸法则主要是借助于皮肤而发挥其效果。可见灸针疗法与皮肤的关系更为密切。其他如拔罐、推拿和刮痧等灸针辅助方法，都是建立在治皮毛这一原则之上的。

（二）皮肤的病理反应是针灸取穴的依据

皮肤的病理变化，不仅是属于皮肤本身所发生的皮肤病，而常是内脏病在身体表面的反应。即以皮肤病本身来说，也是与全身机能联系在一起的。以脚癣为例，其发痒，渗出与静止，均与全身情况变化有关。在内脏病既可反映于全身或局部的皮肤，而作用于全身或局部的皮肤自然也就可以影响到患病的内脏。作用于全身皮肤的治疗方法，如淋浴、按摩、熏蒸与包裹等皆是。作用于局部皮肤，对全身各部及内脏病

进行治疗方式更多，其中当以各种贴药与针灸为其代表。而在针灸治疗时，除应用特定孔穴进行针刺或艾灸外，其次就是直对皮肤的病理反应处针灸，其效果也非常优异，常可超出常规取穴之上。目前常是根据下述的皮肤病理反应，作为刺灸部位的标志：

1.小红点或红色斑块见于多种热性传染病及化脓性感染，特别在背部容易发现。形状大小不一，小如针尖，大如绿豆。颜色每呈鲜红，也有淡红或紫红。加压不褪色，边缘多清楚，可略行高出于皮肤之上。如将小红点挑破出血，或挑出红点下面的白色纤维状物，不但可以顿挫病势，也可由此获得痊愈。

2.小黑点或黑色斑块这种小黑点与普通痣瘊不一样，凸出于皮肤之上者较少见，多是在表皮平面显露出小黑点，中心略可高出或略有凹陷，用针挑出，宛如植入在皮肤上的异物。有时好像痤疮（粉刺）一样。在溃疡病人甚为多见。挑去这种黑点，可以立即中止胃痛，但止痛时间不长，须在黑点处用灸法巩固。

3.皮下块状或条状小结节局部皮肤增厚，皮下组织较硬，并有结节状硬结，按之颇痛。有似皮下纤维组织炎，常出现在背部及头项部皮肤。如直对患处针灸，不但可使结节消散，且可作用于某些相应的病变。

4.局部皮肤过敏或迟钝如某一区域内的皮肤虽经轻微的刺激，如按触及抚摩，常能引起疼痛、奇痒或酸胀等反应，或是加大刺激，加强刺激量也不发生反应。如对之进行针灸，除可改善局部症状外，同样也可作用于远隔部位的病理变化。

5.皮下气泡以脊椎两侧为多见,可为圆形、椭圆形或长形。用手来回轻轻按摩有如海绵,并有气泡样声响,酷似皮下气肿。

6.其他方面如局部皮肤紧张、隆起、增厚或发硬,或是柔软松弛、下陷、落屑(鳞片)等等变形变色之处,以及某一局部对温度及电阻降低之处,均是与体内某种病变存在着互相感应的关系。在接受针灸作用时,都能发生效果。

(三)皮肤肌肉的疾病可以直接进行针灸

主要是病在皮取之皮、病在肉取之肉,而不必牵涉到其他经脉体系。《灵枢·寒热》所说的"络脉治皮肤,分腠治肌肉",这就是灸针治皮治肉的方法与原则。《灵枢·官针》曰:"毛刺者刺浮痹于皮肤也。""半刺者浅内而疾发针,如拔毛状,以取皮气。"以及其他各种浅刺与点刺法,均可用以去除皮肤之浮风浅痹,而收解表除寒之效。

《素问·长刺节论》曰:"病在肌肤,肌肤尽痛,名曰肌痹,伤于寒湿,刺大分小分,多发针而深之,以热为故,无伤筋骨。"这是指病在肌肉者,即于肌肉之分界明显处大分小分进针,而不强调经与穴的关系。在《灵枢·官针》中之"分刺"即系指此而言。另如扬刺(直一傍四)、齐刺(三针齐立)、合谷刺(直一傍二,开如鸡足)、傍针刺(直一傍一)、浮刺(一针斜入)等刺法,均系按照肌肉之深浅厚薄,以病为腧,而不拘于经穴。

第六节 经脉系统的联系和依存

一、经脉体系与针灸的作用必须综合论证

人体既是一个自动化系统的多路联系的整体，而多路的联系又须在整体的完整关系中其作用才能充分发挥。各个系统之间既不能互相取代，更不能彼此分离，都是处于互相依存与互为条件的因果关系之中。这种互为条件的依存性，正是人体各种组织与器官机能正常的主要保证。

如果已经确认不论是经络、神经与血管等体系，都是经脉系统当中的一个组成部分，是针灸效果的一个因素，不是针灸效果全部或唯一的依据，则针灸学的内容乃是以全部经脉体系为其内容，针灸的治疗作用，自将由各个经脉体系所分担和综合。在针灸作用影响下，绝不是仅对某一经脉体系发生作用而与其他体系无关。各种针灸方法，都是包括各种孙络如微血管、微淋巴管、神经末梢、经络的细小分支及体液等作用所产生的效果，决不能去除其中任何之一使其他体系不受影响和单独发挥其作用，如偏重于某一体系，而忽视其他体系自身与协同的作用，显然是一种偏见。

医学上早已证明，即或是一种微小的局限性病变，也将是全身机能失调的一种反应，是全身病的一种局部表现。病

理反应可以出现在许多方面，有的是以这一方面和这一体系为主，有的是以另一方面和另一体系为主。凡属病理反应所在，也为针灸作用最佳之所在，根据不同经脉体系的不同特点与反应特征，应用适当的针灸方法，自然可以在互相影响与彼此协调的情况下，缓解与消除局部与全身各个组织和器官的病理反应与病理过程。

二、针灸的作用可以通过不同的经脉体系分别显示

在针灸治疗中，各不相同的经脉体系是有着各不相同的地位与作用，而各不相同的地位和作用又是由各不相同的针灸方法所决定的。对不同针灸方式所获得的效果，必须给以不同的认识，而不能为一种思想所拘泥。在同一患者同一时间同一孔穴，由于针灸的作用方式不一样，则人体可以通过不同的经脉渠道，出现不同的反应形式，收到近似或相同的效果，这乃是临床上常见的事实。以少商为例，同一喉痹患者，可以分别采用三棱针点刺出血，急剧短暂的烧灼（直接麦粒灸、点灸或打灯火），或是以稳定持续的温和灸使之出现感传皆可获效。虽然是同时作用于经脉系统中的神经末梢、微血管、微淋巴管和经络，但在解释其效果与作用时，就可从不同角度出发而各有偏重。既可以认为是作用于血管由出血而获效，也可以认为是作用于神经末梢由反射机制而获效，也可认为是由经络的感传作用而获效。在这三者之间，虽各有其理论根据，但可以明显看出虽属同一部位，而不同的作用方式，就可通过不同的途径发挥其作用。因此在解释针灸作用机理时必须根据其作用特点与反应特征，

认清其主次环节，才能作出恰如其分的解说和更为合理的应用。

三、不同经脉就有不同的针灸方法

全身不同的经脉，既有其自身的特殊体系与特有功能，而在接受针灸作用时自然就各有其特有的反应。这就不能千篇一律地对待，必须作出合理的选择与采用合理的针灸方法。

虽属同一针具，同样的火灸，由于经脉的具体情况不一样，就有多种作用方式与多种具体步骤。必须择具明宜，以病用法。《灵枢·九针十二原》曰："皮肉筋脉，各有所处，病各有所宜，各不同形，各以任其所宜。"这就是不同经脉不同病症与不同针灸方法的经典明训。

以针刺来说，《灵枢·官针》曰："九针之宜，各有所为，长短大小，各有所施，不得其用，病弗能移。"《素问·针解篇》曰："一针皮，二针肉，三针脉，四针筋，五针骨……"《灵枢·终始》曰："在骨守骨，在筋守筋。"因而古代九针之制，就是为了取皮肤，取腠理，取肌肉，取血脉，以至泻血、排脓等不同用途而制定的。还要根据不同病位而有不同刺法，如取络血以络刺；取经血以豹纹刺；取皮肤以毛刺和半刺；取腠理以直针刺和浮刺；取肌肉以傍针刺、合谷刺、齐刺和扬刺；取筋脉以恢刺，取骨骼以输刺和短刺；以及在红肿处之赞刺等，均是因部用法，使用不同的针具，作用于不同的点和面，而不为某一经穴与某一针具所拘。

以艾灸来说，虽然古代的直接灸方法比较简单，不适用于血管体系，但历代以来，各种的改进方法，在不断实践中不断取得进展。何病宜直接灸，何病宜间接灸与温和灸，以及针灸联合应用之火针与温针等，就是不同经脉不同病症就有不同灸法的选择与应用。如与不同针法合观，自可相得益彰而收殊途同归之效。

四、不同经脉就有不同的选穴原则

这是经脉体系与针灸疗法的关系在临床上的具体应用，可以从如下几个方面说明。

（一）识穴知经，有经有穴

《灵枢·本输》曰："凡刺之道，必通十二经络之所终始，络脉之所别处，五腧之所留，六腑之所与合。"《经脉》曰："凡刺之理，经脉为始。"《卫气》曰："能别阴阳十二经者，知病之所生，候虚实之所在，能得病之高下。"《素问·气穴论》及《气府论》等篇，更是孔穴的专章。由于有了经穴学说，才能发展成为特有的针灸这门科学，并在经穴学说指导下，取得了临床上特有的效果，并且把针灸疗法与一般的物理疗法区分开来。这是针灸学说的精髓和基础。以下各法可以说是这一原则的补充。

（二）定部守位，无穴无经

《素问·刺要论》曰："病有浮沉，刺有深浅，各至其理，无过其道……病有在毫毛腠理者，有在皮肤者，有在肌肉者，有在脉者，有在筋者，有在骨髓者。"《素问·调经论》曰："病在脉，调之血；病在血，调之络；病在气，调之卫；病在肉，调之分肉；病在筋；调之筋，病在骨，调之骨。"《官针》曰：

"刺骨痹，稍摇而深之，致针骨所，以上下摩骨也。"凡此诸说，均是指明凡是病患所在之处，即为针灸所取之处。《灵枢·经筋》可以说是以病为腧的专章，而不为经穴体系所拘。这种无经无穴的针灸方法，自上古以至近代，都广泛应用于临床而收到应有的效果。

（三）有穴无经，有经无穴

在有穴无经方面说，所谓"奇穴"是指分布在经络体系以外或是未被收入十四正经的各个孔穴而言。自《内经》而后，历代以来，均有增益。特别是近代更如雨后春笋，不断涌现。在有经无穴方面说，奇经八脉中就有六脉是寄附于他经而有经无穴，在其寄附的经脉上进行针灸时，其所发生的效果，是属于奇经还是属于本经？这就很难划分和强为解说。

（四）经穴交错，从穴舍经

不同的经脉体系在针和灸的作用下，既然均可发挥其自身所特有和彼此协同的功效，因而在针灸学说领域内的经穴关系就与经与络的关系一样，也有广义与狭义之别。广义的经穴，凡是加作用于身体表面之某一点，使之产生治疗效果者，均可谓之穴。而沟通联系的许多体系均可谓之经。因而在十四正经经穴体系之外，凡是能采用针灸方式，通过特有途径而发挥治疗作用者，均可谓之经穴。属于经络系统的各个孔穴，仅是其中的一个体系，决不能包括和代替其他体系，古人对此早有所知。如《行针总要歌》曰："人身寸寸皆是穴。"以及现代《新针灸治疗学》中所说的："周身到处皆是穴，幸勿局限十四经。"都是对这种情况所作出的总结和概括。有人认为针灸作用于经穴体系可以获效，而作用于非经非穴区域也能获效，因而对经穴学说抱有怀疑态度。这是对经穴关系与人身上到处有经、到处也有穴，认识不同的原故，并不是凡属于经络体系者始可称之为经穴，只不过是以经络体系之经穴为其代表和作为首选而已。

取穴和选穴，虽是针灸的圭臬，而自古迄今"舍经从穴"早已应用于临床，不过未曾被注意与提出而已。有如前述，在对血管之刺法中，如"刺其结上甚血者""刺小络之血脉也""刺郄中盛经出血"等等。在对经筋之刺法中，如"燔针劫刺，以痛为腧"，取经乎？取穴乎？以及沿感染淋巴管针刺泄毒诸法，均是证明。可见对经穴关系的正确理解，在针灸临床上是有其一定意义的。

第四章 针刺与灸法功效的内在联系及作用比较

第一节 针与灸的联系基础和作用机制

针与灸本来是两种性质不同、作用方式不同的治疗方法，向来是针灸并称，使之成为有机结合的整体，可见两者之间必然有着不可分割的内在联系与共同的基础，绝不是因为两者之间常常配合使用，故而称为"针灸学"与"针灸疗法"。针与灸的内在联系及其共同的作用机制，可由下列各点作出说明。

一、同以双相调节平衡阴阳为核心

（一）平衡阴阳是以双相调节为凭证

人体本是阴阳对立的统一整体，不论是生理作用的发挥与病理过程的衍变，都是处于阴阳转化和矛盾对立的运动过程之中，故中医认为疾病的发生都是由于阴阳失调的结果。《素问·阴阳应象大论》强调"治病必求于本"，这就是指本于阴阳。因此不论用什么手段和方法，都是以恢复阴阳平衡为目的。《灵枢·根结》所说的"用针之要在于知调阴与阳"，这就指明针灸作用是在于调和阴阳，这正是平衡阴阳的说法。

有余可泻，不足可补，这是中医临床的基本原则，有余为亢盛属阳，不足为衰竭属阴，亢盛的机能得到抑制，衰竭的机能得到兴奋，阴阳平衡，健康自可恢复。在平衡阴阳、双相调节的前提下，故不论为虚寒与实热之腹痛，均可取中脘与三里，不论为阴虚与阳亢之头痛，均可取合谷与太冲。针灸的作用之所以能百病皆治与异病同治，道理即在于此。这就是中医理论的正确与针灸疗法平凡而伟大之处。而针与灸互相联系的作用机制，首先也就是在于这一方面。

（二）阴阳互引的针灸法则正是平衡阴阳的具体应用

在针灸临床上，常有左右互取以及前后上下的颠倒取穴法，必须根据阴阳学说才好理解，这在中医的阴阳理论上就是从阳引阴与从阴引阳的阴阳互引法，在这一原则的指引下，就可有许多灵活多变的配穴与取穴法。左右者阴阳之道路也，左侧病可在右侧取穴，右侧病亦可在左侧取穴。从腰以上者属天之阳，从腰以下属地之阴，上半身病可在下半身选穴，下半身病亦可在上半身选穴，腰背为阳，胸腹为阴，前后互取，更为常用。又如白天为阳，夜晚为阴，在白天或夜间定时发作的疾病，而于昼夜相反的时间内选穴施治，可收显效，这也可从阴阳互引的法则中作出说明。

二、同以连锁因果五行学说为指导

（一）五行学说是以建立良性循环与打断恶性循环为宗旨

宇宙是一个大圆圈，人身是这个大圆圈当中的小圆圈，各种生理活动又是由许多更小的圆圈所形成整体的良性圆圈，病理变化又是在这一整体圆圈当中的一种恶性小圆圈，在生理的良性小圆圈当中打乱其一环，就可发生疾病，而在病理的恶性圆圈当中，打断其一环，疾病就可痊愈。在人体内部，保证和保持生存的各种正常生理机制，和危害与破坏这些机制的病理变化，两者既是互相消长，彼此竞争，又是互为因果，彼此共存。事物的顺序衍进，就是资长和相生，反常的恶性推移就是相克和传变，五行学说，就是指明宇宙间万事万物莫不处于依维与制约的关系当中，才能维持着物质世界的动态平衡。治疗作用，针对罹病的组织与器官，改善其代谢功能，保护其形态结构固属重要，而掌握其因果规律，打断其恶性循环，却尤为重要，灸与针的作用，就是在平衡阴阳的基础上，以打断恶性循环与建立良性循环为目的的治疗手段。

所谓良性循环就是相生，恶性循环就是相克。人体内部各种信息通路在生理情况下是互相联系与沟通相生的良性循环，在病理情况下就是彼此推移与相克的恶性循环。灸和针的作用就是在人体内部的信息通路上选择相应的部位，以特定的因子促使其发生特定的感应，使良性循环得以恢复和巩固，恶性循环得以遮断和阻滞，从而达到防病与治病的效果。中医治则之"知肝传脾，当先实脾"的理论，就是打断恶性循环的一种防治方法。

（二）"神转不回，回则不转"

这是五行学说的浓缩和升华，在《内经》上有"神转不回，回则不转"的明文。这是对人身生理机能与病理衍变的高度浓缩和概括，也正是五行学说的注解和说明。顺序为转，倒退为回。人身机能的气血运行，只能顺序向前，决不能倒退向后。向前就是相生的良性循环，向后就是相克的恶性循环。如果恶性循环一经出现和形成，则人身的气血运行，也就不能正常地运转了。目前还是有人攻击五行学说为"玄虚""不科学"，试问这种高度概括，放之四海而皆准的学说是真的不科学吗？！这是某些人的无知或偏见而已。

（三）五行学说在针灸临床上的应用和证明

宇宙和人身都是一种因果推移的转化链，五行则是这个转化链上不同阶段和不同环节的标志和符号，在承担疾病的人体来说是一个因果转化链，而在致病的各种因素特以各种致病的微生物来说也是一个因果转化链，因此改变病人自身或是改变致病因子的因果转化关系，都是一种治病与防病的重要环节。特别典型的以疟疾来说，就是一种周期性恶性循环，疟原虫的活动周期，一方面是它自身活动的一个圆圈，另一方面也是依赖于人身生理活动的许多圆圈才能完成。不论是用艾灸与针刺治疟，不外是在人身生理活动的许多小圆圈当中激起某种变化，改变疟原虫的外部环境，从而破坏和影响疟原虫的周期性规律，使这种恶性循环被打断，从而控制其发作与达到消灭疟原虫的目的。

再以应用灸法治疗流行性出血热来说，也是根据这一思想体系所取得的突破性的成就。应用灸法治疗急性热性传染病既是根据灸法本身的特殊功能，改变流行性病毒的寄生环境所作出的大胆尝试，同时也是与连锁因果的五行思想体系分不开的。因为流行性出血热发病过程的发热、休克、少尿、多尿与恢复这五个阶段，按照中医的观点就是"传变"，没有发热就没有休克，没有休克就没有少尿，如果在这种因果环节当中，打断其一环，则以后的环节自然就不会出现。以这种思想体系为指导，果然在发热期得到控制与消除，以后的各个环节就不再出现了，大大缩短了病程，提高了疗效。这就是以连锁因果五行学说为指导所取得的成就，同时也是灸与针相互联系的作用机制之一。

三、同以激发生物电疏通经脉为目的

（一）经气流行是疏通经脉的主要形式

人身是由不同器官与组织所形成的整体，是由直行的经脉与横行的络脉网罗交织的经脉体系把它们联系起来的。由于有了经脉体系的存在，全身各部之间才能不是各自为政而处于互相依维与制约的关系当中。因此不论是生理机能的发挥，还是病理变化的出现，皆与人身的经脉系统息息相关。《灵枢·经别》说人身的经脉是"人之所以生，病之所以成，人之所以治，病之所以起"，正是对经脉的作用与意义所作出的高度概括和说明。而《素问·调经论》说是"五脏之道皆出于经隧，以行气血，气血不和，百病乃变化而生，是故守经隧焉"，又进一步说明疏通经脉在治疗学方面的意义。

灸与针的治疗作用，无论为古人所说的"气至病所"，还是今人所重视的感传作用，都是通过经脉出现的，而这种循经出现的经气流行，正是疏通经脉的表现形式，经脉疏通，血气自然畅顺，偏胜自然平衡，生理机能自然得到充分的发挥，

疾病自然痊愈。故清·吴亦鼎说："气流通即是补，非必以
参芪为补也。"同此理由，则"气流通即是泻，非必以硝黄
为泻也。"由此可见针与灸的治疗作用均是通过疏通经脉而
显示的。

（二）经气流行是生物的物理反应

至于说灸与针这两种性质不同、作用方式不同的治疗方
法，为什么都能激起经气流行而收到疏通经脉的功效呢？从
物理疗法的角度与现代生物物理学方面试作说明。物理疗法
中除冷冻方法外，其余大都是向体内导热与导电诱发体内生
热与生电，各种理疗大多是将热慢慢传给人体，发生辐射与
传导等作用，针刺主要是诱发体内生热与生电，而艾灸除了
这种作用外，更可向体内导热与导电。人体本来就是一种复
杂的电解质导体，在灸与针的激诱和导入等作用下所出现的
局部电位差，就可由高电位流向低电位，因而出现了经气流行，
使经脉疏通，气血运行加速，组织营养增加，产生疏通经脉
的治疗作用。

四、同以改善病理基础调和气血为关键

（一）气血不和是病理变化的普遍机制

气血是中医阴阳学说的一个具体内容。中医对生理与病
理的理解与治疗方法的拟定，莫不以之作为指导和依归。近
代病理学证明，各种疾病的发生和发展，都是由某种组织或
器官三种基本病理改变所引起的，即代谢改变、机能改变和
形态结构改变，首先将是构成与维持这一器官的基本物质、

发生交换与更新的障碍，因而代谢过程发生紊乱，或转化为有毒物质，进而使机能失调、衰竭或亢进，时日既久，必将导致在组织形态上发生异常，而血液的流通和供应也将随之发生改变，这又将加重其机能改变和代谢改变。反之，某一组织或器官的形态结构如果首先发生改变，而功能代谢和血液供应的改变也将随之而来。因之它们之间不论是孰先孰后都是以气——代谢和功能、血——正常的血液供应这两大基本因素为转移，故《素问·调经论》说："气血不和，百病乃变化而生。"唐·孙思邈也说："凡病皆因气血壅滞，不得宣通。"而灸与针的治疗作用,正是以平衡阴阳与调和气血为主要手段,尽管病理的具体内容是多样的，但生理机能的提高与血液供应的改善，这两者乃是治愈疾病的主要环节，认清和抓住这两个环节，就是抓住治疗学上具有普遍意义的客观规律，因此就可以用具有普遍意义的治疗方法，以治疗具有普遍规律的病理基础，这也是阴阳学说在灸针作用方面的另一说明。可见中医对气血不和的病理认识，以及对这种机制所采取的相应措施，不但与近代才被阐明的三项病理机制相符合，而且更能包括这三项基本变化于其中，这不能不令人叹服！

（二）针灸调和气血可以从对症治疗与异病同治中作出说明

针与灸的治疗作用，早已一致认为其具有调整内部环境、增强抗病能力，使已经发生障碍的各种组织与器官的功能得到提高和恢复，促进其血流与淋巴流的重新活动，带走有害物质使之无害，使人体基本物质的供应和细胞代谢恢复平衡状态，这正是对"调和气血"的说明。

临床治疗学不论是西医还是中医，历来就分为治病与治症两大方面。治病就是针对致病因子进行控制与消除，这认为是治本。治症就是对症治疗，认为这是治标。针灸的对症治疗不仅是治标而且同时也能治本。这是因为针灸治症是以调和气血提高全身功能为前提，从而达到减轻与消除症状的目的，也就是说，在控制症状的同时，对疾病本身也有治疗作用。

五、同以局部与整体生物全息为纽带

人身是由许多局部所组成的整体，而在整体关系中，又寓存着许多局部，每一局部都是寓存在整体关系之上的。在生理上局部功能的发挥，必须有赖于全身功能的协作，每一局部与全身其他相应组织或器官，都可保持着一种息息相关或脉脉相通的明显或潜在的关系。所以某一局部的病理变化都是全身变化的一种表现，也是全身变化的一种反应。全身的反应和变化，既能导致局部功能障碍和失调，而局部的机能障碍和失调，也能引起全身的变化和障碍。因此在治疗方法上，既可从整体关系中影响和作用于局部，也可从局部关系中影响和作用于整体，局部病症如采用药物内服治疗，这就是从整体以影响局部，整体病症如采用局部外用治疗，特别是针灸治疗，就是从局部影响整体。局部与整体是统一的，内治与外治的区别也是相对的。"生物全息论"的出现，对针与灸的作用部位，开拓了广阔的园地，诸如耳针、鼻针、眼针、舌针、手针、头针、脚针等等均可由全息论的观点作出理解和说明。而对传统的循经取穴针灸法，更是一种新的补充和发展，值得重视！

六、同以破皮损肉造成创伤为手段

致病的有害物质与病理损害是多样的，而人体的反应则是有限和重复的，不同的原因均可形成头痛或腹痛，而不同原因的头痛与腹痛，均可取用灸与针的方法而收效，可见人体对恶性刺激的病理反应是重复的，而对良性刺激的生理机制也是重复的。以相同和相近的生理机制，以对待相同和近似的病理刺激，自然就可在千头万绪当中，运用其内在联系的特有规律，执简驭繁，而收事半功倍之效。如果我们步随西医后尘重在治病，轻视治症，这就与针灸的作用不能切贴了！例如百会、上星能治头痛，而能致头痛的疾病不下数十百种，倘若将这类的疾病，罗列在这类孔穴之下，那就繁琐无当，与针灸的治疗原则背道而驰。

灸与针的治疗原则，主要是以治症为主与同以造成创伤为主要手段，在直接灸时，常称为几"壮"，而"壮"乃是创与伤的意思，是指由艾火所成的创伤，而在针刺时，古代也有几痏（读委）之说，痏与壮同义，也是指被针刺的皮肉损伤，在灸则以引起灸疮化脓有效果为好，而针则是以针体较粗对皮肌刺激较重者为好。可见不论是灸还是针，都是以造成局部损伤所形成的慢性刺激作为治疗手段。在这一原则下，后世的割治、埋藏、挑治以及穴位结扎等，都是和这种方法分不开的。

七、同以定点刺激定向反应为目标

不论是灸与针，都离不了穴。所谓穴就是点，作用于一点，其反应既可及于全身，更多则是指向病处，"气至病所"，就是指这种定向反应而言。没有这种定向反应，就没有灸与针的治疗作用，没有这种定向反应，就不可能把灸与针联系在一起。

八、同以求标求本标本兼顾为前提

中医的标本学说和治疗方法是多方面的，在《素问·标本病传论》中早有说明，大要不外是以疾病为本，症候为标，病是本质，症是现象。治疗方法既可以在标之症候为主，也可以在本之病原为主，即"有其在标而求之于标，有其在本而求之于本"。也可以把病本放在次要地位，直接以治标为主；也可以把病标放在次要地位，而以病本为主。即"有其在本而求之于标，有其在标而求之于本"，故治病的手段有取标而得者，有取本而得者，与急则治其标，缓则治其本诸种原则。这就是说，治症与治病同样重要，不可偏废。

以上是说明，病与症是可以分别对待，缓急先后与轻重则各有不同，这当是偏重于对汤液的单相作用而言的，而与针灸的双相作用就存有相当的差异。在以上的有关章节中，已经不止一次地提出过，针灸的作用主要是平衡阴阳与调和气血。在阴阳失调与气血不和的影响下，各种症状均可随之而起，在阴阳恢复平衡气血又复和调时，则各种症候自然就可随之消失。针灸在以治标为主的对症治疗中，实际上则是标本同治，而治本更重于治标。在急则治标的情况下，虽然重在抓住发病的现象，自然也可影响到致病的本质。在以病因为目的的治本治疗中，则症状的消失自然不在话下。例如肝阳上亢头痛剧烈，取太阳风池是治标（有其在标而求之于标），取肝俞以疏肝，阳陵绝骨以下气是治本（其在本而求之于本），这种标本兼顾、求标求本的思想体系和治疗方法，是针灸疗法的基本特点，是针与灸互相联系的主要基础，也是针灸优于药物之处。

九、同以寓补于攻扶正与祛邪相结合

《素问·气穴论》对孔穴的作用早已指出过，"以溢奇邪，以行营卫"。溢奇邪就是宣泄病理产物，通营卫就是发挥生理机能。因此，人身各条经穴本身，就起着扶正祛邪的双重作用，针与灸同属于人为的物理刺激，都是对病理作用的一种攻击手段，但从补泻意义上讲，灸的作用则是补多而泻少；针的作用则是泻多而补少。这就表明灸法是先补而后泻，即在正气提高的情况下，则邪气自除；针的作用是先泻而后补，即在邪气得溢的情况下，则正气自复。因此，针与灸都是一种攻补兼行、祛邪与扶正并存的治疗方法。

十、同以因势利导适应需求为出发

针与灸的治疗作用都是以适应需求为前提，故病理状态乃是决定针灸治疗作用的关键。针灸平衡阴阳的双相调节，

必须在病理状态下才能显示。《医学入门》说："虚者灸之
使火气以助元气也；实者灸之使实邪随火气而发散也；寒者
灸之使其气复温也；热者灸之引郁热外发，火就燥之义也。"
这就是说，当阳症和实症已具有泻的条件和要求，阴症和虚
症正待有补的措施与作用，针和灸的物理因子在身体需要的
病理状态下，自可顺水行舟，因势利导，产生其自身的调节
功能。

十一、同以生物物理学物理反应为体现

1. 针灸功效可以从物理治疗学范畴中得到借鉴。针灸作
用本身就是属于物理刺激，物理疗法在天然与人工的两大类
别中，品类繁多，但都是运用特有的物理作用，引起生物物
理反应所产生的效果。针与灸自然是属于人工物理疗法，许
多物理作用，都能使组织温度升高，发生电荷、电位、细胞
通透性、胶体状态、酸碱度、酶系统、分子结构、生化性质
与生理功能等多方面的变化，形成生物活性物质，如组织胺
或类组织胺、乙酰胆碱以及某些细胞代谢产物及内泌素等，
从而提高机体的调整能力和免疫机制，有利于病理过程向正
常方向转化，促使疾病的好转和痊愈。这些都为针灸疗法所
共有。

要想达到物理治疗的作用，就需要有一套科学方法，如
应用方式、剂量、时间及部位等，都需要加以考虑，才能达
到最好的效果。这又与针灸疗法的基本原则相符合。可见针
灸的作用与效果，既为其本身所特有，也为他种物理疗法所

共有，因为针灸疗法的本身就是属于物理刺激。

2. 物理作用能提高免疫机制可能与促进干扰素的形成有关。干扰素是脊椎动物细胞中普遍存在的具有高度生物学活性调节的细胞免疫功能的重要物质，它和免疫系统关系密切，能抑制病毒在细胞内复制，其重要性不亚于免疫系统。具有广谱性即几乎对所有的病毒均具有抑制作用，又具有选择性，即仅作用于异常细胞，对正常细胞作用很小。在生理状态下动物细胞干扰素的基因是处于静止状态的，只有受到一定的刺激后，基因才开始活动，诱生干扰素。而诱生干扰素的物质种类很多，统称为干扰素诱生剂。

在针或灸的作用下，所产生的效果与干扰素的效果是十分相近的。特别是干扰素并不是直接地扑灭病毒，而是通过细胞的基因产生另一些蛋白质来发挥效能。这与针灸能间接扑灭细菌与病毒的作用更加符合。这可能就是人体在接受针与灸的作用下，就如同干扰素的诱生剂，当细胞干扰素的基因被激活，干扰素产生以后，治疗效果也就得以显示。这种设想当然是一种推理，缺乏实验资料的证明，但也不失为"实验针灸学"的一个新的探索内容。其他物理疗法所产生的效果，也可由此寻求解答。

3. 循经感传与神经反射，同时属于生物物理学反应。物理治疗的效果，西医的观点是十分重视神经反射与体液的作用，在体液方面的意义，中医的"经水"学说，已经有着类似和相近的内容，而神经反射学说，则与中医的"循经感传"，形成鲜明的对比和对立，两者既是彼此抗衡，也是互相印证。

是人体接受外来刺激，同时存在和互相协调的两种方式和途径。神经体系决不能脱离其周围环境与依存条件孤立地发挥其反射机制，循经感传也不能在神经麻木的肢体上，为患者自身所感知或被测出。从神经论的角度说，反射是物理疗法的主要作用机制。从经络学说的角度说，感传是针灸疗法的中心环节。感传现象完全是属于生物的物理反应，在物理作用的定点刺激下，局部能量蓄积至一定程度时，即可沿着固有的和有病理因素参与的某些或某种特有的联络体系运转和向病处运行，从而发挥与神经反射相协调的治疗作用，是两位一体不可分割。

综观以上所述，可见针灸的作用机理是既博大而又复杂，这就使我们在认识与理解时往往是注意了这一面，而又忽视了另一面，因而就没有一种学说能代替其他学说，也没有一种学说能包罗其他学说，只有全面理解才能重点突出，用以指导临床，自可心中有数。

第二节　针灸与药物的比较

一、针灸与药物相同之处

1.针灸和药物一样，能提高和维护机体的功能和作用，增强机体的抗病能力，稳定机体的内部环境，使之不利于某些致病因子的存在和复制，进而达到控制和清除的目的。

2.针灸和药物一样，能打断恶性循环建立良性循环。打断病理作用的中间环节，这是治疗学上的一项重要手段。针灸的作用，不但与药物的效果相同，而且同以这种思想为指导而收到相应的效果。

3.针灸和药物一样，能肃清和排除体内有害物质，安定内部环境。当机体的排泄与代谢机能失常，出现毒性物质的积滞和祛毒功能不足时，灸针与药物均可作用于物质代谢障碍，尽可能地除去或中和掉循环于血液或积滞在组织中的毒素。

4.针灸和药物一样，也能有副作用出现，直接灸主要是灸疮与分泌物的不适，以及以后的瘢痕形成。即使是温和灸，如长期应用于头部、上肢或胸背，常可发生头昏，双目发红，鼻腔干燥。在腰腹或下肢长期施灸，可导致大便干燥，发生便秘。虽在停灸后均可很快消失，但也应作为副作用考虑。针刺的副作用主要是在超限抑制所引起的晕针，在神经机能脆弱及初经针刺者更易出现（极少数病人也曾出现过与晕针相似的晕灸反应）。其次是进针运针以及出针后的后遗痛，是属不良反应抑或具有治疗意义，尚须慎重对待与研究。

二、针灸优于药物之处

1.针灸和药物不一样，致病微生物决不会对其产生对抗与耐受作用。针灸作用的发挥，乃是促进人体正常生理机能的提高，而不是依赖于外部某种物质的输入。只有在内部机能提高的情况下，才是健康的真正保证。

2. 针灸和药物不一样，在祛除致病因子的同时，虽长期应用，也不会对机体造成损害或造成腔道中菌群失调。而药物在发挥治疗作用的同时，对于人体正常的各项机能也不可避免地发生干扰与影响。不论是施灸或施针，除对局部组织有轻微的影响外，对内脏和全身除非操作不慎，决不会有损害作用。

3. 针灸和药物不一样，决不会形成习惯性与停药后药物反应。对某一药物如长期应用，因而代替了某种脏器的功能，改变了内部环境就可产生依赖作用。如果骤然停药，即将使生活机能陷于瘫痪，或是使原有症状加重。而灸与针则绝无此类情况出现。

4. 针灸和药物不一样，决不会因超过治疗的作用量而发生中毒。不论是采用何种方式进行针灸，或是针灸的作用超过最大的时限，都不会发生中毒而危及生命。

5. 针灸与药物不一样，绝不会因配伍不当误犯禁忌。针灸配穴如同药物处方。处方不当误犯禁忌，轻则使药物失效，重则危及病人生命。而针灸的配穴不当，至多是减低疗效，绝不会因互不协调的经穴同时应用而出现何种不良后果。

6. 针灸和药物不一样，不受全身各种组织与器官的遮断和阻隔而有不能透入之处。由针灸刺激所激起的感传作用，可在全身各处畅行无阻。青霉素虽是常用的有效药物之一，但可以受血脑屏障的阻隔而使用受限。还有人体的某些组织如眼球的水晶体等，因血管缺乏，内服药及注射药均很难到达。而针灸的感传特别是灸感可以充满整个头面而无处不到。

对脑炎与脑膜炎的患者效果明显。

7.针灸和药物不一样，不会出现变态反应，虽然因晕针而致的休克，有认为属血清样反应，为变态反应之一种。而在其他方面，不论病人的素质如何，均不会有变态反应出现。

8.针灸和药物不一样，作用快捷，如鼓应桴，可以直接作用于神经末梢和感受器兴奋维持生命的中枢神经和调整相应器官的机能。任何药物均不能下咽即行奏效，必须通过吸收与分布。而针灸对于许多急性病来说，常是一经着艾或进针即行生效。尤其是对急救与止痛、消炎，其快捷实为药物之所不及。

9.针灸和药物不一样，能调整和纠正体液的某些成分和调整体液的平衡关系。药物在这方面主要是依赖于从体外输入，以达到增损的目的。而针灸的作用主要是动员和充分利用体内的储备力量，以尽量维持平衡。例如霍乱与急性吐泻在一般的脱水情况下，可以不依赖于输液，在针灸的作用下即可得到控制。又如缺钾性瘫痪，也无须补钾，针灸特别是灸的效果，可以使其缓解。

10.针灸和药物不一样，具有经济简便，一物多用与异病同治的最大优点，没有制造与保管的麻烦，而且艾叶是越陈越好，不会失效或过期。购买、采集、收藏均极方便，随身携带一套针灸用具，则百病治疗均在其中，何乐而不为哉！

三、针灸逊于药物之处

1.针灸在人体功能衰竭的情况下，不能发挥补充支援的积极作用。由于针灸是以激发人体所固有的生理功能为主，当机体功能衰竭至一定程度时，此种激发方式已不足唤起反应。可以打这样一个比方，当炉炭丰富，但燃烧受阻或不旺，可以通风助燃。如炭火已化为灰烬，虽有最好的通风设备，也不会使死灰复燃。而药物在这方面的补充和支援，可以使残灯再焰，而不是坐待油尽灯灭。此时针灸最多也只能起到辅助作用。

2. 针灸用于预防疾病，其作用是值得怀疑的。虽然针灸可以使机体非特异性的防御体系增强，但这是维持时间不长的一种短暂作用。根据现时的许多研究结果表明，在外周血液中所能见到的各种免疫系统的功能，在针刺后确有升高，但到达一个高峰后即迅速下降逐步恢复至原有水平。由于针刺作用是一种异物反应，人体为了消除异物，就要动员一些非特异性防御机制，进行对抗和消除。当针刺撤除后，这些对抗与消除的作用也就很快消失，更不能唤起某种特异性抗体的形成。如果应用直接的化脓灸，效果是会有所延长，这是因为刺激持续的缘故。古人所说的"若要安，三里不能干"，当是指这一情况而言。因此若用针灸防病，并与疫苗接种形成特异性抗体相比，则存在着根本的悬殊。而且古人对于无病针灸早已提出过反对意见。《千金》《外台》等书，对于无病小儿均有"戒逆针灸"之戒。《聚英》戒逆针灸条曰："无病而先针灸曰逆。逆未至而迎之也。"如认为"未至而迎"，是指预防疾病而言，则"戒"字是不好解说的。

3. 针灸虽然对物质代谢障碍所形成的有毒物质的积滞具

有解毒祛毒的功能，并对普通的蛇虫咬伤及某些毒性反应也可采用灸刺而收效。但是如因急剧的全身中毒，则将无能为力。

第三节 针和灸比较

一、针刺的作用

（一）针质的特点

虽是同为金属物质所制成的针，但因金属的质地不一样，所产生的效果与物理反应也不一样。由金质所制成的针，不仅在进针与运针时滑利方便，而且目前已经证明针下的电位差较之钢针也大有提高。

（二）针形的特点

针的体积和形状，不仅决定着针的用途，更是关系到物理特性，古代的九针就是根据其体状而决定其用途。在今天则是以长短和粗细不同的毫针和三棱针为常用。而针身的粗细则可以影响到针效，细针虽不易出血，危害性小，病人的痛感轻微，但效果较之粗针也有所减低。粗针虽然易于出血，危害性可能较大，痛感增加，但效果也有所提高。这是由于针刺是一种急剧的损伤性刺激，透皮贯肉，必然有针孔的损伤与组织液向针孔中渗出。这种损伤在出针后也可形成为一种继发性刺激，因而粗针的效果也就较之细针的效果有所提高。

（三）刺法的特点

刺法是针刺的作用方式，不同的针刺方式就有不同的针刺手法。因此刺法是和手法分不开的。针刺作用是指进针、运针（包括得气补泻等各种手法）与出针三大阶段，也是在针刺过程中针刺技术的全部运用。因而针刺过程也就是手法过程。《灵枢·官针》可以说是刺法的专章，是因病因部，而有直刺、斜刺、深刺、浅刺，一针与多针，徐针与疾针等26 种不同刺法。但由于手法的不同，而人体的应答性反应也就不同，特别是在针刺补泻时，其作用更是如此。所以循经感传现象常是在手法协助下才能出现。这种刺法与手法的特点，乃是传统针法所特有，而不是其他现代任何针刺变法所能比拟的。

（四）针刺优点

工具简单，操作简便，可以随身携带；痛楚较小，易为患者所接受；在某些场合下较灸效为快；针治时间可以随需要而延长和留针埋针；针后不遗瘢痕。

（五）针刺的缺点

操作似简而实繁，针刺方法看来似乎简单，但是如果要运用手法达到高一级的要求，如烧山火与透天凉等，使针下有热感与凉感产生，且能循经感传时，就颇为不易，必须手法纯熟，体力充沛。所以一个有基础的针科医生自幼即应练习太极拳与气功，决不要一刺二捻而了事；效果虽快，每不能持久，故在许多慢性病例，必须长期坚持施治，针孔有感染机会，特别是在关节附近，能有因此而造成残废者，所以对消毒的要求就较严；对同一孔穴也不能反复多次针刺；有刺中内脏、大血管与晕针的可能；出针后能有针孔出血及皮下血肿，取穴必须准确，必须确中孔穴，针效方显；单纯的物理刺激，无合并的药物功效，使用范围受限；全身有许多禁针的区域，对体弱及久病者也不适宜。

二、艾灸的作用

（一）灸材的特点

古人用艾绒作为灸材，自最初试用筛选以至成为后来的常规常法而载诸典籍，已经历了漫长的岁月而沿用至今，绝不只是由于艾的易燃和单纯的温热作用所决定的，其中还包涵着未知的许多因素。同是一种温热作用，但因产热的物质不同，而人体的反应也有不同。古人在这方面早已有了观察和比较，如《外台》卷十九引《小品》云："小品论灸有八木之火……八木之火，凡灸用松木火则难愈；柏木火则疮多汁；橘木火则伤皮；桑木火则肉枯；枣木火则髓消；竹木火则伤筋，多壮则筋纵；枳木火则脉溃；榆木火则伤骨，多壮则骨枯。凡八木之火，皆不可用也。"卷三十八又曰："凡灸忌用松、柏、桑、枣、竹、柿、枫、榆八木之火，用以灸人，害人肌肉筋脉骨髓。"《医心方》引《小品》云："枳木之火以灸即陷脉，多壮即脉溃。"又曰："竹木之火以灸则伤筋，多壮筋死。"《红炉点雪》谓，"八木者：松火难痊；柏火伤神多汗；桑火伤肌肉；柘火伤气脉；枣火伤内消血；橘火伤营卫经络；榆火伤骨失志；竹火伤筋损目"。《神灸经论》所载除桑、柘、枣、橘、榆、竹与上述相同外，还有"金石火伤神多汗"之说。目前有人认为灸的作用主要是在于"热"，任何能发热的物质都可用来施灸，这是值得探讨的。可以先从日常生活谈起，以烹调来说，炊具的陶、铁、铜、铝，燃料的柴、煤、火油，食物品种的产地等，如各有不同，则虽在同一条件与火候下，食物的滋味即有明显的差别，这乃是人所共知的事实。不仅如此，而且不同热能，还能更变着生物的特性。以孵鸡为例，用人工热能所孵成的鸡，不仅成活率较低，而且母鸡天然孵卵的本能也大大下降。在农村都有这么一种体验，"炕鸡不肯抱窝"。可见热量虽同但热源不同，其中就蕴藏着某些尚未被发现的不同的差别。因此，用艾来作灸材，绝不单纯的是一种物理作用，其中还有药理及他种作用在内。作者也曾做过多种比较，如烟叶、桑叶、木炭、硫黄以及电热等等，皆不能与艾热相比。艾热是温和舒适，刚柔相济。而其余不是干燥刚劲，就是涩滞无力。多年的经验证明，约有 5% 的病人在艾灸过程中，口鼻中可嗅到有艾的气味，这就绝不是单纯地认为艾灸仅是温热对于皮肤感觉神经的刺激这种片面的认识所能理解的。

（二）直接灸的特点

在急性病例，如同针刺一样，在急剧强烈的刺激下，每可当即生效。如不使火力中断，同样能出现循经感传现象与灸感过程的三个基本时相（见后述）。而在慢性病例，则是通过灸疮这种继发性损伤、温和、持续与稳定的刺激所产生的效果。当灸疮的焦痂形成后，一般在 5 ~ 7 天焦痂开始脱落，有分泌物渗出（并非真正的感染化脓）。在第二周左右，渗出物最多，此期效果也最好。3～4周时分泌物减少，开始愈合，效果也就停止或减弱。可在原穴定期（5～7天）重灸，以加强疗效，或另换新穴。因此传统直接灸的主要特点，就是作用持久，刺激均衡，对慢性及久病具有潜移默化的为他种疗法所不及的优越之处，使疾病的好转和恢复往往在不知不觉之中（其他如割治、埋藏及穴位结扎等，也是一样道理的不同方法）。

（三）温和灸的特点

由传统的直接灸衍进为现代的温和灸（不论所采用为何种形式，如艾条手持法与各种温灸器等，均不破皮损肉，故可统称之为温和灸），如与传统灸法相比，已存在着根本的悬殊。传统灸法艾火的作用是短暂的，或者说仅是造成灸疮的一种手段。而温和灸艾热的作用是反复的，虽不同于针刺，但与针刺的作用实有其相近和更为优越之处。它能不断地向体内导热与导电和诱发体内生热与生电。如能使其位置稳定，作用集中，时间延长，虽无须手法协助，亦可出现明显的感传作用。从广义上说也可称之为火针。由稳定持续温和灸所获得的许多感传现象与规律，不但能发挥良好的治疗作用，且能为经络实质作出许多旁证和说明。

（四）艾灸的优点

以直接灸单独言之，疗效延长，似慢实快。从表面上看灸效似较针效为慢，而实际是灸治时间虽短，但因灸疮的续发刺激而功效实长。可以在原处反复灸治，积累至数百壮以上。

以温和灸单独言之，痛楚较之针刺更为轻微，极易为患者所接受，灸治时间可以根据需要而延长，刺激量根据反应过程具有客观标准。对同一孔穴多次施灸后作用即逐渐积累。虽可形成一层黑色痂皮，在停灸后即自行脱落，不遗瘢痕。即或发生轻微烫伤仍宜在原处施灸，且可增强疗效。除心前区外，全身上下皆无禁灸之处。

以直接灸与温和灸合并言之，灸具与灸材同样可以随身携带，操作同样简便，与针刺一样皆可及时收效。安全稳妥，最多也不过是皮肉受损，决无损伤内脏意外事故的发生。适应范围广泛，既适宜于体弱病久之慢性病人，更适宜于体壮病新之急性患者，特别是对热性病患者更宜灸治。操作单纯无须手法协助，感传作用可以自然发生。作用面积较之针刺为大，取穴稍有偏差亦无大碍。经济时间，直接灸可以维持多日，温和灸可以指导病人长期自灸，减少每日就诊与施术的麻烦。

（五）艾灸的缺点

以直接灸言之，对病人的痛楚较大，术时是皮焦肉烂，术后是脓水浸淫，必须多日保护。使病人听而摇头，望而生畏。以致许多患者宁愿遭受疾病的折磨，亦不愿承受炮烙之苦。形成瘢痕，有碍美观，尤以在妇女身体的显露部位，更不愿着灸。选穴受限，如颜面、心前区、阴部、手足关节部位以及浅表动脉与大动脉所在诸穴，均不宜直接着灸，以免造成不良反应。

以温和灸言之，在慢性病例，必须长期坚持灸治，要求速效缺乏信心与耐心者，每不易收全功。

通过以上的比较，可以明显看出灸效是远远超出针效，对目前重针轻灸的局面必须有所改变，再不能畸形发展而使灸效不彰。

第五章 灸法选穴的基本原则与作用

第一节 灸法选穴的基本原则

一、常用选穴法

不论何种灸法与针法，都离不开选穴，而选穴的方法不外是以就近与远道为主，故根据这一共同基础，用以说明各种针灸方法所具备的基本功效与治疗规律。

（一）就近（局部）取穴的效果

由艾灸或针刺直接作用于患部，古人称为阿是穴或天应穴，如在患处附近或离患处不远之处取穴，今人称之为就近取穴，两者的作用机制，都是以调整局部功能为主，提高全身机能为辅的一种取穴法，凡与患病器官邻近的各穴均具有区域性的就近治疗的作用，如头部各穴均能治头痛，眼眶周围各穴均能治目疾；耳廓周围各穴，均能治耳病，腹部各穴均能调理肠胃；腰骶各穴均能作用于前后阴及泌尿系统；胸背诸穴均能作用心肺；四肢诸穴均能作用于关节，局部取穴对于患处的作用，既为就近取穴所特有，也能为远道取穴所共有，不外是：

1.改善患处血管和淋巴管之功能

使机能障碍的血液循环和淋巴流重新再建，恢复维持细胞生命的物质供应，增强局部的营养，加速新陈代谢，促进渗出物之吸收，有助于减轻水肿和消退炎症。由于循环旺盛，可以带走或中和掉蓄积于患处的病理产物，打断病理的衍进过程，阻碍和减少病理产物的产生，减轻患病组织所发出的病理冲动，大大有利于健康康复。

2.宣泄患处的病理产物

患处中心是病理产物蓄积最多之处，患处附近也是病理产物谋求出路最近之处，如果加作用于这些孔穴特别是针刺或火针，则病理产物自会更易得到宣泄；或是病理产物在灸针的作用下，由于理化状态的改变，而减轻其毒性。尤以灸法对很多病菌与毒素，均有直接扑灭与中和的作用，在很多急性化脓性炎症的初起以及蛇虫咬等，直接在患处施灸，均有很高的疗效。

3.作用于神经末梢及感受器

直接作用于患处及其附近之孔穴，既可以刺激神经末梢及其感受器，向高级神经中枢发出冲动，激起全身与局部的各种反应，也可影响到经络体系，使感传向远处传导，产生局部与整体相结合的功效。

（二）远道（循经）取穴的效果

由艾灸或针刺作用于远离患处之经穴，是由远而近，以提高全身机能为主、改善局部状况为辅的一种方法。其作用不外是：

1.可以激起经气流行使气至病所

由艾灸或是针刺所激起的循经感传大多是向着患病区域

与相应器官扩布，可以清除积滞在患处及与之相连属的病理产物和改变病理产物的衍变过程。

2.可以调整全身的功能

远距离的循经或不循经取穴，均具有调整全身功能的作用，局部经脉的壅滞和失其畅顺，必然是以全身功能失调为其根源，因此在远离病处取穴，就可统筹兼顾而收到调整全身功能的作用。

3.可以促进平衡状态的恢复

一侧或局部的功能失调，也就是全身平衡关系的破坏，因此不仅需要注意对病处及病侧机能的提高，更应促进全身平衡状态的恢复，针灸疗法的上病下取，下病上取，左病右取，右病左取，前病后取，后病前取等阴阳互引诸法，也就是通过远距离的经络感传与感应等作用，恢复生理平衡所收到的效果。

4.可以运用生克制约的原理，隔经取穴，以打断恶性循环，建立良性循环

根据人体脏腑的不同属性与互相连贯的关系而隔经施治，乃是中医治疗学的最大特点。针灸疗法是中医治疗方法的一个主要内容，因此加作用于远离病处互相依维与制约的经穴，以打乱和改变其连贯发生的因果关系，就更见其重要。

5.可以根据经络表里相通的关系，彼此互治

如脾与胃，胆与肝等皆是，这也是中医治疗方法的特点之一，用于针灸疗法更为明显而突出。

6.适用于全身病及游走无定的疾患，可以根据全身状况

及发病的特征与特点选穴施治。

（三）传统特效穴

如肾俞与气海，可以固本培元，三里与中脘可以宽中和胃，口苦取胆俞与阳陵，口甜取脾俞与阴陵，盗汗取阴郄，疔肿取灵台，如此等等，不一而足，皆须依靠平时的经验积累，用时方可手到拈来。

（四）临床经验穴

如百会与肾俞同取，可举陷升阳，而治遗尿久泄；风池与阳陵同取，可降逆疏风、立即降低血压；耳尖可以统治全身百病，阑俞可以专攻肠痈。肩井消瘰疬如神，悬钟止鼻血立效，这些都是在前人基础上，有所补充和验证而来的。

（五）天人相应穴

人的生理活动，时刻与自然界的各种变化息息相通，天人合一，这是中医学说的重要内容之一。在针灸临床上不论是局部与就近取穴，或是远道与循经取穴，总是以病人为主体，而与周围的外界环境未曾统一考虑。而在"子午流注""移光定位"与"脏气法时"的几种取穴法当中，则是以天人相应的理论为指导，以顺阴阳而调气血为主体，把人体与自然界的变化规律统一对待，是一种高层次的针灸方法，有关"子午流注"的内容，自有专书专门介绍，其不足之处在另一拙著《针铎》也有讨论，而"移光定位"与"脏气法时"的两种取穴法，也在另一拙著《针铎》中再作说明，此处不赘。

（六）病理反应穴

有诸内必然形诸外，故内脏病变常可在体表的某些特定部位出现某些病理反应物与病理现象。即或是在体表的病变，也能在其附近或远隔部位出现某种反应，如小红点、小黑点、局部皮肤凸起凹陷之处。或按压体表之某一点时，指下即有空虚、硬结、索状物或舒畅与压痛等。在急性炎症时，以小红点最为多见，特以压痛反应最为重要，故另作专题介绍。

另外，还有热敏点反应，也应注意选用。古方有神灯照法，是用辛温窜透之品，卷成药捻，点燃，在患处慢慢移动熏照。当照至敏感点时，每见火焰下沉，而局部之热感亦向深部窜透。或用艾条点燃慢慢熏烤，当熏至敏感点时，亦可使热感向内渗透，或向远方传布。如有发现这就是最佳的灸点（亦可针）。低电阻反应亦与此法相近。

二、压痛穴在临床上的应用

先说说压痛穴的历史源流。压痛穴的出现和正确的应用，对临床各科的诊断和治疗均有重要意义，尤其是对灸针的治疗作用更为重大，这在古代的许多文献中早有记载。如《素问·缪刺论》曰："邪客于臂掌之间，不可得屈，刺其踝后，先以指按之，痛，乃刺之。"《灵枢·五邪》："邪在肺，则病皮肤痛，寒热上气，喘，汗出，咳动肩背，取之膺中外腧、背三节五节之旁，以手疾按之，快然乃刺之。"《外台》卷三十九，中膂内俞条曰："主腰痛不可俛俯……背中怏怏，引胁痛……侠脊如痛，按之应手，灸立已。"他书不及具载。特以《资生经》一书，对压痛穴更特别重视，称之为"病体最觉酸痛处"。可见压痛穴的发现与应用，在我国医学史上是有着悠久的历史与实践基础的。

（一）压痛穴出现的规律

寻找压痛反应，一定要心中有数，根据一定的规律方可伸手即得，总不能在患者身上乱摸一通，一般可按照下列途径寻找。

1. 远距离反应

（1）特定区域　不同部位的不同疾病，均可在身体的某一区域范围之内出现相同和类似的反应，针对其特有反应进行治疗，就可收到满意的效果。这就是第四、五、六、七、八胸椎，更以第五至七椎及其两侧尤为重要。古人的四华穴、八华穴，骑竹马灸，灸哮喘，反胃，以及恶疮瘰疬诸症，都是在这一区域内进行的。而百病皆主之膏肓，也是在这一范围之内。由于背部的这一区域正在心脏的后方，背为阳，心为阳中之太阳，故笔者把这一区域称为"阳光普照区"，以见其地位之重要。更由于这一区域肌肉丰厚，地位隐蔽，安全稳妥，是化脓灸选穴的最佳处所，值得重视。

（2）相应经穴　除身体的许多疾病均可在背部督脉及膀胱经上出现反应面外，其余也基本与疾病的相应经穴相符。如颜面病的反应经穴大都在手足阳明；侧头及耳前后病多在手足少阳、手足太阳；胸腹多在手足阳明、少阴；胸胁多在手足少阳、厥阴；其余脏腑也可大体与所属经穴相当。但如果按照正常的经穴体系来寻找反应穴的存在，并不能完全相符，总是存有一定的偏差。这有几种原因：第一是生理上的差异，反应穴大体是以生理穴为基础，而每个生理穴因个体差异，不可能人尽相同；第二是病理上的差异，因病变的位置、性质与种种因素的不同，其反应点也有相应的变化；第三是今人所沿用的经穴位置，各家也互不一致，不能与实际相符。故只能掌握其大体范围，不能按图索骥。

（3）相应部位　当某种病症居于身体之某一侧时，压痛或他种反应，大多都是患侧强于健侧，或是只能见于患侧，如病变左右难分与左右对称者，则反应多见于身之正中，亦见于左右上下肢之对称经穴。

2.近距离反应

在接近与紧邻病处的近距离反应更为常见，脏腑的俞募大体上是与所属脏器的高下相当，当其罹受病患时首先能在相应的俞募出现反应，如肝胆病在肝俞、胆俞与期门、日月等处能出现反应，这是近距离的，如出现在阳陵、中封等处则是远距离的。而在脓肿周围如出现有特殊的敏感之处，当然是近距离的，如《疡医大全》灸痛疽法曰："屈指从四围按之遇痛处是根，就是重按深入，自觉轻快，即此灸之。"至于取远取近，或是远近同取，则按情况决定。

（二）压痛穴的存在形式

压痛穴的强弱、大小、多少和深浅，同病情的轻重有着密切的关系，有时可特别强烈，常能为患者自身所感知，或是为患者在无意中触及。最大的能有指头大小，最小的也能像绿豆和芝麻。最少的只能发现一处，最多的能有五六处。最深的能在肌肉深处，必须用力按压才能发现，最浅的只要轻触皮肤即可被感知。疾病愈严重则压痛愈多、愈大、愈浅，反之则愈少、愈小、愈深。当疾病痊愈后，反应穴也就随之消失。症状已经改善或自觉痊愈者，如压痛仍然存在，则指示有复发的可能。

（三）压痛穴的寻找手法

一般的均是先行在背部探索为主。令患者露出背部，双手交叉抱肩，身体略向前倾，使肩胛骨分开。首先进行目测，如发现有变色变形之处，即直接用手指尖对之按压，常可一触即得。常规的方法是用大指第一节指腹（食中指均可）先沿脊柱正中、次沿脊柱两侧自上而下按压一次。用力徐缓均匀，以便发现浅表的反应。再自下而上细心推压一次，用力要稍重，以便发现皮下组织及肌肉部分的反应。按压时切忌使指头跳跃前进。只要上下来回一次即可，如按压次数太多，使患者感觉疲劳，反而不易发现。用力要适当，用力过大可出现假阳性反应，过小则一些微小的深部压痛又不易捕获。如有发现应以一个指头确定，再做好标志。如属对称经穴，两侧应先后同时探索。

（四）对压痛穴的选择

一种疾病可以在几条或同一经络上面出现几个压痛穴或他种病理反应。例如面部的脓肿可以在左右手阳明经的合谷、手三里、曲池等处，或者在阳明经的库房、屋翳、膺窗、三里及督脉的至阳、灵台等处均有压痛反应出现。这些反应有强有弱，有远有近，是全用为好，还是单用为好，就应该区别对待。经验证明，如在不同的或是同一经络上面能出现几个压痛穴，并不需要全部使用，原则上是选强的或近的先用，弱的远的则可用可不用。分别应用较同时应用为好。如果采用直接灸，则1～2穴即可。温和灸则可以分次应用或轮用。

在绝大多数病例，是能有压痛反应出现的，但并不是所有的疾病都能出现。或者已经出现，但是由于学识和经验的限制而未被发现时，就不应为反应穴所拘泥，而应因病取穴。如所选的经穴恰当，效果同样良好。因此在掌握反应穴的同时，也不能忘记因病选穴的法则。

（五）对压痛穴的应用方法

当压痛穴一经发现与确定之后，即可采用多种方法对之施加影响与作用，如直接灸、间接灸、温和灸、拔罐、挑割、埋藏等均可应用。老病以直接灸效果最为确实，新病则在其余诸法中任择一种即可。

三、对禁灸穴的认识

（一）古人对禁针禁灸诸穴认识并不一致

在应用艾灸或针刺时，对于孔穴位置的选择，是一个十分重要的问题，用之得当，功效自生，用之失当，灾害立至。故《素问·刺禁论》说："脏有要害，不可不察……从之有福，逆之有咎。"由于灸与针是两种刺激方法，禁针者未必禁灸，禁灸者又未必禁针。故古人分别有禁针与禁灸诸穴，且非常重视，但各书所载甚不一致。故〔明〕高武曰："或问《素问注》《铜人》《明堂》《千金》诸书，于髎穴有宜针灸，有禁针灸，刺浅刺深，艾壮多寡不同，将孰从哉！"现时有的针灸考试课题，把禁针禁灸穴列为考试内容之一，但究以何书作为标准答案，恐怕连命题者自己也说不清。

（二）禁灸诸穴应按灸法种类分别对待

一般地说，针害大于灸害，而灸害又因灸法的种类不同而应分别对待，决不能一概而论。古之所列禁灸诸穴，主要是指直接灸而言，与其说是"禁灸诸穴"不如说成是"禁灸诸部"更为相宜，故对于直接灸来说：

1. 凡属颜面部位，不论何穴一概禁用；

2. 身体暴露部位，宜不用或少用，即须应用也应征得患者同意，特以妇女更宜审慎；

3. 正当关节处，最好不用，也曾见有因感染而成残废者；

4. 动脉应手处，如经渠、冲阳等穴更宜切忌；

5. 手足冲要之处，如手足指及手足掌心；

6. 身体隐匿处，如腋窝、会阴等处，灸疮发作至为不便；

7. 特殊部位，如乳中、神阙等。

以上主要是指在直接灸时，由于灸疮之位置可以产生某种后果与对生活作息产生不良影响而言，不必为孔穴所拘。《金针梅花诗钞》对此有扼要说明，摘录于下，以供参考。

> 针灸必须藉孔穴，宜针宜灸须分别，
>
> 诸说不同难适从，我今择要为君说：
>
> 主病之穴有多般，择其安者自合辙，
>
> 囿于古说亦非宜，穴失其用将湮没。
>
> 颜面诸穴火难行，灸疮发作瘢难灭；
>
> 腋腘肘掌灸亦难，行坐痛禁人不悦；
>
> 动脉应手慎灸针，伤其筋脉防出血；

背部多灸针略深，胸腹浅刺为妙诀；

腹部诸穴孕不宜，足之阴阳亦可识。

旁通博览一反三，始可仁心用仁术。

在今天隔物灸与温和灸已经普遍应用的情况下，对于上述直接灸的禁忌范围自然已经大大缩小，或者说上列禁区已基本不复存在，绝不能曾听说过某穴禁灸，而连任何灸法都不敢对之应用，那不是因噎废食了吗？因此要了解某穴是否禁灸，应该首先认清灸法的种类，而后才能有正确的答案。

（三）孔穴对灸与针不同的特异作用还有待探索

何穴宜针，何穴宜灸，何病宜针，何病宜灸，虽然大体上可以说得通，但何穴宜灸禁针，何穴宜针禁灸，则所见与体会不多，文献资料也颇缺乏。虽然《千金》曾有"至如石门，关元二穴，在带脉下相去各一寸之间，针关元主妇人无子，针石门则终身绝嗣。神庭一穴在于额上，刺之则发狂，灸之则愈癫，其道幽微，岂可轻侮"之载，但也未能得到广泛验证。这也是灸针领域内一个有待探索的奥秘，期望在这方面能有所发掘。

第二节　各种灸法及作用

　　自传统以至近代的各种灸法，可以说是形形色色，花样繁多。但由于它们自身特点的不同、作用方式的不同，而机体的反应状况也就不能相同。因而在各种灸法之间，既是各有所长，也是各有所短。虽然对于同一疾病，采用不同的灸法都能获效，但是对于不同的疾病，只有恰当地使用不同的灸法，才能恰到好处。这就是说不同灸法在其自身特点的特定范围内，则是对于不同疾病而有着不同的作用。因之在使用某种灸法时，必须掌握其不同特性与机体对这种特性所作出的反应特点，才能合理使用，而发挥其最好的效果。

　　在我们所要讨论的灸法之中，主要是以艾为灸材的灸疗方法，而不是光电法或以其他物质为热源的灸法，就可用以显示传统灸法的特点与特性。即或是如此，而由此所产生的变法又实在太多，诚难逐一比较和说明，只能按照其作用方式与为人所习知与常用者，分为直接灸、间接灸与温和灸三大类，分别扼要列叙于下，挂漏之处，自属必然，旨在隅举，难望详备也。另外，还对个人经多年研制与被人窃取的"热流喷灸法"，也简要作了介绍，供参考选用。

一、直接灸

　　主要是对准孔穴，用艾火直接烧灼，造成轻重不同的烧伤，以延长其作用而收效。也可以短暂作用而收效，常用的几种方法如下：

（一）化脓灸

由于在灸疮愈合之后，多有瘢痕形成，故亦称瘢痕灸。这是最早与最古的灸法，后世的各种方法，都是由此派生和衍进而来的。取穴以背腹腰股等肌肉丰厚与隐蔽之处为宜，特别是背部的各个俞穴与反应穴更宜首先入选。取穴不宜太多，以1穴为最好，如两穴同取最好左右对称，最多不宜超过3穴。

1.艾炷

这是直接灸的关键材料，可以预先做成大小不同的艾炷备用，但不如随做随用为好，必须上小下大，上尖下平，方可易于安放和点燃。根据取穴的部位，先将艾绒搓成大小适合的艾团，夹在左手拇食指尖之间，食指要向上，拇指要向下，再用右手拇食指尖在左手拇食指尖之间，向内向左挤压，即可将圆形艾球，压缩成为上尖下平，立体三角形之棱形艾炷。随做随用，至为简便。

2.用火

灸处皮肤可略涂一点凡士林，使艾炷不易滚落，以烧完一炷为一壮。可分为以下几种方法：

（1）间断法　待艾炷燃烧熄灭后，吹去残火，再重新点燃一壮，不易出现感传。

（2）连续法　不待艾炷燃烧至尽，当其将灭未灭之际，即在余烬上，再加添新艾炷，不使火力中断，每可出现感传。

（3）补泻法　包括疾徐强弱法和疾徐开阖法。

·疾徐强弱法：这是传统的艾灸补泻法，《灵枢·背腧》

早已有过说明，即"以火补者毋吹其火，须自灭也；以火泻者，疾吹其火，传其艾，须其火灭也"。传是"及"与"布"的意思，也就是用口对艾炷吹气，使气传布及艾，使其燃烧旺盛之意，这是疾火与强火，能使邪气随火气而发散，这就叫泻火；若任其自灭，是徐火与弱火，能使阳气深入，这叫补火。这就是强刺激具有泻的功能，弱刺激具有补的作用。如咽喉与腮颊肿胀，用小艾炷直接灸耳尖或少商，可以立即显示泻的功能，尿频便溏，用温和灸关元或气海，每多缓慢收功，而具有补的意义。这种疾强为泻，徐弱为补的作用，亦即《灵枢·九针十二原》"刺诸热者如以手探汤，刺寒清者如人不欲行"之义也。根据这种疾徐快慢的补泻原则，在针刺手法上，古人早就有许多灵活多变的针刺方法。在灸法方面相应的也有许多变法。

　　·疾徐开阖法：出针后疾按针孔与不按针孔，这是针刺开阖补泻的常规，在直接灸的补泻上也得到应用。杨继洲曰："以火补者毋吹其火，须待自灭，即按其穴；以火泻者速吹其火，开其穴也。"此即在艾炷自灭之后，再加按压，以增强补的作用，后世又有灸后贴膏药之法，如张景岳及吴亦鼎等人皆有推荐。即"凡用火补者毋吹其火，必待其从容彻底自灭，灸毕即可用膏药贴之，以养火气。若欲报者，直待报毕，贴之可也。若欲泻者疾吹其火，令火速灭，待灸疮溃发，然后贴膏。此补泻之法也。"此即以徐火灸毕之后，当即贴膏药者为补；疾火灸毕之后，待灸疮溃发，再行贴膏药为泻。这也是属于开阖补泻的应用。

3.减痛

直接灸的烧灼痛是病人最为畏惧的第一关。至于疼痛在针灸作用中的利弊，还难作定论。但至少说疼痛也是针灸作用中一个有效环节，是属于良性刺激，与病理的疼痛有着根本的悬殊。但病人往往不能忍受故必须极力减轻，以完成灸疗的作用量，当艾炷燃烧过半时，疼痛最剧，此时可用手拍打患者身体其他部位，或在灸处附近抓搔以分散其注意力。有人先用局麻，在穴位上作浸润麻醉，但常不必要。一般只有在第一壮为最痛以后各壮就可忍受了。

4.壮数

古人以燃艾一炷谓之一壮，以之作为施灸的作用量的标准和依据，但对施灸作用量来说，无论为间断法、连续法或补泻法，首次均是以造成Ⅲ°烧伤，使灸处皮肤变为焦黑，四周皮肤向内收缩，出现车轮状皱纹为准，古人有几壮或以年为壮之说，是不能一概而论的。直接化脓灸的目的，主要是在于造成灸疮，只要造成灸疮，作用量已经到达，则不论是壮数多少，作用都是一致的。又有数十壮、数百壮以至千壮与三报之说。所谓报，乃是重复与加强之意，而在同一孔穴之上，反复施灸与前后相催，而不必更换他穴。也有经验证明，在同一孔穴之上，可以连续灸数百壮而不焦腐，这乃是生活着的人体与死亡的尸体区别所在。作者曾经治疗过1例长达二十余年之久的背部溃疡，用比拇指头还大的艾炷，每次灸二十余壮，共连续十次，溃疡壁方见脱落，而患处周围之健康组织并未被烧焦，可见古人数百壮与千壮之说，是可以分次与一次应用的。

对于"壮"的解释，历来多数人认为是强壮与少壮之意，误认为艾灸能增长人之元气，而使人少壮也。这是不正确的，"壮"是"创"与"灼"的意思，一壮就是对人体进行一烧灼，与给以一次创伤，在"灸针探源赋"中已有考证和说明。

5. 灸疮

直接灸的作用，主要就是造成灸疮以形成慢性刺激。当灸疮形成之后，火的作用已不复存在。故直接化脓灸的发挥，灸疮是居于重要地位。以下几个环节，应当重视。

（1）灸后保护 待灸壮完毕后，揩净灰烬，用干敷料覆盖，不用任何药物，待 5～7 天后，焦痂开始浮动脱落，有少量分泌物，可隔 1～2 天更换敷料，疮口周围用酒精或盐水棉球揩净，仍用干敷料覆盖。如需继续在原处用原法加强焦痂尚未脱落时，则疼痛每极轻微，如焦痂已经脱落再行直接烧灼，痛感每不能忍受。可在疮面上放一姜片或蒜片，在直接灸基础上再用间接灸。灸后仍用干敷料覆盖保护。

（2）促使发作 如果灸疮干燥，无分泌物渗出，古人称为"灸疮不发"，往往收效不大或无效。《资生经》云："凡着艾得疮发所患即差，不得发，其病不愈。"古法有用葱煨、热熨，或用补气益血方剂。但终嫌费事。〔明〕高武云："予尝灸三里各七壮，过数日不发再各灸二壮，右足发，左足不发，更各灸二壮遂发，亦在人以意取之，若顺其自然则终不发矣。此人事所以当尽也。"即如遇灸疮不发，可在原处再加添数壮。此法最为简捷可用。

（3）清洗止痛 在灸疮发作后，偶可见有疼痛剧烈，难以忍受者，古法常用鲜柏白皮、鲜柳白皮、当归、薤白、生地、黄芩、竹叶等药，选取一两味，煎汤熏洗。可参阅《外台》卷二十九疗灸疮及火疮诸方。

（4）观察瘢痕 灸疮愈合后所形成之瘢痕，也是观察疗效的一种标志，如果瘢痕起坚硬疙瘩或是呈现紫暗颜色，是说明病根未除，还要继续在原处施灸。如果瘢痕颜色灰白，平坦柔软，就已达到治疗的要求。《外台》卷十八曰："候灸疮差后，瘢色赤白，平复如本，则风毒尽矣。若颜色青黑者，风毒未尽，仍灸勿止。"古人在这方面早已有过观察和说明。

（5）适应证与效果 举凡全身各个系统之陈年痼疾与药物难以为力的病症几乎皆可包罗，如神经系统之头风、偏头风、中风及脑炎后遗症、癫痫以及震颤麻痹等；呼吸系统之肺痨，哮喘与慢性支气管炎等；消化系统之溃疡病、慢性胃炎、肠炎以及肝脾肿大等；心血管系统之心肌炎、心内膜炎、冠心病与脉管炎等；泌尿系统之肾衰、肾炎等；四肢及运动系统之肌萎缩、无力，骨髓炎及关节病等；五官科病之青光眼、雀目及其他眼底病，耳鸣、耳聋、耳源性眩晕、慢性鼻炎、鼻渊等。用之得当，均可收奇效、显效与有效的不同效果。有的病例可立即生效，如感传及于患处，各种症状即可减轻。但大多患者当时可无任何反应，等待灸疮发作、焦痂脱落、分泌物增加时，效果为最好，待5～6周后，灸疮开始干燥，效果也就有所减弱，如症状仍然存在，可在原处反复加强，持之以恒，以图巩固。

（二）麦粒灸

是用麦粒大小之艾炷，作用于身体之特殊敏感点及相应部位，虽是属于直接灸，但不引起化脓与形成灸疮，具有艾炷小，刺激强，时间短，收效快，仅有轻微灼伤或起泡，可在2～3日内结痂脱落，不遗瘢痕等优点，在临床上应用较多。

1.取材与操作方法

将艾绒做成麦粒大小之三棱形艾炷（方法见上），安放在预先选好的部位，为了防止艾炷滚落，可以在灸处抹一点油类物品，使之粘着。用线香或火柴点燃，任其自燃，或微微吹气助燃。至燃烧将尽时，每有清脆之爆炸声，将艾炷余烬抛出。灸至第2壮时，即不发生爆炸。一般2～3壮即可，灸处皮肤略呈黄褐色，可涂一点冰片油以防止起泡。第二次如仍在原处应用，每多疼痛，效果亦大减，故必须略行更换位置，但也不要超出太远。

2.选穴与适应范围

小艾炷直接灸，对各种痛症与一般的急性炎症效果明显，每可立即生效，不像化脓灸的收效是缓慢而持续。因此它的功效亦不是稳定而持久，故只能用于急症和轻症，对一些陈年痼疾就不能与急症相比。选穴远近同取与远近分取均可。

（1）远道取穴以身体末梢部位为主。如耳尖，历来均以耳尖作为对目疾与偏头痛的常用穴，对其他方面似乎未被重视。本人在多年临床实践中，发现到几乎对全身各个系统与多种疾病均可应用，是麦粒灸与后述之快速点灸法的常规与必取穴之一。现按照其效果之快慢与大小，依次列举如下。

对全身各部的扭挫伤，特以下肢之扭挫伤与血肿更为有效，远非其他方法所可相比；多种化脓性与非化脓性炎症，不仅只限于急性结膜炎，举凡扁桃体炎、腮腺炎，各种脓肿及蜂窝织炎等，其效果毫不亚于各种抗生素而尤过之；消化道病诸如胃炎、肠炎、菌痢、胃脘痛、肠绞痛、肝炎与肝区疼痛，莫不包罗在内；心血管病，如心律不齐、急性心衰，以及高血压与高血压性头痛等，较之药物如速效救心丸收效更为迅速；呼吸系统病如外感咳嗽、急性气管炎以及支气管肺炎等，对于大叶性肺炎也可作为辅助治疗；泌尿生殖系统病，如肾绞痛、尿道炎、睾丸炎等，效果均皆优异；手术后疼痛预防与控制感染，其作用更不可忽视；关节及运动系病，急性病例效果亦佳，对慢性病例效果则不太理想。以上的各种病症均是用之有效的，可能还有未被发现的特殊作用，有待继续观察。

再如十二井，指头是人身最灵敏的敏感点，所谓十井与十宣，从所获得的感传规律及临床效果来看，其作用基本是一致的。而且外侧爪甲角与内侧爪甲角其功用亦大体相同，以咽喉与腮颊肿痛来说，取大指内外侧爪甲角皆可有效，故大指甲角既有内侧之少商，也有甲根之中商与甲角外侧之老商之说。为了应用上的习惯与解说上的便利，故把十二井的选穴方法与适应证分别予以说明如下。

①表里同取 少商与商阳同取，可以清利头目、消肿止痛，对急性扁桃体炎、腮腺炎及目赤肿痛等可立即生效；中冲与关冲同取，可以清营止渴，泻火除烦，适用于高热烦渴、息

粗尿赤以及尿道灼热与刺痛诸症；少冲与少泽同取，可以守神泄热，清解上焦，对面赤面热、口舌糜烂以及腮颊肿痛等尽皆适宜；隐白与厉兑同取，以消胀宽中，止呕降逆，对呕吐反胃有显效；大敦（中趾尖新大敦）足窍阴同取，以安眠镇惊，祛风止痛，对头痛肋痛、魂梦不宁以及崩漏下血等为习用；至阴与小趾内侧甲角同取，可以引气潜阳，通闭利尿，对头目眩晕与手术后之尿潴留常能立即解除。

②上下同取 少商与隐白同取，可以安心宁神，止咳平喘；商阳与厉兑同取，可以安中止痢，兼可清利头目；中冲与新大敦同取，可以舒肝降逆，活络祛风，对头痛口苦、睾丸肿大等确可灸（针）到病除；关冲与足窍阴同取，可以解郁泄热，益气祛风，对偏头痛及耳鸣耳聋诸症采用尤多；少冲与至阴同取，可以交通心肾，宁神安眠，对夜卧不宁、烦躁多梦者自不可忽视。

以上仅是指手足指尖的常规配穴法而言，其他还有各人不同的经验配穴法，如少商与老商，少冲和少泽，四穴同取，对流行性腮腺炎是百发百中一次即愈，对急性结膜炎等也有显效，绝无例外，其他不能具述。故灸针选穴，既要吸取与吸收别人的经验，也要建立和积累自己的经验，方可左右逢源，应付裕如。

（2）就近取穴，可以按以下四种方法进行：

①以患处中心为主 某一病患如有其中心位置与中心症结所在，进行各种各样的针对性处理，每可收到事半功倍之效。如胆绞痛，对胆囊压痛点着灸，每能立即缓解。各种痈疽疖肿，

在其中心部位烧灼，更是常用和习用。对此不必赘述。

②以患处之周围为主　中医外科在痈疽疔肿的治法上，常应用"围药"，促使炎症局限。我们在灸法当中，也常应用"围灸"，其目的与作用也是相同的。即在患处周围用小艾炷间隔适当距离围成一圈，然后同时点火。这样可使红肿范围当即缩小，起到顿挫病势与防止扩散的作用。此法尚未见有报道。

③以患处周围之痛点为主　在某些局部病当中，周围均可出现压痛或触痛，但分布绝不是匀称的，有轻有重与特别敏感的不同，而特别敏感与压触痛明显处，在《疡医大全》上称为病根，也就是着灸的最佳处所，今人尚未广泛应用。

④以病变扩散方向为主　在外科的疔痈疖肿中，常见沿所属淋巴管向前扩散，出现红筋、红线等症状。针刺的方法是在红筋末端挑破出血，以阻止其进行。艾灸同样也不例外，也可当其末端小艾炷烧灼，其功有过之而无不及。如红筋已开始逐步向后回缩，可再在其末端逐次灸之，直至症状消失为止。

有如上述，可见麦粒灸的功用广泛，方法灵活，足可补瘢痕灸之不及，但操作也未免费事费时，特以儿童不易合作。因此也有待发展和改进。后述之"万应点灸笔快速点灸法"正是在这方面所迈出的第一步。

（三）灯火灸

亦即民间所常用的打灯火法，由于是直接用火急速烧灼，自应属于直接灸范畴。

1.取材与操作方法

用灯芯草蘸植物油点燃，对准孔穴一触即去。第一下同麦粒灸一样，每有清脆之爆炸声，第二下在原处即不再发生声响。手法必须纯熟，每遗有轻微的烫伤。

2.选穴及适应范围

基本与麦粒灸相同，在躯干及胸腹亦多应用，多用于小儿，如初生儿抽风用十三灯火法，往往能获奇效。古方有歌曰："三朝七日眼边黄，便是脐风肝受伤，灯火十三能起死，回春只此是仙方。"初生儿抽风，古谓之脐风，认为是断脐时感受风邪所致，可在脐周围点灼八处，手足拇指四处，大椎一处，共十三处而称为十三灯火。亦可酌加肝俞与筋缩等穴，而不必拘泥于十三也。

（四）桑枝灸

古人曾强调桑榆等八木之火不能用之于灸，桑枝本具有祛风活血、通关节、舒筋骨之功，在古医籍中均十分重视，因此在八木之火中，也应分别对待。

1.取材与操作方法

取干燥桑枝，或将桑木劈成细片，分三种用法：

（1）点灼 将桑枝点燃，直对患处及孔穴上点之，以点一次为一壮，这也就是桑枝直接灸。

（2）点熏 将较粗桑枝点燃，对患处就近熏之，这也就是以桑枝作为温和灸。

（3）片熏 用干桑木劈成细片，扎成小把，点燃吹灭，就患处熏之。《本草纲目》对此有载。

2.选穴及适应范围

如用点灼或点熏，则以就近取穴为主。如用片熏则以患处为主。对风寒湿痹、关节疼痛、阴疮、臁疮、瘰疬、恶疮久不愈以及痈疽发背不起发者皆可用之。

（五）焠灸（火针）

古称火针为焠针，与直接灸有着相同与近似的作用机制和适应范围，故特列入灸法之内，而称为焠灸。

1.历史渊源

火针是传统有效的融合灸针于一炉的治疗方法，最早的文字记载与具体的应用，当首推《灵枢·经筋》对经筋病"燔针劫刺，以痛为腧"的论述。人类由于掌握了火，才能发展到灸疗，掌握了冶炼技术才能制造出金属针。由于灸的作用是以热灼为主，针的作用是以刺入为主，两者的自身特点虽有不同，其作用机制则是十分相近。如果把它们结合在一起而联合应用，自然就可起到双重作用增强其功效。这在古人早就注意到这一点，所以在金属针的基础上，出现了燔针，火针，煨针，焠针，烧针与温针等名称不同而作用相近的灸针联合法，这就使灸针疗法更为丰富多彩，各有所宜。

2.与直接灸的关系

直接灸与火针的功效所在，都是由人为所造成的一种烧灼伤，是由急剧强烈的刺激，再延续为温和持续的刺激所产生的效果。对许多急性病症也可当时收效，但其最大效果的出现，则是在针孔与灸疮化脓分泌物增加之高峰，故对慢性病更为相宜。等到分泌减少与疮口愈合时，病症每可痊愈或减轻。因为不论是火针还是直接灸，当首次的强烈刺激除去或停止后，其续发的创伤也是一种刺激，只要创口一天不愈合，其作用也就一天不停止。而常针（古称气针）的刺激除去以后，由此所产生的反应也就很快减弱与消失，故功效不能持久。《聚英》曰："凡治瘫痪尤宜火针，易获功效，盖以火针大开其孔，不塞其门，风邪从此而出，若气针微细，一出其针，针孔即闭，风邪不出，故功不及火针。若风寒湿三气在于经络不出者，宜用火针以外发其痛，针假火力，故功效胜于气针也。破痈坚结积瘿瘤等，皆以火针猛烈可用。"因此火针与直接灸的主要特点是作用持久，刺激均衡，对于慢性病特别相宜。故可以认为火针是直接灸的变法而称为焠灸。

3. 工具与操作方法

旧式火针是将粗长铁针夹在箸头上，用棉花蘸植物油卷在针头上，点燃烧红，然后迅速抹去棉花，向患处直接刺入，有时竟能深入 7～8 厘米，令人胆战心惊，故《聚英》说："火针甚难，须有屠儿心，刽子手，方可行针……切忌太深，深则反伤经络，不可太浅，浅则治病无功，但消息取中也。凡行火针，必先安慰病人，勿令惊心。"此法现时自然不能应用，因而出现了不少的改进方法，以下是个人所常用者，安全简便，可为患者所接受。

取血管钳 1 把，大小不拘，火酒灯 1 台，办公用大头针数枚即可，安排好病人的体位，选定孔穴，皮肤及工具无消毒要求，将大头针在火酒灯上烧红，对准孔穴刺入，分点刺与按刺两种。

（1）点刺法 垂直刺入，深约 1～2 毫米，每穴可点 3～5下，可呈 ∴ 或 ∷ 形，各点之间距离不要太远，只是不互相重叠，一点即去，不要久停，点入时可冒出一缕白烟，并可嗅到人肉的气味，但痛感并不剧烈，取穴可以多至 10 个以上，适用于一般病种，这是常规的刺法，也是麦粒灸的改进。

（2）按刺法 针刺入穴，深 2～3 毫米，用力下按（不是使针深入），不要放松腕力，可停留 10～20 秒钟出针。灼痛增强，针感可向远处传导，常用于瘫痪及剧痛难忍之时，一般只取 2～3 穴，最多也不超过 4 穴。如症状未曾缓解，可在原处再重复一次。

4.选穴与适应范围

除颜面、手足指及动脉应手诸穴外，全身各部皆可取用，特以头部诸穴，在瘫痪诸疾中为必取。在直接灸的取穴常以 1～2 穴为宜，而在火针取穴可以多至 3～5 个以上。对新病久病，轻重缓急，各种症候均皆适宜，特以高热神昏，瘫痪癫痫，四肢强直，角弓反张等危症重症，更为有效。曾救治 1 例 42℃高热狂躁之患者，为之按刺大椎，第一针神定，第二针神清，第三针高热立即下降至 39℃，未用任何药物，6 小时后降至正常。

（六）发泡灸

是采用刺激性较强之中草药，直接敷贴于孔穴之上，促使局部皮肤充血渗出形成水泡，而达到治疗上的要求。故亦属直接灸的范围。

1.取材与操作

最常用的为大蒜泥或片，其他刺激性较强的如斑蝥、白芥子以及甘遂、大戟、芫花等，皆可单独应用或配伍应用。而麝香在古方中为必备，由于药源缺乏，价格昂贵，故目前已多不用。

将选用之药物（一种或数种）捣和成泥，根据不同病种与选穴部位，捏成大小相应的小药饼，揩净皮肤，将药饼贴在穴上，外用胶布封严即可。

2. 选穴及适应范围

凡在肌肉丰厚之处，皆可选穴敷贴，特以背部最为相宜。胸腹及四肢各穴亦可入选。适应范围亦较广，新病小恙，陈疴痼疾，皆可应用。新病如疟疾可贴内关或大椎；外感可贴风门或肺俞；泄泻可贴命门或水分；目赤肿痛可贴太阳或光明；痈疽疔肿可贴至阳或灵台；急性肝炎可选贴肝俞、胆俞、期门、章门以及清冷渊等皆是。老病如支气管哮喘可贴四华或膏肓；呕吐冷痛可贴中脘或至阳；肝脾肿大可贴章门或痞根。凡此等等，不难以例其余。

3. 作用量与效果

可以依照敷贴时间的长短，作为作用量的说明。在贴药后，一般均可出现水泡，但因所用的药物和皮肤的抵抗力不一，故水泡出现之时间亦颇不相等。有的是在 1 小时左右，有的可延迟至 3 ~ 4 小时。在新病当水泡形成之后，即可将发泡剂去掉，外用干敷料覆盖，水泡最好任其自然吸收。因为水泡的压力也是延长刺激的一种方法。可以不遗瘢痕，仅有色素沉着，不久自退。在老病可以延长其刺激，待 2 ~ 3 天后再除去发泡剂，局部再按常规用干敷料覆盖，灸疮愈合后常遗有褐色瘢痕。

对新病的效果迅速准确，常可一次收效。对老病如反复敷贴，作用也能巩固。如目前广泛应用的哮喘敷贴法即为例证。

二、间接灸

就是隔物灸。这是减轻直接灸的烧灼痛，避免瘢痕形成，配合药物作用以增强灸效，是源远流长、应用广泛的一种灸法，是直接灸的发展和进步。取材极为广泛，使灸法的内容更为丰富多彩。按照所隔物品的种类，大致可分为隔虫、隔药、隔布与隔纸数种，分别说明如下。

（一）隔虫法

虫类也是药物，乃是血肉有情之物，较之草木之品更为有效。

1.蟾蜍灸　将蟾蜍活剥取皮贴于患处，再用大艾炷灸之。适用于恶疮肿块及剧痛难忍诸症。

2.全蝎灸　蝎入药有用尾者，有用梢者，全用者谓之全蝎，今称全虫。干虫研末，调和成饼用之。可以搜风活络，用于口眼斜及半身不遂诸症。

3.蜈蚣灸　取干蜈蚣研和调成饼用之。与全蝎功用大体相同。

4.蜣螂灸　取蜣螂（干鲜均可）捣和成饼，垫于穴上灸之。治一切恶疮疔毒，消肿排脓。

5.地鳖虫灸　方法同上，因其善于行瘀活血、破积攻坚，故多用瘰疬及腹中肿块诸症。

6.僵蚕灸　方法同上，用于恶疮肿毒、疔肿拔根、咳喘风痰、瘰疬结核等症。

7.蝼蛄灸　方法同上，可以消水肿，利小便。

8.蛴螬灸　将活虫剪去两头，取中段安在患处灸之。用以消肿散结，去痛排脓。《疡医大全》对此有载。

9.露蜂房灸　蜂房用黄泥包裹，煅存性，加适量面粉调和成饼，当疮上灸之。用于恶疮、附骨疽、疮口不合、瘘孔不收诸症。

10.五倍子灸　将五倍子炒研蜜调成饼，于疮上灸之。消肿毒，收疮口。

（二）隔药法

这是为人所熟知与熟用的隔物灸法。草木药物较之虫类药物，品种更为丰富，列举数则如下：

1.生姜灸　以老姜为佳，姜片厚薄以所取部位而定。主要适用于寒痰咳喘、呕逆反胃、冷痢腹痛及关节风湿疼痛。并可解表发汗。

2.附片灸　可将附片用酒或醋浸软再用，以培元固本，益气兴阳。

3.大蒜灸　以独头大蒜切片为佳。散痈肿恶疮，去寒湿泻痢，功用甚多，对蛇虫蜇伤用之较好。

4.葱叶灸　取鲜葱一握，用线分段结紧，再切成半寸高之葱束，安于穴位上用大艾炷灸之，既可通脉行气，又可避免烧伤。用于外感无汗、头痛发热、小便不通、心腹卒痛、霍乱吐泻等症。葱叶与葱白均可捣烂用之。

5.韭叶灸　内服韭汁佐以姜汁。外用韭叶，捣烂敷在上脘或巨阙处，用大艾炷灸之，治噎膈反胃。

6.芥子灸　捣烂做成饼用之，可以豁痰利膈，温中散寒，消肿行瘀。对腰肾冷痛亦佳。

7.菔子灸　莱菔子捣烂，醋调成饼，敷在病处灸之。消肿定痛甚效。更可用以消食除胀，下气定喘，止咳除痰。

8.蓖麻仁灸　据载将蓖麻仁捣烂，敷在劳宫穴上治口𦠢，左灸右，右灸左。亦可直对患处软坚散结。

9.凤仙花灸　凤仙花具有软坚散结，舒筋利骨之功，渗透力甚强，能染指甲，故名透骨草，子名急性子，功用相仿。对关节强直，结积肿块，花子均可用以施灸。

10.槐皮灸　鲜槐剥取内层白皮，衬在患处灸之，对皮肤麻木效果较好。

（三）隔布法

这是指雷火针而言，古代的雷火针或是太乙神针，以及阳燧锭等，处方虽不尽相同，但不外是以乳香、没药、丁香、细辛、硫黄、雄黄、川乌、草乌与麝香等药为末，和以艾绒，搓成长条点燃，衬以红布，在孔穴上着力按压，借药力、热力与压力的多种作用而收到治疗效果。如以今天的艾条灸来说，用作悬垂烘烤就是温和灸，衬布按压就是雷火针。由于雷火针的压力作用，就可使热力易于深入，因而它的效果也较之温和灸或他种间接灸有所提高。这和针刺一样，在针刺手法上用力推顶的压力作用，乃是催气行气的主要条件之一。也可能由于这种压力的影响和作用，所以才称之为针而不叫做灸。但由此所产生的烧灼痛，常是难以忍受，烫伤自然难免，所以目前应用较少，但其功效则不可忽视。

（四）隔纸法

这是在雷火针与阳燧锭的基础上改制成的一种新的灸具和灸法，称为"万应点灸笔快速点灸法"。把雷火针的隔布法改为隔纸法，操作方法、作用与效果以及适应证等方面都有很大的提高。虽不能代替其他各种灸法，但执各种灸法之牛耳，则毫无愧色。现将其有关内容列叙于下：

1. 药笔成分　人造麝香、肉桂、丁香、牙皂、乳香、没药、阿魏、川乌、草乌、冰片、硫黄、松香、细辛、白芷、蟾酥等名贵中药及适量的精制艾绒，加入甘草浸膏，拌和压缩成长条有如笔的形状而成。保持干燥，不能受潮。

2. 药纸作用　为了保护皮肤，同时更能增强药效，特制成专用药纸，与药笔配套应用。使点灸后皮肤不变色，不起泡，能保持效应 2～6 小时。待过 1～2 天后，点灸处可出现褐色焦皮，数日后焦皮脱落，不遗瘢痕。如果在点灸后涂抹一点水片油，可以防止褐色痂皮的产生。

3. 使用方法　药纸平铺在孔穴上，涂有药粉的一面贴近皮肤，无药粉的一面向外。将笔点燃，对准孔穴中心及其周围快速点灸 3～4 下，每点灸一次略行更换位置，不宜重叠。手法应轻重适中，不能将药纸烧焦烧穿，有蚊咬样轻微疼痛。手法过轻达不到治疗要求，太重如出现水泡时，涂一点龙胆紫即可。水泡虽略有不适，但每可提高疗效。用后将药笔插入所附的玻管中灭火。每支可应用 10 次以上。

4. 取穴要点　可按近取与远取分别或同时进行。如近取已经有效，就可不必再行远取，远取有效也不必再行近取。也可远近同取以增强疗效。近取是在患处及其附近进行点灼，可在患处周围点灼 1 ~ 2 圈，也可针对患处中心及其痛点进行点灼，或是根据患处大小进行片灼。远取是循经选取要穴或反应穴点灼，或是沿经作线状点灼。因此一次治疗可用十余穴或数十穴，可以根据当时的有效或无效，随时更换穴组，这是其他针灸方法所不能相比的。例如头痛可以取大椎、头维与太阳诸穴，如头痛尚未能得到控制，可以马上改取合谷、太冲与手足三里等，再不效可以立即点灼头足窍阴以及关冲与少泽等穴。更可参照"麦粒灸"的方法选穴施治。以上这些操作，均可在 2 ~ 3 分钟内完成，最多也不能超过 5 分钟。

5. 适应范围　凡属灸针的适应证，也就是点灸笔的适应症。对全身各个部位与各个系统的疾病均可适用。特别是对多种痛症、多种化脓性与非化脓性炎症、以及多种热性传染性疾病，均可收显效。

6. 效果与优点　点灸笔是由雷火针发展而来的。按照古法所制成之雷火针，约如今时艾条之粗细，直径约在 1.5 厘米以上，由其所产生的灸疮令人烦恼和不适。而万应点灸笔仅有 3~4 毫米之粗细，即或造成烫伤也是很轻微的。雷火针古法均用红布衬垫，仅是减轻疼痛与灼伤，而点灸笔所衬垫之药纸，可以起到保护皮肤与增强药效的双重作用。雷火针或是直接灸，每次只能取 1 ~ 2 穴，最多也只能有 3 ~ 4 穴，而点灸笔一次能取数十穴，故效果迅速鲜明，每可在数秒钟内生效，如超过 5 分钟尚未生效者，则以无效或失败论。对急性病的效果最为明显优异，与其他灸针方法一样，也有一个回升过程与趋势，即在症状被控制与消失后不久（一般在4～6小时），症状再燃，决不能认为是一次即可收全功。这一点特别重要，必须对病人解说清楚，以免发生误解与产生怀疑。对陈年痼疾来说，不应单独依赖快速点灸，而应与其他各种灸法互相配合，相得益彰。

三、温和灸

也就是艾条灸，这是目前最通行的一种灸法，由于温和灸不会造成灸疮，温和舒适，所以得到普遍的应用与欢迎，常用的大致有以下两法：

（一）手持移动法

即点燃艾条，手持对准孔穴或患处，移动熏烤，而有上下移动之雀啄及左右移动之回旋诸名，这仅能收到灸疗的部分效果，实未能发挥灸疗的最佳功效，因为手持艾条移动施灸，总是或高或低，或左或右，决难使热力均衡，作用集中和时间持久。"灸"字本来是从火从久，时间必须延长，作用才能发挥，手持移动，极易疲劳，总是在不太长的时间内结束操作，难以达到要求，这就是目前灸法未能充分显示其功效的原因所在。

（二）工具支持法

很早以来，广大灸法工作者就研制了各种各样的温灸器，有手持的有带系的，目的均是为了克服直接灸的烧灼痛与手持法的疲劳而创用的，但均未能达到满意的效果，在此不能具述。个人也经过多年的研究与实践，设计成一种"灸架"，投入生产后，已在国内外得到推广和应用。虽不能尽如人意，但也可聊慰我心，特介绍如下：

1.结构说明

（1）顶管：内部夹有弹簧片，可以上下移动，并适用于粗细不同的艾条；（2）支架：是支持艾条的主体，便于清除灰烬，利于通风助燃；（3）防护网：是防止艾火脱落发生烫伤的，如旋开底座将其去除，反可使火力增强；（4）底衬：是固定支架的重要部分，防止损坏；（5）橡皮带：用以固定底衬，长短各一，随宜取用；（6）灭火管：用以熄灭燃烧剩余的艾条。

2.使用方法

（1）选定部位（头面四肢躯干全身各处均可选用），必须首先系好橡皮带（双股），绕身一周系紧。这一点非常重要，是使用本法的关键。

（2）将艾条烧旺，插入灸架之顶孔中，对准选定孔穴，用橡皮带固定左右底衬，使器身与皮肤垂直。

（3）调节温度高低，以温热略烫能耐受为宜，温度太小

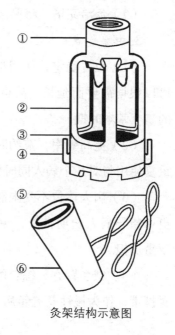

① ② ③ ④ ⑤ ⑥

灸架结构示意图

无效，太高会烫伤皮肤。对胸腹及四肢诸穴，可以嘱咐病人自行调节。

（4）在燃烧十余分钟后，架内有灰烬积存，可使热力受阻，宜勤加清除，并应保持架内清洁。

（5）灸后皮肤如出现潮红，停灸后自会消失，即或发生水泡，可以刺破涂一点龙胆紫即可，不必更换他穴。在多次对同一孔穴着灸后，可以形成一层黑色痂皮，效果并不减弱。

（6）施灸时间的长短，应根据反应情况及病情决定，一般在新病或局限性病变，必须等待感应过程完善（感应规律另述）方可停灸，待3~4小时后再灸；对某些陈年痼疾及某些全身性疾病，感应过程不明显者，每次施灸1～2小时，每天以两次为宜。

（7）灸治完毕，将剩余艾条插入灭火管中。

3. 主要优点

（1）位置稳定，作用集中，热度均衡，调节随意，时间可以根据需要而延长，故可以激起经气流行与出现灸感规律的三个基本时期。

（2）提高效率，节约时间，安全简便，可以对同一孔穴重复使用与对几个病人同时施灸。

（3）病人体位不受限制，可以在室内自由活动或工作。更可指导病人长期自灸，免于每日就诊，减轻医生与病人的双重负担。

（4）城乡皆宜，综合医院及门诊单位均可应用。更可随身携带，作为慢性及老年病人的保健工具。

4. 选穴与效果

（1）全身皆无禁灸之处，除手足指因不便安放外，头面、四肢、胸腹、腰背无不相宜。取穴常以1穴为准，最多也不超过2穴。

（2）具有艾条灸与温灸器的双重作用，症不论轻重，病不论久新，凡属灸之所宜与针之不足者，均可应用。如果说"万应点灸笔快速点灸法"是以治疗急性病与新病见长，则本法对慢性病与老病自应列为首选。两者配合得宜，则在临床上将是无往而不利。

（3）由于作用集中，时间持久，故感传作用较之手法运针大大提高，当局部热量储积达一定程度时，在无需手法协助的情况下，感传即逐步发生而向患处移行。故掌握灸具的使用方法与观察其感传规律，这也是研究经络学说的一种简易工具与途径。

四、热流喷灸（多功能压力针灸法）

（一）构思与创用经过

鉴于直接灸痛苦较大，而日渐湮没，间接灸同样会造成皮肤损伤，取材也并不十分应手。温和灸则热量耗散太多，效果自不能充分发挥。而针则是作用于一点而缺少热效应。如能将灸的作用由片集合成点，使药汽流直对孔穴及患处喷射，成为"热流喷灸"，使灸的作用变成为一种汽热针，作用自然就大不一样。这也将是灸与针在作用方式上的革命！故在将近三十年的时间里，多方寻求与探索新的针灸方法与工具，尽管条件艰苦，还是获得了第一手丰富的素材，本书《灸例》中的大部分材料，都是在这一阶段所获得的。

记得第一次在试验这一设想时，是用一个废罐头空壳，装上两个通气口，一孔入气，一孔出气，各安装上一个细竹管用口吹气助燃，当初次试用尝到甜头后，越吹越有劲，但终因体力难支，无法坚持，后来几经周折，终于找来了一个牙科医生用过的破旧皮老虎，又多方求人修复，用脚踏鼓风代替口吹，使效果得到飞跃的提高。取得不少新的收获与发现，为了能试制出可以应用的"药汽发生器"，又挖空心思，东求张良，西拜韩信，终难试制出一具可以应用的模型。为了能找出一个可以代替皮老虎的空气压缩装置——鼓风机，用养鱼的气泵来代替，经过了大约十个年头的摸索，雏形方告实现。

当第一代样品实现之后，研制者仍然在摸索前进，在原有基础上又增添了新的构思，使之既能针又能灸，制成功能多样的集针灸作用于一体的"多功能压力针灸仪"（至今未正式应用）。

（二）基本结构

1. 药汽发生器是一个带有电热加温的密闭容器，有三个管道开口：

（1）第一个开口，连接压缩风泵，连续向药汽发生器内送风。

（2）第二个开口，将药汽发生器内的热气引出，通过不同的喷头，作用于相应部位。

（3）第三个开口，连接加压皮球，向器内注气加压。

2. 压缩风泵向器内送风助燃与加压。

3. 药饼根据不同病种选用相应的药饼（处方附后）。

4. 不同形状的喷头根据作用部位选用。

（三）使用方法

将药饼放入药汽发生器内，通电加温，待器内热度升高至一定程度时，打开风泵向器内送风加压，待喷头处热汽流的温度适宜时，即可用于治疗。

（四）适应范围

通过特制的喷头，可以应用于以下各个方面：

1. 耳灸　将药汽通过管道的喷头，引向两侧或一侧耳道，这是作用最大的主要用途之一，耳道是大脑通向外界的天然孔道，直接向耳道注汽，对大脑神经与血管之功能其作用自可断言。举凡脑血管与高级神经功能障碍，均可包罗在内。通过高级神经功能的提高与脑血管功能的改善，对全身多种疾病均将发生不可忽视的巨大作用。这是一块禁区，也是一块正待开发的处女地，其前景是无限的。

2. 肛灸　将药汽注入肠腔，对肠道诸病皆可发生作用，特以慢性溃疡性结肠炎可以直接承受治疗作用。

3. 阴道灸　药汽流可以直接作用阴道壁及子宫颈，对阴道瘙痒与宫颈糜烂等症已经取得明显的治疗效果。

4. 常规灸　作为常规在体表的任一部位与任一孔穴施灸，其功效如与旧法相比，优劣自不待言。

（五）药饼处方

1. Ⅰ号灸饼　药物如川草乌、羌独活、蜈蚣、全蝎、苍术、细辛、荜茇、丁香、乳香、没药、威灵仙、急性子等，可以祛风定痛，活血舒筋。对各种陈年痹症颇为相宜。

2. Ⅱ号灸饼　药物如地鳖虫、僵蚕、三棱、莪术、青皮、皂刺、川芎、红花、槟榔、露蜂房、五倍子等，可以行瘀活血，破积攻坚，消肿散结，用于各种痞块、瘰疬阴疽、恶疮瘘孔自可有效。

3. Ⅲ号灸饼　药物如白芥子、紫苏子、生半夏、苍白术、干姜、肉桂、附片、茴香、丁香等，可以止咳降气，快膈宽中。用于心腹冷痛、寒痰久喘、吞酸反胃等症，自可补方剂之不足。

4. Ⅳ号灸饼　药物如肉桂、附片、黄芪、韭子、硫磺、党参、补骨脂、菟丝子、五味子、九香虫、阳起石等，可以益气壮阳，强心复脉。用于心阳不振、下元亏损、腰腿乏力、易劳多汗以及遗精早泄与阳痿诸症。

第六章
针灸辨证的意义与方法

第一节　临床辨证与治症的意义

　　辨证是辨明某种致病因子侵犯人体某一器官或体系，或是某一器官与体系自身罹受病患时所出现的凭证。所谓辨证就是以不同的病理体征所归纳出的不同的认识体系，为治疗手段指引方向。这就是为人们所熟知的"辨证施治"。辨证的要点不是在于症，其前提主要是在于一个"辨"字，因为症者证也，是某种事物客观存在的某种与某些征兆，而这些征兆或是明显或是隐晦的，不依赖于人们主观认识的客观存在。辨者，分别也，评审也，明察也，判定也。必须在纷然杂陈的许多现象之中，分别其主次，详审其自来，明察其因果，判定其转归。这就不是任何临床工作者所能做到的。必须是修养有素才能洞悉事物的枢机，掌握其主次环节与变化规律，熟悉疾病的临床表现才能由表及里、见微知著，归纳出解决疾病的具体步骤与方针。如此逐步深入，做到心中有数，措施明确，从而达到认识疾病的辨证目的。由此可见，辨证的意义，至少使我们得到以下的启示，即明悉病变的大体性质与病种范围。症候的出现，是由病人身体所承担的，每一症状，都是患病人体的综合反应，绝不是孤立存在的，根据症候的提示与显示，至少可以对病患的本身提供某些征兆，因症状是患病人体的征兆，而症状的某些与某种特点，又是致病因子本身的征兆，如此逐步探索，就可对患病性质与病种范围有一概括性了解，同时也可估计到病情发展方向与预后，找出其中的主导环节，从而为治疗手段寻找依据，排除干扰，削弱阻断，进而达到消除与控制疾病的目的。

一、辨证不是辨病

症是征候，也就是人体在遭受病理因子侵袭时所产生的病理反应，而不是致病因子本身具体体现。当然症是由病产生的，有是症必有是病，有是病必有是症，但致病因子是千差万别，而人体的反应则是重复有限。因此不同的致病因子，就能出现相同的病理反应，以最常见的头痛为例，外感内伤、七情六欲，均能出现头痛，故仅凭头痛，就不能判定为何种致病因子所致。必须循序深入，找出致病的根源，才能进行针对处理，故辨证乃是施治的第一步，而辨病才是最后的目的。

二、治症不是治病

疾病的征候，只是致病因子侵犯人体时，由于人体的适应调节机制受到干扰所出现的一些非特异性现象和凭证，故症状的出现是在于人体的自身，是一种间接现象，而不是致病因子本身直接的特有表现，故治症仅是一种扬汤止沸的消极手段，而不是消除致病因子的积极措施。例如"发热"是由多种原因所引起的人体的非特异性反应。用了退热药，热势虽然能暂时下降，而致热之因依然存在，故热势旋即复燃，因此一致认为见症治症，乃是头痛医头、脚痛医脚的拙劣手法，只能治标，不能治本，故对此莫不轻视。但在一般的治疗方法中，治症却也有一定的地位与作用。

三、治症的意义

1.打断恶性循环　严重的症状干扰，未有不使精神困顿、体力消耗、平衡失调，引起一通串的连锁反应，与恶性循环者，例证无须列举，适时与及时地控制症状，其意义自不待言！

2.稳定内部环境　"阴平阳秘，精神乃治"。古人早已认清内部环境的安定乃是生存和生活的基本条件，在各种症状的干扰下，内部平衡体系未有不受波及者，症状的消除与被控制，是说明平衡体系已经得到休整和恢复，这对任何疾病来说都是有利的。

3.恢复代偿功能　代偿功能的发挥，是有赖于全身功能的协调。当某一症状的出现，无论为轻为重，均是人身某一器官与体系功能改变的说明。这就自然在调节机制的总体环节中发生干扰、阻断或是人体的适应代偿机制为这一症状所夺取，导致全身代偿机制的削弱与下降。

4.消除劣性冲动　任何刺激都会向高级神经系统发出冲动，良性刺激自然会使人精神愉快，情志畅顺；劣性冲动，不仅使人痛苦烦扰，同时更是疾病的发生和发展的根源。症状的出现，既是一种病理信号，也是一种精神与心理的创伤。

如任其持续存在，其不利因素自不待言。

四、辨证与辨人，治症与治人

辨证所辨的既然不是病，那么所辨的对象又是什么呢？
这就是辨证与辨病、治症与治病在认识方法与对象上的主要
区别所在，人体如果没有致病因子的侵袭，自然不会有什么病，
也不会有什么症，只有致病因子在侵入人体以后，人体才能
出现种种反应与征候，反应的形式和程度，既是标志病理作
用的强弱和缓急，同时也是标志人体适应代偿机能的好坏和
高下，故辨证主要在人而不在病，因为致病因子本身是不会
出现什么症状的。

既然辨证是在辨人，这就可以同样推理到治症即所以治
人，而不是治病。的确如此，临床上的对症治疗，确是对人
的治疗。对人治疗既然所治非病，但的确也能愈病，这就需
要从另一角度与认识方法去作理解，人体任何疾病的发生和
发展，都要有一定的内在因素和条件，决不存在于致病因子
本身，而主要是在于承担疾病的人体，扑灭和消除致病因子
当然是治疗疾病的主要途径和手段，但是改善和调整好承担
致病因子的人体，使之不利于致病因子的寄附和存在，也是
治疗疾病的一项重要措施。故辨证与治症均是所辨在人而所
治亦在人，人是发病与受病的主体。

五、针灸就是治症的

虽然"对症治疗"为人所轻视，而针灸这一独特的治疗

方法，就是治症而不是治病的，这样说来，似乎是贬低了针灸的临床地位与实用价值，但事实正是如此，既不容回避也不容否定。综观历代针灸文献，莫不是以治症为主，治病次之。除少数病种外均是"以症概病"，以"心痛"一症来说，这是包括能引起心前区疼痛的各种病症在内而言的，绝不是单治心脏本身的疾患，现时某些针灸专著如《新针灸学》恰恰未曾了解这一点，把凡能引起心前区疼痛诸多疾病，均罗列在能治心前区疼痛的一些孔穴之下，"以病概症"，自然难免挂一漏万，这是阅读针灸文献时必须了解到的。为什么"以症概病"而能异病同治与百病皆治呢？这就是针灸作用的最大特点、秘奥，值得深思。现代的针灸机理研究者，对此莫不是以针灸的作用是在于能平衡阴阳、调和气血、疏通经脉等一套泛论来作为说明。是的，针灸的作用是能调和气血，疏通经脉与平衡阴阳，这的确是它的功能与作用，但它为何能有这些功能与作用，似乎是到此为止，不作深究了！初步理解可以用一个"通"字来理解和说明。《易·辞》上："一阖一开谓之变，往来不穷谓之通。"万物的机能都是时刻处于变通之中。《论"通"在发病学与治疗学方面的意义》或许能反映出具有普遍意义的客观真理与具有普遍意义的治疗方法。

六、针灸治症的理论依据

通者，洞达也，畅顺也，开彻也，不滞也，得其理也，无所不流也。事物之情不能洞达，则迷惘而不知所适，举措乖张；天地之气不能畅顺，则万物不能化生，而疾风暴雨，灾害随之矣；政不通则人不和，情不通则理不达，货不通则滞，水不流则腐。可见"通"字的意义是上至天地、国家，下至昆虫草木，是放之四海而皆准的万事万物生存和发展的客观准则和条件。

理论人形，玄府不通，则发热喘渴；仓廪不通，则痞满梗塞；州都不通，则水道壅遏；九窍不通，则耳不能听，目不能视，鼻不知香臭，口不知五味，血脉之气，不得其流，则生机停息，轻则病，重则死矣！故疾病虽有万殊，而不通之害则一也。治病手段虽有万端，莫不是助其通也。人说，"通则不痛、痛则不通"，我说，"通则不病，病则不通"。未有人身气血畅顺，而能发病至死者。唐·孙思邈曰："凡病皆气血壅滞不得宣通。"可见百病皆生于不通，而通则能治百病。

药物虽有万殊，然莫不以通为用，麻黄桂枝通其表也，大黄芒硝通其里也，虚者用通，行其气也（吴师机曰："气流通即是补，非必以参芪为补也。"），实者用通，导其滞也，寒者用通，升其阳开其塞也，热者用通，助其散开其郁也。徐之才十剂之宣通，张子和吐汗下之三法，皆通法之彰著者也。当今之世活血化瘀之治法甚嚣尘上，此非通法之见重于后世，光耀于当前乎！

针灸的作用就是头痛医头脚痛医脚，是治症而不是治病的，但能异病同治与百病皆治，是没有任何一种药物能与之比拟的，也不是对症治疗能打断恶性循环、稳定内部环境、恢复代偿机能与消除劣性冲动等对症治疗的功效所能说明的。对于这一问题，要想找出一项近似而又合理的答案，必须从针灸作用本身的功效中提炼、浓缩和概括。针灸的作用已经一致公认能"平衡阴阳，调和气血"与疏通经脉等种种功能，这不是已经明白告诉我们是"通"在起作用吗！针灸的本身既不能杀菌消炎，也不能退热止痛，但其作用效果则是既能杀菌消炎也能退热止痛，如追究其根源，即这种效果是由疏通经脉而来的，乃是由"通"所产生的功效，人身的经脉通畅，则阴阳和调、气血无所不周，百骸无所不用，生克制约，各得其理，代偿适应各司其职，五脏和调，六腑安定，六淫不能干，七情不能扰，对"通"这一简单而普遍的真理，似乎未曾得到足够的理解与重视。虽然针灸的作用主要是在于"通"，但如何得"通"与如何使之"通"，这种"通"的作用机理与规律又是如何，这不是用推理所能说明的。

第二节　针灸辨证与汤液辨证的异同

在临床上辨证的目的，虽然都是为施治指明方向，但是由于认识角度不同，理论体系不同，以及所采取的治疗措施不同，特别是病患的具体情况不同，故适用此者，未必适用于彼，适用于彼者，又未必适用于此。汤液与针灸是两种悬殊很大的治疗方法，因此在辨证角度上就应有所区别。

一、汤液辨证与针灸辨证的一致性

汤液与针灸辨证的基本相同点就在于前者为理法方药，

后者则为理法方穴。医者理也，就是根据事物的基本规律进行推理论证，再据理而立法，由立法而处方，因方而选药。比如风寒外感、腠理不宣，因而头痛发热无汗，这是理；必须采取发表解肌、疏风泄热的治则才能收效，这是法；又必须在众多的方剂中（如麻黄、桂枝、银翘、桑菊之类）进行选择，这就是方；待方剂确定之后，又必须根据患者的具体情况，对其中的某些药进行加减，这就是药。如此，才能完成辨证施治的各个步骤与环节。

方剂是如此，针灸又何独不然，仍以风寒外感、腠理不宣为例，同样也应采取发表解肌、疏风泄热的法则才能收效。而在众多的发表法中如手太阴阳明、足太阳少阳均可择穴入选，而后再配穴组方，由几个孔穴组成一个穴组，这就是针灸的理法方穴。

可见针灸的孔穴，就如同方剂的药物，而在药物与孔穴之间，也有着基本的相同之处，如药味有酸苦甘辛咸的不同，穴性也有木火土金水之别；药性有寒热温凉平之分，穴性也有疼痛酸麻胀之异；药物能归经入脏，针灸更能气至病所；药物有宜丸宜散，宜膏宜酒渍水煮，孔穴也有宜出血、出气，宜敷贴的不同；药物能组成君臣佐使，孔穴也能配成母子生克。有了不同的药性药用和穴性穴用，就可灵活而贴切地完成汤液与针灸辨证施治的共同关系。

由此可见，辨证是为施治服务的，首先是辨别发病之症，以审致病之因，再根据病变的性质，制定出各种相应措施和选用何种治疗方法，才能方随法立，法不离方，依法处方，因方选药（穴）环环相扣，一脉相承，这也就是说汤液与针灸的临床辨证其基本道理是完全一致的。

二、汤液辨证与针灸辨证的区别性——八纲辨证不能适应于针灸

八纲辨证早已成为中医辨证的准绳，这是临床辨证施治时所首先想到的。但恰恰相反，它就不能适用于针灸，其原因主要在于：

1.阴阳同治与阴阳分治的差异　针灸作用的最大优点在于双相调节，即阳虚者其效可以扶阳、阴亏者其效可以救阴，且扶阳而不伤阴，救阴而不伤阳，这在汤液来说，就不能与之相比。特别是在灸法来说，更是阴阳不分，虚实不辨。灸法的主要功效，在古代的有关文献中，曾不止一家与不止一书多次指出："虚者灸之，使火气助元气也；实者灸之，使实邪随火气发散也；寒者灸之，使其气复温也；热者灸之，使热邪随火气发散，火就燥之义也。"八纲辨证所强调的就是虚实寒热，而灸法则是不分虚实寒热，这对针法的功效来说也可类似，但不如灸法之昭著而已，这乃是汤液辨证与针灸辨证的主要区别所在。

2.异病异治，以病概症，异病同治，以症概病的差异异病异治者，以病概症，所辨在病，所治亦在病，异病同治者，以症概病，所治亦在症。所治在病者求其本，所治在症者识其标，求其本者重在知里，识其标者重在知表。知里，不出抽象推理，失之模糊；知表，重在生动直观，得之真实。异

病异治者其弊在繁，异病同治者其要在简，八纲辨证，也是以症状为基础所浓缩和概括出的一种辨证方法，是临床症状的再提炼，由八纲辨证法而辨证施治，进行发表攻里等治则，还是一种见症治症，不出异病同治范畴，故见症治症与异病同治，乃是临床施治的基础。而"辨证施治"这一专有词汇，已经明白指出，施治是在辨证基础上进行的，而针灸的对症治疗，则是见症治症，直截了当，简捷明快，优于八纲及其他辨证法的转弯抹角，空泛繁琐，这也是八纲辨证不能适用于针灸临床的关键所在。可见针灸与汤液，同样都是在对症治疗，而针灸则是重在直观，汤液则是重在推理，这就是针灸直观辨证与八纲抽象辨证的差别。

三、针灸的几种辨证方法

历代以来，前人在临床上根据自己的见地与经验，从不同角度与不同理论体系，创立了不同的辨证方法，尤以在汤液方面更为丰富多彩，后人根据这些用之于临床实践，都取得了指引与引导作用。而针灸方面不无相形见绌，能构成独立体系而为人所奉行者殊不多见。现介绍针灸的几种辨证方法，作为临床之一助，或能有所裨益。

（一）经脏辨证

1. 对经脏辨证的认识　脏腑是根本，经络是枝叶，以脏象与经络学说为依据，识别与寻求罹患器官之所在而选穴针灸，自可免于无的放矢。《灵枢·经脉》对十二经脏病早有说明，但是古人所列举的征候，其中有许多今时并不多见，或根本未见，且常是互相交错重叠，如手太阴与少阴，同有"臂厥"一症，手太阴臂厥是交两手而瞀，这很难见到，而手少阴的"臂厥"则是嗌干心痛渴而欲饮，则名与症并不相符。又如目黄一症，手阳明、手足太阳、手少阴厥阴均有目黄；足太阴少阴均有黄疸，而足少阳胆与足厥阴肝，则反而无此见症，这对今天的辨证来说，将是相当混乱而缺乏指导意义。现根据《灵枢·经脉》的原意，参以《千金》《外台》《圣济》及《诸病源候》诸书，简表说明于下，以供参考。

经脏辨证参照表

	经　病	脏　病
手太阴肺经	肩背上肢内外侧酸痛、掌心发热、大指无力、尿量少而频、尿色清白或黄赤、卒遗矢无度（大便次数突然增多）	肺胀、胸满、咳上气、短气、心烦、口渴、口中有金属气味
手阳明大肠经	齿痛、颈肿、鼻干、衄、口干、肩臑痛、食指酸软无力	泄泻、肠鸣、肠绞痛、鼓肠、腹胀、转矢气
足阳明胃经	衄、口㖞、唇疹、颈肿、喉痹、恶寒、发热、善呻数欠、尿黄、沿经脉所过有肿痛处或身以前有寒热感、中（应作次）趾酸软无力、面痛	食不下或消谷善饥、善恶、心下急痛、呕吐、贲响、腹胀
足太阴脾经	舌本强、身体沉重无力、下肢内侧或有肿痛、大趾酸软无力	左胁下胀痛、口甜、溏泄、身黄
手少阴心经	嗌干、舌强、渴而欲饮、臑臂内后廉痛、掌中热	心痛、心动悸、脉结代、盗汗、自汗、口苦、下肢浮肿

手太阳 小肠经	耳聋、颊肿、口舌糜烂、颈肿、肩臑肘臂外廉或有肿痛	脐腹绞痛、泄痢、尿赤
足太阳 膀胱经	头囟、项背腰髃胭等处或有酸痛拘急、目胀痛、痔、衄、多泪	少腹胀痛、尿频尿急或癃闭
足少阴 肾经	口热、咽干、舌舞、目昏、视物不明、咳唾有血、喘促惊惕不安、心悬若饥、饥不欲食、口咸	腰痛、腰部叩击痛、小便短少、颜面及全身水肿
手厥阴 心包经	面赤、腋肿、肘臂挛急、掌中热	心烦、心痛、心中憺憺大动、胸胁支满
手少阳 三焦经	耳聋、腋肿、喉痹、目内眦痛，颊肿痛、耳后肩臑肘臂外侧痛、四指酸软无力	全身水肿、小便不利
足少阳 胆经	头痛、颔痛、目内眦痛、颈腋下胸胁肋髀膝胫外踝或有肿痛、四趾酸软无力、多汗、畏寒	口苦、胁痛难转侧
足厥阴 肝经	狐疝、遗尿、癃闭	胸满、呕逆、胸胁痛、右胁下肿胀、痞块、黄疸

2. 经脏辨证取穴法　经脏辨证可以按照外经内脏的关系选穴施治。下述三法可供选用：

（1）经脏同治　在经脏同时有症状出现时，可以经脏同治、以内治其脏，外治其经。治脏以俞募为主，治经以五输穴为先。

（2）经脏分治　经病未必连脏，脏病也尚未及经者，治脏以俞募及背部反应穴应用化脓灸为宜。取经以四肢相应穴用温和灸与针刺为宜。

（3）经脏互治　即经病治脏，脏病治经。如盗汗属心脏的病理现象，可以迳取其经穴阴郄而收伟效。面㾦属阳明经病（《灵枢·邪气脏腑病形》："中于面则下阳明。"），则胃俞、大肠俞与中脘、天枢均可分别取用。又如腨腘抽掣属足太阳经病，可取膀胱俞，口甜属足太阴脏病可取阴陵泉。诸如此类，不可胜述。

（二）气血辨证

病分气血，是临床辨证的重要环节，概言之病在气分者多属表，常变动不居，或阳热亢盛；病在血分者每固定不移，或伤阴动血。如用于针灸临床，则《针灸问对》较为明白易懂。即："病有气血之分，针家亦所当知。病在气分游走不定，病在血分沉着不移。以积块言之腹中或上或下，或有或无是气分也；或者两胁心下脐周，一定不移，以渐而长者，是血分也。以风气言之，左右上下，移动无常者气分也；着而不移者血分也。病在气分者，可以上病下取，下病上取，与左右互取。病在血分者随病之所在而取之。"如郁热在表者，当取手太阴阳明，以及大椎与风池等穴，最宜入选。如伤阴动血者，则足太阴厥阴，以及血海期门等穴，亦属相宜。

（三）压痛辨证

对于压痛穴的产生及其临床意义，上文已有详述。一般来说，五脏俞募及其附近的压痛反应，大体上是与所属脏腑的病变相当。特以胆囊炎多在右肋下缘出现压痛，这是为人所尽知的事实。而阑尾炎的压痛出现在右下腹背面之阑俞，以个人经验而论，几乎有着绝对的准确性。症者佐证也，故压痛反应自然也是病理的佐证与针灸辨症的特有体系之一。

（四）先兆辨证

许多定时发作的疾病，常在发作之先，或是某种疾病将要发作之时，能先有某种不适或某种先兆，以疟疾来说，或先头痛，或先呕吐，或先背部恶寒，或先四肢发冷，然后方全身发热、汗出而解。又如《普济方》曰："凡热病未发，但见赤色来皆热症也。在颜为心热，在颐为肾热，在鼻为脾热，在左颊为肝热，在右颊为肺热。见赤色当急刺之，审其井荥经腧之分，在阴则补阳泻阴，在阳则补阴泻阳。刺热之大法也。"其他的许多陈年痼疾反复发作者，多在发作之先，能有先兆出现。如能针对先兆，进行灸刺以图控制。则原有之病症也将不复发作。此即迎而夺之之治则也。这种辨证方法也可能为灸刺所特有，在汤液方面的应用可能不多。

（五）随机辨证

人身是一整体，某一脏器症状的出现，往往不在其自身，而是受到另一脏器的影响，或是影响另一脏器。以咳嗽而论，《素问·咳论》早已指出五脏六腑皆能致咳，非独肺也。如咳而尿出，膀胱之气不固，乃膀胱咳也；咳而水泻，大肠之气滑泄，大肠咳也；咳而腹满不嗜食，是脾胃之气不充也；凌晨咳嗽风木之气旺盛也。病因是致病的根本，病机是发病的环节。随其机而究其原，辨证之要义毕矣，岂止于针灸辨证而已哉！

（六）辨证的有关事宜

1.局部辨证必须与整体机能相结合

中医辨证的特点，就是主要着眼于整体，根据整体情况进行综合分析，不是仅仅注意于局部的某种变化。以麦粒肿为例，仅仅是一个芝麻大小的毛囊炎，而在远离眼睑周围的背部，却能出现压痛及小红点等反应，加作用于背部的反应点，而局部的症状就会迅速消除，如果只着重辨明局部的征候，与进行局部治疗，不仅事倍功半，而且会招来许多不良反应与不必要的麻烦。

2.抽象推理必须与生动直观相结合

中医的辨证方法，不论针灸或汤液，都是从中医理论体系中派生出来的。而中医理论的特点，都是从比类归附推理衍绎而来，因此就必然停留在抽象概念这一范围之内。特别值得注意的是，中医辨证多是以辨别人体在患病时的机能状况为主，而不是辨认病患之本身，这在上面已经有过着重的说明。而近代的诊察手段，均是以病变定位，以及确定体内的各种生理病理的具体变化为主，这自然就重在生动直观。因此在临床上既应以患病的机体反应为依据，又应以病患本身的情况为证明。古今结合，相得益彰，才能真正发挥临床辨证的作用与意义。

3.不同的症候必须与不同的治疗方法相结合

辨证的目的就是为了选择手段。虽然同是为针为灸，但病种不同，具体手段自然也就不同，同属针刺而有出气出血之分，同属艾灸而有直接与间接之别，故必须分别对待。

第七章 灸感病理感传
规律及其意义

要提倡灸法，推崇灸法，就必须切实掌握灸法的基本情况与规律，才能应用灸法，信任灸法，再从而提倡和推崇灸法。在这一章节中所介绍的各种情况，是多年的经验总结，目前针灸文献上绝少报道，特别是感传过程三个基本时相，能随时经得起重复。这对于中医基本理论的研究、灸疗效果的提高、经络实质的说明均具有重大意义。也可以说这是本书的中心环节，其余各个章节，都是围绕着这一环节进行的。随着灸法的复兴将会不断有更新的发现，使千年铁树怒放新花。

第一节 灸感感传的一般规律

一、影响灸感感传的因素

感传路径的存在和出现，必然受着生理、病理、时间、个体等诸种条件和因素所影响，而反过来加作用于这种路径，又可对这些条件和因素产生影响与作用。以下的发现与目前的报道也有相同与不同之处。

（一）刺激量的蓄积

着灸时必须使火力均衡持续，并达到一定的作用量，方能出现灸感与感传过程的各项基本规律。如使火力中断，则已经出现的感应也就由减弱、退缩而至消失。一般的则是刺激愈强，时间愈长，刺激次数愈多，则感传愈易出现。但有时也见有刺激的强度并不大，时间也不太长，也能出现循经感传。在感传迟缓难以出现者，虽加强刺激，感传也是十分迟缓或难以发生。

（二）年龄与性别的差异

对于儿童因合作不良，灸感情况无从得知，而在青壮年中，灸感的发生时间与感传速度，较之老年者是有所增强增快，感传出现率也有所增高，但差别并不太显著。在性别方面，女性的感传常较易发生，因而其感传率可比男性为高。

（三）个体素质的不同

这对感传有着十分明显的关系。在正常人之中，由针刺所获得的材料早已表明，感传是因人而异，因而才有"经络敏感人"之说。而病人在采用灸治过程中，因个体因素的不同也有明显的区别。如同一性别、相等的年龄与相同的病症，在同一时间内用同一方式进行灸治，甲患者的各种感传则是十分良好，而乙患者则是极其迟钝或是难以发生。在灸感迟钝者，则效果也就很不明显。

（四）时间和环境的影响

常见同一病人同一病患，由于发作时间的先后不同，灸感的感传途径及有效穴的位置即能出现差异和移动。例如在支气管喘息反复发作的病人，先取合谷感应良好，再次发作仍用原法则各种感应均极迟钝。而改用尺泽或曲池时，则各种感应又复明显。在温暖安静的环境里，同时皮肤湿润，思想集中，则感传较易发生，而感传速度也较快。反之，在寒冷、喧闹、皮肤干燥，同时和别人交谈思想分散时，则感传每多迟钝和不能被感知，而速度也较慢。

（五）病理变化的性质

感传与患处的大小、病位的深浅、病原的种类均无明显关系。例如麦粒肿与角膜溃疡，病变范围极小，而感传却常能到达患处；在一个大片的神经性皮炎或顽癣，感传每不易发生与难以到达。在身体表面特别是化脓性炎症，都能出现感传；而在内脏深处的各种组织，感传更能直达深入。感传也不因致病微生物的不同，而有何明显差异。

感传与病程的长短及病势的轻重有一定的关系。凡属新病，代偿机能良好及症状鲜明者，则与之相应的经穴也就增多，感应性也就增强，而灸感与感传作用也就易于出现；久病机能低落者，则各种感应自然就会迟钝与减弱。但也不能一概而论，久病感应良好，新病感应迟钝者，也属常见。值得注意的是，灸感与感传都是随着病情的好转与痊愈而逐步减弱与消失；也能因病情的深化和恶化，各种感应均趋低落而逐步迟钝与不复发生。

感传与灸效的关系，应根据不同的病理变化而分别对待，不是每一种病都能出现感传，也并不是每一种病必须有感传出现才能生效。例如疟疾、荨麻疹、外感、原因不明之发热等等，都是灸针的适应证，这就不能以感传的气至病所作衡量。另如痣瘊、鸡眼、肿块及早期的癌肿等，对于感传作用，也未曾有人作过系统观察与报道。

感传作用的决定因素，主要是以病患部位为转移，即不论是不同的病原，不同的病种，凡属感传所止之处，乃是局部组织受损最重之处。这也就是感传第一相的基本规律。

（六）操作的态度与信心

操作熟练、认真耐心与急躁生疏、草率怀疑，也是影响感传与灸效的一个重要因素。

二、灸感感传的各种征候

（一）感传先兆

灸感的主要作用是循经行走，一般是当灸处的温度升高至一定程度时，感应即开始循经前进。但在不少情况下，当感传尚未出现或将要出现之际，灸处先发生酸麻胀等与针刺相同的得气感应。此种感应的范围有时比较局限，有时也很广泛，甚至使同侧肢体均受波及，而后在酸麻胀的区域当中，再出现感传线。凡是这种现象易于出现者，则感传必定易于发生，效果也必定良好。也有在灸处的先兆尚未出现，患处却首先发生某种感应，而后灸处的感应方开始向患处移行。

（二）感传自觉征候

灸感和针感一样，当开始沿经行进时，能出现多种多样的感应而为病人自身所感知。如发热、发麻、蚁行、风吹、水流，或是像向内打气及压重感等。灸感当然是以热感占多数，但也有先热后凉，或是先凉后热，也能在发热过程中出现一过性的清凉感。自始至终均为清凉感者也有发生。也能有红线、白线、湿疹样线。在感传线与感传区域内皮温上升与痛阈提高，则是常见的。痛感则极少发生，只有当感传进入患处后，偶尔能出现疼痛反应，痛感停止症状也就好转。如有感传出现则灸处的灼痛即很轻，如不出现感传则灼痛即较强烈。

（三）感传速度

《灵枢·五十营》及《难经》第一难中所说的"人一呼脉行三寸，一吸脉行三寸，呼吸定息脉行六寸"，是可以认为这就是经气运行的正常速度。但在病理作用及人工激发的情况下，就不能相提并论。它是因人、因病、因刺激方式、因气候条件、因接受治疗次数的多少以及与单位时间内刺激量的大小等各种因素有关，并且是互为条件与互相影响的。一般均是在刚开始发生时最慢，在行进与接近患处时则较快，而在行进时也能慢如虫行或快如电掣，这就很难把感传速度用一定范围给以界说。有人认为能因经脉的阴阳不同而感传速度也不相同，甚至列表对比，这绝不是事实。主要因素有以下几个方面：

1.感传速度与个体素质及病患性质有关

感传能出现与不能出现，以及速度的快慢，均与个体素质有着极大的关系，素质敏感与迟钝是决定感传速度的一个主要方面。同时如再有病患性质与病理过程等因素存于其间，则速度就会有更大悬殊。在一定条件下，感传发生得快，其前进速度也较快，反之则较慢。但也能感传久久未见发生，而在一经发生之后，就好像开了闸门的水头一样，猛然向前冲去而流得很远，迅速到达患处。

2. 感传的速度与经络被疏通的次数有关

穴与病之间通过经络途经所存在的彼此感通的感应线，并不是一开始就是畅行无阻的，特别是在关节及曲折等部位，每易受到阻滞。但如经过首次疏通和以后的反复疏通，就可逐次增快而流通贯彻。每常刚一着火感传不仅可以迅速发生，而且可以迅速传布，感应过程与感应区域，也逐次增强与增大。以后又随着病情的好转与痊愈，各种感应也逐步减轻与下降，以至不复发生。

3. 感传速度一般与刺激强度及压力大小有关

在刺激强、压力大时，则感传速度快；反之则减慢。吹灸法其所以较之其他灸针方法较易出现感传，而速度也较快，也有热流对孔穴喷射所给予的压力作用在内。但有时温和的刺激也能有十分迅速和近于闪电般的传导，强烈的刺激也能只是慢如虫行和易被阻断。

（四）感传宽度

这在《灵枢·本输》上称为"阔数之度"。与感传速度一样，变化很大，无固定范围可言。多数是以线状和带状出现，但也可以呈片状扩布。能由线成片，也能由片成线。多是中心明显，边缘模糊。与取穴的远近、作用方式的不同、被作用面积的大小、刺激的强度与刺激量的积累等，有着互相联系和影响。凡是距患处不远和就近取穴时，则以片状的扩布占多数；而在远距离循经取穴时，则是以线状和带状占多数。针刺以线状占多数；艾灸是以带状和片状占多数，这和被作用的面积愈大则感传线愈宽，愈小则愈细的情况是一致的。

刺激强大则感传线可以增粗增宽；弱小可以变细变窄。因灸治次数的增多，感传线既可增强增快，也可增宽增粗。当到达数十次或百次以上时，大多可以从开始的线状循行成为后来的片状弥散。

根据感传宽度的变化情况，在讨论经络实时，就可提出一项严峻而突出的问题，即不能从大量的解剖材料中为"感传线"的存在找出证明，更难用同样方法来寻求对"感传带"的解说。这也就是说明经络感传的存在和出现，并不是由某种形态和结构所决定的。

（五）感传深度

这在《灵枢·本输》上称为"深浅之状"。感传的各种感觉，是会因深浅不同而有所差别。处于身体表面的病变，感传线的全程都是沿皮行进，因而多数能为患者自己用手比划出来。有时所出现的蚁行感好像是在皮肤的表面，以至患者不断用手抚摸，认为是虫爬到身上来了。在四肢的感传线当行经关节处多是屈曲弯转；在躯体的表面则是直行向前。感传进入胸腹腔以后，必然是横穿斜达不受内腔的遮隔，畅行无阻。体表的浅感传，每与胸腹腔的深感传，互相衔接，构成一体，才能寻取捷径而奔赴患处。

（六）感传走向

所取孔穴的位置与病患的部位，是决定感传走向的一个主要因素。

1. 自内而外 四肢病在躯干特别是在背部取穴时，则感传的方向都是一种离中性的，即自内而外走向患处。如果习惯于在四肢取穴，或是内脏病在四肢取穴，则此种情况当然就不能见到。认为经络能将穴位下面的针感向上传至身体的近心端，这完全是片面的看法。

2. 自外而内　内脏及躯干病在肘膝以下取穴时，则感传的方向都是一种向中性的，即自外而内，走向患处。

3. 上下分行　如身体上部与下部，上肢与下肢，或是某一经络的上端与下端，各有性质相同或不同的疾病同时存在，而在身体之中部或某一经络之中段取穴着灸时，感传可以分向上下方行进，也可先走向一方，而后再走向另一方。

4. 左右分支　在身体中线的任督脉诸穴，特以百会、大椎、命门及阴交等穴着灸，或是感传到达这些孔穴时，可以分向头面左右侧或是分向左右上肢与左右下肢齐头并进。这种正常的生理分支，与异常的病理分叉，又有所区别。

三、灸感过程的阶段牲

（一）感传的三个基本时相

人体在接受灸疗时有一个感应过程，而这种过程又有其阶段特点，凡是感传能够出现者，这种过程均无大差异。其所以称之为"时相"，而不称之为"时期"，拙见认为所谓"相"有相关、相连、相承、相接与相感等义在内，这可以意味着在感传之全过程当中，既有各不相同的阶段特征，又有一脉相承的彼此联系。所以把感传的三个主要过程称为三个时相，而把各个时相中的主要作用称之为期。

由于人体对于不同的刺激因子，和同一因子不同的作用方式，而有不同的应答性反应，因此这种时相和规律，主要是不使火力中断连续施灸时所产生的，而与常针和他种作用方式下所产生的感应，就能有相同与不同之处。

1. 第一相（定向传导期）

灸针的作用古人早就特别重视要能使"气至病所"便可"快然无所苦"。这就是今人所说的灸针的感传作用。在以针刺为主时，为了要能使气至病所，古人创立了多种手法，使针感加强，以催气和推气前进。但并不是每一病例都能达到这一目的与要求。当采用改良灸具和连续施灸时，其作用就可大大提高，使灸感易于发生，和感传线离开灸处向患处移行。患处在头就走向头，在足就走向足。在不用手法协助的情况下，可以自然出现，而且极其鲜明。常在第一次施灸时即可到达患处，有时也要在二次以上方能到达。这种几乎是无例外的方向性的传导，可以转弯抹角地沿着特有的途径（经络）朝着患病的区域前进，而远离患处的另一侧仅能前进少许或是连一寸也不能前进。如左右或上下同时施灸，则感传可以先后或同时到达患处而彼此集合。

2. 第二相（作用发挥期）

当上述定向传导到达患处后，感应并不由此停止，而是对患处能发生极其明显的治疗作用，确是可以立竿见影。由此所产生的各种现象，同第一相一样，完全能为患者自身所感知。既是多样性，也有规律性。大致均是感应首先从患处边缘到达患处中心，再逐渐向四周扩散，最后及于整个患处。但仍以中心为强烈。患处能出现发热、发凉、盘旋、蚁行、芒刺及压重等感觉。如系脓肿有时似感知有气体或脓汁往外流。患处的热感可较之灸处的热感为大。感应的轻重强弱及时间的长短，与病情的轻重缓急大致可成正比。病愈重愈急，则感应亦愈快愈强，时间亦愈长。在严重病例灸处的热感似乎是被患处所抽吸。病较轻较慢，感应亦较轻较慢，时间亦较短。感应最后消失之处，也常是患处的中心部位。但有时也可见有症状并不十分鲜明，而感应时间却能久不消失持续至两个小时以上，最后因病人的体位发生疲劳而中止。当作用发挥期开始不久和到达顶峰时，病人的自觉和他觉症状即开始逐步有所减轻，如产生舒适感，疼痛大减或停止，体温下降，咳喘平静等。如为化脓性炎症每见肿胀当时即有所消退，皮肤出现皱纹。所有以上这些效果，可以维持 3~4 小时，此后各种症状又见复燃，故必须连续施治。但均是无例外的因病情之减轻与痊愈，而感应亦逐步减弱与消失。

3. 第三相（下降中止与循经再传期）

不论是在身体表面或是内脏与深部组织的病变，感传过程的第一、二两相基本是相同的，但至第三相则有两种差别：

（1）下降中止期

当作用发挥期到达顶峰时，感应即逐渐开始下降，并不能因火力之持续不断而感应亦持续不已。患处的感应多是由减弱而消失，贯穿线（经络）的感应也消失，最后仅剩下灸处局部皮肤的灼热而别无任何作用。当上述情况出现后，即使再加大火力也不能使感应再见，而一次治疗到此也应中止。因此，灸治时间的长短，不是固定的，是依照感应时间的长短来决定的。下一次治疗间隔的时间，一般多有 3~4 小时以后为好，感应方可再见。如另取对侧或相距较远之经穴，则不在此限。

（2）循经再传期

如仅取一个孔穴施灸，当感传到达病处，第二相的作用已经完成后，但有时并不以此为终点，而能有以下几种表现：

先后再传　当身体有两处或多处性质相同与性质不同的病变同时存在（如头痛、腹痛或是关节痛同时并存），或是同一病种而双侧同时受累时（如双侧急性结膜炎或双侧关节炎），则感传可以先达较近或病变较强的处所，使前一患处感应完毕后，再向后一患处移行，使两种或两处病变先后和连贯地各自发生一次感应过程。

往返再传　感传先至甲病处，不久又走向乙病处，复由乙病处而返回甲病处，如此互相往返。

轮流再传　一身有多处或多种病变同时存在，感传可以轮流与交替地出现。

全身再传　因灸治次数的增多而作用亦逐渐积累，当到达一定程度时，又可离开受病组织逐步前进，在全身上下可以反复周流，持续时间也可较长。

（二）感传时相的作用和意义

灸感过程三个基本时相的发现，其意义是多方面的：

1. 根据感传第一相的特征，能为中医基本理论特别是五行学说找出依据；根据感传现象与路径，可以对经络实质及其学说作出阐明（另作专论介绍）。

2.根据感传第一相的气至病所，可为临床诊断指明方向。由于感传第一相的基本特点，是以病患所在为其投射目标和行进的终点，因此就可为临床诊断提供方向。例如肾脏疾患的病人，是一侧受病还是两侧同病，两侧同病是否轻重一致或是轻重不同，利用现代科学手段当然可以测知，但必须条件具备，而且病人也将蒙受一定的损害。而根据感传所见，则是右病至右，左病至左，左右同病左右皆至，左右轻重不同左右的反应也是强弱不一。另如在阑尾炎之早期，常会出现上腹症状，而感传则是到达右下腹。在上腹剧痛时，是心绞痛、胃脘痛、胆囊炎，抑或是胰腺炎，有时也不能及时分清，而根据感传的终点，可以作出有益的提示。在肺部疾患时，根据感传最后消失之处也可说明病患的所在与范围。如此等等，虽然仅是可为临床诊断指明方向，并不足以说明病患的性质，但这既是对病的治疗，也是对病的检查，无论从经济价值、节约时间与维护患者来说，都有一定意义。

3.根据感传的受阻与被遮断，可以发现隐藏和潜伏的病变。例如上腹痛而灸治三里，当感传进入下腹后，竟迟滞不前久不上达，或终不上达，而下腹的反应却很明显，就必然是感传中途受到另一病理改变所阻断的缘故。由于这种病理改变尚未产生自觉症状，或是症状轻微尚未引起注意，这就必须跟踪检查，发现隐患。如已经发现到某一病患所在与所取孔穴之间另有一陈旧或轻微的病患存在时，也应另觅他穴，避开这种阻断。

4.根据感传所至可以打破"经络所过，主治可及"的陈旧观点。定向传导不为经络体系与其所属范围为决定，无论所取为何经何穴或非经非穴，只要感传作用能够发生，则定向传导的过程即可完成。在针灸学上的传统见解，均认为是"经络所过，主治可及"。而根据定向传导的感传所见，可从客观凭证中打破这一见解，感传可以按照自己的投射方向，不受内脏器官与组织的阻隔，斜行直贯而畅行无阻。足以证明是"经络互通，主治可及"。这也是经络体系整体作用的说明。

5. 根据灸感的消长情况，可以指示病情的好转和恶化。凡是病程愈短，症状愈鲜明，则与之相应的经穴也就愈多，而感传也愈易出现。故在感传良好、反应明显的病例，结合其他体征，其预后也是良好的。随着病情的好转和恢复，而各种感应也就逐步减弱与不复发生。另一方面原先反应也属良好，感传作用也颇明显，但随着病势的深化和恶化，而感传与各种反应也就逐步迟钝以至不复出现。这常是预后不良的象征。

6. 根据感传第二相反应时间的长短，可使灸疗的作用量具有客观标准。目前对针感的感传观察得比较仔细，而感传到达患处后所产生的现象与作用，则注意不多。这可能是受到《灵枢·四时气》所说的"刺之而气至，乃去之勿复针"的影响。同时针刺均是用手法运针，能使气至病所已是十分不易，如运针时间太长，对医生与病人都是一种负担。而电针由于作用方式不一样，病人的感觉与现象也就与手法运针有所不同。至于艾条手持法，又为时间所限，达不到有效的作用量，更不能掌握作用量的客观标准。根据感传第二相感应时间的长短，则灸疗的作用量就可从客观上找出其依据，从而使灸效大为提高。

7. 根据感传第二相的临床疗效，可以扩大灸疗的适应范围。从第二相的各种现象与疗效当中，可以明显看出灸的效果不仅远胜于针，而且对于许多急性病特别是多种炎症其效果更为优越而驾乎药物之上，这是随时经得起验证的。所谓"急性病宜用药物，慢性病宜用针灸，实症体强者宜用针，虚症体弱者宜用灸"，乃是对灸针疗法未曾深入体验、人云亦云的陈词滥调，是灸针疗法的枷锁，必须打破，必须解除。

8. 根据感传第三相的循经再传，可以减少不必要的取穴。在一人而身患两病或多病，如果按病取穴，就必须是一病一穴或一病数穴，这就会增加医生与患者的双重负担。如果在某一穴对某一病的感应完毕后不必急于撤除灸具与立即停火而稍作等待，观察其是否能有再传现象发生。或是选取与同时存在的几个病种俱有联系的孔穴应用直接灸。古人对此早有所知，如《灵光赋》曰："针灸一穴数病除，学者尤宜加仔细。"不过未曾指明其有再传现象而已。

以上所述，仅是感传过程三个基本环节及对这些环节的初步应用。至于感传现象的丰富内容，另作专题讨论。

第二节　灸感感传的路径与形式

一、循经至病

这是感传第一相的基本规律，是气至病所的常见现象，但热、麻、酸、胀以至还能出现凉感等，诸种感觉则互不相同。

二、自病入经

对有效穴或反应穴进行灸针，感传可沿经走向患处，这乃是共知和常见的情况，而在患处着灸时，感传也可沿经走向有效穴或反应穴，在临床上也能见到。这对经络系统的存在是一种有力的说明，也可称此种现象为逆经感传。

三、表里交流

即手足阴阳表里经其感传路径常可互相转换与彼此交流。例如取用手太阴经之少商，感传前进不远即可进入手阳明经而上行；取用手阳明经之商阳，也可在行过合谷之后即折入手太阴经而前进。在取用中冲时，这种情况就更易发生，既可由中指腹进入手厥阴本经，也可由中指背进入手少阳经，也可在发生转换行过一段路径之后又返回本经。这种情况最为常见。

四、汇合重叠

手足阴阳十二经在肘膝以下如同时取用其两经两穴，是可以互不混淆而齐头并进。但当行过肘膝的合穴以后，多数即互相汇合，有时在肘膝以下即行汇合而难以分清。古人指出十二经的合穴均在肘膝关节附近，足以证明其取义之精确。少数也可循着上下肢之内外侧而各自行进。但当进入胸腔或腹腔之后，如系在同侧之上肢或下肢两经两穴同取，则彼此分离者绝少，而互相重叠者实多。如系分别取用，则另辟新路者绝少，而互相重叠者实多。如系分别取用，则另辟新路者绝少，而仍循故道者实多。由于十二正经与奇经八脉几乎无一不错综交会于胸腹，而胸腹腔诸病与各经之间的关系，就根本没有什么界阈与体系可言，从未见到有固定的途径与互相交会的穴位。

五、吸引靠拢

对肘膝以下相距不远的两经两穴如同时施灸，感传既可彼此汇合，有少数在肘膝以下也可互相吸引而彼此靠拢。与彼此汇合不同之处是当撤除其中之一时，靠拢和移位的感传即可返回自己的路径继续前进。如再行恢复两穴同灸，则又可彼此靠拢。

六、改道跨越

同一疾病，同一孔穴，用同法多次着灸，感传路径基本上是前后一致。但也有前后不一、出现改道和跨越者。如头面病在督脉取穴着灸，感传可以先在脊柱左侧上行，以后又改在脊柱正中或右侧上行。如取用中冲，第一次是由本经前臂正中上行，第二次则是跨入手太阴经上行。取用至阴，感传可以进入足少阳经。取用关冲，感传可以进入手太阳经。这种前后改道和互相跨越的情况，在平行与并列的各经之间实为常见。

七、中途横贯

感传在前进的中途，可以转向肢体的对侧继续前进。如取鱼际时感传行至尺泽即横贯肘部转向上肢外侧前进，取劳宫感传可以贯穿前臂内侧转至外侧进行。这种中途横贯与一开始即前后直达，以及到达患处附近时自后向前，有着不同之处。

八、前后直达

这在前后互取诸病例中最为常见，所取无论为孔穴与非孔穴部位，只要与患病区域高下相当，感传多可垂直下注，不受任何内脏器官的阻隔与遮断而直达患区。这在腰痛取阴交，及前胸病取后背相对处，后背病而取前胸相对处的诸病例中尤为明显。

九、左右互通

在一侧的上肢病或下肢病，而于对侧（健侧）应称的部位取穴着灸时，感传可以横过前胸或后背，下腹或腰骶，横行越过中线而行至对侧，发挥感传第二相的治疗作用。

十、上行下达

在上肢病或下肢病而上下互取时，与左右互通的关系一样，当感传进入躯体以后，即行过躯体的侧旁，上行或下达而至于患处。这在肘膝诸病例中，均有典型的例证。

十一、两侧环抱

在腰脊病于腹部中行特别是下腹中行取穴时，反复证明感传既可垂直下注而前后直达，更可双侧环抱（双抱）与单侧环抱（单抱）经过腹壁环行向后而达于患处。这种感传走向与带脉相似而又不同。

十二、偏向斜折

当偏居身体一侧的某一脏器或某一部位出现有病理改变，如在其对侧相应的经穴施灸时，则对侧的感传进入躯体之后，均是斜行越过中线而进抵患处，如双侧同取则病侧的感传均是直接到达患处，健侧的感传则是折向患处。这在肝病、一侧肺病、一侧肾病、心脏病及阑尾炎等诸病例中，均有规律性的证明。

十三、分叉多歧

（一）起步分叉

除在灸处上下方各有一患病处所，感传一开始即可上下分叉的情况外，也有在感传开始后出现分叉，齐头向一个患病区域前进，曾有 1 例出现过 6 叉之多。

（二）中途分叉

感传在一线前进的过程中，中途忽然出现分叉，变成两股相距极近或较远的感传线齐头并进，分为两路抵于患处。或是在分叉后行过一段路径又复汇为一股再抵患处。如有两处患病区域或左右相称的疾病（如双目同病），也可在分叉后各自走向两个患处。在第一次分叉出现后，仍用原法原穴，也可仍有分叉或不再分叉。

十四、弥漫扩散

（一）起步扩散

在患处就近取穴时，感传开始发生后即可呈片状向病区扩布。如系远道取穴，多数是呈线状或带状，少数也可扩散成片状。

（二）中途扩散

感传开始以线状形式出现，当行进不远即迅速向全身扩散，使全身温暖弥漫，汗出津津，感传线可被其掩盖而隐约不见。这种情况较为常见。

十五、左右同感

在一侧的某一部位接受一定的刺激，而在对侧肢体也能出现同样感应，有三种情况：

（一）同向同感

即在一侧的上肢或下肢着灸或进针，感传现象可以在双侧同时出现。

（二）反向同感

曾见有 1 例消化不良患者，在左合谷着灸，感传自外而内沿手阳明经由肩进入上腹，当上腹正感温暖舒适时，忽感右肩也发热，也沿手阳明经自内向外以相反的方向至大次指之间，随同左合谷的感应完毕而同时消失。

（三）同位同感

一侧的肘膝关节肿痛以及蛇虫咬伤，而在对侧的相同部位进行灸针时，则健侧的感应可以在患侧同时出现。这种交经缪刺的作用较为常见。

十六、左右不称

在同时和先后取用上肢或下肢相称经穴时，其感传路径基本上是左右一致。少数情况也可左右不一，如头面病取用双侧合谷，一走上臂内侧而经过前胸，一走上臂外侧而经后背。但以患处为终点则是不变的。

十七、起源异位

感传不是在灸处发生，而是在另一区域或另一经穴却能出现明显的感传作用。与灸处的联系虽不为患者自身所感知，但与火力的大小却是密切相关，其过程也完全一样。能有两种情况：

（一）同经异位

比如在足三里与上巨虚着灸，感传出自厉兑与次趾尖，再上行至灸处前进而止于患处。

（二）异经异位

在灸治中府及肺俞时，气流能出现于下腹，并向上传布周流全身。灸治尺泽及阴交亦曾有感传出自涌泉。取用食指尖能见感传出自养老并沿手太阳经上传。这些情况不但以往未见记载，在今天也未见报道。

十八、阴阳转向

（一）起步转向

即在阳部和阳经着灸，灸感及其感传作用可在其对面的阴部或阴经发生；而在阴部和阴经着灸，灸感及其感传作用也可在其对面的阳部或阳经出现。例如在外关着灸，感传可出现在其对面的内关并沿手厥阴经上传，在内关处着灸于外关处也曾有同样情况。灸太冲感传可出现于涌泉，灸昆仑感传也可出自太溪。这类情况并非罕见。

（二）中途转向

这在阴部病于阳部取穴为常见。例如病在腹壁或脐周时，于至阳取穴着灸，当感传行至中途或距病不远时，即转向穿过腹腔而达于病处，与中途横贯相同。

十九、绷急如弦

当感传发生后，患处与灸处之间曾出现有如弓弦样紧张之绷急线，所过之处皆沉重酸麻，最后方逐渐减弱而消失。

二十、浮越外溢

在感传尚未到达患病区域，能在远离感传线之外出现某种一过性浮越反应，如轻微的头晕耳鸣，某处肌肉发跳，面部耳部或是全身发热。对感传线并不干扰，可自数秒钟以至数分钟迅即消失。

二十一、催惹激发

感传线绝大多数能为患者自身所感知，但也有必须在他种作用协助和影响下方可被感知。如有时在着灸的肢体仅有酸重感，而在循经按摩之后，方可感知有麻木线出现。

二十二、弹丸连射

曾遇一例，感传不是以线状形式出现，而是如弹丸一样，一次又一次地以闪电般的速度从灸处出发，射向患区。连续数分钟，最后方减弱而消失。

二十三、潮式起伏

感传在行进时能如波浪状一起一伏地向前推行，好像流水的潮头一样。当这种潮头被激起以后，潮头后方的感觉反不明显，而感传线也就若隐若现，若有若无。

二十四、原经回传

感传的作用并不完全是一往直前有进无退，而在一定情况下也能有进有退和能进能退。在病与穴之间能发生来回传

导。这又有两种表现：第一是感传自灸处到达患处后，并不
随着作用的发挥而下降中止，而是自病处又逐步回传至灸处，
再由灸处回至病处，如此反复多次而最后消失；第二是直对
病处着灸时，病处的灸感循经向着相应的孔穴传布而"自病
入经"，也可由相应的孔穴回传至病处，往来回传与反复。
这是真正的回传，有人把撤除刺激后感传的退缩与消失认为
是回传，是很不恰当的。

二十五、全身周流

对某一孔穴经多次或次数虽然不多，但已可激起经气向
远处流行时，当到达指（趾）尖及顶心以后，即照例地仍由
原路回传至灸处，再从灸处出发向全身反复周流，也可不回
至灸处而向全身周流。在取用大椎或阴交等身体中行诸穴时
较为常见。对同一孔穴如多次着灸经气已经能够在全身周流，
而随即或间隔不久别灸他穴时，则此种现象在初次发生虽较
首穴为迟缓，但仍可较快和较易地出现，而不必等待多次施灸。
这类情况较为常见。

二十六、沸腾上泛

在后病前取诸病例中，当感传到达患处后，能出现沸腾感，
自后向前泛起，历时较长。如有此种感应出现者，则效果必
定良好。

二十七、重复再现

感传作用均是随着感应过程的消失而同时消失，至少在2小时以后方能再次发生。曾见有1例在感传过程完毕已将撤除灸火时，又出现第二次的感传作用与第二次的感应过程。如此连续3次，方最后消失。

二十八、首尾分离

一般的是作用点（灸处或针处）、感传线与患处三者之间互相联系。但在很多情况下，感传线并未能为患者所感知，而患处却能出现明显的第二相的治疗作用。这种首尾分离的情况，既能在灸处与一个患处之间出现，也可在循经再传的几个患处轮流出现。

二十九、潜藏隐匿

这也是所谓隐性感传，感传第一、二两相的现象均极隐约模糊，或根本未被感知，但也能收效，或效果较差。这与针灸无效之感应不良，有时也难以分清。

三十、徘徊停步

感传行过一段路径或是已经将至患区，也可停止不前而渐趋消失，故必须中途加灸以助之。有时虽在中途加灸也难使感传完成，必须另觅他穴，分别选择。

三十一、错向知返

感传照例是向患处行进，少数情况也可先向相反方向行走，

当行过一段路径之后再行返回而走向患处。这种情况多在躯体
与某一经络之中段取穴，或是在灸处的下方另有一敏感性较高
的反应穴存在时发生。如在肢体末端取穴，当然就不能出现。

三十二、迷途失向

极少数感传也能不按照定向传导的规律而是朝着无关方
向行走，并能走得很远，最后是毫无作用而隐没消失。

三十三、紊乱无定

同一经穴感传的途径与方向每次不同，彼此差异很大而
变化无定。是说明体内有多种病变同时存在，或虽属同一疾
病而受病组织已不止一处（实例是癌肿转移），这对预后的
判断有很大意义。

三十四、超限迟钝

感传能因作用次数的增多而加强，但如因对同一孔穴长
期连续多次施灸（数十次或百次），每因表皮反复剥脱与局
部组织长期遭受温热刺激，使其反应迟钝，而感传的发生与
传布均可逐渐延迟。

第三节　经穴感传作用的若干特性

一、经穴感传的整体性

这也就是经络体系生理的连贯性。人身本来就是一个统一协调的整体，不仅是经络系统与其他各种系统和器官具有完整统一的互相依存与互为条件的整体性联系，而经络体系本身也具有完整与统一的整体性关系。例如手足三阴经除足厥阴经外，其他各经古说不上走头面，而在头面诸病中，不仅手太阴经的太渊与列缺为习用，即以足之太少二经而论，亦可使感传上头而发挥良好的治疗效果。其次在人身的左侧或右侧的上肢和下肢之间，按照传统的经络学说以及从现代解剖学的关系中，都没有直接联系的体系存在，而在上下左右互取诸病例中，均可使感传互相通达。有时取用一个孔穴，即能激起经气在周身上下反复回传。故任取某经某穴，只要能对患处发生影响与作用，既可由外经内脏的关系而趋赴于病所，也可由表里与衔接的关系而迂回及于病所，更可规律性地从身体的一侧越过中线而走向另一侧。这并不是说经络体系没有它自己的生理的正常途径，而事实说明在病理影响下，生理的正常途径更可彼此延续，互相连贯，另辟新路和寻找捷径的缘故。在全身上下反复周流与回传的实例中，更是表明它自身的这种完整与统一的体系。这些都是孔穴感传的整体作用，亦即经络体系整体性的说明。而各经各穴的整体作用也只是相对的，对于传统的循经取穴，也就不必过分拘泥。如果认为经穴体系与身体某种特殊的形态结构存在着特殊的关系，这不是事实。

二、经穴感传的征候性

经穴体系在正常生理情况下是自然存在的，在病理情况下就更加鲜明而活跃，因而经穴感传的存在和出现，既是一种病理反应的体征，也是一种病理反应的产物。它和其他病理生理反应一样，也是一种适应防御和代偿的机制。故凡是其他病理体征愈明显，经穴反应也就愈明显。随着病情的好转和消退，各种反应也就随之减弱与消失。这已是被证实了的事实。因此，不同的病理过程，就有不同的经穴现象。所以在健康人的身上，也就常是隐约而模糊。

三、经穴感传的方向性

这也是灸感第一相的定向传导，这一特性是和征候性紧密联系的，凡是征候所在之处，也是感传所止之处，没有这一特性，则循经感传就不能显示，针灸作用也不能发挥，这种特性是无可置疑的客观存在。

四、经穴位置的变化性

灸针的感传作用，在经穴与非经穴之间，似无十分显著的差异，特别是反应穴较之传统的有效穴，其作用可更为优越。前面已经说过，经穴体系在生理情况下既有其正常的规律性，而在病理情况下又有异常的变化性。既不能用病理变化的腧穴来否定正常腧穴的位置，也不能用正常腧穴的位置来作为治疗的唯一准则。这就是灸针选穴的第一个难题。其次经过长期临床实践所发现和被确定下来的各个孔穴，大多是一致和正确的，但也有不少是分歧和混乱的。加之人体的肥瘦长短与男女老幼各不相同，许多孔穴的位置又无特殊标志，这更是选穴的第二个难题。至于如何克服这类问题，只有根据正常经穴的所属范围，来寻取病理变化的反应腧穴，当病理腧穴未能发现时，再以通常所确定的腧穴为依据，以免无所适从。

五、经穴感传的穿透性

这是和感传的趋向性分不开的，感传的定向传导，根据病变部位可以向着内外前后上下左右等各个方向行进，同时更是为了要达到某一部位而不受内脏各个组织与器官的遮断和阻隔，迳行穿透而过。这种穿透作用，可以出现在前后互取感传横贯胸腹腔之诸病例中，或出现在感传之中途，忽然横贯肢体改道改经继续前进之诸实例中。这不仅与神经及其他经脉体系的分布状况毫无共同之处，而且更可证明它的本身是没有任何形态结构可言的。

六、经穴感传的选择性

感传经穴的治疗作用，既有整体关系普遍的共性，即各经各穴之间对许多疾病的作用可以功效仿佛而优劣不分，同时也具有选择作用的特殊个性，即某一孔穴对某一疾病的功效优异而为他穴所不及。有时某一疾病取用的理论上与之相应的孔穴，感传可能不见发生或效果较差以至无效；而取用在理论上不相应的孔穴时，反而感传鲜明，效果良好。这种选择的作用，也可表现在病与穴之间的距离上，按常理说，穴与病的距离有远近，而感传的到达也就有快慢与难易。但事实并不完全是如此，每可就近取穴而感应与感传都极其迟钝，而远道取穴却感应鲜明，同时远道取穴还有整体性的治疗作用在内。因之其效果也可较之近道或局部取穴为优越。孔穴作用与疾病之间的这种选择性，也就是在它普遍性当中所存在的特殊性。故因病选穴，或因病选经、因经选穴，虽不可过分拘泥，但也未可一律摒除。

七、经穴感传的应激性

通过孔穴所激起的感传作用，乃是在人工激发下所出现的生理病理与生物物理的自然反应，这种反应体系在未曾遭受影响与接受刺激之前，既不能为患者自身所感知，也很少能出现某种或某些他觉的特有象征。但当一经接受到特有作用后，就可使之从静止的状态下积极活跃起来，起到一种非特异性的特有的治疗作用。而且这种应激过程也和人体其他组织与器官的应激过程一样，同具兴奋、诱导、不应与抑制等各个阶段与时期。了解这些时期，对于灸疗过程的三个阶段和施术时间的长短以及治疗间隔时间的掌握，均是不可忽视的。

八、经穴感传的交感性

人身左右两半侧在形态和结构方面，除内脏外，都是处于互相一致的对立和对称的关系当中。而腧穴的作用和感传途径同样也不例外，也能出现左右对称与左右交感的关系。灸针的循经感传是以所取的孔穴为起点（少数例外），而起步的方向也就决定着前进的里程，其特点是在左右同名经上取用同名穴，不论是先后分取或同时并取，其起步与前进的途径，均是左右保持一致。例如左中冲是沿中指背及前臂外侧上行，则右侧也不例外；右合谷是折入手太阴前进，而左合谷也就不进入手阳明。在头面及躯体病而在四肢取穴时，均可保持这种均衡与对称的关系，但当行过四肢进入躯体及胸腹腔以后，都成为汇合重叠，这种关系就不能分清。

在交感性的对称反应来说，即在身体一侧的灸处或针处所出现有感应与感传作用，在对侧未接受灸针的相同部位，有时也会有感应与感传线出现。比如灸右合谷，而在左合谷及左手阳明经的路径上也能出现有同样现象，但对侧的交感反应，同时也能与同侧同样鲜明。这既是古法巨刺与缪刺的客观凭证，也是人身左右两半侧经气运行齐头并进的证明。这种齐头并进，不仅是在生理的自然情况下是如此，在病理和人为的情况下也是如此。

九、经穴感传的特异性

人身许多的孔穴，既具有左右对称的位置，也就有着左右相称的作用。但在左右对称的作用之中，却也存在着左右不同的某些差别。

（一）对称经穴的应激性互不干扰

所有的孔穴均是当第一次的刺激所发生的各项感应刚刚完毕后，如随即再接受第二次刺激，感应即不再发生而有一个不应期。但对侧的同名经穴却不在此限，可以随即接受刺激而产生同样的感应与过程。因此对一些紧急病例，可以左右轮流施灸，缩短间隔时间，以加强效果。

（二）病侧的穴效常高于健侧

在局部病及偏居身体一侧的疾患，所出现的反应穴均是病侧强于健侧，而其功效也是以病侧为好。

（三）右侧的穴效又常高于左侧

在人身左右两半侧相同与对称的孔穴上，对同一疾病如分别用相同的灸针方法，仔细观察比较，可以发现右侧孔穴的功效，常是明显地大于左侧。如腹痛取三里这乃是常规常法，但有时在左侧进针或着灸，效果可能较差或不满意，但当加作用于右侧时，则效果立显。同样也曾发现耳针也是右强于左。这是否因人体右半侧的机能，本来就是强于左侧的缘故，留待讨论。因此，凡是全身病及左右难分的病，右侧取穴是优于左侧。

十、经穴感传的协同性

这是选穴与配穴的精髓所在，也是肥沃而又荒芜有待开拓的园地，以下所述仅是个人的点滴经验而已。

（一）同经协同

又可分为在一条经络上两穴同取的协同作用和上下同名

经两条经络上两穴同取的协同作用。同一疾病在同一经络上如同时取用其相距较近之两个孔穴时，其感传有时也能比单取一穴都为强为速，但到达患处后第二相的作用，并不比单取一穴者有所增强。如鱼际与太渊、太渊与列缺等穴，古人每常推荐同时并用，但根据感传第二相的作用来看，单取与同取并无显著差异。而对同一经络如同时取用其相距较远之两个孔穴时，其感传每可增强增速。尤其当感传路径较远，感传逐步减弱与难以达到患处时，如在中途选穴相助，确可使各种感应明显提高。比如至阴与阳关同灸，可以大大加强下腹病与下肢病的效果。在上下同名经两条经络上同时取穴，如手足阳明或手足太阴，上下同取，均可较之单取一经者其作用有所提高。

（二）上下协同

对同一疾病如同时取用其一侧之上肢及下肢之不同经穴时，感传每可彼此吸引而衔接，而后方扩布于病区，而与同取左右上肢或同取左右下肢之不对称经穴不同。古法所谓"使上下之气相接，便快然无所苦"和八脉会会八穴，以及在《金针梅花诗钞》中所列举的"上下交征"法，就是这方面的具体运用。在肩井与商丘之间，也曾证明有互相加强的效果。这是属于异经协同，而与同名经上下同取的同经协同，也有相同与不同之处。

（三）对称协同

在一侧取穴时，既可使其对侧的孔穴出现同感反应，而在双侧对称取穴时，自然就可产生对称的协同作用。所以对同一疾病，如同时取用其双侧之上肢或下肢的对称经穴时，双侧感传可以同时或略有先后地到达患处，并不互相影响而减弱，其效果也可较之比单取一侧者有所提高。

十一、经穴感传的干扰性

在目前一病多针的潮流影响下，对于这种关系似乎未予注意。故特为拈出，以供参考。

（一）同经邻穴干扰

在第一次取用的孔穴反应刚刚完毕后，如再取用另一穴，则感应即不再发生。例如刚取过少商，再取鱼际与经渠等穴，即不能再次出现应激反应。

（二）两经邻穴干扰

同一疾病如紧接取用其相距较近之两经两穴时，只有第一穴的反应良好，而第二穴的反应可极其迟钝。如刚取用过商阳，而随即再取少商，各种反应与感应，均不能与第一穴相比，甚或不能发生。

（三）强弱反应穴干扰

对同一疾病如同时有两个相距较远的反应穴（如压痛反应）分别存在时，如分别取用则感传可以分别发生，不受影响。如同时取用则只有反应强的反应穴可以出现感传，反应弱的反应穴即可遭受干扰与抑制，各种反应均极迟钝。

（四）左右颉颃干扰

对同一疾病如同时取用其双侧上肢或下肢之不对称经穴时，感传很少是彼此协同而加强，多数是互相影响而减弱。

感传每不能彼此皆抵患处，而且各种感应比之单取一侧者显然降低。这也就是说明对称与均衡关系的孔穴可以彼此协同，而不对称高低上下的颉颃孔穴则可出现彼此干扰。

十二、经穴感传的时间性

孔穴的功效及其感传作用在多数情况下，是由灸治次数的增多作用逐渐积累。但有时也能因连续使用和时间的间隔而有所改变。如同一疾病，同一经穴，同一作用方式，原先的感应本是十分良好，而在数次甚至仅是一次，或是在间隔数日之后再用原法，感应却显然减弱或是不复发生，与病情的好转和恶化并无关系。如另觅新穴，一切感应仍然良好。

十三、十井与十宣的一致性

取用手足指（趾）尖与诸井穴相互比较，十宣与十井的感传路径基本上是彼此相同。如大指尖与少商，次指尖与商阳，四指尖与关冲，大趾尖与隐白，次趾尖与厉兑，四趾尖与窍阴，以至小指（趾）尖与少冲及少泽及至阴等，其感传路径基本无大差异。可见十尖（宣）与十井之间是紧密依存，而十尖的功效更是远胜于十井。

第四节　十四经病理感传现象与途径

　　将十四正经有许多病例中所出现过的正常的感传常道与异常的病理歧途，与其与不同部位不同的病种所发生的感传特征，约举于下。

　　在表 1~14 的材料都是在病理基础上，根据感传过程的三个基本时相，以及感传现象与感传途径的各个实例中所获得的。也就是当人体有病理过程与病理变化存在时，由特定的物理刺激所激起的一种病理生理反应，与在正常情况下由他种物理作用——主要是由针刺所激起的反应，存在着某种程度的差异，也有某些互相补充之处。这虽是偏向于灸感的作用特点，但也应重视灸感与针感的互相近似之处。

一、手太阴肺经感传实例

病症	孔穴	灸法 吹	灸法 熏	感传现象及途径	摘要
本经本脏病 急、慢性支气管炎	少商	〃		少商→鱼际→寸口→桡骨内侧→肘内稍上方→臂内侧→腋前方→锁下→胸（成片扩布）	外经内脏的正常感传途径
	拇指尖	〃		拇指尖→手太阴本经（同上）→胸	拇指尖与少商感传途径基本一致
肺结核病	左右 中府		〃	喉←左中府／右中府←鸠尾←脐（气流）	起源异位，气出脐下，上下周流
			〃	百会←左中府／右中府→脊柱→／后脑←喉←脐（气流）←尾骶	
他经他脏病 阑尾炎合并青光眼及偏头痛	右拇指尖	〃		右拇指尖→手太阴本经→肘→颈＜ →面→额角（痛区）／→乳头外方→右下腹	一穴三病，中途分叉，各抵患处
脾瘅（口甘）	左右 尺泽		〃	左右尺泽⟹左右手太阴本经⟹左右腋前方⟹左右乳头外方→左上腹（脾区）	口甘属脾的凭证
胆瘅（口苦）	左右 少商	〃		左右少商⟹左右手太阴本经⟹左右腋前方⟹左右乳头外方→右上腹（胆区）	口苦属胆的凭证
右肩胛酸痛	右中府		〃	右中府→直贯胸腔→肩胛	自前向后横贯直达

病症		孔穴	灸法		感传现象及途径	摘要
			吹	熏		
本经本腑病	痢疾	商阳	〃		商阳→合谷→上肢上方→腋前方→乳头外方→腹→脐周	外经内脏的正常感传途径
		食指尖	〃		食指尖→手阳明本经（同上）→脐周	食指尖与商阳的感传途径基本一致
	阑尾炎	左右食指尖	〃		左右食指尖══>左右手阳明本经══>左右腋前线══>右下腹	
	脱肛合并耳鸣及肩腰痛	食指尖	〃		食指尖→手阳明本经→肩→颈→内耳→后项→脊柱→腰→肛门	一穴四病，依次再传
他经他脏病	左颧痛	左右合谷		〃	左右合谷→左右手阳明本经→左右肩══>风府<══>左右耳后→左颧	两支合一重新分叉汇于患处
	胃痛	左合谷		〃	左合谷→手阳明本经→左肩→乳→上腹 右合谷←手阳明本经←右肩	反向同感
	双侧急性结合膜炎	右合谷		〃	右合谷→阳谿→流入手太阴经→腋前方 ══肩════> <════乳上方→胸骨正中 喉══→左目 →喉→面→右目	左右同病，中途分叉，分抵患处
		左合谷		〃	左合谷→手阳阴本经→颈→耳前→左目→右目	左左同病依次感传

三、足阳明胃经感传实例

病症		孔穴	灸法 吹	灸法 熏	感传现象及途径	摘要
本经本脏病	胃溃疡病	厉兑	〃		厉兑→足背→胫骨前外侧→膝→股前方→腹股沟→脐外四指→上腹（胃区）	外经内脏的正常感传途径
		次趾甲角内侧	〃		次趾甲角内侧→足阳明本经（同上）→上腹	次趾甲角内外侧与次趾尖三者感传路径基本一致
		次趾尖	〃		次趾尖→足阳明本经（同上）→上腹	
	阑尾炎	左右次趾尖	〃		左右次趾尖══⟶在右足阳明本经──⟶右下腹	
他经他脏病	右股外侧脓肿	左三里		〃	左三里→足阳明本经→左腹股沟→横过下腹→右腹股沟→右股外方（患处）	左右互通
	哮喘	厉兑		〃	厉兑→足阳明要经→脐外三指→乳→胸	足阳明经自下腹向上常是与足三阴经彼此汇合和偏移不定
		次趾尖		〃	次趾尖→足阳明本经→脐外一指→胸	
	肝肿大	左右次趾尖		〃	左右次趾尖══左右足阳明本经⟶脐外四指→肝区──⟶左下腹	
	鼠蹊肿痛	三里		〃	次趾尖══三里→腹外方→腹股沟	错向知返

四、足太阴脾经感传实例

病症		孔穴	灸法		感传现象及途径	摘要
			吹	熏		
本经本脏病	脾肿大	隐白	〃		隐白→内踝前方→胫骨内侧缘→股内侧→脐外四指→脾区	外经内脏的正常感传途径基本一致
		大趾尖	〃		大趾尖→足太阴本经（同上）→脐外四指→脾区	大趾与隐白的感传途径基本一致
	脾瘅（口甘）	公孙		〃	公孙→足太阴脾经（同上）→脐外三指→脾区	口甘属脾的凭证
他经他脏病	咽喉肿痛	隐白	〃		隐白→足太阴本经→脐外二指→乳外方→喉	足三阴经与足阳明经在腹部的路径常是混淆难分
		大趾尖		〃	大趾尖→同上→喉	
			〃		大趾尖→跨入足厥阴经→腹股沟→脐外三指→乳外方→喉	
	哮喘	隐白	〃		隐白→足太阴本经→脐外三指→胸	
	肝肿大	左右大趾尖	〃		左右大趾尖←左右足太阴本经←左右脐外四指→肝区	
	阑尾炎	商丘		〃	商丘→（波浪状）→右下腹	潮式起伏
		右大趾尖	〃		右大趾尖→足背→跨入足阳明经→梁丘→斜过股上方→腹股沟→右下腹	交流与跨越同时并见

五、手少阴心经感传实例

病症		孔穴	灸法		感传现象及途径	摘要
			吹	熏		
本经本脏病	心律不齐	少冲	″		少冲→小指腹→第四五掌骨间→腕后→前臂尺侧缘→肘窝稍下方→上臂内侧→腋前方→锁下→心前区	外经内脏的正常感传途径
		小指尖	″		小指尖→手少阴本经（同上）→心前区	小指尖与少冲的感传途径基本一致
	盗汗	阴郄		″	阴郄→手少阴本经（同上）→心前区	心主汗的凭证
		小指尖		″	小指尖→（同上）→心前区	
他经他脏病	鼻出血	通里		″	小指尖→通里→手少阴本经→腋→颈→面	同经异位
	哮喘	小中指尖		″	小指尖 中指尖 } →肘→胸	同时施灸，吸引靠拢
	痢疾	少府		″	少府→手少阴本经→腋→乳 └耳鸣、面部发热 外方→斜向脐周	浮越外溢
	肝肿大	少冲	″		少冲→小指背→流入手太阳经→腋→乳外方→肝区	跨越交流
	阑尾炎	小指尖	″		小指尖→小指背→跨入手太阳经→锁下→乳外方→右下腹	
		少府		″	少府→手少阴本经→肘→跨入手少阳经→肩→锁下→乳外方→右下腹	

六、手太阳小肠经感传实例

病症		孔穴	灸法		感传现象及途径	摘要
			吹	熏		
本经本脏病	痢疾	少泽	〃		少泽→小指外侧→掌外侧→前臂外侧→上臂外下侧→乳外方→脐周	外经内脏的正常感传途径
		小指尖	〃		小指尖→手太阳本经(同上)→脐周	小指尖出能与少泽的感传途径相同
	阑尾炎		〃		小指尖→小指背→肘→流入手少阴经→腋前方→右下腹	中途分叉,重新合一,流入表里经
他经他脏病	偏头痛	右小指尖	〃		右小指尖→手太阳本经→肩→头(病侧)左小指尖→手太阳穴本经→肩(同感)	左右同向同感
	肺结核病	左右少泽	〃		左少泽→手太阳本经→肩→后背→胸 右少泽→腕骨→流入手少阴经→腋→胸	感传左右不称
	右肘关节痛	右小海		〃	右小海(病年酸胀)左小海(对侧同感)	左右局部同感
	鼻出血	小指尖		〃	小指尖→小海→全身温暖微汗	弥漫扩散
	右乳腺炎	右曲垣	〃		右曲垣→斜贯胸腔→右乳	直贯斜传,自后向前
	肩胛区脓肿	腕骨	〃		腕骨————→肩胛患处/(上肢外下方弦状僵硬)	绷急如弦

七、足太阳膀胱经感传实例

病症		孔穴	灸法		感传现象及途径	摘要
			吹	熏		
本经本脏病	尿潴留	至阴	〃		至阴→足外侧→外踝后方→小腿外侧→股外侧→腹股沟→下腹	外经内脏的正常感传途径
	后头痛	小趾尖	〃		左小趾尖→足背外侧→跨入足少阳经→小腿外侧→返回本经→至腘足太阳本经→百会→后头部（痛处）	小趾尖与至阴的感传途径可以基本一致
他经他脏病	肺结核病	左右 肺俞		〃	左肺俞　左乳⇌脐⇌气流 右肺俞　右乳⇌	起源异位气出脐下
		左右 三焦俞		〃		左右两侧全身回传
	白内障合并腰椎压缩性骨折及遗尿	左右 心俞		〃	左下肢五趾 ⇅ 头⇌大椎⇌左右 心俞⇌腰 ⇅ 右下肢五趾	

八、足少阴肾经感传实例

病症		孔穴	灸法		感传现象及途径	摘要
			吹	熏		
本经本脏病	急性肾小球肾炎	左涌泉		〃	左涌泉→足底→内踝下方→内踝后方→胫骨后缘→股内侧→下腹→斜向右肾区	足少阴经的感传路径很难见到绕内踝行走，其余能与古说相符，小趾内侧甲角虽未设穴，但感传良好，且内外侧甲角的感传路径可以彼此互通
		小趾内侧甲角	〃		小趾甲角内侧→足底偏外侧→足跟→外踝后方→流入足太阳经→臀→右侧肾区	
	肾盂肾炎		〃		小趾甲角内侧→足底偏外侧→足跟→内踝后方→足少阴本经→左肾区→横向右肾区	
他经他脏病	传染性肝炎		〃		小趾甲角内侧→由足背外侧流入足太阳经→下肢外侧→臀纹向前入腹股沟→脐外三指→肝区	
	肺性心病		〃		小趾甲角内侧→足底偏外侧→足跟→下肢后方正中→臀→横向腹股沟→脐外三指→胸	
	足底外伤	阴谷		〃	阴谷→小腿内侧→内踝后下方→足底（患处）	自上而下走向患处
	右睾丸炎	左右中注		〃	左右中注□→右睾	左右同取两支合一
	右侧腰痛	右中注		〃	乳内侧→右中注→右股内侧	上下分行与迷路

九、手厥阴心包络经感传实例

病症		孔穴	灸法		感传现象及途径	摘要
			吹	熏		
本经本脏病	心律不齐	中冲		〃	中冲→中指腹→掌心→前臂内侧正中→上臂内侧正中→腋前→锁下→心前区	外经内脏的正常感传途径与常见的表里交流
				〃	中冲→中指背→流入手少阳经→前臂外侧正中→上臂外侧正中→腋下→心前区	
		内关		〃	内关→手厥阴本经→心前区	
	盗汗	左右内关		〃	左右内关══▶ 左右手厥阴本经══▶左胸 右胸 ══▶心前区	左右不称，各至病处
他经他脏病	双侧急性结膜炎	左右中冲		〃	左中冲→手厥阴本经→腋前→肩→耳上方→左目 右中冲→腕→跨入手阳明经→耳上方→右目	同经异位
	鼻疖	曲泽		〃	曲泽→腋前→跨入手阳明经上肩→又跨入督脉至大椎→百会→鼻	改道跨越
	阑尾炎	左右中冲		〃	左右中冲══▶左右中指背══▶流入左右足少阳经══▶左右肩══▶左右腋前══▶左右乳外══▶右下腹	浮越外溢
	右股深部脓肿	左右郄门		〃	左右郄门══▶左右手厥阴本经══▶左右乳外══▶右侧腹→右股患处	左右汇合

十、手少阳三焦经感传实例

病症		孔穴	灸法		感传现象及途径	摘要
			吹	熏		
本经诸病	偏头痛	关冲	〃		关冲→四指背→腕→前臂外侧正中→上臂外侧→肩→颈→耳→头（痛区）	外经内脏的正常感传途径与常见的彼此交流
			〃		关冲→四指腹→流入手厥阴经→肩→颈→耳→头（痛区）	
		四指尖	〃		四指尖→四指背→手少阳本经→肩→颈→耳→头（痛区）	四指尖与关冲的感传途径基本一致
	肋间神经痛	外关		〃	外关……内关→手厥阴经→胁肋（痛区）	阴阳转向
	慢性气管炎	关冲	〃		关冲→四指背→手少阳本经→腋→胸	表里交流在指（趾）尖更易发生
			〃		关冲→四指腹→流入手厥阴经→腋→胸	
		四指尖	〃		四指尖→四指背→少阳本经→腋→胸	
			〃		四指尖→四指腹→少阳本经→腋→胸	
	哮喘合并菌痢	中冲	〃		关冲→四指腹→流入手厥阴经→腋→胸→鸠尾→腹（脐周）	两病一穴循经再传
	胸椎疼痛	中渚		〃	中渚……（射击感）……胸椎	弹丸连射
	腋部脓肿	关冲	〃		关冲→天井→折向肘窝→上臂内侧→腋	中途横贯

病症		孔穴	灸法		感传现象及途径	摘要
			吹	熏		
本经本脏病	慢性胆囊炎	足窍阴	〃		足窍阴→四趾背→足背外侧→外踝前上方→小腿外侧→膝外侧→股外上方→腹股沟→脐外四指→肝区	外经内脏的正常感传途径
	胆结石	四趾尖	〃		四趾尖→足少阳本经（同上）→腹股沟→脐外三指→肝区	四趾尖与窍阴的感传路径基本一致
	胆瘅（口苦）	悬钟		〃	悬钟→下肢外侧→侧腹→肝区	口苦属胆的凭证
		阳陵		〃	阳陵→（同上）→肝区	
他经他脏病	偏头痛	足窍阴	〃		足窍阴⇄足少阳本经⇄季肋→肩胛外侧缘 乳外↑　　肩↓ 颈←耳前←头角	上下回传
	中耳炎	外耳道	〃		外耳道⇄肩⇄腋后⇄腰→臀→下肢外侧→足背外侧⇄四趾	回传与自病入经
	肋间神经痛	阳陵		〃	阳陵⇒足少阳本经⇒协助（痛区）	重复再见

十二、足厥阴肝经感传实例

病症		孔穴	灸法		感传现象及途径	摘要
			吹	熏		
本经本脏病	传染性肝炎	大敦	〃		大敦→足背→跨入足阳明经→膝→股外方→髂嵴内侧→侧腹→肝区	大敦的感传路径进入足阳明经实属常见 中趾尖的感传可以经过足底正中，能与手厥阴的关系相符。如感传行经足背时也常跨入足阳明经
		中趾尖		〃	中趾尖→中趾腹→足底正中→内踝下方→内踝后方→胫骨后缘→股内侧→脐外四指→肝区	
	肝肿大			〃	中趾尖→中趾背→足背→内踝上方→胫骨后缘→股内侧→脐外四指→肝区→鸠尾→头面	
				〃	中趾尖→中趾背→跨入足阳明经→脐外三指→肝区	
他经他脏病	子宫功能性出血	中都		〃	中都……（感传线未出现）……下腹发热	首尾分离
	咽喉肿痛	中封		〃	中封→膝→跨入足太阴经→下腹→跨入任脉→喉	改道跨越
	肩关节疼痛	曲泉		〃	曲泉……膝关节外侧→足少阳经→肩周	阴阳转向

病症		孔穴	灸法		感传现象及途径	摘要
			吹	熏		
本经及他经诸病	腰脊痛	百会		〃	百会→脑后→大椎→腰痛区	正常的感传途径
	腰股痛	至阳		〃	至阳⇌五椎⇌左右股外方 ↙左五趾 ↙右五趾	上下回传全身周流
		大椎		〃	左五指　　　　　左五趾 ↕↕　　　　　　　↕↕ 顶⇌大椎⇌尾骶⇌双下肢外侧 ↕↕　　　　　　　↕↕ 右五指　　　　　左五趾	
	双下肢麻木	灵台		〃	左右手掌→左左上肢→后脑→灵台←尾骶 　　　　　↑左右下肢　左右足掌	起源异位上下同见
	痫疾	至阳		〃	至阳→十四椎附近→脐周	直达斜贯、自后向前达于病处
				〃	至阳→直贯胸腔→任脉→脐周	
		大椎		〃	大椎→斜贯胸腔→脐周	
	腹股沟斜疝	八椎		〃	八椎→尾骶→右腹股沟	器质性疾病也能出现感传

十四、任脉感传实例

病症	孔穴	灸法 吹	灸法 熏	感传现象及途径	摘要
睾丸炎	华盖		〃	华盖→腹中线→睾丸	正常感传途径
			〃	阴交— — →睾丸	
双下肢神经痛	阴交		〃	阴交→下腹〈左下肢外侧 右下肢外侧	左右分叉
腰痛合并眩晕及下肢无力			〃	地仓 左上肢及五指 左右 睛明←百会←项足太阳第二行 地仓 右上肢及五指 阴交⇄左股内方及五趾 右股内方及五趾	上下回传、全身周流
椎间盘突出症			〃	阴交—横贯腹腔→腰椎	自前向后，诸种环抱形式
腰麻后遗痛			〃	阴交＼单侧环抱→腰椎	
腰椎扭挫伤			〃	阴交 双侧环抱 →腰椎	
腰及右膝关节痛	关元		〃	关元 双侧环抱 →腰→右股外方→右膝	
咽喉肿痛	水分		〃	水分— — →喉头	自下而上直至病处

（本经及他经诸病）

第五节

灸感规律对中医基本理论的验证

灸针和药物是中医治疗学上的两大主要手段，故中医理论体系，既是药物治疗的指导和依据，同样也是灸针治疗的指导和依据。因此在灸针和药物方面所出现的治疗效果，不仅要求能用中医理论体系对之作出解说，而且还应该也是必须从中医理论体系中得到证明。这是区分理论真伪的关键，也是中医理论体系能不能够存在的关键。根据灸疗感传作用的规律，对中医基本学说的探讨，可以从中获得一定的凭证。

一、对五行五味与五脏关系的验证

（一）口甜与脾脏的联系

口中发甜（口甘）在临床上并不少见。《素问·奇病论》认为是脾气外溢而称之为"脾瘅"，与脾热有关（《集成》曰："脾热则口甘。"）。虽然在药物方面可以应用醒脾化湿等治法而获效，但口甜的根源是否真正出自脾，难免被认为是出自推理和假设。根据灸感第一相的趋向特性，对五行学说重要内容之一的甜味与脾脏的关系，果然获得了明显的凭证。

作者二十余年来，曾先后对口甜患者（有记录的 24 例）进行过灸治，其中除有 5 例感传模糊外，其余均是进入脾区，路径鲜明，作用良好。可见古人对这一疾病的命名及其根源的认识，确是有其真实见地，绝非无凭推衍与随心臆测可比。

在上述之 24 例中，所采用之经穴除足太阴本经之阴陵、地机、商丘等穴外，曾分别在上肢与下肢左侧及右侧，采用其他经穴以作比较，虽感传情况稍有差异，但感传进入脾区则是一致的。

病案举例

例 1 高××，女，24 岁，会计。形体浮胖，双手足尤为明显，双侧膝关节酸软无力。脉濡弱，苔腻，口甜如含糖。取左尺泽着灸，灸感沿上臂内侧由锁下而至乳外，直达脾区。感应停止后，又立即改灸右尺泽，臂部感传路径与左侧同。当行抵乳下方时，即斜行向左进入脾区。当时全身汗出很多，双手汗出如洗，口甜当即稍减。停灸后，突然出现脾区胀痛，持续约 3 小时方消失。次日口甜大减，浮肿亦有消退。又改灸左阴陵，感传基本是沿足太阴本经而上抵脾区。口甜续减。第三日又灸右阴陵，感传上抵少腹，至脐上方即斜行向左而抵脾区。又续灸 3 次，口甜消失，浮肿大减。脾区疼痛仅在首次施灸时出现。

例 2 管××，男，44 岁，工人。口甜发腻，食欲减低 3 月余，取左右阴陵着灸，感传路径基本与例 1 相同，左右汇合。感传至左上腹后，热感逐渐扩大，上平乳下方，中平胸骨，下达十二肋下缘，嗣而渐次缩小如鸡卵大小，集中于脾区，久不消失。约 30 分钟突感此种热气团一下子落到腹股沟处，最后渐次退至灸处而下降中止。前后约 1 小时，当时口甜大减。第二日灸左尺泽，感传过腋后，即直抵脾区。第三日灸右尺泽，感传斜折至脾区。每当感传到达脾区后，肠鸣音特别亢进，数步外清晰可闻。口甜逐次减轻以至消失，未再发生。

（二）口苦与心胆的联系

这有两种情况，即"心热则口苦，胆热则口苦呕苦"（《集成》）。心热则口苦可以从发热的病人每多口苦咽干作为解说。在临床上也多可见到心气不足的患者，舌尖常有发苦的感觉。但在感传现象上尚未有所发现。

胆热则口苦，在《素问·奇病论》上称为"胆瘅"。《灵枢·邪气脏腑病形》、《四时气》及《甲乙经》等均指明胆气溢则口苦，以阳陵泉为特效穴。根据感传所见，所取无论为足少阳本经或他经，感传均是进入右上腹，且多与胆囊点的位置相当，除针刺阳陵泉确可获效外，举灸感实例一则如下：

病案举例

房××，女，23岁，教师。口苦发涩少津，清晨尤甚。第一次灸右悬钟，感传经由下肢外侧，由髂嵴前缘进入右上腹。热感先如手掌大小，渐而缩小如鸡卵大小，正当胆囊点的位置，最后消失。口中苦涩当时减去大半，喉舌转润，次晨口苦又略有回升，又在右郄门着灸，感传经由腋下从乳外方进入右上腹，过程与前一次相同。灸后，口苦全除，未再发。

（三）口辛与肺脏的联系

辛不是指食物中的辛辣味，而是指金属的特有气味，特别是用新的金属器皿烹调食物时更易尝出，因此辛是金属的基本属性之一。在肺结核病的早期，口中常会有金属气味出现，这是为西医所熟悉的。这样，金—辛—肺三者之间就存在着一定的联系。当肺结核病的症状明显时，感传入肺乃是常见的现象。如果是在早期，肺部体征尚不明显而口中金属之辛味出现，根据感传所至，既可为肺结核病的早期诊断提供依据，而这种依据恰好又是中医五行学说的佐证。附一例于下：

病案举例

万××，女，13岁，学生。数月来，纳差乏力，消瘦低热，口中整日有铁腥气，肺部听诊无所见。第一次灸左尺泽，感传自上臂内侧由腋前横过胸骨，达右上肺而止于胸骨右侧。第二次灸右尺泽，感传自上臂内侧，由腋直入右胸及胸骨右侧。口辛即有减轻。第三次灸右阴陵，感传自股内侧入右下腹，于脐外四指上抵右胸。以后又续灸5次，口辛显减，胃纳亦增，低热接近消失。为了明确病情，经拍片证明，右上肺有浸润性小病灶数处，伴右肺门淋巴结肿大。

（四）口淡口酸与胃的联系

口酸常与胃中泛酸并存，如按照五行属性作推理，应该是属于肝的见症，但感传到达上腹后，肝胃之间每不易分清，不如口甜与脾的关系为明确，病例不必赘举。而口淡与胃的关系则是获有凭证。在正常情况下，虽不咀嚼食物，口腔及唾液中也存在着一种天然淳厚的滋味。口淡则是缺乏这种天然的味觉，有似空虚无物，或粗糙少津。也是胃的症状之一（《集成》曰："胃热则口臭口淡。"）。在灸治中确是以胃部为其终点。录取一例如下：

病案举例

管××，女，24岁，农民。头昏，四肢无力，食欲不振，上腹不适，口淡，苔厚白干燥，六脉细数无力，已十余日。第一次灸左足三里，灸感经股上方由脐旁进入上腹，满布胃区。感应停止后，全身舒适，口和。第二次灸右足三里，感传情况基本与第一次相符。全身发热，汗出津津，口更和，舌湿润。次日口淡全除，但稍有苦涩感。又续灸2次，味觉及食欲恢复正常。

（五）口咸

口中出现咸味，是否能与肾脏发生联系，因这类病例太少，尚无线索可寻。

二、对心主汗与汗为心液的验证

《素问·宣明五气论》说："五脏化液，心为汗，肺为涕，肝为泪，脾为涎，肾为唾。"《灵枢·九针》又指明："心主汗，肝主泣，肺主涕，肾主唾，脾主涎，此五液所出也。"这和五味与五脏的关系一样，也是根据五行学说进行归纳和概括成的理论体系。而从灸感的感传作用中，对于心和汗的关系，同样也找出了明确的客观依据。

如果说人身汗腺的功能除了受植物神经支配之外，心脏还能对之具有重要影响，则不仅在生理情况下正常的汗液排泄要与心脏有关，而在病理情况下异常的汗液排泄也要与心脏有关。如此则在自汗与盗汗的病例中，就应通过灸感的感传作用而抵达心脏。情况正是如此，多年来对盗汗的治疗，凡属感传能够发生者，皆以心脏为其终点，而与心律不齐及心膜炎的感传情况完全一致。虽然自汗病例所遇较少，但也有同样证明，绝不是什么偶然巧合。

1981 年全国针灸学术贵阳会议期间，均以实例作为示范，曾由大会提供女性成年盗汗患者一名，进行现场验证，结果感传路径、过程与终点皆如预期。足以证明古人见解的正确与灸感发现的真实。在有记录的病案中，选取 19 例作一说明，具体情况如下：

盗汗患者灸治概况

例数	病况			性别		年龄	选穴	感传		灸治次数	效果		有效率%
	肺结核病	病后体弱	原因不明	男	女			入心	未入心		有效	无效	
19	8	7	4	18	1	均成年	以阴郄为主	18	1	1-5	18	1	90

在肺结核病兼见盗汗者，感传并未见其奔赴病肺，而每是直入心脏。可见肺结核病并发盗汗者，是以心机能出现某种障碍为主导环节，肺部病变此时反居于次要地位。当盗汗经过灸治得到控制后，则心脏之感应即逐步减弱，或不复发生，肺部的温热感也就随之而来。

在选穴方面，以手少阴本经传统治盗汗的阴郄穴作用最为优异明显，其他经穴或下肢及对侧穴，其效果即有不同程度的减低。

三、中医基本理论与五行学说终会找出更多的凭证

以临床实践为基础、哲学思想为指导，由阴阳五行玄思理念所构成的中医理论体系，绝不仅是一般的说理工具，而必须是临床实践的指南。中医其所以不是草药医生和与草药医生的具体区别，主要就在于这一方面。

肝心脾肺肾五脏，与酸苦甘辛咸五味的关系，是中医辨证施治与药物归经的重要准则。只是由于不能从客观上找到证明，而被认为是由五行学说所推衍出来的虚构的公式。如果能在这种公式当中，虽不是全部的哪怕只能找出部分的凭证，也将是一种重大的突破而具有实际意义。通过灸感所发现到的外在的口中不同的味觉，是内在的不同脏腑的机能反映这一客观事实，与五行学说的基本观点相符合。在所发现到的五味分属五脏的实例当中，以口甜与脾的关系最为明显典型，其余除口咸因缺乏病例未能验证外，均有相应的证明。可见五行属性与人体机能的联系，还会表现在其他更多的方面。认中医的五行学说为唯心与不科学，即以我中医界本身来说，也是大有人在。如能就此开展一次深入广泛的探索，获得更多的实例与可靠的数据，从不同角度不同侧面奠定五行学说的唯物基础，将是医学史上具有划时代意义的一件大事。

五脏化液与五液所主的理论，其中除肺和涕、脾和涎、肝和泪的关系，还可以用中医传统的理论作为解说，而心和汗、肾和唾，在现时的许多中医文献中，已多避而不谈。特别是心主汗和汗为心液，这一重要生理与病理机制已将逐步湮没

无闻。或是用心为阳中之太阳,阳热旺盛则血行加速和汗出则心慌这种推理来作为强为解说的解说。而在汗病病例中特别是盗汗病例,只要感传能够出现,均是以心脏为其终点,可见心机能和汗腺机能之间,确是存在着一种内在的联系。这对心机能的研究无疑是一种新的途径和课题。而五液所主与五液为病的理论,就有其一定的客观依据。

由于灸感过程第一相的主要特性,是以患处为其投射目标与感传终点,这既是针灸治疗的作用所在,也可为患病处所与病患根源指明方向。对中医基本理论的几项验证,是在隐晦难见的药物作用以外,用提高灸效和掌握感传规律由明显可知的作用所获得的。这是用中医治疗方法本身来证明中医理论的正确,从而显示了中医理论与实践的完整和统一的关系。这比用西医的方法来证明中医理论更为可贵,是一个值得高度重视与大有希望的苗头!

由此可见,中医的五行与脏象学说,既是生命有机体功能现象的概括和归纳,也是对脏腑实质生理病理的理解和阐明,是对事物认识提炼浓缩与精湛深邃的抽象概括,绝不是无凭推理与随意假设的臆测虚构。当然由于历史条件的限制,有些地方确是存在着粗糙和错误,而有更多的地方则是有待探索和发掘,特别是阴阳五行的核心部分,实未可过分怀疑与轻率否定。

四、感传现象与特性是对经络实质的有力说明

灸针的感传途径既认为是由经络体系所决定的,或者说

灸针作用的感传所及，就是经络所在。如果这种前提不容否定和为一致所公认的话，则我们就可以根据感传的特性与现象，作为经络实质的佐证和说明。

经络系统与学说，既是通过感传的途径而得到承认，更是通过感传的形式而充分显示。在所获得的材料中，既有生理的常道，更多病理的歧途；既有正常与常见的一般表现，也有异常与不常见的病理变化；能与古说及他人所见相同者固多，而不相同者则更多。从各方面都表明它既是以其他不同组织结构为依附，而又不为不同的组织和结构所决定的，既是经常和恒定，又是随时在变动的、不受阻隔遮断、畅行无阻的特有体系。对于其中常见的情况是可以作出某种解说，而对于不常见的情况就更会增加对常见情况的解说困难。比如说，其中的"起源异位"，就很难用一般的感传作用来理解。可见感传机制，还有若干难以解说的问题有待探索。

尽管灸针的感传现象与特性，是临床上所常见的客观存在，但经络实质有形与无形的争议则尚未结束。如果要想否定这些现象和特性与经络实质的关系，就得从灸针感传的路径和特性以外另觅他途，另创新说，另去寻找新的经络体系。假如这是不可能的话，则感传现象与特性对经络实质的说明，就不容否定。

第八章 热症禁灸与可灸
对灸法的影响

　　热症可灸与禁灸，自古以来即出现过不同的见解和争议，直至目前认识还未一致。主张热症可灸者固然大有人在，但反对热症用灸者更属沿习成风，以许多的针灸教材与书刊来说，莫不认为是虚寒宜灸，实热宜针。这似乎是已经成为灸针适应症的科律。如果认为热症可灸，就是离经叛道，狂妄无稽。因此这一问题如果不予以澄清和阐明，必将对灸法前途带来深远影响。也可以说，灸法其所以得不到广泛应用与重视，热症禁灸也是其中重要原因之一。根据临床实践所得，不仅热症可灸，而且如果把热症排斥在灸疗范围以外，则灸法的效果就将大部被埋没而丧失其应有的地位。这实是不能容忍的。

　　当今的针灸临床家在实践中，必然虽曾发现到灸法对热症的功效，但在习惯与守旧的思潮影响下，谁也不敢和不愿公然有目的与有意识地对热症施灸，招来无情的责难与承担无妄的罪责，致使灸效始终被埋没，无出头之日！因此必须对灸效有深刻的了解和无畏的冒险精神，选择一种烈性典型的发热性病种作为突破口，才能以无可辩驳的事实，为灸法洗清尘垢，使之重放异彩！

中医的瘟疫与西医的流行性出血热基本相符，如果以这一病种作为典范，则必然会一举突破这种陈章旧典对灸法的束缚与制约，而使反对者哑口无言！本书《灸例》的第一章介绍的灸法治疗流行性出血热，以无可辩驳的事实，不仅说明热症可灸，而且说明热症贵灸，对于焕发灸法的青春，也算略尽个人的一点绵薄！

第一节　热症禁灸的错误根源

一、热症禁灸是对《伤寒论》的误解

自《伤寒论》问世，后人对于书中的"火逆"与"火害"之处，作了过高与偏重的理解，而发热禁灸之说也就随之而起，凡属发热的病症均在禁灸之列，并奉为科律，莫敢触犯，致使灸效长期湮没，得不到正确理解与运用。统观《伤寒论》全文，共有28条，31处，是论及采用"火"与"热"来作为治疗手段的，并不是单指灸法一项而言。其中太阳病脉症16条，阳明病脉症1条，少阳病脉症1条，少阴病脉症4条，厥阴病脉症3条，不可发汗脉症1条，不可下脉症2条，称为被火、火熏、火劫者有11处，称烧针与温针者有8处，称熨者有2处，称灸者有10处。被火、火劫、火熏、热熨、温针与烧针以及灸的各种名称和方法，也表示出作用的强弱不同，被作用面积的大小不一与形式的变化多样。既有不同的

功效，同时也蕴藏着不同的副作用与不良反应，不良反应有
23 处之多。

在 10 条论灸当中，只有 4 条认为如用灸不当就会有咽燥、
唾血、焦骨伤筋、腰以下重而痹等这几种不良作用。至于惊
痫、瘈疭、烦躁、谵语、发黄、起卧不安、奔豚以及衄血、
便血等 19 条，则是其他方法的不良反应与坏病，不能与灸混
为一谈。比如火劫、火熏等法，是属于古代作坑烧地，布桃叶、
松柏叶、菊花、稻草及其他药物，盖卧熏蒸取汗之法。由于
热力强烈，全身受热，必然大汗淋漓，亡阴耗液。使用不当，
各种反应自然就随之而来。如果把这类情况也归咎于灸，显
然不是仲景的原意。

即以灸法的 4 条不良反应而论，这类情况是否能够出现，
是以具体方法与具体操作决定的。在采用直接灸如艾炷大，
壮数多，灸疮面积大，创口深，则焦骨伤筋必然难免。如果
灸疮处于腰骶部，也可能出现下肢沉重与运动受限。在头部
与上肢反复用灸，口干鼻燥确属常见，引起咳血也未尝不可。
这些反应如果能掌握适当的作用量与作用方式，完全是可以
避免的，不能因噎废食。

仲景一方面是告诫人要注意火逆，一方面自己也是时有
应用。如在太阳病脉症中说："太阳病三日已发汗，若汗，
若吐，若下，若温针而不解者，此为坏病。"又如"二阳并
病……阳气怫郁在表，当解之，熏之。"而伤寒热病应用火疗，
后世一直在沿用，并未废止。如《外台》卷一，疗伤寒即引
用阮何南蒸法。卷三，天行热病，引支太医桃叶汤熏身法。

又引廪丘蒸法。此等熏蒸之法，直至明清的许多医籍中仍有出现。又如《东医宝鉴》引《得效方》曰："伤寒初得一二日，头痛寒热，宜灸巨阙、上脘、中脘各五十壮。"艾性苦而辛温，在伤寒及温病等，也有采用作内服者。如《肘后方》卷第十三："伤寒及时气温病头痛，壮热，脉大，取干艾三斤，水一斗，煮取一升，去滓，饮服取汗。"《本草纲目》引《伤寒类要》曰："妊娠伤寒，壮热，赤斑变为黑斑，溺白，用艾叶如鸡子大，酒三升，煮二升半，分二服。"可见热性病不仅外治可以用艾作灸，而且内服也可用艾作汤。

《千金要方》卷九，对伤寒"初得病或先头痛身寒热，或涵涵欲守火，或腰背强直，面目如饮酒状"等症，即主张用灸，竟遭到无情的痛斥。如清·汪琥在其《伤寒论辨证广注》第十四卷中即曰："琥按以上灸法大误之极，彼孙氏岂以'涵涵守火'为真寒耶，夫曰'面目如饮酒状'，其为热病无疑矣，热病用灸法是以火济火，此与仲景法大相背谬，而《千金》录之，其害多矣！"由于仲景是被尊称为医圣，因而其片言只语，即为后人信奉不移，以致不加分别地把仲景论述有关用"火"的各种不良反应，统统归咎于灸，使灸法遭到千百载的无妄之灾，这也是崇古与泥古者应引以为戒的！

二、热症禁灸是金元医家所造成的影响

金元时期的刘完素、张从正、朱丹溪与李东垣，世称金元四大家，虽然在学术上各有不同的建树，代表了四个不同学派，但是对灸法也带来了不良影响与后果，特别以刘、张、

朱三家所造成的影响为最大。

刘完素认为疾病多因火热而起，倡"六气皆从火化"之说。治疗疾病多用寒凉药，提出辛凉解表和泻热养阴的治疗法则。故世称寒凉派。对热症不能用灸，自然不言而喻。

张从正，以擅长汗吐下三法为主，治病着重在于祛邪，邪去则正自安。在传世的《儒门事亲》一书中，涉及针灸者也屡有所见，在针法中特以出血最为重视，古人对于热病出血，认为是红汗，可收热随血出之效，这是和其汗法的思想方法分不开的，而对于灸法来说，在书中则是深恶痛绝，认为"热症用灸是两热相搏，犹投贼以刃，以热投热，毋乃太热"。又说："诸痛痒疮痛，皆属于火，燔针火针是何义也。"又反复说："燔灸中脘、脐下、关元、气海、背俞、三里等，燔灸千百壮者，全无一效，使病者反受其殃，岂不痛哉！"张氏反对热症用灸，可说是不遗余力。

朱丹溪认为阳常有余，阴常不足，治病多以滋阴降火为法，世称养阴派。这当然也是与热症用灸，彼此不能相容的。

李东垣认为人以胃气为本，长于温补脾胃之法，世称补土派。虽未明确提出热症禁灸，但也未曾提出热症可灸。

随之而起的崇古与泥古者，推波助澜，又对《伤寒论》作了偏重的理解，把张仲景抬出来作为热症禁灸的最高的人物形象，而热症禁灸也就风靡一时，凡属发热的病症均在禁灸之列，金科玉律，莫敢触犯，致使灸效长期湮没得不到理解与应用。

第二节　热症可灸的理论依据

一、《内经》中早有"热病二十九灸"的例证

中医学说的思想是以经典和前人的见解为典范，则热症贵灸与禁灸，也应以经典为依据。通考《内经》全文，不仅无"发热不能用灸"的条文与字样，而且特别重要的是有"热病二十九灸"之说。《素问·骨空论》曰："灸寒热之法，先灸项大椎，以年为壮数，次灸撅骨（尾穷）以年为壮数，视背俞陷者灸之，举臂肩上陷者（肩髃）灸之，两季胁之间（京门）灸之，外踝上绝骨之端（阳辅）灸之。足小趾次趾间（侠溪）灸之，下陷脉（承筋）灸之，外踝后（昆仑）灸之，缺盆骨上切之坚痛如筋者灸之，膺中陷骨（天突）灸之，掌束骨下（阳池）灸之，脐下关元三寸灸之，毛际动脉（气冲）灸之，膝下三寸分间（三里）灸之，足阳明跗上动脉（冲阳）灸之，巅上一（百会）灸之，犬所啮处灸三壮，凡当灸二十九处。"

在以上各穴中，背俞陷与缺盆骨上硬结处是反应穴，灸犬所啮处，意为遭受外伤而感染高热者亦可直接在该处施灸。连此三穴在内，其中单穴五，双穴二十，只有二十八穴，所谓"二十九处"者只是概言热症可以在全身多处施灸，不必为二十九处所拘也。现今仍有不少人认为"热症禁灸"，观此不知何以自解。

有人说，经文二十九灸是指灸寒热之法，因为有寒所以才可用灸，这是脱离临床不通之见，发热的机理在《素问·调

经论》中，对发热恶寒以及内热和外热早有概括性的说明，即"阳受气于上焦，以温皮肤分肉之间，今寒气在外，则上焦不通，上焦不通则寒气独留于外故寒栗；阴虚生内热者，有所劳倦，形气衰少，谷气不盛，上焦不行，下脘不通，胃气热，热气熏胸中，故内热；阳盛则生外热者，上焦不通利，则皮肤致密，腠理闭塞，玄府不通，卫气不得泄越，故外热。"寒战的出现，必然皮肤血管收缩，散热减少和肌肉抖动，产热增多。以及体温升高，反而感到外界气候寒冷，因此恶寒必然就有发热。这是人人皆知的事实。

除此之外，在《内经》全文中，仅是指明气虚寒凝与阳气下陷等症，灸疗具有重要作用。如《灵枢·官能》："阴阳皆虚，火自当之，……经陷下者，火则当之，结络坚紧，火所治之。"《经脉》："陷下则灸之。"这是说明在上述诸症中，是灸胜于针，并未说明发热不能用灸。仅有《素问·八正神明论》有"天寒无刺，天温无灸"之说。细玩文意，当是在天气寒冷时，针刺不易得气，故应以灸法为宜，而当天气炎热时，针刺得气较易，作用得到提高，就不必专于用灸。因此，"天温无灸"与"天寒无刺"，是互相对待而言的，而不是"天热禁灸"，也可能是因天气炎热，灸疮发作常感不便之故。再则，这也是和《素问·异法方宜论》五方五时与针灸的各有所宜之思想体系分不开的。后人以词害义，以"天温无灸"作为"热症禁灸"的经典依据，这就有充分的商讨余地。

还有重要的一点，就是"禁"与"无"、"火"与"灸"是不能彼此不分，相提并论的。"禁"是禁令、法令与制止之意,《易·系词》:"禁民为非",《荀子·议兵》:"兵者所以禁暴除害。""无"与"毋"通,是不要、没有。《左传·宣公二年》:"人谁无过,过而能改,斯为贵矣。"《礼记·曲礼》:"坐无箕,立无跛,寝无伏。"可见"禁"与"无"在词义的轻重上,是有很大悬殊的。因此"天温无灸"就不能与"发热禁灸"同日而语。

热症可灸,当然不是反佐,是反治与从治的运用。这不是属于个人的偏见,前贤早已作出过说明。

二、以《素问·至真要大论》"正反逆从"的治则为指导

论中说:"有逆取而得者,有从取而得者……何谓逆从?逆者正治,从者反治。"所谓"正治"与"逆治",就是以寒治热,以热治寒,逆其气而折之,这乃是正常的治法。"反治"与"从治",就是以热治热,以寒治寒,从其气而达之,这乃是反常的治法。说明正治与逆治是同一治法,而从治与反治又是同一治法。正治与逆治易于理解,而反治与从治除相对于正治与逆治而言外,从阴阳学说来讲更可以说得通。物极必反,促其向相反方向转化,阳极则阴生,阴极则阳生,这也是自然规律。阴阳学说是属于中医的认识论,而正反逆从的治疗原则,是属于方法论,对中医学说与治疗方法的理解,不能脱离基本原则。

在汤液内服方面,正治与逆治,视为常规常法,而从治与反治法,在外治法中尤为重视。如《东医宝鉴》及《针灸集成》均引《纲目》曰:"灸法所以畅达,拔引郁毒,此从治之义也。

譬如盗入人家，必开门逐之使出，万一门不开而无所出，必
伤生乃已。"又如《理瀹骈文》中说："若夫热症可以用热者，
一则得热则行也，一则以热能引热，使热外出也，即从治之
法也。"又在太乙雷火针条下曰："寒者正治，热者从治。"
反治与从治也并不只是限于外用，表症发热，辛温发汗，又
何尝不是热因热用的说明。从治之法也不只是限于热症范畴，
在寒症中也有应用，比如冻疮初起，用冰雪摩擦发热，即可
促其消散。近有同道传一法，在汤火烫伤，皮肤未起泡之前，
立即将伤处浸入 50℃左右热水中，随即提起，随浸随提五七
次，可以立即消肿止痛，不起水泡，已试有验。曾记某医籍
中有这样一段记载：某一患者周年畏冷，虽盛夏亦需棉服拥
被，某医者在冬日使赤身卧石上，以冷水浇之，患者奄奄垂毙，
仆不敢再浇冻之，医鞭仆，续浇冷水不停，俄而患者肌肤转
暖，并见有热气冒出，渐而热气蒸腾，汗出如洗，此后虽严
寒亦无所畏惧。此虽无实例可凭，但反治从治之理，亦《易》
复卦之义也。

三、以《素问·六元正纪大论》"火郁发之"为准则

郁的繁体字为鬱，是积聚与塞滞之意，五郁为病，即五
脏之气不得宣通也。对于五郁的治则，论中指出："木郁达
之，火郁发之，土郁夺之，金郁泄之，水郁折之。"这正是
热症用灸的主要依据与准则。因势利导，不失时机，乃是掌
握与支配客观事物的普遍规律。热症用灸，也是因势利导、
火郁发之的具体应用。张景岳在《类经》中对此作注说："因

其势而解之、散之、升之、扬之，如开其窗，如揭其被，皆谓之发。"灸法正可以使血管扩张，血流加速，腠理宣通，从而达到"火郁发之"散热退热与祛邪外出的目的。

四、后世对热能引热的阐明

被埋没的真理，总是时刻在闪烁其固有的光芒。热症禁灸虽为多数人所奉行，但热症可灸又为不少的人所提倡。不仅在以往的灸针文献中对热症用灸的效果有着大量的实例可资凭证，在理论方面也多所论证。如《理瀹骈文》中说："若夫热症可以用热者，一则得热则行也，一则以热能引热，使热外出也，即从治之法也。"又在太乙雷火针条下曰："寒者正治，热者从治。"《红炉点雪》痰火灸法条曰："病之沉痼者，非针灸不解。以其针有劫夺之功。第今之针法，得妙者稀，且见效少，若虚怯之体，倏至夭绝者有之。而灸法去病之功，难以枚举。凡寒热虚实，轻重远近，无往不宜。盖寒病得火而散者，犹烈日消冰，有寒随温解之义也；热病得火而解者，犹暑极反凉，犹火郁发之之义也；虚病得火而壮者，犹火迫水而气升，有温补热益之义也；实病得火而解者，犹火能消物，有实则泻之之义也。痰病得火而解者，以热则气行，津液能流故也……若年深痼疾，非药力所能除，必借火力以攻拔之。谚云，火有拔山之力，岂虚语哉。若病欲除其根，则一灸胜药力多矣……然火之功用，固有生发之妙，必其人肌肉尚未尽脱，元气尚未尽虚，饮食能进者乃能胜此痛楚……若肌体尪赢，元气虚极，饮食不能进，则亦不能禁此燔灼。病本自剧，若灸后病不得起，不惟无益，必反招病家之怨也，至嘱至告。"这对灸和针的比较，热症可灸及灸的优点和适应证以及施灸所应注意之处，作了精辟的阐明和论述。

又如《东医宝鉴》及《针灸集成》均引《医学纲目》曰："灸法所以畅达，拔引郁毒，此从治之义也。譬如盗入人家，必开门逐之使出，万一门不开而无所出，必伤生乃已。"可见"热能行热"朴素的正确见解，始终未被"以火济火"的误解所埋没。

五、反对热症用灸者也模棱两可，不能自圆其说

在过分扩大《伤寒论》热症禁灸的影响下，因而有人是人云亦云地在反对热症用灸，另一方面却又不知不觉地说是热症可灸。甚至是在竭力反对的同时，也在提倡热症用灸。这种例证当以《针灸问对》为其代表。在反对热症用灸及天热时忌灸是这样说的，"若身热恶寒，时见躁作，或面赤面黄，嗌干，咽干，口干，舌上黄赤，时渴，咽嗌痛，皆在外也，但有一二症皆不宜灸。其脉必数，或但数，亦不可灸，灸之患立至"。又引丹溪曰，"夏月阳气尽浮于表，今医灼艾多在夏月，宁不犯火逆之戒乎！或者因火而生热胀，发黄，腰痹，咽燥吐血者往往有之，尚不知为火逆所致，宁甘心于命运所遭，悲夫！经曰：春夏养阳，以火养阳宁有是理，虽愚者亦当有知焉"。这在反对热症用灸来说，已经是不遗余力。但接着又模棱两可地引用高武的话说，"《难经》云：热症在内，取会之气穴（考《难经》并无此语），为阳陷入阴中，

取阳气通天之窍穴，以火引火而导之，此宜灸也，若将有病，一概而灸之，岂不误哉”。

由于汪氏对热症可灸与不可灸是胸无成竹，因而在同书中既是极力反对热症用灸，却又明明白白地提倡热症可灸。如引卢氏曰，“灸法不拘虚实寒热，悉令灸之”。又引丹溪的话说，“用火以畅达拔引郁毒，此从治之义”。又说，“虚者灸之使火气助元气也，实者灸之使实邪随火气而发散也；寒者灸之使其气复温也；热者灸之引郁热之气外发，火就燥之义也”（语出《医学入门》，《东医宝鉴》亦加援引）。这不但承认热症可灸，而且更能概括出灸疗功效的基本内容，可见热症可灸，是有着历史的根源和理论基础的。

六、大量临床实例的证明

实践是检验真理的试金石，热症不仅“可灸”与“宜灸”，而且更是“贵灸”，这从中医文献中和大量的临床实例中获得证明。在以往长期的临床实践中，不论是对肝炎、肺炎、脑炎、肠炎以及对许多化脓性与非化脓性的发热病症，不论是细菌、病毒与原虫感染，不论是内脏、体表、局部与全身的病种与病变，均可采用灸法取得速效与伟效，这足以充分证明中医理论的正确性与可靠性。对于自金元以来迄今尚未能肃清的影响与未曾得到纠正的偏见，必须大力清除，方能使灸疗的功效得到充分的理解与应用。

综上所述，可见热症可灸，乃是对中医传统理论应有的理解，不是什么离经叛道的别出心裁，如果至今仍顽固不化地认为"热症禁灸",这不是古人误我而是我误古人。

第三节　如何对待热症用灸

一、对火疗的不同方法应该作出区分

在《伤寒论》中所列举的火逆火戒之说,是统指古代的各种火疗方法在内而言的,古代的火治法是包括煴、蒸、熏、熨、灸等五种作用于全身和局部的用火方法之总称,如《汉书·苏武传》载,武因拒降匈奴,引刀自刺,仆地将死,匈奴驰召医,医至,凿地为坎,置煴火,覆武其上,蹈其背出血,乃苏。注:"煴火即为聚火无焰之火。"后世的煅坑法,掘地为坑,如人长短,烧之令热,布桃叶、松柏叶、菊花、稻草及其他药物于其内,人卧其中,覆盖熏蒸取汗,即属煴火范畴。蒸是湿蒸,熏是用干烤,熨是用药加热包罨,灸则用艾叶点灼。由于火蒸火熏,热力强大。作用于全身,必然是大汗淋漓,用之得当,自然有助,用之不当,灾害立至。而灸仅是作用于身体的某一点,绝无大汗亡阳的情况出现。火虽能包括灸,而灸则不能代表火,如因以火劫汗所引起的不良反应,统统归咎于灸,这是不公平的。

二、热症是否禁灸应从灸法本身作探讨

灸与针皆物也,而用物者人也,物虽为一,而用各不同。功与过、利与害,均是因不同的应用方法而有不同的分别。

灸法沿用与衍变至今，已不下百余种之多，在各种方法之间是短长互见，如果把各种灸法与用火的一切不良反应，统统归在"热症禁灸"之列，这是使灸法因人受过，徒蒙不白之冤。

古代的灸法是以直接的化脓灸为主，在仲景的时代，不但没有今天温和的艾条灸，即或是隔蒜与隔姜等间接灸法，也可能还在萌芽时期，由古法急剧强烈的化脓灸，衍变为今天徐和舒畅的温和灸，已经有天壤之别。因此既不能为盛名和崇古的思想所束缚，更不能用古代的直接灸与今天的温和灸相比拟。

古代直接灸的灸疮是固着和持续的，艾火烧灼的物理作用，仅是在开始时有效，是作为造成灸疮形成续发刺激的一种手段，当灸疮形成之后，是由人体自身所产生的生物反应所发挥的效果，所谓以火济火之说，已经根本不复存在，但是这种续发刺激之灸疮，已经不能改变和及时撤除。而热症和热性病，是以急症居多，其本身的病程并不太长，如果采用直接化脓灸，常是灸疮尚未愈合，而热症早已痊愈，这就使人承受不必要的负担。如果从这一情况出发，认为不是热症禁灸，而是不能滥用直接灸，这不但不能反对，而应极力赞成。又因灸疮是一种难以愈合的创伤，因而在灸后一个时期内，如果出现某种并发症，虽与灸无关，也可能归咎于灸，这也是较自然的。

今天的温和灸，是艾热的物理与药理的复合刺激，因而人体也就能发生复杂反应，虽是脱胎于古代的直接灸，但两者的作用方式与效应，已存在着截然的区别。它和针刺一样，其作用虽是短暂的，但是可以连续和积累，即或出现某种不良反应，可以即时停止或更换他法。任何治疗方法是因具体手段不同而效果也就不同，这是无须赘言的。

由此可见，热症用灸，应该从灸法本身作探讨，如果把古代固着的化脓灸原封不动地作为今天可变的温和灸的说明，这是讲不通的。

三、热症用灸的注意事项

作者临床 50 年，用灸 30 年，经过亲身体验与反复观察，以及艾灸、针刺与药物的反复对比，均有生动具体的病种可供反复验证，绝非人云亦云拾人牙慧者可比。因此针之所宜即为灸之所宜，而针所不及又为灸之所兼有。故对以往所规定的灸与针的适应范围，就应重新估价和安排。在应用灸法与施灸过程中所能出现的几个问题，也应充分注意。在许多发热病例中用灸退热会有以下两种临床表现：

（一）当时退热，但必须连续施灸方可巩固

灸疗作用量的客观标准，就是灸感过程的三个基本时相，即定向传导、作用发挥与下降中止三个连锁反应。对热症施灸多在灸感过程完毕后不久或尚未完毕时，热度就会有不同程度的下降，自感全身凉爽，患处舒适，疼痛大减，或是有思食的要求，但在 3~4 小时后仍可回升，故必须连续数次后始可逐步下降而趋于巩固。随着病情的好转，热度亦不再复燃。也有的病症如上感等轻型发热病症，经一次治疗，即可完全消失。

（二）灸时或灸后不久，热度反而上升

这有几种情况，不能认为是用灸的不良反应：

1. 郁阳暴升发热本身是机体抗病机制之一，灸后病理的抑制作用被解脱，机体反应性增强，抗病力提高，故而不降反升，但无其他不适。这在低热或中等度发热时常会出现。停灸后热度即下降颇速，回复至正常后每多不复再燃，这是一种良好反应，不能误认为是热病的发展和变化。如清·吴又可曰："应下之症，下后当脉静身凉，今反发热者，此内结开，正气通，郁阳暴升也。即如炉中伏火，拨开虽焰，不久自熄。"可见这种情况在汤液中也是存在的。

2. 作用量不足如施灸时间太短，未达到三相的要求，或是灸治次数太少，原先的发热进程未被打断，所以灸后热度仍在继续上升。如《医宗金鉴》"灸法大小多少歌"注曰："凡灸诸病，必火足气到，始能愈病。"故必须达到一定的刺激量，才能发挥其退热的作用。

3. 取用的孔穴不当全身的不同孔穴，并非均能与不同的疾病相应，如选用不当，或是作用方式未曾掌握好，不但灸效不能发挥，而且在灸时或灸后热度仍然继续上升，并感到讨厌和不适。古人对于退热穴的选用可以借鉴，如《素问·骨空论》：灸寒热之二十九灸，先灸项大椎，以年为壮数，再依次灸其余各穴。经验证明，用大椎熏灸或火针代灸，其退热作用，确是迅速而神奇。

如遇有灸后热升的情况出现时，必须仔细分析，严密观察，在变换孔穴与调整操作后可以继续施灸。如发现病情确实不

宜用灸，自应以另觅他法为宜。

（三）热症宜灸，并非说对任何类型的高热，均为唯一的治疗手段

热症是灸疗的适应症之一，但这也和其他各种疗法一样，绝不是死板和一成不变的，应当根据发热的类型，单独或配合使用。当高热神昏、谵语狂躁、阴亏水涸的严重病人，在养阴输液等药物治疗的同时，再采用温和灸，将是适当而稳妥的，如果置其他各种有效疗法于不顾，而以凝固的思想方法对待和责难热症贵灸，自然是行不通的死胡同，也将是反对热症用灸的顽固立场，这也是需要澄清的。

由此可见，热症可灸、宜灸与贵灸，是来自于古人的理论基础与临床实践。实践是检验真理的唯一标准。今天我们既应从以往的医学文献中找出热症用灸的先例与理论依据，更应从临床实践中进行细心观察和反复验证，打破"热症禁灸"的陈规，使灸效得到发挥和光大，这也将是人类的福音。

四、热症用灸与八纲辨证

辨证施治是中医临床的主导思想与中心环节。八纲辨证更为人所熟知，为临床各科所遵守。在阴阳表里虚实寒热之中，特以虚实寒热更被重视。如果热症用灸，就被认为是以火济火，火上加油，与八纲辨证的思想不相容。目前有人利用这一观点，作为反对热症用灸的口实。对此不能不有所说明，使热症用灸的理论更为充实，观念更为明晰。

（一）不同的辨证方法是为不同的治疗手段服务的

八纲辨证是为汤液服务的，因为汤液的作用是单相的，是以逆治为主。所谓逆治，即以热治寒，以寒治热，是逆其气而折之，对于热症来说，自然不能再用热药。而针灸的作用则是双相的，即所谓平衡阴阳的双相调节，热症用灸，就可以用从治法而收效。所谓从治，即顺其气而达之，这就可以以热治热，以寒治寒则应用甚罕，清·吴尚先在《理瀹骈文》中说："寒者正治，热者从治。"从治也叫"反治"，意为此乃反常的治疗方法，是相对于"正治"而言的。

反治与反佐不能混为一谈，汤液中的反佐法，是在以寒治热或以热治寒的正治方法中，恐寒热不能相容发生格拒，故在以寒治热或是以热治寒的方药中，酌加少量的寒药或热药作为接应，从而收开渠引水的引导作用。但也有人利用这一点，说什么以热治热实际上还是以寒治热，只不过是加上一点热药作为佐使而已，这是对"反佐"与"反治"认识不清所造成的误解。

针灸临床这种认识方法与治疗手段，是由它自身所具备的特点与作用所决定的，也就是由它基本作用双相调节的平衡阴阳所决定的，有了平衡阴阳的双相调节，自然就可使已亢盛的机能得到抑制，被抑制的机能恢复兴奋，在这一前提下，古人不止一家不止一书，对灸法的功效已经作了精湛的提炼和概括，即"虚者灸之使火气助元气也；实者灸之使实邪随火气发散也；寒者灸之使其气复温也；热者灸之使热邪随火气发散，火就燥之义也。"八纲辨证所强调的则是虚实寒热，而灸法的功效则是包罗虚实寒热，这还能用八纲辨证的认识体系来反对热症用灸吗？

（二）不同的治疗手段就有不同的辨证方法

临床上各不相同的治疗手段，都有表现其自身特点的理论体系，它们既互相补充，又各有门户。八纲辨证既然是为汤液服务的，而在针灸来说也应有其自身的辨证方法，针灸辨证的认识体系和汤液一样，也是丰富多彩，名目繁多，在此不能列举，主要是在于说明针灸临床的基本特点，不是在于辨证而是在于认症。"辨认"本来是一个词，但如分别对待，即能显示其区别，"辨"不能脱离抽象思维，而"认"则是重在生动直观。针灸临床的认识中心，是以对症治疗的认症为主，而辨证则次之，例如以常见的头痛来说，不论其起因与类型如何，但痛则是施治的着眼点，止痛则是主要的目的。以热症来说更同样是如此。退热则是施治的目的，而以对症治疗来说，历来均认为是扬汤止沸，不是去火抽薪，针灸治疗正是以对症治疗为主，不谈治病，针灸如真的不能治病，而它的实用价值也就发生动摇。须知症状的出现，都是人身内部平衡失调所形成的外在表现，内部平衡关系的改善和恢复，则症状自然消失。故针灸的对症治疗不是扬汤止沸，而正是去火抽薪，是既治症又治病，标本兼顾的治疗方法。

自从热症用灸的序幕揭开受到注意与被重视以后，引起了不同的反响，出现了三种不同的思潮：第一种是赞成派，属于在临床上已经发现到灸疗对热症功效的针灸临床家，他们已经初步尝到甜头，只是不敢冒天下之大不韪，公开向这一陈旧观点宣战，一旦有人揭竿而起，自然会闻风响应；第二种是反对派，他们对"热症禁灸"这种陈腐的观念，抱有深厚的感情，不忍使流毒千载的毒瘤被割除，总是想在将被时代洪流冲走的死尸上抓住一根头发，使之免于沉没，因而把八纲辨证这一万金油拿出来当迷魂药，用以迷惑外行，淆乱视听！同时也表现出对针灸作用的陌生，以针灸行家出现在针灸队伍里，在针灸界内部继续散发流毒，这是最危险的一种人；第三种是折衷与调和派，对于热症用灸，在事实面前不敢公然反对，但对陈腐的见解却也不愿旗帜鲜明彻底清除，总是吞吞吐吐，提出一些模糊论调，诸如说什么"热症可灸与禁灸，这是一个值得探讨的问题，应当深入研究"。持有这种相同或相似观点的人，既见于口头，更多见于书刊，事实上这也是对"热症用灸"无形的否定与胸无成见的自我解嘲，同时值得庆幸的一点，也是说明"热症禁灸"这种错误的见解，已经发生动摇，摇摇欲坠，所可虑的则是余毒未尽，将会继续阻碍着灸法的发展。

总之，热症禁灸与可灸已经由地下提升到地上，如能再加一把力，则蒙在它身上的尘埃自然就会被彻底清除，焕发出曾被埋没的光彩！

第九章 灸 赋

第一节 针灸探源赋

　　盖闻洪荒初辟，日月往还，人为万物所养，亦为六淫所干。稻粱麦菽，食分五谷；箴石汤火，医有四端。

　　人生天地之间，天生五谷（《周礼·夏官》称黍稷菽麦稻为五谷）以养人，而风寒暑湿燥火之六淫亦因之而害人。人类为了生存和繁衍，既要觅取各种食物以养活自身，也要寻求各种手段以消除痛苦。上古的治病方法，从现存的有关文献中可以看出是分为箴、石、汤、火四大类。至于巫祝等法，当然不在其列。

　　针是铖的俗字，而铖又是从箴衍变为的，铖又作箴。故针、铖、箴与蒇，四字音义并同。箴从竹从咸，《易·杂卦》："咸，速也。"草竹之筋坚韧，人与物被刺则入之甚速，故可用以连缀。《说文》："箴，缀衣箴也。"人类的活动必然首先是同竹木打交道，在发现其能缀物与伤人的同时，也有消除痛苦的另一作用。所以谏诫之言，至今仍称为箴言。可以想见，必然是先有草木之箴，而后才有金属之铖。故用针治病，必然是先由竹木伤人而产生的。

　　"箴言"一词，最初是出于《尚书·盘庚》："犹须顾于箴言。"《左传·宣十二年》亦有"箴之曰，民生在勤，勤则不匮"之语。《尚书》是现存最早的上古时典章文献的编汇，相传曾经由孔子编选。可见在殷商时期虽然金属物已经出现，金属针必然已经得到应用，但是用"箴"来治病可能还在沿用或是仍存于人们的心目中，所以才把用语言规劝譬作用箴治病，以至一直沿用到后世，而有许多以"箴"命名的告诫与劝世的文章。这是"针"来源于"箴"的有力的佐证。

人类在茹毛饮血之世，投掷石块当是猎取鸟兽的重要手段，砭从石从乏。乏，《说文》引《左传》曰："反正为乏。"因为在篆文上，乏是反写的"正"字（疋）。段注曰："受矢者曰正，拒矢者曰疋。"故砭也有石矢之意，即锐利伤物的石片。人为砭石所伤，破皮出血，也发现到能用以解除病痛，这当是用砭治病的由来。在《内经》上，常称砭石为石针或镵石，而镵石之名，必然是在金属针出现以后，是砭的后期名称，是相对于镵针而言的。

《素问·异法方宜论》说，砭石从东方来，毒药从西方来，微针与九针从南方来，灸从北方来，导引按跷从中央来。《山海经·东山经》："高氏之山，其下多箴石。"郭璞注曰："可以为砭石，治痈肿者。"可见砭石之石，是一种特有的坚硬滑利之石，是来自东方的高氏之山，与《素问》的说法是一致的。

由天然锋利的石片，经过磨琢加工，可以仿制成针的形状，因而就有箴石（可以制针之石）、石针与镵石诸名，而使铖

与砭互相接近。但针毕竟是由箴而来，砭是由石而来，两者
不能混为一谈。目前多数认为砭是针的前身，由石针才发展
到金属针，对于这种关系必须审慎对待。

在《异法方宜论》上早已指明砭与针的来源是各不相同，
而在用途上来说也不能一致。由于针体细长，可以深刺入肉
而不易出血，而砭石则是形体粗大，只能浅刺而用于出血。
出土的上古石针是属于镵石的范围，与竹木之箴及金属之针
均不能相比，所以在古代还是金石并用的。

例如《素问·汤液醪醴论》曰："当今之世，必齐毒药
攻其中，镵石针火治其外也。"《病能论》曰："有病颈痈
者，或石治之，或针灸治之，而皆已，其真安在？曰：此同
名异等者也。夫痈气之息者，宜以针开除去之。夫气盛血聚者，
宜石而泻之，此所谓同病异治也。身体羸瘦者，无用镵石也。"
《疏五过论》曰："刺灸砭石，毒药所主。"《示从容论》曰："肝
虚、肾虚、脾虚，皆令人体重烦冤，当投毒药，刺灸，砭石，
汤液，或已或不已，愿闻其解……"这是把砭与针的地位各
自分别对待。

又如《素问·五脏别论》曰："恶于针石者不可与言至巧。"
《五脏生成篇》曰："针石缘而去之。"《移精变气论》："毒
药治其内，针石治其外。"《汤液醪醴论》曰："针石，道也……
针石不能治。"《血气形志篇》曰："病生于内，治之以针石。"
《通评虚实论》曰："闭塞者用药而少针石也。所谓少针石者，
非痈疽之谓也。"这是针石并称以同等地位对待的，因而易
误认针石为一物。

也有只言灸刺而不言石者，如《素问·血气形志篇》曰："是谓五脏之俞，灸刺之度也……病生于脉，治之以灸刺。"《玉机真脏论》曰"可汤熨及火灸刺而去之"等皆是。

《灵枢》号称为"针经"，即以灸而言也，是居于次要地位，对于砭石之法就更少记载。通观《灵枢》全文，言"石"及"砭"者仅有四处，即《九针》曰："病生于内，治之以针石。"《玉版》曰："故其已成脓血者，其唯砭石铍针之所取也。"《痈疽》谓痈发于腋下，赤坚者治之以砭石，发于膝，色不变坚如石者，不可用石，石之则死。以及《论痛》所云耐针石之痛与不耐针石之痛。在《素问·征四失论》上，列"妄用砭石"为一失。可见砭法是一种出血较多的治法，易于发生事故，故应用已少。因此在《解精微论》上，只说是"阴阳灸刺，汤药所滋"，对于砭石一道，已不再提及。

《汉书·艺文志·医经》中说："用度箴石汤火之所施，调百药齐和之所宜。"颜注曰："箴所以刺病也，石谓砭石，即石箴也，古者攻病则有砭，今其术绝矣。"《说文》："砭，以石刺病也。"段注："按此篇（指《异法方宜论》）以东方砭石与九针并论，知古金石并用也，而后世乃趋湮没。"如认为石针是金属针的前身，从事物发展规律和历史文献中是找不出充分根据的。

如上所述，箴石治病，不会是出现在火灸以后。由于掌握了火，人类知道了熟食，而烧灼伤也就随之而来。由烧灼伤也发现到对许多疾患可使之轻快与消失，因而火也是最初找到的一种治病手段。同时在选择各种食物时，更发现到有许多草木的根茎花实，不但可以充饥，而且还能治病。在此基础上，才能发展为汤液，因而火灼与汤液两种治病方法，当同是以火为其根源。

生息需求，汤火自为时重；铁铜坚利，砭石遂为等闲。

砭石的衰落，必然是在金属针问世以后，由于金属坚硬锋利，制作随意，不易断碎，自然就取砭石而代之。所以在《灵枢》中砭法早已不受到重视。至于汤和火因为取材广泛，形式多样，而且是和人类的生养作息分不开的，故能不断得到发展和提高，使之日臻完善和形成其各自的理论体系。

灸始于片，针始于点，点片同归于一辙；汤液治内，灸针治外，内外乃分为两般。

自砭石为金属取代以后，就存下了汤、针与火三种方法。不难想见，针的作用最初必然是由针对一点而获得的，而灸则将是先由面而后才能缩小到点。古代的火疗，是包括熏、蒸、熨、灼等多种方法在内而言的，经过长期的应用，从面的作用中也逐步发现到点的功效。而灸与针的相互联系，也是建立在点的基础之上的。因为汤液是以内治为主，灸针是以外治为主，故汤液与灸针在统一的阴阳学说思想指导下，成为东方医学主要的两大医疗体系。

既分为二，亦衍为三。汤液被誉为大方，作诊家之上客；灸针乃沦为小道，扬医海之孤帆。为食肉者之所不齿，而悬壶者亦只作空谈。

以内外分治言之，则汤液与灸针也。以灸针之本身言之，则来源不同，用法有别，则灸为灸而针为针也。故既统称为汤液与灸针，也常分称为汤液及灸与针。各辟蹊径，而又相辅相成。

避劳就逸，喜甘恶苦，拒疼畏痛，这是人类也是所有动物的天性。而不论为灸针，疼痛首先是第一关，这就给灸针的应用带来一定的限制。更何况富贵肉食之家，骄奢淫逸，参茸燕桂，何求不得，岂肯以身试痛，以痛为快乎。即以行医者之本身来说，悬壶行道，为了迎合人心，莫不以方剂为重，脉诊为能，视灸针为小道，纸上谈兵，不知实效。只有在药物无能为力、求生怕死时，才愿姑妄试之。这就是灸与针所共有的艰辛历程。

然而物有贵残，功无品目。珠藏镜掩，待拂拭而重辉；奥旨微言，必搜寻而可读。沉疴可起，瑕瑜本自分明；斯道终存，灸针原为一脉。尔乃针花馥郁，已举世风靡；坐视灸道沉沦，实吾侪大辱！

但物品虽有贵贱之殊，而功用则无品目之别。能治病者则虽贱亦贵。灸针为人所畏惧者主要是疼痛，但其特有的功效，却未被掩埋。哲学家们曾经说过，"被埋藏的真理，总是时刻闪烁其身固有的光芒"。故针刺之花乃能在世界医林中日放异彩，越来越受到重视。而对灸法来说，其厄运并未解除，事实上是针而不灸，势将由重针轻灸而趋向于存针废灸矣。既然针灸并称，而灸效又超过针效之上，如坐视瑰宝销残，不仅是医学上的损失，也将是中国医界的耻辱。

振臂高呼，王公有灸源之考；苦心孤诣，鳏生续论灸之篇。附塞为灸，《周礼》可证；烧灼为壮，《广雅》曾言。灸与久通，

义须明晰；壮非强壮，另有根源。

作为炎黄子孙，决不会使这一宝贵文化遗产趋于湮没。在春回大地、百花齐放之时，古老的灸法从而出现生机。中医研究院王雪苔院长对灸法的源流就作过详细的考证（1982年《中国针灸》13期），登高振臂，对灸的复兴起着有力的推动作用。古人论灸之专著虽已多亡佚，但遗风未泯，泽在人间，述先贤之遗意，续作此篇，此心亦良苦也。

考"灸"字之由来，并不是先从治病产生的。《仪礼·士丧礼》："……用二鬲于西墙下，幂用疏布，久之。"疏："久读为灸，幂（读觅，覆尊巾）谓以粗布盖塞鬲（读力，是古代盛谷的鼎属于瓦瓶）也。"《即夕》："……皆经木桁久之。"郑注："久读为灸，谓以盖按塞其口。"《周礼·冬官·考工记》"凡试庐事，灸诸墙，以眂（古视字）其桡（弯曲之意）之均也。"疏："灸诸墙，谓柱于两墙之间，观其体之强弱均否。"庐是矛戟之柄，《考工记·总叙》："秦无庐。"疏："庐读为纑，取细长之意。谓矛戟柄。"即制作矛戟之柄，须柱塞于两墙（屏障）之间，以观其弯曲是否匀称。可见"灸"最初是用物盖塞在器口，或是填塞在某一空间的意思，其后对于"灸"的字义，虽然多用于治病，但是和塞的意思仍是分不开的。

有关灸法的另一问题，就是"壮"，壮数的多少，是灸法重要术语之一，是古代灸疗作用量的标准。沿用至今未改，但对"壮"字的解释并不能令人满意。如《千金要方》卷二十九曰："凡言壮数者，若丁壮遇病，病根深笃者，可多倍于此数；其人老小羸弱者，可复减半。有依扁鹊灸法，有至五百壮至千壮，皆临时消息之。"《东医宝鉴》针灸篇曰："着艾一壮如人丁壮之力，故谓之壮。"《梦溪笔谈》卷十八曰："医生艾一灼，谓之一壮，以壮人为法，其言若干壮，壮人当依此数，老弱羸瘦者量力减之。"《本草纲目》卷十三曰："一灼谓之一壮，以壮人为法也。"《红炉点雪》曰："所以灸法不虚人者，以一灼谓一壮，以壮人为法也。"以上对"壮"的解释，很容易使人误解为强壮与少壮，虽也有烧灼之意在内，而对其真实含义，则终欠明晰。

壮者灼也，是用艾炷附着于人体进行烧灼之谓。《说文》："灸灼，也。"段注："今以艾灼体曰灸是其一嵩（端）也。引伸凡柱寋曰……灸犹柱也……故作久，久、灸，皆附着相拒之意，凡附着相拒曰灸，用火则曰灸。"寋是古塞字，《说文》："寋，窒也。"段注："穴部曰窒，寋也。"柱也是塞的意思，《庄子·徐无鬼》："藜藿柱乎鼪鼬之径。"柱，又是住的意思。《后汉书》邓禹传："辄仃住节。"注："住，或作柱。"住又是驻的意思。《文选·东征赋》："怅容与而久驻兮。"注引苍颉："驻，主也。"一般称艾火为艾炷，燃烧一炷为一壮。炷，本作主，《说文》："炷，灯中火主也。"段注："主，炷，古今字。"炷也就是灯心，《旧唐书》皇甫无逸传："夜宿人家，遇灯炷尽……无逸抽佩刀断衣带以为炷。"古诗："燃灯不下炷，有油那得明。"艾炷就是指像灯炷状的燃烧物。《北史》李洪之传："疹病久（灸）疗，艾炷团将七寸，手足十余处一时俱下。"故焚香也称为一炷香。可见主，炷，柱，住的音义是相通的。古称艾灸为艾焫，焫读如纳，焫纳音近，也有塞的意思。灸法正是用艾炷塞在孔穴之上，使其停伫而不脱落，令火烧灼肌肉，两相格拒的一种治疗手段。故《说文》曰："灼，灸也。"段注："此与灸为转注。凡物以火附着曰灼……医书以艾体谓之壮，壮者灼之转语也。"朱起凤亦曰："灸字通灼，医书以艾灼体谓之壮，壮即灼之转音。"故几壮也就是烧灼几次之意。

壮者创也，是由灼与刺对人体所造成的创伤。《广雅·释诂》二："梗，刿，棘，伤，菜，刺，壮，箴也。"注引《方言》三曰："凡草木刺人者，北燕，朝鲜之间谓之菜，或谓之壮；自关而东或谓之梗，或谓之刿；自关而西谓之刺；江淮之间谓之棘。"《山海经·西山经》："浮山多盼木，枳叶而无伤。"郭注："枳，刺针也，能伤人。"袁珂曰："此言枳叶有刺，盼木叶似枳叶而无刺，故云无伤也。"《尔雅·释草》："菜，刺。"郭注："草刺针也。"王念孙曰："是古谓箴为伤也。鍼，针，并与箴同。"《广雅·释诂》四："壮，创，伤也。"注曰："壮，伤也。"《易·大壮》："壮于五趾。"《姤》："女壮。"虞翻、马融并注云："壮，伤也。"《汉书·叙传下》："安国壮趾。"颜注："壮，伤也。趾，足也。"《淮南·俶真》："形苑而神壮。"高注："壮，伤也。"《释名·释疾病》："创，戕也，戕毁体使伤也。"王念孙曰："创、壮，声并近，故壮亦为伤。"艾灸与针刺，同样是一种创伤性的治疗方法，而壮和创的意义又完全是相同的，故几壮也是刺激几次之意。

由此可见，烧灼与致创，也就是灸法上的所谓"壮"。在古人的当时，以此来作为灸法的说明和灸疗作用量的单位，本来是十分自然而普通的，只是由于后代语言和语音的转变才令人难解和费解。如果从训诂学的角度作探讨，这一在灸针学上常用而未曾得到满意解决的问题，看来是可以作出合理的解说。

不揣愚浅，妄陈狂狷。百舸争流，终登彼岸；一言可采，何敢息肩，仰先哲之鸿献，自有玄书可考；助新知之启迪，聊当精卫之填云尔！

对于灸针一道，先圣既已奠基于往古，而重楼百尺，尚待建于今朝。汇涓滴而成江河，聚砂砾而成丘阜。春风春雨，百花以盛世而争荣，而见智见仁，百川亦殊途而归海。贡一得之愚，献他山之石，亦精卫填海为不自量力之意也。

第二节　灸不离宗赋

孔子曰："物有本末，事有终始，所知先后，则近道矣。"本末不能倒置，终始自有后先，本末既明，终始有序，则树有本而水有源矣。

夫灸者艾之用也，艾者灸之法也。灸不离艾，热由艾生，为光为电，难与同论。《王风》作采葛之咏，《楚辞》有点污之笺，却病有三年之用，辟邪焚五月之烟。灸经灸法灸方，功既永垂于后世，医草病草灸草，名亦见重于前贤。冰台常蓄，炳火能然。泽被海南，传有鲍姑之神术，芳流宇内，常留黄帝之真传。

灸不离宗，首先就是要以艾为热源作为灸材，而不是光电领域内或其他发热物质的灸法所能比拟和代替的。由于有了艾，才能使灸法得到长期与广泛的流传。用艾作灸，起源于何时，虽无从考究，但《孟子·离娄》早就说过"犹七年之病，求三年之艾也"。可见在当时不仅用艾作灸已经成为常规，而且艾是越陈越好的这一性能也已为人所周知。灸和艾的关系，在其他古籍中也不断出现，如《诗·王风·采葛》："采彼艾兮。"注："艾，蒿属，干之可灸疾。"《楚辞·七谏·沉江》："唐虞点灼而毁议。"注："点，污也；灼，灸也。犹身有病，人点灸之。言尧舜至圣，道德扩被，尚点灸谤毁。"《庄子·盗跖》："所谓无病而自灸也。"在《尔雅》中称艾为冰台，疏："盖医家灼艾灸病，故师旷谓为病草。"《名医别录》称为医草。《本草纲目》称为灸草，不仅可以灸病，而且更能辟疫。以三月三日、五月五日采之良。《荆楚岁时记》谓五月五日采艾，悬于户上，可禳毒气。且艾味芬芳，燃之更可驱蚊辟疫。晋·葛洪妻名鲍姑，行灸于海南，每获奇效，所用之艾名鲍姑艾。（见《裴铏传奇》崔炜）古代之灸法专著虽流传甚少，而由各家缀集成书者多，然亦功在后世，泽及遐方，传轩岐之遗意，为医坛之瑰宝也。

夫灸者灼之用也，灼者灸之法也。灸不离灼，效由灼生，为熏为熨，法用有分。灼肉成疮，功效自能延续；隔姜发泡，触类在于引伸。云灸非灸，云针非针，形既相异，效更难同。喜新不能厌故，发扬在于继承。长短本来互见，新旧可以共存。

灸不离宗，其次就是要保持传统直接与间接的各种灸法。必须要在传统的灸针方法，即以艾为灸材和以手法运针的基础上才能谈改进和发展。离开这一基本原则，都是向他种物理疗法靠拢，非灸非针的灸针方法，失去灸针的本来面目，这是不能相提并论的。

夫灸者穴之用也，穴者灸之法也。灸不离穴，效由穴生，为烘为烤，尽失本真。穴为一点，灸针取点，由点方能生线；面为一片，烤烘成片，可与取暖同称。点面必须分别，灸烘岂可同名。

灸不离宗，其三就是要保持孔穴的地位。既然十分强调"取穴"在灸针作用中的重要意义，为何目前的施灸方法除了直接的化脓与隔姜等少数几种灸法而外，其余均是对身体表面作较大面积的烘烤，而称之为灸疗，这已经失去了灸法的基本面目，而与用火取暖无所区别。孔穴是一点，由于对点的刺激，才能出现线的感传。点面的关系既互相混淆，因而灸疗的感传作用也就被埋没。弥补祖国医学的这种巨大损失，已经刻不容缓了！

夫灸者久之用也，久者灸之法也。灸必须久，效由久生，从火从久，灸义可征。上下来回，号称雀啄；左右摇晃，有类飞腾。车薪难仗杯水，炉水必须纯青。位置保持稳定，作用贵在均衡。灸感之三相可以出现，普天之寿域可以同登。

灸不离宗，第四就是保护"灸"与"久"的关系。灸从火从久，火必久效始生。古法用灸，有数百壮以至千壮之说。如果不能坚持久治，是达不到灸疗效果的。这也就是"灸"

字的取义。今之用灸者，不仅直接灸不能久受炮烙之苦，即以通行之温和艾条灸来说，更是同"灸"与"久"的关系相距万里。总是手持艾条上下来回称为雀啄，左右晃动而状如飞翔。热未着肤，迅即移去，欲求灸效，岂非空谈。如能久治不厌，久着不够，耐心久待，久而久之，不久灸感之三相可以出现，而沉疴痼疾亦可得以消除矣。

物不离宗，江汉必朝宗于沧海；事理为道，方园必合乎于矩规。寻事物之本源，则宗派自别；识灸法之要义，则本末可分矣。

宗者主也，道者理也。事有万端，理归一体，《书·禹贡》："江汉朝宗于海。"亦即百川归海，万物不离其宗之意也。识艾、灼、穴、久，为灸法之所宗，则本末明而用可知矣。

第三节　经脉求真赋

夫经脉乃人身之道路，脏腑之钩连，阴阳待之以调燮，气血赖之而周旋。为医家之圭臬，是灸针之蹄筌。

此言经脉在人身的地位及其与灸针疗法的关系。圭，古量具名，又为古代测量日影之器。臬是法度与规矩之意。圭臬，指为应该遵守的准则。蹄是猎兔的工具，筌是捕鱼的工具。意为必须通过它才能取得收获。

而乃经脉与络脉既未明晰，神经与经络又相互纠缠。各

执己见，以偏概全。言之者必须成理，而用之者始免茫然。

在目前经脉与经络的关系并无明确的区分，经络与神经的地位争议也未平息。难免各执一词，互有偏袒。这是灸针说与临床实践必须解决的重大问题之一。如能言之成理，心中有数，自能应用得宜与对灸针的作用作出合理的解说。

须知经为大道，络属旁通。经者正直，络者纵横。直贯斜串，交织于中。统称经脉，分各不同：血脉之脉，首当其冲，经筋经络，以次相从。

人身之脉，本来是各种沟通联系的体系之总称，端直的就叫经脉，旁出的就叫络脉。亦即《内经》所说的"直行者为经，支而横者为络"之意。由于体系不同，功能各异，故既统称之为经脉，而分称之则有血脉、经筋、经络等许多支派与名称。所应注意的是经络体系之经络，决不能与纵横关系之经与络相提并论，发生混淆。在经脉体系中，首先是血脉之脉最易被发现和得到描述，而经筋与经络等其他体系，无疑是古人在逐步深入观察的基础上所获得的。

心为五脏之大主，百脉之总司，动应寸口，虚实可知。箴石既为针刺之伊始，而泻血之用亦在于斯。菀除热泻，应急可资。

以上是言血脉之脉居于经脉体系之首，而针刺的作用主要在于出血。菀读郁，即"菀陈则除之"也。

肉中有力，经筋以名，撑持运动，力作力行。趋翔矫捷，感应敏灵。维筋相交，头有病而足不用；高下相应，中于面则下阳明。是神经学说之基石，为现代医学所遵循。后来居上，薄主厚宾，位尊为一身之主宰，功难为灸针之中心。脉脉相通，而脉脉本自有别；头头是道，而头头各有服膺。分担综合，彼此不容抗拒；肢解割裂，互相徒自迳庭，灸针之感传与扩布，明明在于外周之经络；而感知与调整之效应，则端赖于高级之神经。主观与客观必须统一，思维与存在早已分清。燔针劫刺，以痛为腧，终有复兴之日；感传兴奋，由点及面，彼此各得其情。

古代经筋之脉，既是包括肌腱与腱鞘等致密组织在内，更是和神经体系分不开的。《经筋》是最早的关系到神经体系的论著。也可以说，神经的作用先是由中医发现的。《邪气脏腑病形》所谓"诸阳之会，皆在于面……中于面则下阳明，中于项则下太阳，中于颊则下少阳"，也是和神经体系具有密切关系。

由于现代医学的进步，神经功能逐步得到阐明，而对于灸针机理的研究，几乎是以纯神经论的观点为出发。既然人身的经脉系统是包括各种沟通联系的组织在内而言的，自然各有其服膺承受，则此脉与彼脉之间，既不能互相割裂，各持偏激迳庭之见，当然也就不能彼此混同，主客不分。灸针感应的感传与扩布，自古迄今均认为是沿经络行进的，但与周围神经的分布状况，却存在着基本的悬殊。说是感传能被大脑所感知和通过神经作用，使全身机能得到调整和提高，这自然无可非议，如果说是感传必须通过神经体系才能行进和有颅内感传之说，这就是主观与客观，思维与存在的基本原则出现矛盾，争议就会更大，也是不能得到公认的。

古代对经筋病的治则，就是以局部取穴的"燔针劫刺"为主，这和直接灸一样，由于烧灼痛和使人望而生畏，以及因操作不当可以引起不良反应，因而比直接灸更为衰落，但其效果确是不可磨灭。随着工具与操作方法的改进，终会被受到重视与发挥应有的作用。

由于艾灸或针刺的治疗方法，姑不论为是通过经络感传或是神经兴奋，都是以点及面为主，不能取一切的局部治疗而代之。因此，不论是新法与老法，局部与整体，必须互相补充，不断改进，才能成为保障人类健康的一个有用的环节。

以上说明经筋之脉与神经之脉，本是同一体系，以及说明感传与感知的相互关系。

经络之脉，众说纷纭，抉微当搜古典，推陈亦忌标新。述先贤之遗意，作后学之梁津。

关于经络之脉，是针灸学说的中心，内容极为丰富，诸说亦多异同。纷争未已，无所适从。既不能陈陈相因，也不能妄标新异。在阐明古人见解的基础上加以引伸，或可有当。

体察阴阳，理论人形，列别脏腑，各以其经。气穴所发，各有处名。罅隙无痕，奇邪可出；通调有路，营卫能行。以脉分经，亦以经而概络；分经别脉，而经脉自有主宾。

根据《素问·阴阳应象大论》文意，略加序次增损，以见经络系统"以溢奇邪，以行营卫"的地位与作用，以及经脉与经络的主次关系。《灵枢·经脉》就是以"经脉"概括"经络"的代表篇章。

云经云络，有形无形，虚实忌说，早见于《经》：非皮

肉与筋骨，乃神气之游行。是脏象学说之体现，以肺朝百脉
为中心。水到渠成，《本输》首奠基石；机械唯物，百骸枉
自搜寻。

有关经络实质的有形和无形，从经络学说形成之初，从
《内经》上已经发现到有过争议，直到目前仍未得到合理解决。
根据经典原意，特提出以脏象学说为体现，以肺朝百脉为中
心和用水到渠成作理解，当非无稽之谈。如果仍以机械唯物
的思想为指导，必须从形态结构方面找到证明，看来是很难
取得为众所公认的何种突破。

远道感传，是经络之所特有；近攻直取，乃经脉之所多同。
病与穴连，自有贯通之轨辙；经无常道，每能偏折而西东。

经络与其他经脉体系的最大区别，主要是灸针作用的气
至病所，是通过经络体系而显示的。其他经脉与皮肉筋骨等，
均是以就近取穴为主，所产生的感应与效果，不能与循经感
传相提并论。病与穴之间互相感通与呼应的关系，都是通过
感传线而取得联系，而这种感传线并不因常规的途径而固着
不移，主要是以病与穴之间的位置为决定。这种病与穴连，
经无常道的基本规律，是临床上十分重要的一环。

或交流而汇合，或改道而贯横，彼此可以靠拢，前后又
能直通，双侧环抱，左右斜攻，分叉扩散，交感同踪。起源
异位，自古未闻此说；全身流转，临床更属常逢。且又因疾
病之进退而隐现，受激惹而兴奋以徜徉。病强健弱，左低右
昂。上下左右同名，可协同轮替；阴阳表里不一，能消沉颉颃。
两穴相邻，常受干扰；强弱互见，每致彷徨。穴可挪移，不

离规距；经因病异，亦有界疆。效应能因时间而转换，十宣常较十井为优良，可贵者错向自能知返，可畏者行程紊乱无方。形式多般，不遑列举，三相为则，恪守典章。

经络的感传路径与形式，虽变化多端，但终有规矩可寻，感传过程的三个基本时相，是灸感各种形式共同的基础，内容均详见上篇正文。

瑜中存瑕，往古之遗言必须细究，离径畔道，师心之管见聊供争鸣。左右侧之经气自应齐头并进；任督脉之起止当遵上下分行。一源三岐，以肺之太阴为其终始；周身五十，一日一夜应各自分循。中趾尖不能独成空白，新大敦可设；厉兑穴不应中次互混，《本输篇》宜遵。足之少阴少阳，头足安排欠妥；一二蹻骨间隙，阴阳重叠难凭。凡此诸端，用之者虽可不分清浊，而言之者必须权衡重轻。天衣贵在无缝，百炼始可成金。

对古代经络学说的欠缺和不足之处，在上篇首论中已作过评述，但这是根深蒂固沿习已久的传统观念，颇难轻易动摇，且师心自愎之说，亦难获得赞同，故改变诚非易事，但如从经络学说完整性的观点来看，对于这些问题，也应值得提出，不应避而不谈。任何一门有生命力的学说与学科，都是在不断补充和修正中得到提高的。

以上是根据传统的观点，对经脉与经络的主次关系，以及经络实质用水到渠成作为说明。并列举感传的各种形式与路径及其美中不足之处。内容均详见上篇正文。

淋巴之脉，古说未详，太阴脾土，略可相当。皮司包裹，肉为基墙，经水体液，骨骼柱梁。为针为灸，用各有方。

以上是说明淋巴、皮肤、肌肉、骨骼以及体液等体系的各自地位，及其对不同灸针方法的各有所宜。

互相联系，彼此协调，综合论证，分别推敲。经穴不拘于常轨，灸针功在于崇朝，斯乃经脉之大法，聊当九牛之一毛！

全身经脉系统中的各个不同体系，相互协调的作用本是自然存在的，而不同的职能又是各有专司的。经穴乃是包括经脉体系中能接受灸针疗法之所有孔穴而言，即以经络体系本身之经穴来说，也并非是固着不移的。这在首论中已有详述，如运用得宜，则崇朝（自清晨至早晚的一段时间，即时间短暂之意，朝读ｚｈ ａ ｏ）之功，自可举手而得也。

第四节　灸针同异赋

为针为灸，并驾齐驱，孪生兄弟，同气连枝。循经感传，同归一辙；气至病所，互不悬殊。水乳相亲，两点贯通以一线；彼此结合，同以治人为机枢。

此概言灸与针其所以能互为连理，两位一体，不可分割，是因为二者之循经感传的气至病所，均是由物理作用所激起的生理反应；皆以中医基本理论体系为指导；病与穴之间又同是以经络体系相贯串；又同是以治人为目的的治疗手段。这些既是灸与针互相结合的基础，也是中医特点的有力说明。

治人以异病同治为主，治病以调和气血为师。气滞血壅，斯乃病理根本；阴平阳秘，是为生命之基。

中西医思想体系与治疗方法的最大区别，就是在治人与治病的主次关系上。治人也就是异病同治，而异病同治又是建立在调和气血这一原则之上的。而灸与针的治疗作用，正是在于调和气血。气血调和，阴平阳秘，则百病皆可不药而愈。

对症治疗，乃异病同治之要务；标本兼顾，为灸针作用之专司。恶性循环可以中断，新陈代谢得以维持。导热与导电同理，局部与整体兼资。异中存同，连理枝头灸针乃同栖之鸟；同中有异，百花园里梅兰自各有其时。

所谓异病同治，也就是对症治疗。但对症治疗常可误认为是头痛医头，脚痛医脚，是治标不治本的方法。但灸针作用的对症治疗，乃是在向体内导热导电与诱发体内生热生电的作用下，于解除局部症状的同时，对于气血不和的病理状态更具有调和通达由标及本的全身作用。这就是可使治人与治病、局部与整体得到有机的结合，成为灸针治疗的共同原则与兄弟关系。而在这种相同的基础上，又因具体的作用方式不同，功效互有长短，自然也就存在着相互的差别。

灸效在火，火有温灼之别；针用在刺，刺有深浅之殊。刺法不精，气难至病；火能中的，经自通疏。灸灼成疮，遗有瘢痕可恶；深针贯肉，刺中内脏堪虞。灸效久而针效暂；针刺疾而火力徐。

略言灸与针不同的作用方式及其优缺点的比较。

若夫灸变温和，功称广溥，皮不破而肉不损，实可泻而虚可补。全身无禁忌之区；感传少难至之处。前景正大有可为，须不断更新灸具。

当今的温和灸，虽与古代的直接灸也是同中有异、异中存同，但源远流长，与古代直接灸是一脉相承。如能在保持传统艾灸的前提下，借助于灸具的不断更新，则对其适应范围的扩大与功效的提高，自将是不言而喻的。

灸针之同异能分，原则与比较是据。比较互有短长，原则方为基柱。据原则以求原理，蹊径能通；因陈义而推陈言，精英自露。欲求真谛，不薄古而厚今；刻意求新，毋乃为拾他人之牙慧以自诩乎！

灸针是因其内在的共同基础与治疗原则而彼此结合，也因相互比较互有短长而出现区分。但基础和原则乃是灸针原理的朴素说明。如能因古人之意而又不墨守古人之言，又以今人之言谋合古人之意，作为对灸针原理探讨的一个方面，也是发掘与发展中医学说的可循之途。如一意喜新厌故，置传统见解于不顾，拾他人之片言只语以沾沾自喜，岂非无源之水与无根之木乎！

第五节　灸针辨证赋

夫物有疑似，象有假真，显者易识，隐者难明。临床辨证，医之所遵。症候有宜攻宜补之别，孔穴有出血出气之分。药有君臣佐使，穴有母子主宾。五味药有凭证，五行穴性为真。

药有七方十剂，穴有三才九针。汤液处方既以辨证为其依据，而灸针立法亦以认证为其权衡。

此概言辨证的意义以及孔穴与药物相近之处。主客指原络主客穴，三才指百会、璇玑、涌泉三穴。九针谓回阳九针，即哑门、劳宫、三阴交、涌泉、太溪、中脘、环跳、三里、合谷九穴。

病自内生，形从外应，审形辨证，足可凭信。神败形坏，赖参附以济倾危；鉴貌因人，针药可各分途径。详察六部，则在脏在腑可供参详；明辨生克，而为补为泻亦堪论定。

此言审形察脉与辨证的关系。在神形败坏者，切不可单恃灸针，应急以药物扶元固本，以防油尽灯灭。而诊察寸口六部的目的，主要是明悉脏腑的虚实状况与依维制约的一般关系。

阳取阳而阴取阴，视为取穴之常法；实热针而虚寒灸，亦为时下所赞同。阴阳互取，阴阳相引，自难持有异议；寒温热灸，以热引热，则将众口交攻。表里本同于内外，六经亦在于其中。在表者手太阴阳明与手之三阳可主，在里者足太阴阳明与足之三阴可通。虚实则彼此交织。八纲概括包容。

此言阴阳表里寒热虚实八纲辨证的一般取穴法则。伤寒的六经辨证也不能出此范围。并对表里与内外的取穴方法及热症可灸，作一简要说明。

治病求本，不可忘标，先后缓急，古训昭昭。脏腑主客，原络相交。在脏在腑，各有症结之所；取俞取募，当寻直入之刀。

此言标本辨证与脏腑辨证的选穴要点，而原络主客的配穴法，也是脏腑辨证与标本辨证在选穴法则上相互联系的一个方面。

属气者变动不居，病在浅表；属血者沉着不动，病已里深。在气在表，可以颠倒取穴，在血在里，则宜近取为真。

此言气血辨证可与表里辨证相结合，且说明病在表在气者，可用上病下取、左病右取与前病后取之颠倒取穴法。在血在里者，则宜就近取穴与直取病处为宜。

脏腑为根本，经络为枝叶，经脏内外连，同属主与客。是动与所生，经络病所则，是动为在气，所生为 在血。既为气血分，亦为标本别。隔二与隔三，母子与生克。侈谈经与络，宜知得与失。

此言经络辨证既应与脏腑辨证相结合，同时也是和气血辨证、标本辨证分不开的。根据辨证所见，可以按照生克制约的一般规律，定出隔二隔三等取穴方法。例如补土生金，金再生水，是为隔二；助金伐木，使土旺制水，是为隔三。如单谈经络辨证而不与其他辨证方法相结合，则得失是可以想见的。

表里内外分，三焦高下别，高下与表里，深浅同可说。高者抑或越，下者举或竭，上下可分消，亦可互交接。

此言三焦辨证与表里辨证，存有殊途同归之处。高下选穴法，可以用三焦辨证作为思想指导。即病在上者可以上病上取，或上病下取；病在下者可以下病下取，或下病上取。即可上下分取，亦可上下同取。

岁月有寒暑，脏气如潮汐，病发如有时，可推生与克：

病甚在子丑，木气有虚实；寅卯疾转加，金气盈亏说；辰巳忽反常，土气自可述；午未与戌亥，火气忽明灭；申酉病来临，水气有涨落。不足责其母，太过求其克。子丑助木肝胆通，寅卯助金肺大识，辰巳培土脾胃先，午未益火心小入，申酉壮水在肾胱，戌亥包络三焦宅。辨证能法时，自如锁有钥。日夜有阴阳，彼此相调燮，取穴不失时，两者归一辙。

此言因病应时，以时取穴的一般规律，内容详见"灸海乘槎赋"中之日夜相应取穴法，则邪气之应时而至者，自可应付裕如矣。

辨证有要诀，理法与方穴。医之为言理，法因理而设，因法以处方，穴因方而列。如云补与泻，手法须贯彻。灸针之本身，即有双调节。舍偏执其全，用之斯切贴。

此言辨证的目的，就是在于运用理法方穴。医者理也，因理以立法，由法以处方，因方而选穴。如云辨证的目的，是为了补泻，则必须先行使手法得到复兴和推广应用。而且灸法本身即具有双相性调节作用。故必须放弃"辨证是为了补泻"这一偏见，才能使灸针辨证的方法，得到正确的理解与应用。

第六节　灸感三相赋

　　夫二气感应以相与，水火相济以相成。因灸生感，感而能行。内外通达，穴病相承。一脉贯串，三相攸分。为灸法之规矩，乃斯道之准绳。

　　《易·感》："二气感应以相与。"灸感之发生，须由艾之火气与人之真气，两相结合，方可生成。亦因艾热之火气，与体液之水气，水火相济才能出现。由灸而生感，因感而扩布。使病与穴之间一脉贯通，彼此连接。在其全部过程之中，划分为三个时相。相（xiāng）乃是相连、相关与相承之意，亦即互相联系的三个阶段。这乃是灸法的重大发现，而为灸疗作用量之客观标准。

　　定穴着艾，气随火生，酸麻胀重，先兆初萌。举步前进，自有循遵，理无反顾，直向前程。如水入渠，如风吹云，清凉可见，温热常存。疾徐不能一概而论，宽窄亦无界限可分。气至病所，古人之说虽久，由此及彼，触类更多引伸。五液之所出不同，称汗为心液确有凭证；苦甜之脏腑有主，对五行学说初探源根。路径变动不居，为经络实质之依据；投射直趋目的，可辨证候之假真。消长进退，为预后提供朕兆；周身连贯，则循经自应推陈。第一相之定向传导虽已实现，而夫功可奏尚须待其后尘。

　　灸感和针感一样，在感传出现之先，也有如同针刺得气的同样感应，然后再以水流、风吹或蚁行等不同形式，循经向患处行进。火能生热，温热感自为必然之理，但寒热转化，清凉感也常见发生。感传速度与宽度是因人因病因作用量的大小与作用次数的多少而互不相同。气至病所虽早为古人所发现而列为针灸有效标志之一，但对其作用与意义并未有进一步的阐明。根据定向感传的这一基本特性，既可为中医基本理论找出部分凭据和对经络实质找出有力的旁证，同时对某些疾病的诊断与预后的估计，均有提供启示与参考价值。再则"病与穴连，经无常道"的基本规律，也可取"经络所过，主治可及"这一传统凝固的观点而代之。感传第一相气至病所虽已实现，也仅是功效刚行产生。如认为"气至而有效，乃去之，勿复针"（《灵枢·九针十二原》），则灸针的功效就不能得到最大的发挥。

火能到候，食称可口；气满病所，方可言灸。量足则效始彰，用当而功不左。初只氤氲扩布，嗣乃弥漫升腾，凉者有如拂扇，热者可同熏蒸。或如蚁行旋转，或如气泄风生。体温每当下降，肿处可见皱纹。既平烦躁，亦定吟呻。病势有轻有重，感应有减有增。高峰既已下降，低者即不再升。第二相之作用发挥虽毕，而三相还必须有待评论。

烹调食物要讲究火候，而灸治疾病同样更要重视火候。当气至病所以后，必须使病处为灸感所充满，方可发挥灸疗的最大作用。在气至病所之初，均是由小到大，由低到高。有的如凉风习习，有的如热气熏熨，有的如蚁行盘旋，有的如气体外泄，病状每可即时减轻。当到达高峰后，即逐步下降而不再上升。在一般情况下，一次治疗到此即应中止。但也因病理变化的不同及患病部位的多少，还会有第三相的情况出现。

下降中止，虽为常规；循经再传，亦为多见。数病一穴，可以彼此相通；全身周流，可以上下连串。既可原路往还，更能轮番出现。三相之大要如斯，乃来自长期实践。

第三相的两种情况，即下降中止与循经再传。内容详见《灸感三相赋》。

灸法已沿用千年，要旨在其中关键，火力必须均衡，作用不能中断。听来不值一钱，用之足当万贯。寄语我界同人，切莫视为河汉。

灸感三相的阶段特征，以往其所以未被人们注意到的原因，第一当是在采用直接灸时，仅是着重对灸疮的造成，在施灸过程中，火力总是时断时续感传作用自然不能出现；第二，虽是有所发现，但并未注意总结与重复验证观察；第三，能著书立说者未必有多少临床经验，而有临床经验者又未必能著书立说，故虽有发现也未能流传；第四，在应用艾条灸时，总是以手持法为主，而不断移动，或是用大片烘烤的方法，不是定点刺激，故而不能激发感传与观察到感传的全部过程。对于火力必须均衡稳定，作用必须持续集中，这一平凡而又重要的基本环节未曾掌握，因而使灸疗效果得不到充分发挥。至希我界同人，共同验证，再作提高，为灸法的复兴奠定更为充实的基础。

第七节　热症贵灸赋

夫人有虚实，药有补攻；病分寒热，治有反从。寒凝气陷，灸之所擅；热升火郁，灸更有功。真知自当恪守，陈言未敢苟同。

此概言虚实既有宜攻宜补之常规，而寒热亦有反治与从治之权变。寒凝气滞与阳气下陷者自宜用灸，而热升火布与阳气怫郁者亦可用灸。对于发热禁灸之说，决不能人云亦云，使灸效不彰。

伤寒火逆，岂止一端。煴蒸熏熨，功过相参。煅坑覆体，早见史官，亡津夺液，害岂等闲。因噎废食，灸炳蒙谗。

发热禁灸之说，一般均认为来自《伤寒论》，但《伤寒论》中所出现之火逆是包括古代多种用火劫汗方法而言的。用之得当，自可有功，用之不当，灾害立至。如《汉书》苏武传："凿地为坎，置煴火覆武其上，蹈其背出血。"注："煴火，即聚火无焱之火。"当为最古之煅坑法。此法不仅在汉代为常用，即在明清许多医籍中仍有记载。决不能因此类以火劫汗之法所引起的不良反应，统统归咎于灸，坐使灸法蒙不白之冤。

寒热互治，正逆所由；寒热同治，反从可筹。药有反佐，火能艾投。虚热用灸，元气周流；实热用灸，郁结能瘳；表热可灸，发汗宜谋；里热可灸，引导称优。热能就燥，寒以温酬。火郁宜发，早有嘉猷。同声相应，同气相求，开门逐贼，顺水行舟。

正反逆从的中医治则，在灸针与汤液方面是各有所宜。

反佐法在汤液方面为常用,反治法则以灸法为可贵。虚热可灸,所以助元气之周流;实热用灸,所以解热结之郁毒;表热用灸,可以发汗解肌;里热用灸,可以引邪外出。总之,热用灸是使火能就燥,寒用灸是使气可复温。《素问·六元正纪大论》曰:"火郁发之。"热症用灸,亦同气相求,引而发之之义也。

事因时变,物以用分,灸名虽一,灸法纷陈。古法为灼,今重在温。灼创久着,温可变更。

灸与针皆物也,而用物者也。物虽为一,而用各不同,功与过,利与害,均是因不同的应用方法而有不同的分别。灸法沿用与衍变至今,已不下百种之多,如把一切用火之法,均列在发热禁灸之内,这岂不是因水能覆舟,而载舟之功亦因之而废弃乎!

阴亏水涸,高热神昏,孤注一掷,诚所未闻。试金有石,实践为真,扬我灸效,寿域同登。

热症可灸,并非说是凡属任何高热危重病人均是以灸为唯一的治疗手段,而置其他各种有效和配合方法于不顾。如果以这种凝固的思想方法对待和责难热症可灸,无疑仍是反对热症用灸的顽固立场,这也是需要反对和澄清的。实践是检验真理的试金石,打破热症禁灸的陈词滥调,使灸效得到发扬光大,这也是人类的福音。

第八节　灸海乘槎赋

　　夫医者意也，意与理通，则方法自中规距；灸者火也，火德贵显，则万物变化无穷。医海无涯，乘槎且先浮泛；高山仰止，向往贵在攀登。

　　《后汉书·郭玉传》："医之为言意也。"《春秋繁露·循天之道》："心之所之谓之意。"意非臆测，必与理通。意念专注，则事理始通。故医者理也，得医之理，则处方立法，自能如圆者中规，方者中距矣。灸是古代火疗之一，也是火疗的发展和进步。火者阳也，阳用事为明，故火德贵显。《白虎通·五行》："火之为言化也，阳气用事，则万物变化也。"火之变化由人，则灸之为用在我矣。司马氏曰，"诗有：高山仰止，影行行止，虽不能至，然心向往之"。万里之行，始于足下，徒云向往，终归仰止矣。医，海也，孔子曰"乘桴浮于海"，以一粟之桴，浮无涯之海，虽力有未逮，而路有可通，此灸海乘槎赋之所由作也。

　　阴阳为万物之纲纪，变化之父母，识阴阳之大道，作灸海之南针。心为阳，背为阳，阳中之阳，求至阳之上下；肾为阴，腹为阴，阴中之阴，在阴交之周围。

　　《素问·阴阳应象大论》云："阴阳者，天地之道也，万物之纲纪，变化之父母。"故灸针之用，亦阴阳之道也。背为阳，心为阳中之太阳（《素问·金匮真言论》："背为阳，阳中之阳心也。"），督脉为诸阳之统帅，太阳主一身之表，均循背而行，故多种疾病均可在心俞及胸椎的两侧这一区域内，出现不同的病理反应物与病理反应现象，对临床各科具有广泛的联系。这是早被发现与被重视的灸针选穴方法之一。如五脏热穴，崔氏四花与四花变法的六花、八花，华佗侠脊，骑竹马，各种灸痈疽，瘰疬，哮喘，还有所谓九连环（第一、三、五、七、九、十一、十三、十五、十七椎下陷中皆灸）诸种取穴法，以及膏肓有百病皆主诸说。各种说法虽多，其功用亦广博显著，但均离开不了心俞与至阳上下这一区域。故特将这一区域称为阳光普照区，在这一区域内选穴与应用灸针治疗为阳光普照法。在下篇的灸例中，多数的选穴方法与循经感传的实例，都是在这一区域内应用灸法所获得的。

腹为阴，肾为阴中之至阴。（《素问·金匮真言论》："腹为阴，阴中之至阴肾也。"《水热穴论》："肾者至阴也。"《解精微论》："至阴者肾之精也。"）脐下一寸之阴交穴，为任脉，足少阴与冲脉之会，其两傍则属足少阴之中注穴。肾为先天之本，生气之原，而阴交与至阳又居于人身之重要地位。阴交的病理反应虽不如至阳之显著，但就其功用而言，与至阳实可并驾齐驱，特别是对下腹及前后阴诸病，功用更为优异。举凡脱肛便血、崩漏带下、痛经、月经不调、淋浊尿闭、腹胀腹痛、泄利不止等均有良效。他如头部眩晕、全身瘫痪、四肢厥逆、下肢酸痛等，效果亦好。与气海不仅彼此位置邻近，且功用亦难以强分。故特称在左右中注，与阴交、气海这一狭小区域内的取穴法，称为百川归海法，在灸例的许多验案中，均是应用这一方法而获得的。

百川归海，前后相通；阳光普照，四末可及。

在背部阳光普照区选穴着灸，不仅效用宏伟，而且由此所出现的感传作用，虽在手足指尖同样也能到达。而在腹部百川归海这一范围内，特别是用从阴引阳、后病前取以治腰痛及其他病症，其感传作用更能前后相通。同理在前病后取于腰背部取穴时，感传也能直达病处。其中命门与阴交，不论为前后同取或单取，对下腹及下肢均可收良效。

头戴天为阳，两耳多功于两足；足履地为阴，五趾均上达于顶巅。

头在上为阳，头部各穴如百会、风池、风府等穴，用于下部及下肢病，既早见于经典，更已验于临床。而在双侧耳尖以及在耳壳边缘取穴针灸，固然对全身诸病均有作用，而对足部诸病效果更为明显。足在下为阴，不论为足之三阴三阳，均可对头面诸病有效。同理，足为阴而手自为阳，故十指尖对下腹及下肢亦具有作用。在"点刺十宣"节中，根据传统观点已作出过说明，如再以阴阳思想为指导则更可相得益彰，两者可以互观。

掌心为阴中之阳，阳热炽盛可取；足心为阴中之阴，阳虚发热宜谋。

手在上为阳，而掌心之劳宫穴则属阴，是为阴中之阳，用治阳热炽盛，神昏窍闭诸病，以助阴制阳，自可生效；足在下为阴，足心之涌泉穴为阴中之阴，用治阴虚发热，特别是对原因不明之长期低热，以引火归原，效果更好。

左为阳，阳升不降，宜思左地之阴；右为阴，阴降不升，

当求右天之阳。

　　《素问·阴阳应象大论》：“清阳为天，浊阴为地，地气上为云，天气下为雨。雨出地气，云出天气。”《六微旨大论》：“气之升降，天地之更用也。……升已而降，降者谓天，降已而升，升者谓地。天气下降，气流于地，地气上升，气腾于天。故高下相召，升降相因，而就作矣……有德有化，有用有变，变则邪气居之。”变化也，在德为化，在邪亦为化。《阴阳应象大论》又曰：“左右者阴阳之道也……故善用针者，从阴引阳，从阳引阴，以右治左，以左治右。”杨上善曰：“阴气右行，阳气左行。”凡面赤耳鸣，头目眩晕，升而不降等症，可于身之左及左下肢取穴，以引气下行；气短懒言，腿足浮肿，降而不升者，可于身之右及右上肢取穴，以引气上行。顺阴升阳降之理，求右上左下之道，则变化在德而邪不居矣。

　　日，阳也；夜，阴也。从卯至申，日之阳也；从酉至寅，夜之阴也。邪正进退，日夜能其时；着艾行针，阴阳亦可相应。以日之阳，应夜之阴；以夜之阴，合日之阳。此亦阴阳相引，水火相济之又一用也。

　　《素问·金匮真言论》：“阴中有阳，阳中有阴。平旦至日中，天之阳，阳中之阳也；日中至黄昏，天之阳，阳中之阴也；合夜至鸡鸣，天之阴，阴中之阴也；鸡鸣至平旦，天之阴，阴中之阳也。故人亦应之。”日夜之阴阳互有倚伏，而人身之邪正进退亦可以时往来。以一日合言之一，一日分为十二时，十二时分为四等分，则子午为经，卯酉为纬，日从卯时出，酉时入，日出为阳，日入为阴。以十二时分言之，子寅辰午申戌为阳，丑卯巳未酉亥为阴。故子与午相对，卯与酉相对，丑与未相比，寅与申相对，辰与戌相对，巳与亥相对。如日间阳时手太阴经脏之病按时而至，可在夜间相对之阴时按照脏腑关系或生克制约的原理而隔经施治；夜间阴时某一经脏之见症按时发作或加剧，可在日间相对之阳时立法针灸。用日夜相应之取穴法则以调燮阴阳也，则邪气之以时而至者自可平息矣。

法繁而理反昧，言简贵在义明，投木桃之俚语，待琼瑶之佳音。

第九节　灸不忘针赋

弋鸟于天，网鱼于渊，物各有用，难得其全。灸不忘针，彼此互为肱股；法因病异，取舍贵在衡权。针道与灸道互通，守形是重；刺法与手法同理，守神为先。刺法早肇基于秦汉，手法则昌盛于金元。推陈出新，各树一帜；治病求本，不离根源。

通过针和灸的比较，可见艾灸的许多地方是优于针刺。但这并不意味着"存灸废针"或是"重灸轻针"，目的是在于把目前这种"重针轻灸"的这一偏向能得到补救和矫正，重在互相补充，并不彼此排斥，何病宜针，何病宜灸，医生职在司命，自能取舍权衡。

不论其为针或为灸，都是根据经脉分布与孔穴的位置，

以"守形"为施术准则。而在《灵枢·官针》上所列举的各
种刺法与后世兴起和发展成的各种手法，都是以"守神"为
重。所谓"守神"，就是要诊知患者气血之往来与经脏之虚实，
神在秋毫，属意病者，而采用不同的刺法和手法。刺法与手
法虽然不可分割，有了不同的刺法，就有不同的手法。但也
并不是一种手法，可以适用于不同刺法。刺法早已见于《内》
《难》，而手法则是在金元以后才开始盛行的。手法虽然名
目繁多，操作各异，但其根本原则只有一条，那就是以阴阳
学说为思想指导，用不同的刺法，辅以相应的手法，以提高
针刺效果而已。

**统称手法，而进、运、出。三步宜分; 概言运针，而单与复，
二者有别。治神养身，乃手法之机枢; 择具明宜，为用针之要诀。**

谈针刺首先就要讲手法，所谓手法乃是在针刺过程中，
自进针之初以至出针之后各个阶段的综合，也是在针刺过程
中，针刺技术的全部运用，是包括进针、运针与出针三大阶
段而言的。决不能认为针刺补泻才能叫作手法。进针也有单
手进针与双手进针之分，运针也有单式手法与复式手法之别。
至于出针，也不能认为是一抽而出，也有应予注意之处。

手法的运用，决不能单纯局限于手技本身的操作娴熟，
历代针家均十分重视"治神"在针刺中的意义。守神与治神，
义虽相近而又有不同，守神和守气候气，在某种程度上是相
同的。也就是说在运用针刺过程中，必须精神收敛，意识集中，
以观察针刺时各种微细的变化。而治神则是和养身分不开的，
必须以不病之身，方能治有病之人。医生本身在平时必须神

完气足，然后才能使"神"为我用，把精神体力应用于针刺过程中的各个阶段。

手法是通过针的作用而显示的，古代九针之制，就是为了不同病情与不同的患者而创用的。有了适合病情的的针具，又有了充沛的体力和娴熟的操作方法，这就具备了针刺手法的基本条件。

进针之说虽多，不出传统六法，揣切绷展正指，乘机疾直推御。贵在无痛透皮，必须入穴中的。单手方便从容，双手呆板拙劣。

传统的双手同时进针法，无非是 左右手互相配合，应用揣切——左手先行按摩与压准孔穴；绷展——也可用左手将针处皮肤绷紧，便于进针；正指——右手持针端正，指腕有力；乘机——在转移病人注意力之瞬间进针；疾直——快速垂直刺入，不必旋捻；推御——右手推针旋捻前进，左手扶持针身。目的是在于无痛和入穴。但在双手进针时，仅在病人的左半身取穴较为方便，且不能双手同时进针。如改用单手或双手同时进针，则左右咸宜，从容方便。

运针之道，单复有分：云单则提按插顶、捻搓与盘捣兼行；摇摆刮搜，颤弹与斜抽并列。云复则上下、左右、深浅，多少、轻重、快慢。上下同于提按，左右在于捻搓，深浅为先后层次之别，多少乃相互比较之殊，轻重有如强弱，快慢古称疾徐。御针守神，右手是重；压循叩摄，左手持扶。操纵以阴阳思想为指导，病苦因矛盾转化而消除。是乃以人治人，以人治病，迥异金石草木，藉物力以图谋也。

　　进针入穴之后，就是在于运针，主要分为单式与复式两种。单式是复式的基础，复式则是为了加强单式的作用而创用的。无论为单式与复式手法，均是名目繁多，必须眉目清楚，方可便于应用。

　　以单式手法来说，大要不外是：提——指力上浮，或是将针略行提起；按——指力下沉，或是将针略行按入；插——分次或一次将针入至需要的深度，不能与按混同；顶——指力下沉，凝神鼓气，顶针不动；捻——拇前食后或食后拇前的捻针动作；搓——拇食夹持针柄，细细来回搓动；盘——拇前食后，或食前拇后，有进无退，反复行之；捣——轻提重按，不进不退；摇——夹持针柄，前后左右，四面回旋；摆——夹持针柄，左右摆动；刮——食中二指抵住针身，大指爪甲沿针柄向上或向下反复刮之；搜——进针至适当深度，移动针尖向四方细细搜索敏感点；颤——轻握针柄，抖动手腕，如手颤之状；弹——弹敲针尾或针身；斜——以针尖斜指病处；抽——一次下插，一次上提，小捻转，大提插。当然还有其他许多名目，但大要不过如此。

　　以复式手法来说，在单式手法的基础上，再运用上下（出入提按）、左右（捻针向内向外）、深浅（进针先后深度）、多少（相反作用量的比较）；轻重（刺激强弱）、快慢（手法的速度）等六项矛盾相反的基本法则，灵活组合和分解而成。这就是中医阴阳学说在针刺手法方面的应用。由于有了这些阴阳对立矛盾相反的手法，才能促进病理反应阴阳转化和矛盾推移。因此运作针刺手法治病，乃是以人治人的治病方法，而与药物的金石草木有着根本的区别。

因单成复，手法亦有成方；由简而繁，补泻乃存妙义。
欲求补泻，得气为先，得气针感，义属两般。必须分别对待，
不能混为一谈。

如果把单式手法看成是单方，则复式手法也就是复方。
而在临床上也就有了剂量的增减和组合的变化。古人在这方
面也就创立了以针刺补泻为目的的各种手技和方法。但各种
古法不仅名目繁多，彼此重叠，同时古代的许多命名，取义
也颇为含混，必须有所整理和提高。在此不作赘述。

针刺的作用，不论为常规手法或补泻手法，"得气"是
首要的一环。针刺得气，是说明在针刺的部位已经得到了经
气的感应，是针刺作用已经出现的最初反映，是针刺是否得
当与效果高低的主要指征之一。因此，得气的意义与作用，
在针刺疗法中，有着确定的地位。

近代针灸学者，把古人"得气"这一术语称为"针感"。
认为针感与古人所说的"得气"与"气至"，是一个意思。
当然这是对古人"得气"见解的发展和提高。但在应用过程中，
则又深深体会到"得气"和"针感"是有着各自的内容和不
同的特点。个人不成熟的看法，认为"针感"可以包括"得气"，
而"得气"则不能代替"针感"。因为"得气"仅是针刺作
用的第一步，并不能包括在针刺过程中机体反应的全部内容。
而"针感"则包括和包罗针刺时不同阶段的许多感应与反应
情况，可以从下列各点进行比较和区别。

比如在针刺入穴后，所出现的酸麻胀重等一系列的即时

反应，既可称为得气，也可称为针感；在得气基础上所出现的感传，使气至病所，或引起内脏器官的相应变化，称为针感就较为合适；在针刺作用下，所出现的红白线或丘疹带等可见反应，当然不能称为得气；针刺后出现在远隔部位的发热、发凉或出汗等反应，以及在针刺对侧相应部位所出现的某种感应，也难称为得气；在运针或留针过程中，能有全身舒畅，以及在特殊手法作用下所出现的凉热感，更不能与人针后得气相混淆；晕针是一种强烈急剧的针感，更难称为得气；出针后常能在局部或全身留有酸胀温暖，或凉爽舒畅等后遗感，自与得气不同。

可见"得气"与"针感"这两个概念，既有其相互的联系，又有着彼此的区分，既不能等同，也不能割裂。准确地运用好这两个概念，才能恰如其分地表达出在针刺过程中机体反应的阶段性与特殊性和更好地说明针刺作用与手法在这方面的意义。

双向调节本针刺之自然，寒热消长属人为之控制。补泻有其依凭，感应在乎手技。

人体在接受针刺作用时所发生的反应，会有两种情况出现：其一是在常规的针刺手法中，所自然发生的适应调节等各项双向性应答机制；另一种是在特殊补泻手法协助下，既可加强加速自然反应和可以改变、控制机体的反应状况。而手法中补泻作用的重要性，主要在于后者。虚实辨证是施行补泻手法的原则，而对于常规手法来说，就无严格的要求。

在特殊补泻手法作用下，针下的寒热反应并不完全取决于当时的机体状态，是可以在针刺本身的普遍性和补泻手法特殊性的作用下，人为地得到控制和促其消长。因而在同一患者，同一时间，同一孔穴，同一针具，由于操作方式的改变，而机体的反应状况也就随之而发生改变。这就足以说明，一般的针刺作用可以出现一般的应答反应，而特殊的作用方式就可出现特殊的适应反应。如果用基本常规手法来代替特殊补泻手法的作用，从而对针刺补泻抱有怀疑与否定的态度，这就有了充分的商讨余地。

出针虽云末技，贵在适时中机，补泻必须分别，滞针处理得宜。带针出血致晕，针后三防常思。

针刺手法自进针、运针以至出针，可以说是已经完成了针刺的全部过程，但在出针阶段来说，也有几点必须注意：如必须掌握出针的时机，不可拘于几呼和几分钟之说；出针也要与补泻手法相配合；发生滞针时要处理得当。要有针后三防，即防止针后出血与皮下血肿；要防止在出针后发生晕针；在目前用针贵多的风气下，要防止将针遗留在病人身上，使其带针而去。这些虽属细节，但也是提高针刺的效果与防止某些可以防止的麻烦。

手法略陈梗概，选穴再献刍荛。出处不离绳墨，用来自应推敲。

有关手法的梗概已略如上述，而在临床实践中对古法古方的验证与个人的点滴经验与体会，也略举数端，以供参酌。这虽是指针而言，当然在施灸时也有许多共同之处。

穴不在多，针贵中的。乱矢加身，有害无益。

一针中的。《金针梅花诗钞》曰："用针由来如用矢，引矢中的斯为贵。"《入门》曰："百病以一针为率，多则四针，满身针者可恶。"故一针有效即不必再行加针。下列诸病，均系可以一针而获效者。

鼻血落枕，悬钟可求。

同侧深针 2.5 寸。

头晕耳鸣，阳陵可息。

右侧或双侧深针 3 寸。

肠痈初起，阑俞可以久留。

实例见肠痈条。

瘰疬叫号，直贯无须另觅。

见灸例代指及瘰疬条。

牙疼太阳深针。

同侧深针 2~3 寸，针尖稍斜向下前。

癫狂鸠尾点触。

在癫狂大发作时，将病人按稳，右手拇食二指夹持针体，露出针尖二分许，中指按准穴位，针尖轻触皮肤，不必忙于刺入。用冷水一杯，猛浇病人面部，随即立刻点针入穴，一刺即去，患者立即清醒。

钢刀悬命，神志可宁。

上唇系带中央，古称悬命或鬼禄，用剪刀剪断约二分之一，出血，有安神定惊之奇效。

少商出血、腮颊自利。

同侧点刺出血，不仅对喉痹赤眼有效，而且对痄腮效果更佳。可单用，亦可与少泽同用，见灸例疰腮条。

唇痈险恶，莫妙于背部一挑。

见灸例唇痈条。

呕吐频仍，贵在于三里二穴。

双侧同取或单取右侧。

手指弹响，内关与间使择一而施。

取同侧二者择一即可。

髀股肿疼，阳陵与阴陵一针可贯。

腹股沟淋巴结肿大，针透二陵有良效。

疟生寒热，液门下透阳池。

深针液门，过少府、中渚而下达阳池疟前针之，留针约当疟退时出针，过早出针无效。

肩背寒凝，承山直通条口。

条口透承山，用治肩背疼痛，多被推荐，验之有效。

一针一穴，妙用既多；数穴一针，功效更溥。贵隅反之适宜，非一枚之可举。

一针一穴，一矢一的，自然可贵；一针数穴，一矢数的，更为有用。《金针梅花诗钞》单枪直入与直斜贯串法，可以互相参证。

八脉交会，上下相求，同气相应，古法新猷。

上下相求，即上肢与下肢同取，可分同经相求与同气相求。在古法中的八脉交会八穴中，临泣与外关，后溪与申脉是上下的同经相求；公孙与内关，列缺与照海，同属手足阴经，可谓同气相求。推而广之，在手足的相应部位均可上下同取，而收同经同气与上下应称之效。

合谷太冲，功用广溥。

是对全身各病皆可有用的传统穴。

曲池三里，肠胃全收。

是对胃肠诸病均可有效的穴组。

劳宫涌泉，手足发热宜取。

手足发热与手足心发热者取此最宜。

少商隐白，精神错乱宜谋。

是对精神失常与神志不宁的传统穴，对咽喉病尤效，针宜点刺出血，灸时可将左右手足大指缚定，一火两穴。

目赤头风，有解溪与通里。

是传统穴组。

胸胁胀痛、取阳陵与支沟。

单用与同用均可。

用足中冲，囊肿丸挛莫忽。

手中冲与足中趾尖，上下同取对前阴及下腹病有效。

承山二白，便血崩带宜投。

单取与同取均可，同取功胜于单取。

咳喘频仍，太溪鱼际。

是传统的穴组。

心疼脉伏，间使复溜。

同用胜于单用。

左右交叉轮取，上下同侧兼筹。

如需多次针治可左右交叉轮取，一般以病穴与右侧为宜。

阴阳对立，左右平衡，经穴应称，功效自增。

人身的左部和右部，上部和下部，都是处于阴阳对立、平衡应称的关系之中，故左病可以取右，右病可以取左。如左右双侧同取，常较之单取一侧者功效有所增强。但以同经同穴及互相应称的部位为宜。如同时取用左右不相应称的经穴，每可反而降低效果。

左右耳尖，全身百病可却。

点刺出血或直接灸，对全身百病均可收效，对此以往并未曾受到注意和被发现，特以右侧耳尖为必取。

双侧少泽，头面红肿皆除。

点刺出血或与少商同用更好。

合谷三里皆双，能通三焦之里。

手阳明主身之上，足阳明主身之下，左右或上下同取，则三焦全在其中矣。

昆仑太溪同贯，头疼咽肿能担。

太阳上巅顶，少阴循喉咙，两穴一针同贯，则两症兼治，表里同收矣。

脚肿腿疼，左右风池莫忽。

对下肢及足部病有显效。

咳喘上气，双侧尺泽兼收。

高热咳喘病例，可以点刺出血。

矛盾归于统一，偏胜贵在同筹。

病理生理的阴阳矛盾既须统一，左侧右侧的阴阳平衡也须统一。人身是一具精密的天平，天平不平，既可在一侧加减砝码，也可在双侧调节轻重。左右同治，亦即左右互相调节之意也。

感应灵敏，经气交接，点刺十宣，功多效捷。

手足十指（趾）尖，被称为十宣，因肌肉浅薄，疼痛较剧，故向来只是点刺出血，用于昏迷急救。由于指尖感觉灵敏，且又为各经交通连接之处，在应用吹灸法时，感传可以无处不至，点刺出血（或不出血），对急性病来说，用途更为广泛。较之手足各井，实有过之而无不及。

手之太阴、阳明，拇食指尖并列，颜面及腰以上者可取

拇尖与食尖为手太阴、阳明经气之所结聚，以咽肿喉痹、唇焦面赤、咳喘高热及腰以上之实热诸症，均可点刺出血收效。

足之太阴、阳明，拇次趾尖为伍，胸腹及腰以下者兼收。

拇趾尖与次趾尖为足太阴、阳明经气之所结聚，凡属胃肠绞痛、吐泻不止及腰以下之实热诸症，均可点刺出血收效。

中四指连，何惧心烦热炽。

中指尖通乎心包，四尖通乎三焦，凡属心烦神昏、三焦热炽者，点刺出血，自可应急。

四中趾近，可平胁痛头疼。

中趾尖应为大敦所在（新大敦）通乎厥阴，四趾尖通乎少阳，风火煽动、角弓反张，用又何疑。

小指与手少阴、太阳相通，头面及胸膺莫忽。

小指尖为手少阴太阳互相纠结之处，自可用于头面红肿、胸膺剧痛等症。

小趾与足少阴、太阳相接，下焦及巅顶难忘。

小趾尖为足少阴太阳互相纠结之处，自可用于头痛喉痹及下腹诸病。

手优于足，单不如双，上下可以相应，左右列为同行。凡属火升气逆，常如沃雪之汤。

取用十尖，不仅手之功效高于足，而且更便于取用。单取一尖，不如多取一尖，单取手尖，不如同取足尖，单取一侧，不如同取双侧。凡属火升气逆之实症，用之皆可相宜。

病重于健，右重于左，右病是重，说出于我。针逊于灸，灸逊于针，灸针并用，自见章程。

病侧的穴效高于健侧，右侧的穴效高于左侧。以往对这方面并未曾明确提出过。针效既逊于灸，灸效亦常逊于针。针灸能同为我用，则章程自见，应付裕如矣。

第十节　灸贵变通赋

轩岐旧典，后世新符，万方类聚，诸说仓储。运三才而应五行，贯百骸而通脏腑。灸针汤液，扬万世之仁风；导引按跷，登斯民于寿域。华夏枕四海之交，医道有东西之美。致知格物，为直观描绘之师宗；抽象思维，有金匮玉函之宝库。

中医的典籍当然是首推用黄帝与岐伯问答而成的《内经》。黄帝亦称轩辕，古代传说黄帝姓公孙，居于轩辕之丘，故称轩辕。岐伯是古之名医。《汉书·艺文志·方伎》："太古有岐伯、俞拊，中世有扁鹊、秦和……汉兴有仓公。"因而中医就向称为"轩岐"或"岐黄"之术。《内经》虽托名为轩岐所传，但推陈出新历代医家均有所补充和发展，可以说是诸说盈仓，诸方逾万。但都不能超出运用"三才五行、天人合一"的基本思想体系之外。用灸针汤液、导引按摩等内外通达诸法，使中医学说不仅为本民族的生存和繁衍作出重大贡献，而且仁风所及，泽被寰宇。今天西方的格致之医，重在生动直观，而东方的理哲之医，则是在玄思理念的宝库中所诞生和发展而成的。两者虽有门户之分，但殊途同归则是一致的。

然而物各有宜，因宜是用；事贵权变，用贵多方。灸与针殊，灸针又各有变通之法；病随人异，而病人自应择法而施。

不同的医学体系，就有不同的认识方法与不同的治疗原则。一项原则不能适用于不同方法，而不同方法正是为了适应不同疾病而制定的。即在灸与针之间来说，既有相同，又复相异。而在针与灸的本身，也是有了不同的操作，就有了不同的适应范围。这也就是病随人异，法以人施，而不能一成不变。特就几种常用有效的方法，作一简要介绍。

灸不忘针，灸针互为依辅；灸针并重，用针不可忘挑。挑破皮肌，宣邪退热；撮挤出血，毒解炎消。

用针决不仅是为了针刺，在针刺的同时，还有挑治的方法。这也是传统有效的方法之一。

部位　颜面除太阳穴常可应用外，其余均应少用与谨慎使用。在肌肉丰厚，特别是在背部选取相应俞穴最为常用。胸腹腰骶与四肢等处均可入选。直对病理反应穴与反应物进行挑治，亦多良效。而直接在患处挑治，则应审慎从事。

方法　局部常规消毒，左手拇食二指沿肌纤维行走方向横行连肉捏紧，右手用三棱或圆利粗针连同皮下组织挑破，作 3~5 毫米之小切口，再横行向下深挑，将白色纤维状物皆行挑断挑出。病人略有疼痛，任其出血或撮挤出血。揩尽血液，覆盖或不覆盖干敷料。如一次不愈，可更改部位再挑。

功效　对急性病效果最好，经挑刺出血后，大多可以收到退热消炎的作用。对急性化脓炎症效果最好，如麦粒肿、急性结膜炎及唇痈等，痛部多有小红点出现，挑挤出血，常可一次而愈。妇女乳痈，以挑治同侧肩井为宜。在急性胃肠炎、上吐下泻或吐泻不得者，除可在尺泽、委中等穴挑刺出血外，并可采用刮法配合。对慢性病的效果则较差，只可用以减轻症状或暂时中止发作。

由挑而割，自浅而深，延迟愈合，与灸为朋。

割法是比挑更进一步的作用方式，目的是在于延迟愈合，与灸疮的作用机理大体上是相同的。

部位　除颜面、肌肉菲薄与筋脉显露之处外，其余在肌肉丰厚之处特别是胸腹背腰以及四肢与手足掌诸处，均可采用特定部位或循经割治。对于年老体弱、肌肉瘦削、出血体质者，皮肤破损处，孕妇的下腹及腰骶区，以及直对患处割治，均是禁忌的。

方法　需要准备常规的局麻以及刀剪、血管钳、缝合针、干敷料等简单的外科用具。①单割法：对选定部位常规消毒，沿皮肤纹理作一长约 1.5 厘米之纵行切口（如为横切口，愈合后可遗有瘢痕），深及皮下组织，摘除皮下少量脂肪，并给以一定的机械刺激（如夹持皮下组织牵拉数次，以及在骨膜上来回摩动等），揩净渗血，可以不加缝合或缝合一针，覆盖包扎，任其自行愈合。如无感染，可以不必更换敷料。②混割法：即在割治的同时，适当加深与延长切口，在皮下组织、筋膜或肌层之间，再进行穴位结扎，或埋植他种相应的可被吸收的物质，以延长刺激，提高疗效。

功效　凡属针灸的适应证均可应用，具有直接灸的效果，而无直接灸的痛苦，疗效较之针刺与挑治为巩固。一次施术可以维持多日，而无每日就诊之烦，最适宜于慢性病症。如小儿疳疾割治鱼腹穴，是应用较广的方法之一。耳鸣耳聋，割治肩井用已有验。喉鼻病割治大椎及背部反应穴，多可收效。肠系膜淋巴结核，天枢与大横均可选用。

由割而埋，功在植入，刺激延长，有如异物。

由挑而割而埋，是逐步加强与延长刺激的不同步骤，实际上混割法也就是埋藏法的一种。现特介绍由本人所创用多年的手续简便、痛苦毫无、效果显著之鬃针埋藏法，以供临床应用与验证比较。

部位　与割治法同。

方法　①取猪的项背部脊鬃（以粗壮者为好）一束，剪去两头，留取中段约二寸长左右，先用苏打或石碱水煮沸，去除泡沫，再用清水煮沸三十分钟左右，泡在酒精中备用。②取用较粗针头（以猪鬃在针孔中能自由进出为准）将猪鬃穿入针孔，鬃根在针头底部，鬃梢在针头尖，不能颠倒（必须顺猪鬃表面细芒的方向埋植，方不致脱出），使鬃梢藏在针尖之以内，再行临时煮沸消毒。③根据选好部位皮肤常规消毒，肌肉丰厚处为适宜，特别是背腰诸穴。在肌肉菲薄处如头维、阳白、神庭以及大钟、通里等也曾应用，并无不良反应。④用左手拇食二指，在选定部位连皮带肉捏起、捏紧，右手将带鬃之针头，横行刺入，使针尖透出皮外，不能放松左手，将猪鬃推出针孔以外，再用左手按住鬃梢，右手随即拔出针头，此时猪鬃即横卧于肌肉之内，猪鬃两端均露出于皮外。⑤夹住猪鬃的末梢部分，将猪鬃根部拉入皮内，以外看不出为度。如欲作长期埋藏，即将露出表外的部分平皮剪齐，再行用手拉一下皮肤，使猪鬃两端完全埋入于皮下，不露任何痕迹，任其自然存在（全埋）。如系短期埋藏，即将鬃针露出皮外的部分不用剪平，而贴一块胶布固定，可以埋藏五至七天上下，随时可以连同胶布拉去（半埋）。⑥在体力劳动者，肩部最好少用或不用，以免负重压迫而引起红肿。全部埋藏过程，不过一分钟即可完成。

功效　①本法虽不能说是十全十美，但如与割治、埋线及穴位结扎等法相较，更具有经济、简便、快捷、安全等优点，既特宜于慢性病，更适宜于急性病，对于门诊特别适用。②埋藏后局部能有芒刺感及轻微疼痛，很快即会消失，别无其他严重反应。③埋藏后生效时间一般在 1 周以后，也有当时即可生效者，至 2 周后效果最好，3 周后即停滞或减弱。如病未痊愈，可以选穴再埋。④所埋藏之猪鬃在三个月后尚完整如故，有的能在远离埋藏处发现，是因肌肉运动使之移位之故。⑤本法其所以较之其他埋藏法为优越，不仅是在于手续简便，更重要的当是吸收不易，作用延长，具有异物机制而无异物反应。

拔吸毒邪，大开门户，菀陈可除，挑割能助。

拔，就是拔罐，这在目前已广泛应用，无须在此赘述。如以祛除恶血为目的时，可与挑割等法相配合，开大门户，以助其宣泄之力。

熨同热敷，药热结合，给药由皮，与灸有别。

熨法历史悠久，用途广泛，安全稳妥，早已见于《内经》。如《灵枢·刺节真邪》《寿夭刚柔》及《素问·调经论》等篇中均有记载，后世亦极为重视。清·吴师机认为熨法是奇兵制胜，在膏药以外，特反复推荐。民间尤为流行。

部位　除心前区须谨慎使用外，全身各处皆可随宜选用。

方法　将与病症相应的各种药物制成粗末，在锅内加热后再适当喷酒洒醋，用纱布包好，衬垫在患处熨之。

功效　熨的主要功用是在于温中散寒、通经活血、消肿止痛、回阳救逆与行瘀破血诸方面。既适用于新病暴病，更适宜于虚寒久病。如中寒厥逆、肢冷脉伏、寒痰停饮、心腹冷疼、久利暴泄、腹中痞块、腰胁疼痛、关节肿痛、偏枯转筋、遗精阳痿、小便不通、妇女月经不调、宫冷不孕、带下痛经等，均极相宜。且可就地取材，人人可用。应用的药品广泛，不论内服与外治的药品均可应用。酒醋的作用，一方面是使药物的成分易于析出，更易于为皮肤吸收。再则酒醋的本身对于各种疾病又具有疏通经脉与消瘀活血的药理作用。使药用与热用互相结合，与灸法相近而又截然不同。

刮必循经，单向重复，决滞开凝，活络通脉。

刮法俗称刮痧。痧，一是指某些发疹传染病而言，一是指在许多发热的烈性传染病中，由于毛细血管的扩张，在刮后常会使毛细血管破裂，可出现许多小红点与红色斑块，形如沙粒的缘故。这也是流行民间用之有效的简便方法之一。

部位　脊柱两侧（如病人肥胖，脊柱不太显露者，亦可连同脊柱正中刮之），后脑（颈椎、风府、哑门及其两侧），肘弯，膝弯，左右肋间隙（沿肋骨刮之）。

方法　用具可就地取材，如瓷汤匙、酒杯以及其他边缘较厚、光滑完整而不锋利的各种用具。将刮治部位露出，左手固定患者肢体，右手用刮具自上而下反复刮之，顺序不可颠倒，用力宜均匀，不宜过大过猛，以免发生疼痛与刮破皮肤，刮具与皮肤上均宜涂少许滑润剂，或不断用水湿润，直到刮出大量紫红色出血点，与病人感到轻松为止。

功效　高热或高温所出现的各种症状，如头昏脑涨、烦躁不安、恶心呕吐、胸闷不舒、呼吸困难、面色爪甲青紫、神志昏迷、皮下瘀斑或小红点及四肢发麻等，应用本法确有起死回生之妙。在发热及各种热性传染病在背部刮治，可立时退热与缓解症状。急性胃肠症，如霍乱、干霍乱、痢疾、胃痉挛、肠绞痛以及因饮食不慎所引起之上吐下泻等，功效亦显。对小儿吐舌、弄舌尤为有效。在形体壮实者更为有用，体质瘦弱及虚寒病例，自不相宜。

叩取皮毛，可敲可击，定穴循经，各有绳墨。

叩法可分为针叩与槌叩两种。针叩是属于古代毛刺即今之七星针与梅花针范畴，槌叩可用特制之木槌或金属槌进行敲击。

部位　针叩除颜面不宜应用及身体末梢部分使用不便外，全身各处均可进行；槌叩除面部及手足指不宜应用与不便使用外，特以背部及四肢最为适宜。

方法　一般均是自上而下自内而外，顺序弹叩。可分为常规叩：沿脊柱两侧按华佗夹脊弹叩，每侧重复 2~3 次，各病均可取用；循经叩：按照病情与经络的行走方向而循经弹叩，特以四肢为宜；局部叩：即在病处与其近旁弹叩；定点叩：即选取有效穴或反应穴与病理反应区域进行弹叩。

功效　各科均可适用，可根据病情与有关资料，斟酌化裁。

物为我用，自能左右逢源；事不守成，端在旁通类触。

物无废物，人有愚人。物各有用，其用在人。万物为我所用，则万事可兴，万端在握矣。《论语·述而》："举一隅，不以三隅反，则不复也。"《孟子·离娄》："资之深，则取之左右逢其原。"原同源，水源。意为功夫深，则由此及彼，触类旁通，取之不尽，用之不竭矣。万事莫不如此，岂特针灸而已哉！

阴阳生克，穷性命之玄机；切望问闻，列诊家之奥秘。内治与外治同观，汤液与灸针一体。承先启后，是有望于群公；继绝振衰，幸师承于远祖。

病在外者治其外，病在内者治其内。病在内者既可治其外；而病在外者亦可治其内。故外治与内治可以同观，而汤液与灸针也可同理，都是以阴阳生克为准则，四诊八纲为依凭，用虽不同，而理归一致的治病方法。当今杏林春暖，硕果已在枝头，而梅岭孤芳，灸法仅存一脉，祖绩必须师承，兄弟不能偏袒也。

嗟乎！韶光坐逝，曲径坷坎，虽曾赭服南冠，寸心未改；所幸眼明身健，一息犹存。老当益壮，宁知白首之心；穷且益坚，不坠关山之志。桑榆虽晚，终存报国之情；灸道能兴，愿效秦庭之哭。敢竭鄙诚，恭疏俚句，一言均赋，四韵俱成。聊为老骥之嘶，藉供他山之助云尔！

朱颜易改，岁月蹉跎。四类之南冠压顶，廿年之赭服加身。风雨危舟，鼓棹曾穿巨浪，山花烂漫，攀缘再上重峦。为灸道呼号，未甘伏枥，作他山砥错，意在承蜩。聊尽我心，不惭齿冷也。

异病同治推针灸，权变圆通在琢磨，挑割拔埋熨刮叩，不拘一法起沉疴。古训昭垂有冕旒，玄思理念足千秋，抉微何必皆新异，自有遗芳万古流。

下篇

灸例

第十章 灸法治疗流行性出血热

第一节 中医对流行性出血热的认识

一、瘟疫中的瘟痧与流行性出血热的渊源

温病是发热病之总称。《素问·六元正纪大论》："阳明司天，终之气，其病温。"温疫或瘟疫则是一种人尽皆知的可怕的急性传染病。疫，役也，差遣无所逃避也。即为多数人无所逃避的急性热性传染病，谓之瘟疫。关于瘟疫的病症及瘟疫与疫疬等病《素问遗篇·刺法论》及《本病论》中早有记载，如"五疫之至，皆相易染，无问大小，症状相似"。并指出疫疬为病的主要条件是天气非时与正气虚弱。而在《诸病源候论》中所列举的温病与疫疬诸候，也是时气为病的进一步说明。

时气，也就是非时之气，是天地间的一种异气，或称疬气、戾气。吴又可《温疫论》首先在序言中说："夫温疫之为病，非风非寒，非暑非湿，乃天气间别有一种异气所感……"《徐灵胎医书全集·伤寒约编》与《六经病解》叙述疫痧症状与病因病机时说："疫疬之发，乃天地不正之气，或染病气尸气，发于阳明而乱志昏神……"又说："疫疬乃酝酿温热，发于阳明，或染病气尸气，天时乖戾之气。"这些见解均是十分吻合而一致。

其后，由于瘟疫的范围不断扩大，症候日见复杂，在发病过程中，多见有皮疹出现，故瘟疫这一热性传染病又有瘟痧、痧疫与疫疹诸名。中医所谓之痧与疹，均是指在许多热性传染病中，出现有隐约于皮内或高出于皮外的小红点或出血斑块。石碎谓之沙，有形可见，据以得诊者谓之疹。《释名·释疾病》："疹，诊也，有结气可得诊见也。"《玉篇》："瘾疹皮外小起也。"疹又通疢（仍读疹）。疢，热病也，即热病而又出现小红点也。

流行性出血热，中医当然无此名称，就其症状而言，可见中医早已有了类似的专著和记载，瘟疫不仅是中医传统的病名，而且早已形成一套完整的理论体系与治疗方法。流行性出血热这种发疹性热传染病也正是属于瘟疫当中的瘟痧或疫疹。在病因上来说，中医认为是一种异常的乖戾之气，也正是今天病毒为害的生动描绘。发热，面目及全身虚浮（渗出体征），胃肠功能紊乱，正是流行性出血热的典型症状之一。这和"酝酿湿热，发于阳明"瘟疫的发病机理又是不谋而合的。因此，认为流行性出血热是中医的瘟疫与瘟痧中的一个特有类型，将是无可置疑与无可置辩的。这从流行性出血热与瘟疫及瘟痧的症状对照上，更能有所说明。

二、瘟痧与流行性出血热的症状比较

关于瘟痧与瘟疹的症状，《痧胀玉衡》中有 31 种痧，以及散见于其他诸条中见症，共不下 50 余种。《疫疹一得》列有 52 症及瘥后 20 症。《瘟疫明辨》将各症分为表症 30 种，里症 40 种，后遗症 6 种，共有 77 种，但大多重见叠出，且亦难用表里强为划分。因我们所接触的病例毕竟不多，经验浅薄，虽有许多症状尚未遇到，但经初步归纳整理，与 205 例流行性出血热临床所见对照比较，基本两相符合，特列表说明如下：

流行性出血热与瘟疫（瘟痧）症状对照表

瘟疫（瘟痧）		流行性出血热（205 例）
全身症候	恶寒发热	此为必见症状占 100%
	寒热往来	恶寒发热不定时出现，或阵寒阵热也属常见
	日晡（申时）发热	下午热度较高，是热性病的一般规律
	发疹	此为必见症状，是出血热的主要依据，占 100%
	发斑	皮下青紫瘀斑，见 24 例，占 1.70%
	周身红肿	未见
	发黄	
	周身如冰，身冷	见 4 例，占 2%
	偏身作肿，作胀	周身浮肿似肿，见 24 例，占 11.70%
	身体重滞，不能转侧，四肢不举，四肢无力，疼痛沉重，周身骨节疼痛，发瘆	此为常见症状，占 100%
	半身疼痛，麻木，不能屈伸	见 13 例，占 6.34%
	发疮，红肿，大肿，火毒，流火，流痰	肢体局部红肿，见 12 例，占 5.85%
	烦躁	常见症状，占 100%
	虚烦不寐	见 18 例，占 8.78%
	闷晕倒地	未见
	昏迷不醒，狂言乱语，循衣摸床，谵语，或醒或寐，或独语一二句，多言，昏闷无声，默默无语	见 5 例，占 2.44%
	喜睡，多睡，昏沉，昏睡，善忘	见 11 例，占 5.37%
	自汗	见 8 例，占 3.90%

（续表1）

	盗汗	见3例，占1.46%
	战汗，狂汗	未见
	索泽（病后身体枯，皮肤甲错）	属出院后情况，未见
	发蒸（病后有如骨蒸痨瘵）	
	头痛，头胀，头眩，头重	此为必见症状，占100%
	偏头痛	见11例，占5.37%
	头大，头面肿胀，面赤如火	颜面潮红青紫，每多浮肿，可连及两耳，为主要体征之一，在各例中均有不同程度的出现，占100%
	头面冷汗，头汗如涌	见3例，占1.46%
	头部怕风，怕冷	见9例，占4.39%
	面部发麻，口唇麻木	见3例，占1.46%
头面及颈项症候	红丝烧目，目赤肿痛如桃，甚则眼球突出，视物昏花，目胀	球结膜充血水肿，上睑水肿，沉重难睁，眼眶痛，视力模糊，在各例中有不同程度的发现，占100%
	脸上燎炮大小不一，有红，有白，有紫黑相间，痛不可忍，流清水或血水	未见
	嘴唇嫩肿	口唇肥厚，泡疹，见15例，占7.32%
	唇燥，舌燥，口渴，口甘，口苦	见58例，占28.29%，特以中后期为多见
	口甘	在秽浊之白腻苔中常有伴发
	大渴不已，思冰饮水，百杯不足	在多尿期见2例，但程度较轻，占0.98%
	口中胶黏，口秽喷人	占16例，占7.80%
	舌强，舌蜷短	见4例，占1.95%
	舌衄	舌上出血点及瘀斑，见13例，占6.34%
	吐舌、弄舌、舌上珍珠（舌上白色泡疹如珠）、舌如铁甲、舌长	均未见
	满口如霜、舌厚大	舌苔白腻秽浊，或干白无津，布满全舌，舌肥厚，共见87例，占42.44%
	齿燥	在口干苦中有伴发
	齿衄	牙龈出血见8例，占3.9%

（续表2）

头面及颈项症候	咬牙	未见
	鼻燥，鼻孔干	常于唇干、舌燥同时伴发
	鼻衄，鼻红	见54例，占36.34%
	鼻孔扇张	见2例，占0.96%
	鼻如烟煤	未见
	耳聋	见11例，占5.37%
	耳鸣	见8例，占3.90%
	耳旁肿痛，痛连两耳，耳后硬肿，痄腮，发颐	见6例（内中1例化脓），占2.93%
	项强酸，腰背巅顶连风府疼痛	见21例，占10.24%
	颈肿，颈项肿	未见
胸及上腹症候	干呕，呕吐，或欲呕不吐，胸膈郁逼，气必长吁，胸必填满，胸中作闷，心胸烦闷，胸腹热胀，胃热不食。心胸痞满，一似结胸	上腹膨胀呕吐，胸中烦热不食，为常见症候占100%
	胸满痛，胸胁痛，心痛心胀，心胸大痛，心腹绞痛，胁满痛，胁肋胀满	常于上项症状并存，但轻重程度不一
	呃逆	见8例，占3.9%
	咳嗽烦闷，有类伤风	此为常见症状
	咳嗽痰喘，气逆发呛	见13例，占6.34%
	吐血，痰中带血	共见22例，占10.73%
	胸红肿	胸红常见，肿未见
	冷气上冲	未见
	吐蚘	

（续表3）

	背酸痛，肩背酸痛	常于腰背与全身疼痛同时存在
背腰及下腹症候	腰痛酸，腰痛，腰如被杖	此为常见与必见症状，占100%
	泻血，便血，便脓血，似痢非痢	共见9例，占4.39%
	自利，泄泻不已	大便频，肛门坠胀，共见15例，占7.32%
	大便闭，大便不通，便结	见9例，占4.39%
	小便不利，小便缩短如油，小便黄赤黑，小便溺血	小便短少，尿道口刺痛，共见14例，占6.82%
	小便不通	见7例，占3.41%
	小便多	在恢复期间为常见
	遗尿	昏迷，小便失禁，见6例，占2.93%
	囊缩	未见
四肢症状	四肢逆冷	见7例，占3.41%
	四肢手足浮肿	见29例，占14.15%
	十指尖青紫	四肢浮肿症中有伴发
	腕痛	未见
	膝痛酸，胫腿酸痛	四肢酸痛症中常可伴发，足跟痛2例，膝关节痛3例，占2.44%

三、瘟痧治则与流行性出血热的关系

中医对于瘟痧和瘟痧的诊治手段，自然是按传统辨证施治方法进行的。所谓辨证就是辨别和认清患者在发病过程中不同时期不同的机体状况，以改善机体状况，作为改善症状、缩短病程、提高疗效与减少死亡率的主要环节。

流行性出血热既属于瘟疫的范畴，则中医对于瘟疫的一般治则自然也同样适用于流行性出血热。流行性出血热在我国流行范围已相当广泛，就应该有中国的治疗方法。中医早已有许多类似的专著和丰富的临床经验，自应参照选择和发扬开拓。在对流行性出血热大规模的预防措施尚未实现之前，把消灭病原放在第二位、治疗措施放在第一位，不仅是在现在，就是在将来也是有重要意义的。

中医对于瘟疫的治疗方法，主要有三，即一刮、二放、三服药。这在郭又陶《痧胀玉衡》中已反复说明与强调。如："痧在皮肤者刮之而愈，痧在肌肉者放之而愈，此二者皆痧之浅者也，虽重亦轻。若夫痧之深而重者，胀塞肠胃，壅阻经络，直攻手少阴心君，……非药莫能回生，则放刮之外，又必用药以济之，然后三法具备，救生而生全。"所谓"刮"，即刮痧疗法，"放"即放痧法，亦即放血疗法，在这三种方法之中，实际上只有二种，即刮与放为外治法，服药则为内治法。灸法则是对外治法的补充和发展。

《痧胀玉衡》刮痧法曰："背脊颈骨上下及胸前胁肋两臂肩背痧，用铜钱蘸香油刮之……头额脚上痧用棉纱线或麻线蘸香油刮之。大小腹软肉痧用食盐以手擦之。""肌肤痧用油盐刮之，则痧毒不内攻。"又曰："刮之则点见于皮肤，有红有紫，红者为热，紫者为热甚。"常用的方法是用酒杯或瓷碗口涂蘸植物油，沿胸椎两侧，稍微用力，自上向下反复刮之，不可倒刮。一二下后皮肤即出现小红点，愈刮愈多，可融合成片，直刮至小红点不再出现为止。用于头痛发热、腹痛呕吐以及高热神昏等症，每可使症状立即缓解。

放血疗法即浅刺出血法，民间称之为"放痧"。《痧胀玉衡》指出放痧之处有十：一在头顶心百会，一在印堂，一在两太阳穴，一在喉中两旁，一在舌下两旁，一在两乳，一在手十指尖，一在两臂弯，一在两足十指尖，一在两腿弯。这是作为一般的放血之处，当然不必全取。书中特别重视和强调寻取"痧筋"之放血法，认为痧筋是缘于血中之毒，出血可以使毒血外泄。如曰："痧有青筋紫筋，或现于数处；或现于一处，必须用针刺之，先去其毒血；然后据痧用药。又曰："痧筋有现有微现，有乍隐乍现，有伏而不现。痧筋之现者，毒入于血分者多……其微现者，乃其毒之阻于肠胃而痧筋不能大显，故虽刺而无血，即微有血而点滴不流，治之之法，但通其肠胃而痧筋自现，然后俟其痧筋之现刺而放之。若乃痧筋之乍隐乍现者，须俟其见而放之。至有伏而不现者，虽欲放之而亦无可放，亦未有能识其为痧者，必以其脉之不合于症者而辩之。"又曰："痧筋现者，放之而毒血流，微现或伏者，必有瘀血恶毒攻击于脏腑间矣。"又曰："痧症危急，大便不通，急宜放痧而攻之，小便不通，急宜放痧而利之。"又曰："腿弯上下有细筋，深青或紫色，或深红色者，肌肉白嫩者有紫红色，即是痧筋，刺之有紫黑毒血。其腿上大筋不可刺，刺之亦无毒血，反令人心烦，腿两边硬筋上不可刺，刺之恐令人筋吊。若臂弯筋色亦如此辩之……至如头顶心一针，唯取挑破，略见微血。以泄痧毒之气而已，不可直刺。其指尖刺之太近指甲，虽无大碍，当知令人头眩。若一应刺法不过针锋略微入肉，不必深入。"又曰："只须针尖微微入肉，有痧毒者，方有紫黑血流出，若无痧毒则点滴全无。"又曰："痧忌热汤热酒，或误饮热汤，则青筋紫筋反隐而不现，即略见青筋紫筋而放之，其毒血亦不流，并刮痧亦不出，热汤之为害也，此当急饮冷水以解之，然后再放而血流，再刮而痧出矣。"由于刮法和放血简便易行，在民间仍以广泛应用于急性发热病，我们也曾用于对流行性出血热治疗的配合。

至于药物的应用，则中医的瘟疫专书具在，自毋庸赘述。所特应注意的则是下法的作用与意义。瘟疫宜用下法，《痧胀玉衡》早已十分重视，如"痧胀宜下辩"曰："……盖痧胀非有寒邪入胃变成热结之患，但因痧毒在肠胃，则肠胃中肌肉作肿作胀，盘肠绞痛，遍及脏腑，故外宜用刮放，以泄毒于表，内可即下以攻毒于里，则肿胀自当之以潜消，而食积亦因之以通利……"迨至吴又可对于下法更有进一步的认识，不仅认为瘟疫可下者有三十余症，而且对下法的论述，更是贯串在《瘟疫论》的全书之中。戴天章对于吴氏的见解更多阐明，在《瘟疫明辨》的下法中说："时疫下法与伤寒不同，伤寒下不厌迟；时疫下不厌早。伤寒在下其燥结；时疫在下其郁热。伤寒里症当下，要待表症全罢；时疫不论表邪罢与不罢，但兼里症即下。伤寒上焦有邪不可下，必待结在中下二焦方可下；时疫上焦有邪亦可下，若必待结至中下二焦始下，则有下之不通而死者。伤寒一下即可，仲景承气诸方多不过三剂；时疫用下药至少三剂，多则有一二十剂者……"并列举时疫的六种下法。由此可见，荡涤胃肠积秽，清利中焦湿热，在瘟疫病治疗中的地位与作用。

流行性出血热的肾衰少尿期，是整个病程中的关键环节。应用下法作为一种急救手段，是有其一定意义。如用灌肠导泻治疗流行性出血热肾功能衰竭，亦有用桃仁承气汤加味和用胃肠透析法治疗流行性出血热的肾衰期等，都是下法应用的变通和例证。通过下法，可使各种有毒物质和水分从大便排出，中毒症状可以减轻，小便可以复利。可知古之瘟疫与今之流行性出血热在发病机理与治疗方法上基本并无二致，只是由于把瘟疫与出血热未曾合并对待，因而才使古人早已应用并列为准则的对瘟疫的下法，至今才又被重新认识和开始应用于临床。

四、对流行性出血热在我国流行史的探讨

根据有关资料记载，流行性出血热是1935年在我国东北黑龙江地区首先发现的，1942年始正式定名。因此认为此病在我国流行才有五十多年的历史。如果对流行性出血热是属于瘟疫的范畴，或是属于瘟疫症候中的一种特有类型的看法不被否认，则流行性出血热在我国的流行历史，就有充分讨论的余地。

瘟疫这一病名与病症由来虽早，但"瘟痧"与"疫痧"这些名称，并不见于宋元时期的医籍中，古字书中也只是有"疹"而无"痧"。"痧"的字与症的出现，最早可能是明·陈实功《外科正宗》疔疮，太乙紫金丹条的"绞肠痧"。其后由于痧症的涌现，因而就更有许多论痧的有关专著，如郭又陶的《痧胀玉衡》，余师愚的《疫疹一得》，吴又可的《瘟疫论》，戴天章的《瘟疫明辨》等，均相继问世。也有了瘟痧、疫痧、闷痧、暗痧以及满洲病等许多相应的名称。故痧症的专著，多成于明末清初这一时期。

《痧胀玉衡·痧胀发蒙论》曰："……满洲谓非药可疗，

不知载籍之内原有云绞肠痧者，有云干霍乱者，有云青筋者，有云白虎症者，此皆痧之见于诸书，但略而不详，未有专家，然后见有云是宜绝药者。况痧有为真头痛，寄于头痛之条；痧有为真心痛，寄于心痛之条；痧有为头面肿大，一似大头瘟；有为咽喉闭锁，一似急喉风；有为眩晕昏闷，一似中风中暑；有头痛寒热，类于伤寒；咳嗽烦闷，类于伤风。诸如鼻红、吐红、泻血、便血，由痧而得者有之；大肿大毒、流火流疫，因痧而生者有之；又有痧而手肿足肿，手痛足痛，连及偏身，不能转侧者有之；又有痧而胸胁肚腹结成痧块，一似痞满，一似结胸者有之；又有痧而心胸痛、胁痛、腹痛、腰痛、盘肠吊痛、偏身疼痛，几不能生者有之。盖痧之为病，种种不一，难以枚举。"可见郭氏在著述《痧胀玉衡》之前，痧症在我国早已是流行广泛、症状复杂的一种急性传染病，只不过是未有专人从事专著，因而零星散碎之故。也有痧症是从国外传入的记载，如徐灵胎《六经病解·湿燥番痧》条曰："至若番痧，种起外邦，寒热俱有，往往腹痛，人都觉之。更有不痛之痧，发病时但觉心膈饱满，忽然迷闷昏乱，此名闷痧，斯乃痧之尚有证据者，独不痛不胀，唯据证诊脉不合，用药对症不效，乃为暗痧。世医罔觉，每多错误，祸不旋踵。"如果流行性出血热是由俄国传入东北，开始在黑龙江地区流行，这就不能不使人联想到中医的满洲病番痧与痧症也就与今天的出血热相符。迨至西方医学崛起，在病毒学方面自然是为西医所发现和证实，因而认为在五十多年前，才开始在我国传播。如果这一推理可以成立，则流行性出血热在我国的流行，至少已有三百年以上的历史。今天对流行性出血热病原学的观察，固然已远非古人可比，但在各种并发与续发病的认识上，却又不及古人细致。

第二节

中医对流行性出血热的辨证与分型

一、流行性出血热中医的四诊辨证

（一）望诊

包括望神色、望舌、望形体和望斑疹：

1. 望神色　人身的精神状况和肤色的各种变化，都是生机活力和病理变化的外在表现，是中医望诊的首要环节。在流行性出血热之早期，大多有萎靡疲乏，烦躁不安，眼睑下垂，沉闷思睡，颜面及颈部发赤，严重者可呈现青紫，甚至延及两耳等神色异常。正如戴天章所说："瘟疫初起，令人精神异常而不知所苦，大概烦躁者居多，或如痴如醉，扰乱惊悸，及问其所苦乃不自知，间或有神清而能自主者，亦多梦寐不安，闭目即有所见，如有所见，即谵妄之根。"又说："面色多松弛而垢晦……头目之间多有垢滞，或如油腻，或如烟熏，望之可憎者，皆瘟疫之色也。"而危重患者的神志昏迷，更是一望可知。

2. 望舌　舌质与舌苔的变化，在瘟疫病中居于十分重要的地位，对临床辨证与预后估计关系甚大，古人对此非常重视，西医则很少注意。如吴又可曰："温疫发热一二日，舌上白苔如积粉……"又曰："温疫舌上苔白者，邪在膜原也。舌根渐黄至中央，乃邪渐入胃。"余师愚曰："……色如蒙垢，满口如霜。"戴天章曰："瘟疫一见头痛发热，舌上即有白苔，且厚而不滑，或色兼淡黄，或粗如积粉。若传经入胃，则兼二三色。又有白苔即燥与至黑不燥者，大抵疫邪入胃，舌苔颇类风寒，以兼湿之故而不作燥耳。"徐灵胎在《伤寒约编》中对白苔与温病的关系曾多次提及。如"湿温"及"热传厥阴"条："……舌白砂苔……""温病"条："舌苔白润……苔白口燥……舌白尖红……""温热疫疠有别"条："……舌上白苔满布……舌白中干……""暑疫"条："……舌白砂苔，中有红点……"又"舌白总论"曰："……其温病热病，实由火燥金伤，元阴告匮……"可见白苔乃是瘟疫的主要见症之一。

瘟疫之苔白，与风寒在表之苔白实有不同，有表症中常见之白苔，多为舌质淡红，苔白滑湿润而不干燥，舌根与舌心略厚，舌边渐薄，绝少满布全舌之白苔。作者此次在经治之流行性出血热205例中，白苔与舌质浮肿者共有87例，占40.24%，在病程各期中均有出现。在发病之早期，苔多白腻秽浊，布满全舌，中心常见灰暗，舌质每多浮肿。中期白腻如前，或稍有减退，常干燥少津，但仍布满全舌。至晚期如为好转，则白苔常斑驳如豆渣，舌质由浮肿变为红润；如属恶化，则满舌白苔不退，枯燥少津，舌质可由浮胖而转向干薄。在病程中后期其他各种症状均有缓解，唯有满舌白苔不退，干燥粗糙，则病势多有反复或趋于死亡。如住院号 1948 及 2354 病人就是如此。

白腻苔的出现，多与舌质灰胖并存。如舌质鲜红不胖，则苔多薄白呈斑片状，且多有凝血附着。此时患者多有高热神昏和尿血、便血及咳血等症。又是热毒入营和邪入心包之候。此外黄燥苔当然是湿热化燥，阴液受损之象。如郭又陶曰："唇舌色黑者凶，色黄者重，色淡红者较之略轻。苔色黄而知内热，黑色而知热极，淡红色虽热，用药不可太凉。又要看有苔无苔。"至于中心灰黑苔也有发现，尚未观察与体会到在流行性出血热病理过程中的特有意义。

3. 望形体　双目红胖充血，眼眶周围浮肿，特以上眼睑及球结膜水肿更为显著；颜面浮胖每如头面变大，加之颜面常发赤或青紫，即所谓大头瘟；鼻腔、牙龈多有血块附着，即徐灵胎所指出的"齿龈如凝脂，揩拭不净"之候，喉头每多潮红，或有出血斑点；口唇早期多肥厚、晚期多干燥皲裂，如出现口唇疱疹，则多为好转与向愈之兆；早期腋下及前胸常有潮红、出血点及搔痕；腹壁丰满膨隆、全身亦常轻度或明显浮胖，手足指变粗，如手足指青紫，则常与颜面青紫并存；肘膝弯静脉每多青紫浮露，即中医所谓之"痧筋"。此外尚应注意四肢躯干特别是耳前后等处有无红肿硬结。

4. 望斑疹　皮疹是诊断流行性出血热的重要依据，也是中医判断病情的重要标准。《疫疹一得》分疹形与疹色分别说明。疹形是：不论疹之颜色为红紫或赤黑，凡属浮露外现，如洒于皮肤之表面者，为受毒不深，虽有恶候，亦属易治。若疹形紧束有根，其色青黑，似从肉内钻出，多见于脸背者，是热毒已深，脏腑将烂之候。疹色：红活荣润，或淡红面润者佳；深红、艳红、紫赤等是血热已极；淡红或淡红娇艳、干滞不荣者，也是血热之象。如疹形细碎如粟米，其色或红或白，红者谓之红砂，白者谓之白砂，疹后多见此症，乃余毒尽透之佳兆，脱皮即愈。

疹之重者即为斑。疹与斑的主要区别是疹形颗粒细小，或云头隐隐，常各自分离。多平摊于皮肤之上，摸之并不一定碍手。是热窜入营，从血络外发，病未深入之象。轻型出血热患者，疹形常稀疏难辨，常见于颈腋及前胸等处，或见于上腭。若热毒渐深，则疹形密集，互相融合，压之不退，呈典型之条索状，或胸颈大片潮红，其间密布细小红点，色赤如硃。

斑是斑点较大，是燥热迫血之候，始则若隐若现，继则逐渐显露，轻者斑片分开、紫红润泽，重者有如云锦，模糊稠密，色变紫暗，甚则发黑。有阳斑与阴斑之别：阳症发斑是发热、面红、目赤、烦闷狂言、口渴引饮、头痛、腰背疼痛、或吐血便脓血、斑色鲜红、舌红绛、脉象洪大数实，是阳热亢甚，热毒深入营分，迫血妄行，孙络受损，毒血外溢之故；阴症发斑是四肢清、面赤或唇青面黑、身痛背强、腹中绞痛、下利清谷、心下坚硬、短气呃逆、口不渴、斑色紫暗或淡红不显或胸腹散见数点、舌青紫、脉象沉小虚弱。是体质素虚，以致邪热内伏，气血不宣，故斑出不透，亦称为虚斑。对于流行性出血热，阴斑常较阳斑为多见，特别在曾经注射过的部位及其周围，更易出现皮下青紫之大片瘀斑，常因经脉阻滞而引起化脓。

（二）闻诊

也就是听诊，应当是包括直接运用听觉或是借助于听诊器所能听到的病理声音。目前把应用嗅觉所察觉到的某种特殊气味，也称为闻诊，这是不恰当的。一是用耳聆音，一是以鼻辨气，两者决难等同。

流行性出血热在发病之初，可有轻微咳嗽有类伤风外感。当肺泡毛细血管扩张，淤血和肺内有大量渗出，以致发生水肿与出血时，则全肺可出现粗大湿性啰音和咳喘气急。呃逆的出现，并不完全意味着病情的危险和恶化，在此次所见到的 8 例中，并无一例死亡。

干呕是流行性出血热的常见症状，有时能持续多日，常和早中期上腹痞满胀痛同时并存。由于消化道出血和水肿，下腹疼痛膨胀，因而肠鸣音也就减弱，矢气声也不易听到。

早中期的心音均是弱速无力，与脉搏的沉小细数同时并存。适至中后期病情向愈时，则心音可以转强，脉搏也能转为饱满。

（三）问诊

可按中医常规程序进行，也应注意以下各点：有无视力模糊及眼睑疼痛；头痛的情况如何；有无鼻腔干燥或出血；是否有口苦口渴或口中胶黏；痰中是否带血；胸中有否闷热感；有无血尿、尿道刺痛及尿量如何；大便有无出血、秘结、泄泻及颜色异常；特宜注意腰痛及下肢沉重情况。

（四）切诊

1.切脉　这是中医传统的诊法，用于瘟疫及流行性出血热，更具有实际意义。其主要表现则是阳病阴脉与脉症不合。对此，古人早已有过细致的观察。如郭又陶曰："治病须凭脉，若犯痧胀则脉不对症，症不合脉……凡痧脉有一部独异，有六部俱异……"又曰："痧症之脉与诸症之脉不同，如伤寒伤风，自有伤寒伤风之脉。若伤风伤寒兼痧症其脉必变，病必凶暴也。凡遇杂症有痧皆然。"又曰："痧毒之气，阻抑于经络血肉之间，故其脉多沉状，即有别病兼痧者亦然。如人有伤寒，脉沉微无力，是直中三阴经之脉也，如外观症候稍有不合于三阴经症，便取痧筋而验之，有则为痧，无则为阴……"

余师愚谓疫疹之脉"病形颇似大实，而脉象细数无力"。又指出："疫疹之脉未有不数者，有浮大而数者，有沉细而数者，有不浮不沉而数者，有按之若隐若现者，此《灵枢》所谓阳毒伏惹之象也。诊其脉即知其病之吉凶，浮大而数者其毒发扬，一经表热，病自霍然。沉细而数者其毒已深，大剂清解，犹易扑灭。至于若隐若现，或全伏者，其毒深矣，其症险矣。"

戴天章曰："瘟疫之脉传变后与风寒颇同，初起时与风寒迥别。风寒从皮毛而入，一二日脉多浮，或兼紧兼缓兼洪而皆浮。迨传入里，始不见浮脉，至数亦清楚而不模糊。瘟疫从中道而变，自里出表，一二日脉多沉，迨自里出表，脉始不沉，乃不浮不沉而数，或兼弦兼大而皆不浮，其至数则模糊而不清楚。其初起脉沉迟勿作阴寒断，沉者邪在里也，迟者邪在阴分也。脉象同于阴寒，而气色、舌苔、神情依前诸法辨之，自不同于阴寒。"

把这些意见归纳起来，就是该瘟疫是阴毒伏惹，毒气阻滞于经络血肉之间，脉道受阻，故起病之初，多见沉伏细数诸种阴寒之脉，浮脉则绝少出现。虽然他病与瘟疫并存，也会出现这种脉象。当脉症互参，仔细辨别，则绝非阴寒症候，而是一派阳热的见症。如果瘟疫初起见有浮大而数的阳脉，这便是轻病，愈见沉细而数或是若隐若现之脉，则病热就愈深愈危。

在此次经治的病例中，具有阳病阴脉、脉症不合者，以发热期为多见，在低血压期为必见，甚至难以测得。洪大而数之阳脉，只有在低血压及休克期度过后，循环机能转旺之病例中能常有见到。在热毒入营有出血倾向及症候者，脉象亦常呈现数疾。可见流行性出血热的脉象变化，与舌苔变化一样，具有一定的参考价值与作用。

2. 切背　主要是用按切的手法寻求背部的压痛点。在一般的内外科病症中，大都能在背部胸椎中段及其两侧出现压痛反应。流行性出血热特以早期也多有发现。所不同的是以第五胸椎以上及第十二胸椎以下为多见，胸椎中段第五、六、七椎处反而少见。两侧足太阳第一行及第二行则未见。在病例中，经不完全统计约在30%~40%。如在发热期即进行检查，可能还不止此数。由于这种压痛反应是非特异性的，只能作为选穴施灸的参考，不能作为诊断依据。

二、流行性出血热的中医分型

（一）西医病程分期应与中医辨证分型彼此结合

流行性出血热，根据其病程特点与病理特征，可以从不同角度作出划分和说明。目前西医界根据其发热、低血压、出血、肾脏损害的病理特征，而分为发热、低血压、少尿、多尿与恢复期为特点的 5 个病理过程。而在临床实践中，典型的病理过程很难恒定不变，多是交叉重叠，或是跨越跳跃。因此就不能完全根据各个时期而采用相应的治疗方法，同时也不能反映出病情的轻重与错综的病理变化。因此在分期的基础上，也就相应地出现了许多的分型标准。如《全国流行性出血热防治方案》分轻、中、重三型；安徽省卫生防疫所也有危重、重、中诸型；根据发病情况，有急腹症型、胃肠炎型、慢性肾炎型、大出血型、脑型、肝炎型、类白血病等特殊类型；又有根据传染源，有农村型（野鼠型）、城市型（家鼠型）、实验动物或实验室感染型（大白鼠型）等。这些都是从一个侧面与一个角度，来进行分型与分期的。

再则西医病程分期的五个阶段，如果用中医的话来讲就是传变。说起传变，特别是瘟疫的传变，绝不是按程序进行的。吴又可在《温疫论》统论疫有九传治法中说得最为明白："夫疫之传有九，然亦不出表里之间而已。所谓九传者，病人各得其一，非谓一病而有九传也。"这是说，按照表里的关系可以把不同患者不同传变形式分为 9 种。这就"有但表而不里者；有但里而不表者；有表而再表者；有里而再里者；有表里分传者；有表胜于里者；有里胜于表者；有先表后里者；

有先里后表者。"在我们所遇到的病例中，有发热之后过了
一段时间又复发热者，这就是表而又表，就不能用发热期来
说明问题；也有在呕吐、呃逆、腹痛腹泻停止之后，间隔数
日，上述症状又复重见。也就是里而又里。可见西医划分出
的5个时期，虽是出血热的一般规律，但并不足以说明该病
的错综变化。如结合中医的辨证分型，互相补充和彼此印证，
于某些病例虽是无期可分，但却有型可辨，可能更有利于说
明问题和作为中西结合的一个方面。

（二）对中医辨证分型的初步方案

由于我们对流行性出血热经治的病例毕竟不多，接触时
间也不太长，治疗的经验更是不足，在此仅能提出一种初步
方案供大家参考，并广泛征求意见以便重新修订。

1. 阳气怫郁，腠理不宣型　从中医角度出发，瘟疫与流行
性出血热的病理基础，就是湿蒸热炽，毒在胃肠。也就是徐
灵胎所说的"酝酿湿热，发于阳明"所出现的症候。阳明多
气多血，经脉上走头面，合太阳之筋与脉而网络于目之上下
及鼻旁。故在发病之初，即壮热头痛，面赤如火，目赤肿痛，
颈腋潮红，隐疹成簇。阳明与太阴为表里，脾为湿土、水湿停滞，
故中焦痞满，舌苔白腻。全身腠理肥厚，身体重滞，骨节酸
痛，特以腰痛为著。更因经脉阻滞，阳气郁遏，故六脉细小。
此型相当于发热期，治则当以解肌泄热，行气利湿为主。

2. 湿浊内阻，心阳不振型　在发热或热度稍降之同时，胸
腹胀满，呕吐频繁，腹痛下利，肢冷神疲，舌质肥厚，苔由
白腻趋向秽浊，脉由细小转为沉伏等症，可由初期症状逐步

增剧或相继发生。如症状进一步加重，则烦躁神昏，气促虚脱，二便失禁等危候，也将随之而来。此型相当于低血压期，治则当以宽中化浊，复脉宁神为主。

3. **热毒入营，风动水涸型** 在高热或热度并不太高，舌苔黄燥少津，或白苔斑驳，舌质鲜红纯赤，舌面常有凝血附着，与舌质肥厚，舌苔秽浊截然有别。是热已伤营的标志。此时多有咳血、鼻血、溺血或便血。因肾气告竭，小便短少，渐趋点滴全无。以致邪入心包，神志昏迷，水不涵木，四肢抽搐，热炽阴伤，险象迭出。此型相当于少尿期，治则当以清热开窍，养阴利尿为主。

4. **湿热化燥，阴液受损型** 在热度降低或热退之后，所出现的口苦舌燥，鼻干唇焦，咽痛口渴，耳鸣耳聋，胁肋痛，苔白少津，脉细数，或仍感时有轻微寒热，在轻症或进入恢复期过程中也为多见。如进一步发展则将成为阴亏水涸。此型的治则，当以清利三焦、和解少阳为主。

5. **湿蓄热蒸，经脉阻滞型** 瘟疫或是流行性出血热的病理过程，主要就是湿热凝滞过程。水气不化，湿热相搏，泛于全身则为浮肿；经脉受阻，血溢经外，结于局部则为肿块。这就是西医所谓之渗出体征。当渗出严重时，不仅肢体浮肿明显，而且局部青紫肿胀更为突出，甚至有引起化脓者，决非孤立的存在。在中医瘟疫专著中，早有红肿、大肿、大毒、流火、流痰、发颐等诸种症候的记载，而在经治的病例中，也多有发现。此型的治则，在全身则是化气利水，在局部则是消肿散结。

6.脾肺失调，气化太过型　脾气散精，上归于肺，通调水道，下输膀胱。这是中医水液代谢的理论基础之一，故有"肺为水之上源"之说。当热毒已解，阴液已滋，脾气复利，肺气重宣，纳佳尿畅时，多尿期的出现也是恢复期已经来临，注意调摄，自可向愈。但大病之后，正气未复，统摄无权，如气化太过，小便过多，则又宜补肾扶元，固金益气为主。

　　辨证分型与病程分期一样，其传变关系多是互相交叉与重叠跨越，难以截然区分。由发热期直接进入恢复期者，在治疗过程中更为常见。即以进入恢复期而论，也有因调理失当或他种原因而再次发热，如中医所谓之食复与劳复者。因此不论是分型或是分期，目的只是在于说明病程中的病理特点与阶段特征，便于处理时心中有数，免于无的放矢。各型关系可以从下表中略见梗概。

流行性出血热辨证分型相互关系表

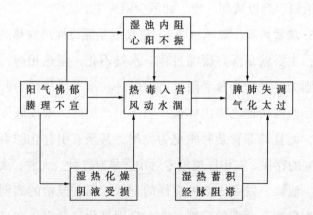

第三节

灸法治疗流行性出血热的临床实践

一、选穴原则

（一）舍症求穴

在四诊切背法中已经说到流行性出血热的患者，约有半数在背部能出现压痛反应。因之无论症状表现如何，直对这种反应穴进行灸治，均可收到不同程度的效果。这虽不是针对症状的对症取穴法，实际上则是真正的对症取穴法。因为某一疾病所出现的病理反应，也是这一疾病的见症，通过压痛反应的见证，再消除另外一些见证，乃是最好的对症取穴方法。

（二）因症选穴

这是不能离开传统的对症取穴规律，范围比较广泛的对症取穴法。在此次所应用过并已取得成效与体会的穴组分述于下：

1. 头痛发热合并颜面潮红或青紫浮肿，以及球结膜充血等症，是流行性出血热早期必见的症状，大椎或再加大椎左右上下各一寸（简称大椎五针），火针代灸，乃是祛风解表、泄热止头痛的首选穴组。再随宜加用手足阳明、太阳、风池诸穴，在发热期与阳气怫郁、腠理不宣阶段，自属适宜。三棱针点刺手足诸井亦有泄热解表之功，并可防止热毒入营。

2. 偏身浮肿作胀，口唇肥厚，舌胖，苔秽腻，关节疼痛，全身沉重，四肢不举，是早中期湿浊内阻、水气不化时的主要体征。常取中脘、脾俞以宽中化浊，四渎、阴陵以利湿行水。前后上下同用，较之单用为好。

3. 腰痛是肾脏受损的主要体征，在病程的各个阶段均可出现。中医的瘟疫症中也有"腰痛如被杖"的症候，可见出血热与瘟疫的关系密切。灸法的作用不仅在于缓解症状，主要乃是改善与维护肾功能。腰痛停止以后，少尿症状就很快得到改善或是就不再发生。常用穴组是阴交四针（即阴交、命门、左右肾俞），火针代灸，能立即止痛，效果接近100％，是最有效的穴组之一。阴交、命门前后相对，是属于"偶刺"法的应用。再配合左右肾俞，对各类腰痛均有效。

4. 轻微咳嗽再合并有头痛发热，常易误诊为伤风感冒，单取大椎或大椎五针，再加风门、肺俞，在轻型病例极易收效。严重病例、咳喘气急或泡沫血痰、出现肺水肿症状时，当取用膈俞、血愁，以降气止血。膏肓、肺俞、至阳等穴皆不可缺少。用三里以引气下行，亦为必要。

5. 上消化道症状如干呕、痞满、胀闷、厌食与食入即吐等症，在流行性出血热的早中期常与发热浮肿等同时并存或单独出现。三脘加左右梁门，再随宜选加手足三里，是宽中快膈、止呕进食的首选穴组。

6. 烦躁不宁或眼睑不开昏沉思睡，常见于湿浊内阻、热毒入营与心阳不振之低血压休克期，亦见于阴亏水涸之少尿期。前者可轮用巨阙、至阳以强心复脉，阴交四针以养阴护肾，亦可用百会五针以醒脑安神，心俞、肾俞以交泰水火。大钟、通里亦有交通心肾，调燮阴阳之功。

7.语言无序，谵妄昏迷，烦躁发狂，惊悸抽搐，多见于邪入心包，阴亏水涸之少尿期，除百会五针，阴交四针以醒脑养阴外，三棱点刺手足指尖出血，以泄入营之热毒，或再加关冲窍阴，以熄少阳之风火，对于平息症状，每收显效。

8.失眠烦躁，低热不退，纳差，在中后期为多见。取百会、大椎以安神彻热，中脘三里以和胃宽中，可以有助。

9.腹部膨满与少腹胀痛，或合并便血，以及似痢非痢，泄泻便频，肛门堕胀等症。中脘、下脘、水分、阴交、腹中行堵穴，以及天枢、水道、手足三里等也是常用组穴之一。

10.小便黄赤短少，尿血、尿道刺痛，以中期热毒入营时为多见，除以阴交四针为常用外，特以列缺与照海，对消除尿道刺痛更为有效。虽不用照海，单用列缺，效果亦极明显。

11.鼻血、牙龈出血以及内脏腔道出血等，取膈俞以泻热清营，兼以强心，用血愁以止血养阴，兼以护肾。在上肢可配尺泽、鱼际，在下肢可配血海、三阴交。在清金培土的基础上发挥其泄热止血的作用。

12.口渴口苦，唇焦咽燥，胸中烦热，在中后期为常见和必见。用阳陵或阳陵三针（阳陵留针，先点刺足中趾尖，再点刺手中指尖）以清营生津，舒肝利胆（按照手足应称的关系足中趾尖应为肝之井穴大敦），具有显效和特效。常在入针后，症状即可缓解和消失。液门、清冷渊、消泺以及阳辅、丘墟亦可入选。于义亦同。取用三椎下间以泄胸中之热，在《素向·刺热论》早有记载，取用亦效。

13. 局部红肿青紫，硬结肿痛，在病程之中后期，因经脉阻滞，湿热蓄积，可出现于身体之许多部位，特别在耳前后常可出现，并常引起化脓。除针对全身情况采用相应穴组外，局部火针代灸，用于消肿散结，实非任何药物可比拟。

14. 大便不通，支沟与照海是传统穴组，用之有效。

15. 常有全身症状均皆消除，唯舌苔秽浊灰暗久久不退，食欲迟不恢复，三脘脾胃俞与手足阳明诸穴，虽为常规穴组，但效果有时却很迟缓。如有此种情况出现，应考虑投以理气宽中、化浊醒脾方剂，不应偏重于灸而忽视药物的作用。

16. 在所遇 8 例呃逆患者中，取用攒竹与膈俞，亦可有效。而内关与公孙，上下同取，针刺或点灸，效果较佳。

二、施灸方法

（一）灸架熏灸法

根据辨证原则，取用相应孔穴，一般均以一穴为准，不超过两穴，对需要反复和持续施灸的病人特别相宜。可以嘱咐病人家属协助日夜施灸，每次施灸时间为 1.5～2 小时，时间太短，效果不佳。作用虽较火针代灸为缓慢，但方法简便，刺激温和，是灸疗的有效手段之一。灸架结构图见第 163 页。

1. 使用方法　选定部位（头面四肢躯干全身各处均可选用）必须首先系好橡皮带（双股）；

将艾条点燃插入顶管中，不能过松过紧，以上下可以自由移动为准，再将"灸架"罩在穴位上；

将双股橡皮带分开，固定在灸架两边的底袢上，即可附贴牢固而不脱落；

升降艾条调节火力，以微熨而不疼痛为适中，火力过小，效果不佳；

经常吹去或弹掉艾条上的灰烬并保持灸架清洁；

灸治完毕后，将剩余艾条，插入灭火管中。

2. 灸架熏灸法有八大优点　避免手持，解放人力；热力均衡，调节随意；位置稳定，作用集中；提高灸效，易见感传；体位自由，安全舒适；操作简单，使用方便；解除疾苦，医疗亟需；强身保健，家庭良友。

（二）周氏万应点灸笔快速点灸法

这是在古代内府雷火针、观音救苦针、阴症败毒针以及阳燧锭等法基础上，选用舒筋通络、活血行瘀、祛风解毒、镇痛消炎等20余味名贵中药与浸膏等压缩成笔状外形，再点燃使用。为了增加药效，保护皮肤，配有专用药纸，与药笔配套使用。使点灸处皮肤不变色、不起泡。约有10%的病人，口中还能呼出药物的气味。保持干燥，不能受潮。

1. 使用方法

用酒精灯或打火机将药笔点燃，将药纸平铺在穴位上（药面朝下），不能与皮肤存有间隙；

将药笔隔纸对穴位进行点灼，有虫咬样轻微疼痛。避免将药纸烧穿，造成烫伤；

手法宜轻重适中，手法过轻达不到治疗要求，太重可出现水泡（但无碍，而且可增强疗效）；

可在点灸后立即少量搽一点薄荷油或特制的冰片蟾酥油，不但可以防止起泡，而且也可防止灸后1~2日所出现之褐色瘢痕（这样瘢痕虽不加处理，亦很快自行地脱落，不留遗迹）；

点灸完毕，将药笔插入所附之玻璃管中灭火。

2. 取穴要求灵活多变，常用者有以下数法

穴灸 对准孔穴中心及周围快速点灸5~7下，不宜重叠，可呈梅花形；

片灸 是针对某一患病之局部进行片状点灸，范围以患处大小而定；

围灸 是在患处周围进行点灸，如同在患处周围加贴围药，使患部渐渐缩小；

条灸 根据经络分布与走向，进行条状点灸，以达到疏通经络的目的。

以上各法可以交叉或同时进行。以就近或局部取穴、配合循经或远道取穴更为合适。特以双耳尖这一经外奇穴，对多种病症均可有效，是应用本法的常规穴。

3. 十大特点

先进简便 在目前的各种灸法中，均无类似的方法与报道，是属于世界领先的地位。在使用时，一次操作大多在1~2分钟内完成，故称此种方法为"快速点灸法"。凡是具有针灸临床经验者，稍加练习，即可应用。

收效快速 一般均在1分钟左右生效，特以痛症更是如此。有效率可高达95%以上。对于节约时间来说，有着无比的优越性。这是目前其他各种针灸方法所不能比拟的。

安全稳妥 目前在针灸临床上，多以针刺为主，为了防止感染，对于针具及皮肤的消毒要求均较高。尽管如此，交叉

感染还是时有发生。而在采用"万应点灸笔"快速点灸时，既不破皮，更不入肉，每支药笔所附药纸每人可以更换，更无互相感染机会。可以说是绝对安全、绝对稳妥，不会招致任何事故的发生。

基本无痛　不论是直接灸、隔物灸或何种针法，疼痛都是难免的，而快速点灸，则仅有虫咬样轻微痛感，对于老弱妇孺，格外相宜。

选穴灵活　根据当时收效的快慢以及有效或无效，可以随时增加或改变穴组，少者可以 2~3 穴，多者可达数十穴，灵活多变，直至收效为止。

微烟芬芳　由艾灸烟尘所造成的室内污染，这是目前推广灸法的一大障碍，在应用"万应点灸笔"时，烟雾极其稀薄，而且气味芬芳，对室内空气消毒也有一定的作用。

作用积累　绝大多数病例经过点灸治疗均是在 1~2 分钟内可以立即使症状缓解与消失，有效时间可以维护 6~8 小时或更长，也有一次而愈不再复发者，但多数症状可以回升，故必须连续按时施治，不能间隔。随着治疗次数的增加，回升的情况亦逐步减轻，疗效亦趋于巩固。特以病情愈急，则效果愈佳，疗程愈短。对老年慢性病则疗程较长，效果较之急性病亦略逊。在首次治疗时，必须将这一情况向病人说明，以免对这一疗法产生怀疑。

用途广泛　既为城乡各个大小医疗单位所必需，也是家庭与个人、居家与旅行的良友。

携带方便　全部工具仅需药笔数支，打火机 1 只而已。

用量节省 每支药笔可以应用 10~15 人次，如与目前药品价格昂贵的情况相比，更具有很高的社会效益。

4.适应范围

凡属针灸的适应证也属本法的适应证，对全身各个系统与多种病症均皆相宜。特别是对各种痛症与炎症收效更为迅速奇特。取穴原则，一般均是单穴用单，双穴用双。以 1 日 2 次为最好。依次分述于下：

各种痛症 例如全头痛或前头痛。就近取穴以百会、耳尖、风池、太阳、头维等穴为主，远处取穴以至阳、涌泉、合谷、太冲等穴为主。偏头痛近取以耳尖、风池、太阳等穴为主，远取以窍阴、丘墟、关冲等穴为主。

胃脘痛 近取以上脘、中脘、梁门、胃俞等穴为主，远取以耳尖、合谷、手足三里、内关、公孙等穴为主。

肠绞痛 近取以天枢、水分、阴交、命门、肾俞等穴为主，远取以耳尖、合谷、太冲、手足三里等穴为主。

肾绞痛 近取以京门、天枢、肾俞、命门等穴为主，远取以耳尖、涌泉、复溜、阴谷、列缺等穴为主。

腰痛 近取以局部片灸与腰椎夹脊为主，远取以耳尖、阴交、后溪、申脉等穴为主。

肋间神经痛 近取以沿肋间神经条灸为主，远取以耳尖、支沟、丘墟等穴为主。

多种急性化脓性与非化脓性炎症 如急性结合膜炎、腮腺炎、扁桃体炎、各种疖肿以及蜂窝组织炎等，其效果确可超出各种抗菌素之上。对头面部各种炎症，远道取穴以耳尖、合谷、少商等穴为主，局部以患处周围及直取患处为主。躯干及四肢炎症远道取穴仍以耳尖为主，局部则以片灸或围灸为主。

各种软组织损伤　如扭挫与撞击伤等所致之局部肿胀，皮下青紫与运动受限等，远道以双耳尖为主，局部采用片灸，当时生效，每日1~2次。轻者1~2次可愈，重者亦不超过3~5次。

发热及热性传染病　退热以取用大椎穴为最好，其余可按症取穴。本法在流行性出血热的治疗中，与他种灸法互相配合，更独具特色。

心血管病　对高血压效果最好，取穴以风池、耳尖、阳陵、三里（均双），每可立使收缩压下降20~30，舒张压下降10~15毫米汞柱，且较稳定。对低血压之虚脱、休克以及心律不齐等，取用耳尖、心俞、巨阙、阴郄、涌泉等穴，亦可立即收效。

胃肠病　特以急性吐泻，小儿腹泻与菌痢等最为有效，取穴以耳尖、水分、阴交、左右天枢、命门与肾俞等穴为主。有效率基本为100%。

肝病　对急慢性肝炎及肝区疼痛均可有效，不仅可使肝痛当即缓解，而且经过10多次治疗后，肝功能大多有不同程度的恢复或正常。常用穴组以腹背相应诸穴如日月、期门、章门、肝俞、胆俞等，手足十指尖可参伍应用。

呼吸系统疾病　如上感咳嗽发热、急性气管炎等，取穴以大椎、风门、肺俞、膏肓等穴为好。对老年慢性咳喘，如能坚持治疗，效果亦佳。

泌尿生殖系统病　如睾丸炎、尿道炎、痛经、尿潴留等，取穴列缺、手足中指尖、下腹中行诸穴以及命门、肾俞与八髎等，均可立收显效。

其他　如带状疱疹与肋间神经痛同治，甲状腺肿大与颈淋巴结核以肩井及局部周围灸为主，外伤感染与疖肿同治。其他适应证尚多，可以类推，不逐一列举。

（三）火针代灸法

火针常被看成是难以使人接受的野蛮手段，故目前的应用范围已越来越窄。由于我们所采用火针方法，与传统的火针不大一样，功效显著，痛苦轻微，故能为多数患者所接受。此次应用于流行性出血热，就是以火针代灸为主，而火针在我院也是常规的方法之一。

工具　血管钳 1 把，酒精灯 1 只，办公用大头针数枚。

操作　取血管钳夹住大头针中间稍偏向上方，在酒精灯上烧红。对准相应孔穴，垂直刺入 1 毫米左右，以针下冒出白烟且能嗅到轻微的肉香为最佳，一刺即去。对同一孔穴可点刺 3~5 下，要稍有间隔，不宜重叠。对顽固与剧烈之疼痛，刺入后可按压不动，停留 5~10 秒钟，此时也可出现感传现象。

优点　皮肤与工具均无消毒要求，针孔的焦痂亦可阻止感染；由火针所造成的针孔有如直接灸的灸疮，一时不易愈合，效果可以延长，具有针与灸的双重作用，故称为"火针代灸"；刺入浅表，不会伤及深部组织，不会发生任何医疗事故；操作与工具均极简单，一看就会（工具与操作方法正在改进中）。

注意事项　避开可见之浅静脉，以防出血；针体必须烧红，可以减痛或微痛，不然疼痛增加且无效；头皮痛觉迟钝故在头部取穴最为相宜。手足末稍不宜应用，其他部位均可选择。

三、配合挑刮

流行性出血热既是属于瘟痧与疫疹的范畴，则流传在民间用之有效的"刮痧疗法"，自然就不应废弃。特别是在早期发热阶段，以及对许多发热病症、效果确属显著，工具以牛角或象牙为好，亦可就地取材，如瓷汤匙、酒盏，以及其他边缘较厚、光滑完整不锋利的各种质地坚硬的用具均可取用。刮治部位以脊柱两侧肌肉丰厚处最为适宜，后脑、肘弯、膝弯以及左右肋间（沿肋骨刮之）亦可。左手固定患者肢体，右手用刮具自上向下反复刮之，顺序不可颠倒。用力宜均匀，不宜过大过猛，以免发生剧痛与刮破皮肤。刮具及皮肤上均宜涂少许润滑剂。或不断蘸水湿润。刮至有大片紫红色出血点，病人感到轻松时为止。

刮法不仅对发热病为有效，在慢性病如关节疼痛、胃肠功能紊乱、心绞痛以及咳喘等症，均可有效。主要是使毛细血管破裂，发生大片之皮下点状出血，通过与之相关的许多因素，达到平衡与调节的治疗作用。从广义上说这也是一种放血或出血疗法，因而与之相应的也就有另一种"挑痧"疗法。

挑治的部位除在头部宜慎用与少用外，和刮法一样，也是以背部最为相宜。胸腹、腰骶及四肢等处均可入选。直对病理反应点挑治更多良效。直对患处挑刺，则应谨慎从事。

流行性出血热既宜于刮法之皮下大面积的点状出血，自然也宜于皮外着重一点的点状出血。而我们在这方面的经验不多。最近收到江西省进贤县张幼玲同志来信，介绍当地应用挑治疗法治疗流行性出血热的经验，具体操作如下：

工具 三棱针或不锈钢粗针，酒精棉球，干敷料。

取穴 下廉泉（天突穴上一寸，喉结下方凹陷处，正坐仰头取之），巨阙，下命门（第三腰椎棘突下凹陷处）。

方法 前取仰卧位，后取坐位。局部常规消毒。左手掐起穴处皮肤，右手持针横行挑破皮肤及皮下组织 0.2~0.3 厘米，然后再深入向下挑断皮下纤维，将白色纤维状物挑断，可挑出十多条。左手要掐紧，可减轻疼痛，再行双手挤压出血 0.1~0.2 毫升，干敷料覆盖即可。挑治的顺序是先挑巨阙，次挑下命门，再挑下廉泉。挑后忌辛辣生冷等食物，术后加强护理及休息。可隔日施术 1 次，一般不超过 6 次。再次施术时在原穴之周围即可，颈部不挑第二次。巨阙与下命门可重复应用。

有文献显示，此法对流行性出血热的发热期疗效最为明显，挑后 10 ~ 15 分钟，患者自觉全身舒适，热势也逐渐下降。确有针到病除之效，也有仅施术 1 次各项症状即可使控制与消失者。如病性重、病期长，可同时采用中药综合辨证施治而相得益彰。

上述的方法，虽然临床资料及诊断依据均不齐全，但亦可供参考。可见中国医药这一伟大宝库对许多凶险的病症简易有效的方法尚多，灸法仅是其中之一而已。

四、临床观察

（一）病例来源

以砀山县人民医院传染科 1985 年至 1987 年住院患者中有选择的病例为对象，前后共 205 例。

（二）临床资料

1985 年 79 例。男 54 例，女 25 例。20 岁以下 11 例，20～40 岁 41 例，41～50 岁 10 例，51 岁以上 11 例。病程 1～4 天 54 例，5～10 天 25 例。

1986 年 106 例。男 75 例，女 31 例。年龄范围，9~61 岁，以 20～40 岁者为最多，占 54%，20 岁以下占 15%，50 岁以上占 31%。

1987 年 20 例。男 15 例，女 5 例。年龄 18～32 岁 16 例，35～42 岁 4 例。

（三）诊断依据

按照 1981 年全国流行性出血热科研座谈会七项标准（流行病学资料、感染中毒症状、毛细血管中毒症、渗出体征、肾脏损害、血像、典型经过）为依据，结合本地及邻县情况与发病季节，临床表现为三疼（头疼、腰疼、眼眶疼）、三红（面红、眼红、颈红），皮肤黏膜出血、颜面特以眼眶浮肿及全身轻度肿胀、蛋白尿（表现为进行性的，即上午为（－），下午为（±）（＋））、红白细胞及管型白细胞增多，淋巴细胞增多及异常淋巴细胞、血小板减少等。以 5 天内为早期。同时作血清免疫 IgG 检测，诊断明确者。

（四）治疗方案

1985年方案。中西结合，相互补充，灸药兼施，齐头并进。我们应用灸法对本病的治疗乃是一种大胆的新的尝试，因此第一步只能在西医的退热、升压、抗休克、利尿、扩容和纠正酸中毒等常规方法的同时，应用灸法对症治疗作为配合，用两条腿走路，以补单纯西医疗法之不足。

1986年方案。分组施治，彼此对照，缜密观察，确定灸效。根据这一原则，分为三组：西医组，即仍以西医的各种常规疗法为主，不配合灸与针或中药方剂；中西结合组，即西医的常规和灸法同时应用。这也是1985年对本病治疗方法的再次观察和验证；灸法组，以熏灸、火针代灸与点灸法为主，对退热、升压、利尿与激素等西药一律不用，在病程后期，适当配合中药方剂，以养阴培元，促进体力恢复。

（五）疗效标准

症状与体征全部消失，饮食恢复，尿蛋白（－），其他检查均在正常范围内者为痊愈。症状与体征基本消失，但仍有食欲不振、尿蛋白（±）、其他检查均接近正常而出院者为显效。经过连续施灸，症状与体征均无改善，又加用西药而最后死亡者，为无效。

（六）治疗结果

1985年79例疗效总结

总例数	痊愈		显效		无效		有效率	
	例数	%	例数	%	例数	%	例数	%
79	56	70.86	21	26.58	2	2.53	77	97.47

1986 年 106 例各组对照分析与各组病情比较。病人由于发病至入院时间不一，其病情不同，现将三组病例按入院时病情的轻、重、危症分析统计如下表。

各组病情统计

分组	总病例数	轻	重	危	F
西医组	40	11	19	10	
中西组	33	10	14	9	P ＞ 0.05
灸法组	33	8	16	9	
合计	100	29	49	29	

由表可见，入院病例以重症为主占 46%，轻、危症各占 27%，各组轻、重、危症比例相近，经 F 检验表明组间病情无显著差异，P ＞ 0.05，说明分组方法合理，其治疗结果有可比性。

各组发热期疗效比较。以入院病人体温在 38℃ 以上者，经各组治疗后之退热天数统计如下表。

各组退热疗效比较

分组	病例数	发热总天数	平均退热天数
西医组	33	117	3.55
中西组	19	65	3.42
灸法组	21	51	2.43

经统计在发热期，西医组与中西结合组退热疗效相近 P ＞ 0.05。灸法组与西医组退热天数比较有显著差异 P ＜ 0.05，表明灸法退热疗效优于前两组。凡热度愈高用火针代灸其退热作用愈快，针后常可在 1 分钟左右热势即被控制，下降 1℃ ~ 1.5℃，再渐次缓解而回升者亦少，经比较在发热波动期

各组效果无明显差异。

各组抗休克升压疗效比较。低血压与休克是流行性出血热发病过程中的重要表现，现择其血压在 90 ~ 70mmHg / 60 ~ 40mmHg 者列为低血压范畴，各组升压稳定至正常时间见下表。

各组升压抗休克疗效比较

分组	病例数	总天数	平均天数
西医组	11	35	3.18
中西组	16	39	2.44
灸法组	16	33	2.06

经统计分析表明，灸法组升压至正常血压天数最快，与西医组比较 P < 0.05，有显著差异。中西医结合组也比单纯西医组时间短，各组均有 1 ~ 2 例休克病人，经采用不同方法抢救均很快控制险情未发生死亡，有资料认为低血压与休克期时间，在本病一般为 1 ~ 3 天，并认为血压轻度降低时其维持时间亦短。经临床观察表明，在血压轻度降低者其持续时间反而较长，恢复或接近正常水平最迟可达 5 ~ 6 天，一般也在 2 ~ 3 天。如血压急剧下降至"0"时，其上升反而快，经治疗，常在 1 小时内或稍长即可升至低血压水平。

各组对尿少尿闭疗效的比较。尿少尿闭是本病一个阶段程度略有差异的两种严重表现，多由尿少衍变为尿闭，再由尿少而恢复。腰痛是肾脏受损的主要体征之一，在早期腰疼者，阴交四针（火针代灸）具有奇效与速效。火针功效优于熏灸，常可针入痛止，效果亦较巩固。迨至晚期腰疼尿少尿闭出现者，此时熏灸阴交、涌泉优于火针，现以各组对少尿期恢复至正常尿量时间比较如下表。

各组对少尿期疗效比较

分组	病例数	总天数	平均天数
西医组	27	87	3.22
中西组	28	57	2.04
灸法组	23	45	1.99

经统计学处理表明，灸法和中西医结合组对少尿的疗效，明显优于西医的对症治疗，$P < 0.01$，有非常显著差异。而灸法与中西组之间 $P > 0.05$，表明这两组效果相近。西医组有 2 例病人少尿尿闭治疗无效死亡，而灸法有 3 例病人尿闭经灸治痊愈，无一例死亡。

各组对尿蛋白转阴疗效的比较。在流行性出血热发病过程中，肾脏是受害最早也是最重的器官。尿蛋白的变化则是肾机能变化明显而易检测的指标之一，现以各组尿蛋白转阴天数统计如下表。

各组尿蛋白转阴时间比较

分组	病例数	总天数	平均天数
西医组	38	306	8.05
中西组	32	210	6.56
灸法组	32	203	6.34

由表可见，中西结合组和灸法组尿蛋白转阴天数均少于西医治疗组，$P < 0.05$，有显著差异，表明这两组疗效优于西医组，而这两组之间差异不显著，$P > 0.05$。

各组住院天数及总疗效比较。各组病例经西医对症治疗，中西结合及灸法治疗，以临床症状全部消失、食欲恢复、精神状况良好、蛋白转阴者为痊愈。西医组痊愈 38 例，死亡 2 例，有效率为 95%，中西结合组和灸法组痊愈数同为 32 例，各死亡 1 例，有效率 97%，其死因均在主要病情已解除或消失，最后出现新的病征而死亡。各组住院天数比较如下表。

各组住院天数比较

分组	病例数	总天数	平均天数
西医组	38	478	12.52
中西组	32	344	10.75
灸法组	32	329	10.28

由表可见，灸法组和中西结合组病例平均住院天数均低于西医对照组。经 F 检测表明 $P < 0.05$，有显著差异，而灸法组和中西结合组之间差异不显著，$P > 0.05$。

综合各组对本病退热、抗休克和防治肾功能损害等多方面比较结果，证明灸法和中西医综合治疗，优于西医常规治疗。

1987 年 20 例治疗结果如下表。

1987 年 20 例治疗结果

总例数	痊 愈		显 效		无 效		有效率	
	例数	%	例数	%	例数	%	例数	%
20	16	80	4	20			20	100

以上连续 3 年对流行性出血热这一严重的发热性传染病的临床观察，以铁的事实证明，"热症贵灸"的实用价值与巨大意义，为灸法的适应证开拓了广阔的前景。

第四节

灸法治疗流行性出血热的实验研究

灸法治疗流行性出血热（EHF）的临床观察表明，灸治能退热、抗休克、防治肾功能损害、改善临床症状和缩短疗程，对 EHF 各期均有一定的疗效。因此进一步探讨艾灸治疗 EHF 的机理研究具有重要的理论意义和临床价值。迄今的针灸机理和实验研究，几乎是多偏重于针而略于灸。尽管近年来国内外对灸法的实验研究做了一些工作，但就其深度和广度来讲还远远不够，在不少方面几乎还是空白。本研究应用生理、生化、免疫和病毒学等一些指标，观察艾灸治疗的抗病毒、提高免疫力、抗休克、改善微循环、保护肾功能和纠正液体因素紊乱等多方面的作用，以验证灸法的临床疗效，探讨其作用机理。

一、抗病毒作用

实验建立感染流行性出血热病毒（EHFV）大鼠模型来观察。应用离乳 18 天左右的 wistar 大鼠，雌雄不拘，腹腔接种 EHFV（陈株），其剂量为 1000ID50。实验随机分正常、对照、灸治三组观察。灸治大鼠"肾俞"穴区，每天灸一次，每次 30 分钟，连灸 7 天。在接种后第 14 天，将全部实验大鼠断头取血，并迅速摘取肺、肾等组织，按各规定方法处理后测定分析有关指标。

（一）EHFV 抗体效价

应用间接免疫荧光法（IFA）测定 EHFV 抗体效价。结果表明，对照组抗体滴度效价为 1 ：267±82，而灸治组为 1 ：336±176，统计学处理两组结果有非常显著之差异。提示经艾灸治疗后，灸治组大鼠血中特异性抗体效价显著升高，体液免疫功能增加，抗病毒作用增强。

（二）肺组织内 EHFV 抗原的检测

按常规制备冰冻切片，应用猪抗 EHFVIgG-F（ab）2′，直接免疫荧光法检查肺组织中的病毒抗原。结果灸治组肺内 EHFV 抗原阴性检出率高于对照组，有显著差异，提示艾灸治疗能促进机体对病毒的清除作用。

现已清楚，无论 EHFV 从何种途径进入体内，其病毒抗原可在全身血管内皮细胞广泛分布，肺、肾、肝与骨髓是重要的靶器官。灸治对 EHFV 的抑制或抗病毒作用，目前尚无直接的实验或证据来证明。从本实验结果分析，灸疗的抗病毒作用，主要是通过调整机体的免疫功能，提高机体的防病抗病能力来实现的。灸治后体内特异性抗体效价升高，其中和、清除感染病毒的能力增强，以抑制病毒的散布、复制和增殖，使肺组织内病毒抗原阳性检出率降低，灸治起到了抑制或抗病毒的作用，减轻或缓解各种直接的或继发的病理损害。

二、对免疫功能的影响

EHF 的发病机理研究表明，EHF 患者细胞免疫功能低下，免疫调控紊乱，该病的发生、发展和预后与机体免疫功能状态有着重要而密切的关系。因此，改善免疫功能、提高机体防病抗病能力，是防治 EHF 的主要途径之一。本研究仍用感染 EHFV 的离乳大鼠模型，观察艾灸对其腹腔巨噬细胞吞噬功能和红细胞免疫功能的影响。

（一）腹腔巨噬细胞吞噬功能的测定

于大鼠腹腔内注射 2％鸡红细胞 1ml，1 小时后抽腹腔液推片，wright's 染色，镜下计数 100~160 个巨噬细胞，计算吞噬百分率。

实验观察到，灸治组腹腔巨噬细胞的吞噬百分率为 29.8±8.0，感染对照组为 19.0±9.2，灸治组吞噬百分率明显增高，两组差异显著。揭示艾灸能增强感染 EHFV 大鼠腹腔巨噬细胞的吞噬功能。由于巨噬细胞在机体非特异性免疫和自稳机制中起着重要作用，以及其对抗原的捕获，并将降解的抗原信息传递给淋巴细胞，同时又作为效应细胞直接参与免疫过程。因此，艾灸增强巨噬细胞吞噬功能的作用，在抗 EHFV 感染中具有重要的防御意义，同时还有利于进一步调动机体的免疫功能，以提高自身保护的能力。

（二）红细胞 C3b 受体花环试验

取肝素抗凝血 0.5~1ml，提取红细胞后，取其悬液 5 滴，加致酸酵母菌悬液 5 滴，在试管内充分混匀，27℃水溶 30 分钟。经涂片、瑞氏 – 姬姆萨染色后，在油镜显微镜下计数 200 个红细胞中的酵母花环数，并换算成百分率作为红细胞 C3b 受体活性的指标。结果灸治组为 9.1±1.6，感染组为 6.5±2.7，两组差异明显。

红细胞 C3b 受体花环率是反应红细胞免疫功能的指标之一。实验观察到，灸治组红细胞 C3b 受体花环率明显高于感染组，提示艾灸可以提高感染 EHFV 大鼠红细胞免疫黏附活性。这对及时清除增多的抗体与 EHFV 形成的免疫复合物，建立有效的细胞反应，避免或减轻免疫病理损伤的发生和发展，起着积极和有效的促进作用，免疫是机体识别和清除外来抗原物质和自身变性物质，以维持机体内外环境相对恒定所发生的一系列保护性反应，包括细胞免疫和体液免疫。其主要功能在于防御感染、自身稳定和免疫监视。机体的免疫反应受神经—体液调节。当免疫功能失调时，可产生多种疾病。研究表明，针灸对细胞免疫和体液免疫均有促进或调整作用。中医认为，"邪之所凑，其气必虚"，"用针之类，在于调气"。在机体遭受外邪侵袭的情况下，针灸的调气作用，主要指增强机体的抗病能力，"扶正祛邪"。所以针灸可以治疗感染性疾病。实验证明，针灸有抗炎、退热、影响免疫反应、促进机体防卫免疫功能的作用。

关于艾灸增强感染 EHFV 大鼠免疫功能的作用机理，目前尚不清楚。据有关资料及我们的观察推测，可能与神经免疫调节有关。我们以往的研究表明，艾灸可以使 EHFV 大鼠血中和组织中的 5-HT 含量降低。另有研究提示，5-HT 可能直接作用于免疫细胞上的 5-HT 受体来影响免疫应答反应。因此作者认为，艾灸对感染 EHFV 大鼠免疫功能的影响，可能与 5-HT 通过免疫细胞上的相应受体而发挥免疫调节作用有关。上述看法有待于进一步探讨和验证。

三、抗休克

EHF 由于全身广泛性小血管损害，血管壁通透性增高，使血浆外渗，有效循环血量减少。同时，由于病毒血症和机体的应激反应，致使体内一些血管活性物质分泌释放增加，组织缺血缺氧，酸性代谢产物积聚，进一步促使毛细血管通透性增高，微循环障碍及 DIC 形成。

EHF 的低血压休克属中医厥脱症范畴，其发病机理在温热病中多因热毒内陷、耗伤气阴、阴竭阳亡所致。因此改善厥脱、稳定病情是降低 EHF 病死率的一项重要措施。本实验建立失血性休克家兔模型，观察了艾灸或针刺内关、关元等穴位的升压及提高心泵功能等作用。

（一）升压作用

艾灸或针刺的升压作用较明显，前者作用慢而持久，后者作用快但维持时间短。血压一般能上升到正常时的 75% 左右。休克家兔灸治后平均动脉压由 5.4 ± 0.3 上升到 9.0 ± 0.9 kPa。且脉压差增大，使机体基本脱离了低血压休克状态。

（二）增强心泵功能

休克后心泵功能减退。灸治或针刺均能增强失血性休克家兔心肌收缩力，使心输出量增加，心泵功能增强，防止休克向不可逆的方向发展。针灸后家兔心输出量由 69 ± 31 ml/min 上

升至 $111 \pm 35ml/min$ 左右，心指数由 $0.44 \pm 0.19ml/min/m^2$ 上升到 $0.70 \pm 0.04ml/min/m^2$，使低心输出量和高外周阻力的血流动力学紊乱得到纠正，休克时的循环状态得到改善。

（三）改善血液流变

失血性休克时，由于血细胞和血浆的锐减，组织液进入血管，使血液黏度明显减小，机体胶体渗透压降低，血浆离子浓度改变，严重妨碍机体新陈代谢和体液调节。经针灸后动物的血球压积明显增加，血液黏度升高并趋于正常，这对维持机体物质代谢的动态平衡和细胞组织的正常功能起到积极的作用。

（四）对体液因素的影响

休克时体液因素分泌及代谢的紊乱造成恶性循环，促进了休克的发展。如肾素 – 血管紧张素 – 醛固酮系统被激活，血管紧张素 Ⅱ（ANGⅡ）分泌增加，使血管痉挛，造成缺血缺氧。而心钠素（ANP）的大量释放增强了降压利尿作用，使休克更加严重。我们观察到针灸使休克家兔的 ANGⅡ，ANP 等含量减少，并逐渐恢复到正常范围，这无疑是一种有益的调整作用。这可能与针灸的升压抗休克、使机体应激反应趋于稳定、内分泌机能亢进有所缓和有关，对防止休克的恶化和发展起到了积极的调整作用。

针灸具有明显的升压抗休克作用，这早已为针灸临床所应用。有关针刺抗休克的实验研究资料比较丰富，而灸法抗休克的研究则很少。关于针灸的升压与抗休克作用途径，一些实验已表明，穴位所在的神经是针灸信息的传入通道，传入冲动在中枢可引起比较弥散的中枢兴奋，脑干可能是针灸升压和抗休克作用的基本整合中枢，其传出途径看来主要为交感神经，但副交感神经也有一定作用。此外，一些内分泌腺及体液因素也是其作用途径的重要组成部分。

四、改善微循环障碍

EHF由于其病毒在疾病早期直接侵入血管内皮细胞，引起了广泛性毛细血管损伤，造成微循环功能的障碍。因此，改善微循环是EHF重要的治疗原则和措施。本研究应用灸法治疗EHF，观察灸治对微循环功能的影响。

临床上均为确诊之EHF患者，以发热、畏寒、头痛或体检有皮肤或黏膜充血，醉酒貌。身体局部有针尖样出血点。

灸治及微循环检测方法：应用周氏万应点灸笔、清艾条或火针代灸，辨证取穴。采用甲皱微循环观察仪和心血管功能测试仪，定性或定量检测观察微血管形态、功能、流态和微循环的半更新率、半更新时间及平均滞留时间等。结果，本组病例灸前可见发热期甲皱微循环管袢数减少。动脉支纤细或模糊，静脉支扩张。低血压期可见管袢数明显减少，长度明显缩短。动静脉支痉挛，血流缓慢或停滞。有团块状血细胞聚集，轻度渗出或出血。少尿、多尿期见血流稍慢，少数伴颗粒状细胞聚集，渗出或出血吸收，色淡，微循环半更新率略增大，半更新和平均滞留时间稍延长。灸治一个疗程或至病人出院时，可见甲皱微循环管袢数目、口径、长度、

第十章 灸法治疗流行性出血热

流速等均有改善。管袢周围不规则出血吸收。微循环半更新率等指标基本恢复到正常范围。

EHF 属中医瘟疫范围，均有气滞血淤之症候。灸疗有温经通络，通调气血，调和阴阳之功效。一般认为微循环障碍与 EHFV 感染过程和免疫病理反应密切相关。由于血管内皮损伤和功能减退，使自主交替性毛细血管灌注功能长时间紊乱，引起了周围组织缺血缺氧，使肾组织等器官功能严重损害，并造成一些体液因素分泌和代谢的紊乱。现已清楚，体液调节是微循环变化的最重要因素之一。作者分析，灸治改善微循环的作用，主要是通过对神经体液的调节来实现的，这一点我们已在动物实验中初步得到证实，艾灸有抗病毒和细胞保护作用，并对一些紊乱的神经体液因素、血管活性物质有促使其正常化的调整作用。综上所述，在 EHF 病程中，微循环障碍始终存在，以血瘀为主的症候随 EHF 病情的发展而改变，也是该病过程中的一项重要病理变化，应用灸法治疗 EHF，有利于微循环障碍的改善。

五、保护肾功能

EHFV 属中医疫毒之列，当该病毒侵入机体后，可损伤脏腑，阻塞肾络，热郁血瘀，壅阻下焦，以致出现血结水阻、"癃闭"、"关格"等征候。现代医学已证明，肾功能不全和损害是 EHF 的主要特征，因此保护肾功能是防治 EHF 的一个重要环节。我们在灸治 EHF 对肾功能改善的基础上，对部分患者进行了肾脏 B 超的检查，并仍应用感染 EHFV 大鼠模型，观察灸治对血清尿素氮（BUN）的影响。

（一）EHF 患者肾脏 B 超的检查

EHF 病人肾脏增大明显，肾内可见数个呈放射状分布、大小形态相似的无回声区，据病理资料分析认为系肾髓质肿胀、充血、出血所形成。经灸法治疗后再次复查比较，其肾脏各径均有所减小，液性暗区逐渐消失。提示艾灸有促使肾肿大恢复的作用。

（二）灸治对感染 EHFV 大鼠血清 BUN 的影响

实验测得正常大鼠 BUN 含量为 15.3 ± 2.2（mg%），感染 E-HFV 后 BUN 水平升高为 24.6 ± 7.2mg%，差异非常显著。而灸治"肾俞"穴区后，BUN 降为 16.3 ± 4.5mg%，明显低于对照组，差异很显著，而与正常水平相近。提示灸治确能减轻病毒对肾实质的损害，减轻了氮质血症，对肾功能起到了保护作用。

有文献报告针灸"肾俞"穴能利尿消肿，改善肾功能，并推测其机制可能是通过体液因素作用于肾脏。也有分析认为，针灸可促使肾内前列腺素的释放，经其反馈作用，实现其利尿效应。另一些实验观察证实灸治能增加血清白蛋白，提高胶体渗透压，从而减轻肾间质水肿，使肾血流量增加。

灸治对肾功能保护作用的机理探讨，目前研究的还不多。据现有资料分析，可能通过多种途径实现。灸治抑制 EHFV、提高免疫能力、抗休克、改善微循环、调节肾组织内某些神经递质和活性物质含量等功效，均能减轻对肾脏细胞的损伤，有利于肾功能的恢复。

六、对体液因素的调整作用

在 EHF 的病程中，体液因素的变化对 EHF 的发展与转归具有重要的影响。临床观察已发现一些体液物质含量的改变与 EHF 病情的轻重程度呈平行关系，并可作为分析病情、判断预后的有用指标。然而在动物实验中对此作系统研究的工作尚不多见。为从体液因素角度研究灸法治疗 EHF 的病生理机制，本研究应用荧光生化技术和放射免疫检测方法，观察了大鼠正常和感染病毒及灸治后体内多种神经递质及活性物质含量的变化。分析讨论了神经体液分泌及代谢紊乱的病生理学意义。

（一）灸治对去甲肾上腺素（NA）、多巴胺（DA）的影响

实验结果表明，在对照组大鼠血浆中 NA 和 DA 含量显著增多，明显高于正常组水平。在灸治组，其血中 NA、DA 含量明显低于对照组水平而与正常组很接近。大鼠腹腔感染 EHFV 机体受到病毒攻击后，其血浆中 NA、DA 含量显著增多，表明机体引起应激反应，其交感—肾上腺髓质系统处于兴奋状态，致使循环中儿茶酚胺等物质大量增加。而经艾灸治疗的大鼠其 NA、DA 含量减低并趋于正常水平，提示灸治能减轻机体的应激反应，抑制交感—肾上腺髓质的兴奋，从而减少儿茶酚胺的分泌，使其含量降低。

NA、DA 属儿茶酚胺类，是体内重要的肾上腺素能神经递质。当 EHFV 侵入机体后，由多种动因使机体应激，交感——肾上腺髓质系统兴奋，儿茶酚胺分泌增多，循环中的 NA、DA 含量也明显增加。在 EHF 初期，NA、DA 的增多，可使

全身小血管收缩、组织液回流增加、外周阻力加大，具有一定的代偿作用。但持续的交感系统机能亢进，NA、DA的大量释放，则使毛细血管收缩、痉挛甚至闭塞，使肾脏等组织器官血液灌注不足，微循环障碍加剧，组织代谢产物堆积，出现组织缺血缺氧，并造成恶性循环。使EHF的出血、休克、肾损加重。因此儿茶酚胺的大量增加使机体内环境失衡，对EHF是一种不利的因素。

实验观察到，经艾灸"肾俞"后，大鼠血浆中儿茶酚胺含量明显低于感染EHFV的对照组，并与正常组水平接近，表明艾灸能减少儿茶酚胺的分泌，提示灸治能纠正机体受EHFV攻击后所引起的体液因素分泌和代谢的紊乱。儿茶酚胺的合成和向血液中释放的减少，有利于毛细血管前括约肌痉挛的缓解，使微血流障碍得以解除，肾脏等微循环得以改善，肾功能受损减轻。儿茶酚胺被认为是机体应激反应和休克发病的最主要的体液因子，灸治使儿茶酚胺分泌释放的减少，阻断了其恶性循环，因而促进了机体内环境的稳定，这对EHF的转归是一种积极的调整作用和有利的因素。

（二）灸治对5-羟色胺（5-HT），5-羟吲哚乙酸（5-HIAA）的影响

EHF属中医温疫范畴，在整个病程中，既有疫毒伤络、五淫动血，也有三焦阻滞、气血逆乱，病变涉及心血管、肺、肾、胃肠等多个系统和脏器。实验结果表明，当大鼠接种EHFV，机体受到病毒攻击后，其血浆和肺肾组织中5-HT、5-HIAA的含量显著增加，超出正常水平。而经艾灸治疗后的大鼠，

其 5-HT 的含量明显降低，并趋于正常范围，实验结果提示，感染 EHFV 的大鼠，其机体内环境发生了变化，出现了神经体液因素分泌和代谢的紊乱，而经艾灸治疗后在一定程度上纠正了体液因素的紊乱，促进了机体内环境的改善和稳定。

5-HT 是体内一种血管活性物质和重要的神经递质，广泛参与机体各种机能活动的调节和某些病理生理的过程，5-HIAA 是其代谢终产物。在正常情况下，5-HT 保持低而比较恒定的水平。5-HT 不能通过血脑屏障，因而中枢和外周的 5-HT 基本上分属于两个独立的系统。外周 5-HT 主要的生理效应是缩血管作用，除了其本身对血管平滑肌的作用外，还能增强血管紧张素等多种物质的缩血管效应，对心血管功能、内分泌和免疫的调节都起重要的作用。

现已清楚 EHFV 在全身血管内皮广泛分布，肺、肾、肝和骨髓是重要的靶器官。由于病毒的直接作用及免疫病理反应，抗原抗体复合物形成，激活补体，释放中介物质，5-HT 等大量分泌和释放，使得外周 5-HT 增加。同时由于 EHFV 的免疫复合物引起肺肾损伤和功能不全，使得 5-HT 等清除能力减弱，血浆和肺肾组织中 5-HT 及 5-HIAA 水平相应增高。大量的 5-HT 等增加，能加重小血管的损伤，造成一些重要器官功能受损，同时 5-HT 的增多对机体免疫机能有抑制效应。现代医学研究表明，EHF 的基本病理变化就是广泛性小血管损害，细胞免疫功能减弱。因此，5-HT 等大量增加对机体是一种不利因素。同时也表明，5-HT 及 5-HIAA 与 EHF 的发生发展有着密切关系。

许多研究表明，艾灸有抗炎镇痛、改善微循环、降低机体的应激反应等多种作用。我们也观察到艾灸能提高感染EHFV大鼠血中特异性抗体效价，对病毒有抑制作用，同时艾灸能提高机体的免疫功能，降低免疫病理反应，因此减少了中介物质的释放，使得5-HT、5-HIAA等分泌释放减少。此外灸治对肾功能的保护作用等也提高了对5-HT、5-HIAA的灭活和移除，使其排出增加。灸治能通过多种途径，起到纠正机体受到EHFV攻击后引起的神经内分泌和代谢的紊乱，从而促进了机体内环境的稳定。灸治对5-HT、5-HIAA的调整作用，是其对机体神经－内分泌－免疫调控作用的一部分。

（三）灸治对组织胺（Hm）的影响

Hm是一种血管活性物质，具有扩张血管、增加毛细血管通透性等生理作用。Hm在动物血液和各组织中广泛存在，成人各组织的肥大细胞中含量丰富。在正常情况下，血浆中Hm保持低而比较恒定的水平。本实验观察到机体受到EHFV攻击后，血浆中Hm含量显著增多，这就使得毛细血管扩张，通透性增强，也可帮助解释EHF病人组织液渗出增加和出血等一些临床表现。近年来许多研究表明，Ⅰ型变态反应参与EHF早期发病作为先导，为Ⅱ型变态反应引起的免疫损伤创造条件。在Ⅰ型变态反应中，肥大细胞脱颗粒，释放大量的Hm活性物质，通过组胺受体影响血管功能，因此Hm与EHF的发生发展有密切关系。实验观察到，经艾灸治疗后，Hm水平降低，并逐渐恢复到正常水平范围，表明灸治对Hm亦有一定的调控作用。

（四）灸治对血栓素（TXA$_2$）、前列环素（PGI$_2$）的影响

TXA$_2$ 和 PGI$_2$ 是前列腺素前身花生四烯酸环氧酶代谢途径的主要产物。由血小板合成和释放的 TXA$_2$ 能引起血管收缩和血小板聚集。由血小管壁内皮细胞生成的 PGI$_2$，则可扩张血管并抑制血小板的聚集。在生理状态下，这两种物质的拮抗效应及处于动态平衡的浓度比例，对维持血小板—血管壁相互关系具有重要的作用，也是构成机体内环境稳定的重要因素。由于 TXA$_2$ 和 PGI$_2$ 的半衰期极短，因此目前测定其稳定的代谢产物——TXB$_2$ 及 6-K-PGF1a 作为判断 TXA$_2$ 和 PGI$_2$ 水平的指标。本实验应用放免法检测了 TXA$_2$ 和 PGI$_2$ 的代谢产物——TXB$_2$ 及 6-K-PGF1a 在感染 EHFV 前后的变化，观察了灸治对它们的调整作用，以探讨艾灸治疗 EHF 的机理。

实验观察到，腹腔接种 EHFV 的大鼠，其循环血中的 TXA$_2$ 明显增多，PGI$_2$ 水平降低，两者比值增大，因此引起内环境失衡，造成血管的强烈收缩和血小板聚集作用的加强。有资料表明，当机体感染 EHFV 后，由于病毒的直接作用和循环中抗原抗体免疫复合物的形成，引起免疫病理反应，在疾病的早期就出现全身性小血管损害和功能障碍。已经证实 EHFV 的嗜血管内皮细胞的特征，当血管壁有轻度损伤时，循环血中的血小板就可黏附在受损的血管壁局部。从血小板释放和转化生成的 TXA$_2$ 引起血管收缩和血小板的聚集致使微循环障碍，并进而使得血管痉挛、缺血缺氧。血管壁的损伤，也使 PGI$_2$ 合成减少，生成受抑制。而不能同增多的 TXA$_2$ 缩

血管作用抗衡，减少或缺失抗血小板聚集和扩张血管的效应，形成恶性循环，加重了 EHF 病情的发展。有研究表明，在 EHF 病人中，其 PGI_2 明显减退与 TXA_2 比例失衡，并与病情的严重程度密切相关。

经艾灸治疗后，感染 EHFV 的大鼠血浆中 TXA_2 含量降低、PGI_2 显著增多，其比值减小。实验结果提示，灸疗调整了 TXA_2 及 PGI_2 的合成、分泌和代谢。对 EHFV 所引起的血管强烈收缩、血小板大量聚集和微循环障碍等有改善作用。灸治使体内 PGI_2 的大量增加，使其在对血小板—血管壁生理功能调节中发挥主导作用。众所周知，PGI_2 能扩张血管和抑制血小板聚集，能降低滤过压，减少血浆外流，有保护缺氧细胞损伤的功能，因而有细胞保护作用。灸治对 TXA_2、PGI_2 这种积极的调整作用，对 EHF 的发展和转归无疑是一种有利的因素。

灸治对血浆 TXA_2、PGI_2 的调整作用，与灸治的多种效应有关。灸治具有抗炎、抗病毒、改善微循环、提高免疫力和调整神经内分泌的作用，从而促进了机体内环境的稳定。灸治对 TXA_2 和 PGI_2 的调整，是其对机体神经 - 内分泌 - 免疫调控作用的一部分，可能是艾灸防治 EHF 机理的一个重要方面。其离子机制可能与灸治对钙离子（Ca^{2+}）的运动和细胞膜的作用有关。灸治使 Ca^{2+} 通道开放，Ca^{2+} 内流及线粒体和内质网释出结合的 Ca^{2+}，胞浆内游离 Ca^{2+} 浓度增高，Ca^{2+} 激活磷脂酶 A_2，分解膜磷脂以释放大量花生四烯酸。花生四烯酸与磷脂结合而存在于细胞膜内。当细胞膜上的磷脂酶 A_2 被激活或抑制，或环氧合酶活性发生改变，或 TXA_2、PGI_2 合成酶受到催化或阻抑等诸因素，均可影响花生四烯酸的代谢，生成不同种类或含量不同的 TXA_2、PGI_2，这方面的作用机制有待进一步的研究探讨。

综上所述，感染 EHFV 的大鼠，其体内儿茶酚胺、5- 羟色胺、组织胺和前列腺素类等多种神经递质和体液物质发生了变化。体液因素的变化在 EHF 病程中有重要的作用和病生理学意义，与 EHF 的发展和转归有密切的内在联系。本研究结果进一步说明纠正 EHF 病程中体液因素的紊乱，促使内环境的稳定是一条重要的治疗原则，并提示，机体神经-内分泌-免疫调控的紊乱可能是 EHF 发病机理的一个重要方面。

（以上各项实验，在唐照亮研究员主持下，由宋小鸽助理研究员、刘冰怀副研究员参加了本研究工作。另外，倪大石研究员、产美英副教授、董朝阳助理研究员等亦为本实验提供了帮助并做了部分工作，谨在此一并致谢。）

第五节

灸法治疗流行性出血热验案选录

选有症状明显、疗效显著，对中医分型与西医分期以及对症施治具有代表意义的病案 15 例作为说明。以备重复验证与参考。至于患者在入院前的发病情况以及入院后的各种检查，则概予从略。

例 1 在发热期阳气怫郁、腠理不宣时，在采用灸治收效后，则以后各种传变自将不再发生。但如在病情未曾稳定之前中断灸治，自会出现反复。下例经灸治后住院时间仅有 4 天即进入恢复期而痊愈出院，如在发病之初即行灸治，病程将更会缩短。

陈 × 光，男，30 岁，住院号 2064。

1985 年 12 月 16 日，患者发病 4 天住院，颜面及两耳红紫浮肿，球结膜水肿充血，视力模糊，上颌充血有出血点，舌苔白腻秽浊，六脉浮数细弱，呼吸急迫，胸腹饱满思吐，肌体沉重，酸痛，腰痛，头痛难忍，体温 40.5℃，属发热期及阳气怫郁，腠理不宣型。是当时危重病人之一。

先采用刮背法，以疏通腠理，畅顺经脉，再用三棱针点刺左右少商、少泽略出血以解表泻热，体温当即下降至39.8℃，紫绀减，颜面转红润，头痛未全止，仍有吐意。加灸中脘，以宽中化浊，降逆止呕。2 小时后，吐意止，腹胀轻。

夜间嘱其家属熏灸中脘。次日体温下降至 39℃，病势趋于缓和，上午续灸中脘 2 小时，下午嘱其家属熏灸大椎以解表泻热。夜间嘱其家属再熏灸中脘及大椎 2 次。

18 日，颜面紫绀又重见，各症加剧，下腹及腰部胀痛难忍，体温又升至 40℃，细询方知下午及夜间均未续灸，因停灸时间较长之故。而输液及激素等药物并未停止。又点刺左右中冲略出血以泻热护心，又熏灸阴交以补水护肾。2 小时后颜面紫绀减，体温降至 38℃，腰痛腹胀亦减，下午体温下降至 37.3℃，神清，再续灸。次日，全身浮肿消退，体温下降至 36.7℃，血压有轻度降低（100／70mmHg），上腹略感胀满，思食，除续灸中脘外，未用他法。

20 日，停灸观察，一度曾有微热（37.3℃），余正常。25 日出院。

例 2 在发热期过后即将进入低血压期时灸治具有很好的控制作用。在病情向愈和稳定的阶段，局部肿痛并非孤立的存在，是续发症状之一。

曹 × 英，男，41 岁，住院号 2330。

1985 年 12 月 20 日，患者发病 4 天入院，眼睑浮肿，球结膜水肿充血，面目虚浮胸闷，上颌前胸腋下均有散在出血点，苔秽腻，脉细数沉伏，上下腹饱满膨胀，时有呕吐，体温血压均偏低，属低血压前期，为湿浊内阻，心阳不振型。

熏灸巨阙以止呕强心，2 小时后脉波转清晰，血压回升。下午症状未见明显改善，腹胀较甚，呕未止，取中脘、左右梁门、阴交，均以火针代灸，以消胀、除满，并护肾防少尿。次日，症状较平静，仍用原法。

22日，眼睑浮肿及结膜充血减退，苔腻稍减，血压平稳，上腹胀满未全除，取中脘、下脘、三里，火针代灸。次日症减，神清，纳差，厌食，再熏灸中脘以宽中和胃。

24日，微咳，感胸闷，上腹微胀，仍取上脘、中脘、三里，次日病情稳定，唯面部有麻胀感，以左侧较重，张口困难，下颌关节有触痛及自觉痛，局部隆起，又表现为湿热蓄积，经脉阻滞。取双太阳、下关、颊车，火针代灸痛减轻，张口灵活。

26日，症状平静，停灸观察，29日出院。

例3 在低血压被控制以后，休克与少尿自然就会得到控制与不复出现。单灸阴交对于护肾止腰痛固然有效，但仍不及阴交四针为优异。流行性出血热在背部的压痛反应，是在本例中首次发现。

巩×平，男，30岁，住院号1978。

1985年12月16日，患者发病3天入院，呈急性痛苦病容，颜面潮红，双目充血，视力模糊，腋下前胸有出血点，腰痛剧烈，端坐低头，双手抱膝呻吟，舌苔腻秽，脉沉细微弱，血压逐渐下降至30／10mmHg，体温37.9℃，呕吐，上腹饱胀，尿量每天约为500毫升，属低血压期及湿浊内阻心阳不振型，已发出病危通知。

首先熏灸阴交，以护肾止腰痛，免使下焦水道不通，以解除内脏之湿浊，同时也有交通心肾水火相济的作用。30分钟后热感可以透入腹腔，2小时后腰痛减，可以平卧。夜间嘱其仍熏灸阴交，次晨腰痛续减，尿量增至 800 毫升，血压回升，热全退，舌苔秽浊未退，有吐意，厌食，改熏灸中脘。

18 日，因灸后思食，暴食过量，腰痛腹胀又增剧，转侧不安，体温又升至 39.8℃，为了验证流行性出血热在背部是否也有压痛反应出现，沿督脉及足太阳第一行自上而下细心检视，果于第三、四胸椎及第二腰椎及两侧肾俞有明显压痛反应，即用火针点刺第三、四胸椎及阴交、命门、左右肾俞（以下简称阴交四针），痛立减而平静安卧。次晨症状大部分解除，可以进食及下床活动，尿量增至 1000 毫升左右，但大便未解，火针点刺支沟、照海。

20 日，昨日针后 2 小时，大便已解，舌苔出现斑驳，基底红润，食欲续增，右踝外侧出现大片红肿，中心青紫，难行走，病势又表现为湿蓄热蒸，经脉阻滞型，续灸阴交以养阴行湿，熏灸局部以散结行瘀。次日局部肿痛大减，续用原法。

22 日，诸症悉除。停灸观察，25 日出院。

例4 发病后接受灸治愈早则效果愈好，下例仅灸治 1 次，竟获得意外的效果。阴交四针确是护肾止腰痛的最佳穴组。

藏×光，男，30 岁，住院号 2356。

1985 年 12 月 20 日，发病 3 天入院，酒醉貌，结膜充血水肿，口唇肥厚，苔白腻，腋下前胸有散在出血点，头痛剧烈，下腹饱满胀痛，腰痛难转侧，体温 39.5℃，脉搏细弱频数。血压轻度下降，属发热期及腠理不宣、湿浊内阻交错型。取大椎、风门以退热止头痛，阴交四针以防少尿与止腰痛。

21 日，颜面及结膜红肿消退，血压回升，热全退，思食，头痛、腰痛全止，病情迅速趋于稳定，停灸观察。

22~28 日，病情稳定无波动，未续灸。29 日出院。

例 5 在低血压及少尿期，经过灸治堵截，病情即可停止发展而进入恢复阶段，流行性出血热在背部出现的压痛反应均以胸椎上部及腰椎为多见。

郭 × 久，男，25 岁，住院号 1905。

1985 年 12 月 17 日，患者发病 5 天入院，发热期已度过，酒醉貌减轻，双目浑浊，鼻腔有血痂，苔秽浊，中心呈灰褐色，腰痛难忍，以夜间为重，痛剧时哭泣叫号，尿量减至日夜 400 毫升左右，呈暗红色，血压几难测出，脉搏细数模糊。属低血压及少尿期，心阳不振，热毒入营交错型。

先熏灸巨阙，以回阳复脉，再用阴交四针，火针代灸，腰痛即减，可忍受。嘱其家属夜间熏灸巨阙与阴交。次日腰仍有微痛，血压回升脉搏清晰，感下腹胀满，尿量略有增多，五椎及十五椎均有压痛，再取阴交四针及五椎十五椎，并续熏灸阴交。

19 日，诸症大减，腰痛全止，尿量增至 1000 毫升以上，精神好转，思食，但感口苦作渴，灸取左右清冷渊、左右阳陵，口苦当即减轻。次日，病情稳定，停灸观察。

21 日，诸症基本解除，唯左足跟出现疼痛，局部未见红肿，对痛点中心火针点刺，次日足痛止，行走无碍。停灸观察，24 日出院。

例 6 湿热化燥，口苦咽干，以病程之中后期为多见，也常与心阳不振并存。和解少阳以滋阴生津，畅顺中焦以宽中复脉，具有良效。

陈×明，男，54岁，住院号2445。

12月25日，发病6天入院，头痛眩晕，干呕不食，腰痛腹胀，面目虚浮，苔白腻少津，口渴口苦，耳鸣，小便黄赤量少，热已退，血压偏低，脉波细小，属低血压期及湿热化燥、心阳不振交错型。

取中脘以宽中降逆，消胀止呕，阴交以护肾利尿止腰痛。上肢取液门、清冷渊以泄三焦之热，下肢取阳陵、丘墟以平少阳之气。均火针代灸。次日各症减轻，但感面部作胀，胸中有热感，口唇疱疹成簇，张口困难，吞咽不便，取三椎下间以泄胸中之热，取脾俞以化浊利湿兼除口唇泡疹。仍以火针代灸。

27日，口唇泡疹结痂，口苦渴减轻，颜面变瘦，有阵发性头晕，火针点刺大椎。次日各症平静，可进食，暂停灸观察。

30日，保持平静，纳差，熏灸中脘，以宽中和胃，1月3日出院。

例7 舌苔白腻秽浊是流行性出血热的重要体征之一，秽腻减退，出现斑驳，舌质红润是病情向愈的良好征兆，如秽腻未减或满口白苔，他症虽有减轻，则病情有再燃的可能。出现膝关节肿痛与腮颊及他处肿痛一样，都是属于病理产物的积滞和流注。

王×光，男，54岁，住院号2354。

12月20日，发病4天入院，急性病容，颜面潮红，双睑浮肿，目赤，牙龈鼻腔出血，腋下出血点，头痛腰痛，舌苔秽腻胶黏，干呕、胸闷、少尿两天，收缩压下降，脉细数模糊，体温39℃，属发热、低血压、少尿三期重叠，阳气怫郁，湿浊内阻，热毒入营交错型。

先取大椎、左右风门，以退热止头痛，阴交四针，以利尿止腰痛，均火针代灸。嘱自灸中脘，以降逆化浊。次日体温稍降。头痛腰痛减，余症未除。下腹胀痛，取上脘、中脘、水分，仍火针代灸。

22日，双睑浮肿减退，头痛腰痛续减，尿量稍增，干呕饱满未除，大便稀薄时思排便，再取上脘、中脘、水分。次日，热全退，大便次数减，又出现口腔痰黏带血，胸闷、气阻、呕逆。取攒竹以泄太阳上逆之气而止呃，取中脘、上脘以宽中降气而快膈，取三里以引气下行。次日，各症大减呃止。但口中胶黏仍存，舌苔白腻未减，纳差，仍嘱自灸中脘。

24日，病情稳定，精神佳，虽已可进食，但舌苔白腻未减，脉细数。取脾俞、心俞以补火生土。次日，舌苔白腻如前，又有低热，再取脾俞中脘，又加梁门、三阴交。

25~31日，腻苔未尽退，上腹时有胀满，低热徘徊在38℃上下，双目浑浊，火针点刺双太阳3次。熏灸中脘，可感轻快，但效果不巩固。

1986年1月1~5日，口干渴，偶呃，腻苔仍存，中脘、脾俞与液门、阳陵隔日交替火针代灸。低热未再见。

6~10日，腻苔稍退，上腹不胀满，脉细数有间歇，口干苦持续。夜眠不稳，辅以养阴生津，复脉安神之剂，症状基本被控制。

11 日，诉双侧膝关节夜间出现疼痛，渐增剧，局部略见肿胀，有灼热感，在肿胀中心，火针点刺。次日肿痛全消失。13 日出院。

例 8　在湿热化燥、胃阴受损因而导致失眠时，百会、中脘与三里效果较佳。

崔 × 英，女，36 岁，住院号 2346。

12 月 21 日，患者入院后，发热及低血压期已过。面略赤，双目浑浊有血管翳，苔薄白满舌但不秽腻，脉弦细偏数，上腹饱满，纳差，尿正常，神气清晰，但烦躁不眠，已 4 日夜未交睫。安眠药难控制。难分期，属湿热化燥，阴液受损型。

取左右心俞、内关以安神宽中，液门、三阴交以养阴清热，火针代灸。夜间仍难入眠，急躁不安，燥渴喜饮，自感心跳，引起头痛与头部震动。改取百会、中脘、三里以醒脑和胃，夜间约入睡 4 小时。

24 日，已感不到心跳，有低热（37.7℃）续用原法，又加大椎，夜间可以入睡 5~6 小时，病情基本稳定，停灸观察。

29 日，症状未反复，出院。

例 9　《温病条辨》"太阴温病"条谓"血从上溢，温邪逼血上走清道，循清窍而出，所吐非水非血若粉红血水者，实血与液交迫而出，为化源速绝而不治"。此即肺水肿所出现之泡沫血痰，经灸治收效，这就是医学上的进步，胃肠透析优于灌肠导尿，这是中医下法的应用和改进，对改善肾衰、清除体内有毒物质与消化道积滞均具有意义，血愁穴对止血作用有显效，但须加强刺激，缜密观察。

舒×胜，男，27岁，住院号2332。

1985年12月19日，患者发病2天入院，急性病容，酒醉貌，结膜充血水肿，鼻血，前胸及腋下皮疹成簇，恶心呕吐，口干渴，苔薄白微黄，舌质绛红不浮肿，烦躁不安，腰痛难忍、尿量减少，血压偏低，脉细数无力，体温40.5℃，第五胸椎、第二腰椎及左右肾俞，压痛明显，属发热及低血压重叠期，热毒入营，阴液受损型。

先取神道及阴交四针，火针代灸，体温立即下降0.5℃，腰痛减。次日症状又加剧，干呕频繁，解黑色稀粪，尿量续减，呈暗红色，谵妄狂躁，闭目摇头，舌面附有凝血斑块，血压又有下降，脉细数模糊，体温39℃，三棱针点刺手足中指尖，略出血，以泄热安神，下午较安静。

21日，干呕不止，腰痛又增，尿续减，神志不清，因已进行胃肠透析，故暂停灸治。

23日，因尿量略增，胃肠透析未进行，故又续行灸治，干呕腰痛又如前，取阴交四针加上脘、中脘。至午夜2时左右，突然出现咳喘气急，咯出大量泡沫状血痰，时断时续，至8时泡沫血痰如涌，当取左右膈俞以降气血，情况无改善，又加用血愁（第十四椎尖）火针点刺，立即平静，不喘不咳不出血。因未加强刺激及专人守候，30分钟后各症再见。立即输氧及强心及激素等应用后，转为安静。

25日，病情较平稳，热已全退，咳血便血偶见，未续灸。午夜流出大量鼻血，尿量又大减，情况再度恶化，再次接受胃肠透析，消化道秽浊得以清除，略见安静，未配合针灸。

27 日，热退，血止，神清，略可进食，苔斑驳，舌质红润，脉搏转洪大，但肛门坠胀，小便量少而频，尿道口刺痛，排尿感困难，取列缺、照海以补水养阴，清热利尿。夜间尿量略增，次数减少，尿道口刺痛消失。

29 日，保持平静，停灸观察，10 天后出院。

例 10 列缺、照海，不仅对尿频、尿道刺痛及排尿困难有效，且对大便失禁及溏泄也有效。这可能是因肺为水之上源与大肠为表里，而肾又是司二便的缘故。

丁 × 敏，男，65 岁，住院号 2036。

1985 年 12 月 25 日，患者自发病至入院已 12 天，发热及少尿期已度过，进入多尿前期，尿频、尿道灼痛，排尿时刺痛更剧，大便溏泄，小便时大便随之排出。单取左右列缺，火针代灸。

26 日，昨日针后尿道痛大减，大便次数亦减少，至当日上午尿频尿道痛又见。大便次数又见增加，再取列缺加照海。次日症状接近消失。

28 日，尿道偶痛，大便未解，情况大好，停灸观察 5 天出院。

例 11 在流行性出血热的中后期，均有不同程度的胸中烦热、舌干唇焦、口苦口渴等温热化燥、津液受损的见症，如不失时机地配合中药养阴生津，当大有裨益。这在西医虽不断输液，但症状常无多少改进，可见输液与养阴两者存在着一定的区别。

于 × 孔，男，47 岁，住院号 1948。

12 月 16 日，患者自发病至入院后已 9 天，发热期已度过，低血压较轻，体温偏低，精神略见迟钝，但对答清楚，苔白腻少津，脉弱小无力，全身沉重，腰痛尿少，腹部饱满，呕吐频频。属少尿期及湿热化燥、阴亏水涸型。

先给以熏灸阴交以护肾养阴，兼以消腹胀止腰痛，1小时后热感充满全腹，症状有所缓解。夜间嘱其仍自行熏灸阴交。次日因改做胃肠透析，未便续灸。

18日，精神狂躁，谵语，扬手掷足，以致透析时无法插管，邀针刺配合，即用三棱针点刺左右中冲略出血，狂躁稍安，又点刺左右中趾尖，出针后立见安静，插管得以顺利进行（直至死亡前，狂躁亦未再见），以后即以透析为主，尿已解，但患者精神状态反转向昏沉。因为少尿及尿闭期均已度过，养阴生津未曾及时，灸治亦未继续，病情又趋恶化。

23日，嗜睡，双目不睁，呼之可应，食入即吐，颜面呈干枯样，满口白苔，干燥无津，脉细弱频数，体温不升，补液迄未中止。再用针灸配合，取通里、大钟，火针代灸，二次后昏睡略有好转，又用百会五针（百会、四神聪）以醒脑安神。

26日，经连续火针代灸后，神转清，可对答，拒再灸。一天后，病情又见加重，昏迷，面目枯槁，唇舌干焦，皮肤干燥生尘，脉沉细如无，满口白苔干涸如沙，呈现一派津枯水涸之象，危在旦夕。

29日，晨5时死亡。本例对透析是成功的，但其他措施配合不力终于不救，未免遗憾！

例12 以药物升压与灸法升压相比较，证明灸法升压的作用不仅可以与药物的作用相媲美，而且还可以优于药物。当低血压期度过以后，则少尿期自然不会到来。

王×连，男，30岁，住院号2049。

1985年12月16日，患者自发病至入院后6天。发热期已过，颜面灰暗虚浮，四肢肿胀，胸腹膨满，皮下有散在青紫斑，舌苔秽腻，脉沉细如无，血压盘旋在40／20mmHg左右，属低血压期及阳气怫郁，心阳不振型。

在血压下降、躁狂出现时，停用升压药物取巨阙、中脘与至阳，腹背轮用或单用，以宽中化浊，复脉宁神。当熏灸至30分钟以后，血压即可回升至70／50mmHg之间，神情即可安定。特与升压药物进行比较，灸法的升压作用显较药物为延长且较为迅速。次日仍守原法，血压略可稳定。

18日，血压继续稳定，胸腹膨满减，可进流质，未用升压药，续灸中脘。次日血压回升至正常，脉波转为洪大。上午未灸，下午又感烦躁，腰微痛，下肢沉重。尿量未减，取至阳与阴交四针，夜间呼呼熟睡。

20日，症状略有回升，纳减，腹满，火针点刺三脘、梁门。次日有微热，取大椎。

22~31日，病情稳定，少尿期未出现，进入恢复期。1986年1月4日出院。

例13 全身麻木，经脉收引，出现在病程之早期，不能用邪入心包或阴亏风动作说明，也非由尿毒症所致可以解释。由灸法所收到的显效，则是以不可解释用于不可解释，都是为将来可以解释，先作为问题提出。

李×平，男，39岁，住院号2455。

1985年12月25日，患者发病4天入院，面部轻度潮红，眼结膜浑浊，全身有麻木感，以颜面及口唇为著，双手握拳，四肢屈曲，项不拘急，已1天多，渐加剧，腰部疼痛，尿量不减，血压130／80mmHg，体温38.5℃，神清，懒言，昏沉如睡，但对答清楚，脉细数，苔薄白，无呕吐，腹不膨胀。属发热期，难分型。

取百会、左右风池、阳陵，以醒脑舒筋；手足三里，以解表益气，兼清头目。果然面麻减轻，手足松弛。次日面麻及拘挛均停止，腰部仍感不适，取阴交四针，保持平静。

27日，面部及胸部有热感，体温已全退，腰微痛，再取阴交四针及三椎下间。次日症状消失，未续灸。

30日，因停灸时间太长病情有反复，头晕痛，眼不能睁，面部灰暗，纳减，懒对答，口干渴，腹胀，腰又作痛。再取百会、风池、阴交四针，下午精神转佳，能睁眼起坐。次日病情又趋稳定，但仍昏沉，取风池、大椎。

1986年1月1日，停灸观察，至6日出院。

例14 《痧胀玉衡》及《疫疹一得》等书，均有"疫变肿毒"诸候。而"疰腮"及"痧变发颐"，在下例中最为典型。

席×古，男，28岁，住院号2558。

1985年12月28日，患者发病3天入院，面赤，结膜充血，眼睑浮肿，喉头及上腭红肿，苔白腻，脉细数，血压偏低，手足浮肿，腹部饱满，自感心跳及胸中烦热，体温38.5℃，属发热期及腠理不宜，湿浊内阻型。

取大椎、风门、三椎下间，以解表去胸中之热；取手足三里与脾俞，以化浊除中焦之湿。次日热减，余症如前，鼻出血较多，口干渴，双额角有跳痛，取风池、悬钟以泄少阳之风火。

29 日，鼻血止，但昏沉思睡，眼不睁，咀嚼时颧弓处疼痛，左侧腮颊局部肿胀，取双颊车。次日面赤目肿消退，苔白腻减轻，可进食但局部肿胀增加。取合谷翳风。

31 日~1986 年 1 月 1 日，下颌肿块已成脓，排脓后其余症状续减。大便一度 5 日未解，取支沟、照海，1 日后排便，又观察 10 天出院。

例 15 对于控制和缩短多尿期，尚未找到有效穴组与灸治方法。

李 × 清，男，64 岁，住院号 1478。

患者入院已 25 天，少尿期早已结束，尿量每天在6000~7000 毫升之间，已持续 1 周，纳佳口渴，精神状态正常，偶感胸中烦热，睡眠良好，属多尿期及脾肺失调、气化太过型。

1985 年 12 月 18~28 日，认为肺为水之上源，病后正气未复，肾气不固，虚补其母，熏灸与火针代灸双肾俞；固补下焦之元气，配以命门与阴交；提气上行用百会，补土制水用脾俞，尿量仍然保持原状。

29 日~1986 年 1 月 7 日，解除口渴口苦用承浆、阳陵，去胸中烦热用三椎下间，头晕取百会、风池。如此等等，兼症虽可减轻，尿量始终如前，或略有减少。

8~14 日，尿量可减至 5000ml 左右，但出现耳鸣，显属肾气大虚，嘱其多服健脾固肾之剂，而中止灸治。

第六节　灸法成功治疗流行性
出血热对防治艾滋病的启示

目前艾滋病是一种可怕而又无特效疗法的恶性传染病，在现代医学的防治手段尚苦无眉目的时候，从中医传统的医疗方法中，寻求某些有益无害的适时措施，作为艾滋病特效药物与疫苗问世之前的应急手段，也是极有意义的。

流行性出血热是瘟疫，而艾滋病同样也是瘟疫，艾灸用于流行性出血热有效，而对于艾滋病来说自应也同样有效。而目前应用中医治疗手段如药物与针灸等，治疗艾滋病已经显示出可喜的苗头，应乘胜前进，为世界人民的健康作出应有的贡献。

一、灸法治疗艾滋病的有利因素
（一）提高免疫机制

不论是灸或是针，均能明显地提高免疫机制，这是公认的事实，在以上对出血热的实验研究中，更进一步得到证明。所谓艾滋病就是一种由病毒所引起的免疫缺陷综合征。由于病毒能关闭和损害免疫系统，药物就不能如正常那样，在人抵抗力的帮助下发挥其作用。而灸法自有其不可忽视的作用与功效。

在免疫功能正常的健康人群，虽感染了艾滋病毒，但不一定发病或成为带毒者。只有伴有免疫损伤因子，才能促使

艾滋病的发生和发展，故把免疫损伤的人列为艾滋病的危险
人群之一。因此用灸法来提高免疫机制，在免疫损伤的人身上，
更有其意义。

虽然目前研究已经表明，被破坏了的免疫系统是不可逆
的，而在应用灸法除了即时效应以外，对于恢复和重建免疫
系统，也未见得无所作为，这是有待于我们证实的事。

（二）异病同治

艾滋病的病毒，其结构变化甚大，故同一药物既不能适
用于不同病人，也不能在不同时期对同一病人，发挥其前后
一致的治疗作用。而灸法则不论对不同细菌、不同病毒，均可
发挥其"异病同治"的良好效果。这是为其他药物所不能比拟
的优越之处，也是灸法之所以能成为一门独立学科与特有的治
疗手段的根本所在。

1. 可以适用于各种机会感染　艾滋病病人由于免疫系统崩
溃、细菌、病毒、霉菌、真菌、原虫等几十种病原体，均可
乘机而入，故对此类感染统称机会感染。如果单是一种感染
也许可以治愈，而混合感染则任何治疗方法都会失败。而灸
法则可执简驭繁，统筹兼顾。即或对免疫缺陷不能马上得到
恢复和重建，而对来自各种感染的本身进行控制与改善，也
将是有意义的。

可能出现在机会感染中的以下各症，灸效可从大量其他
病因的实例中得到启发与证明，如头痛、发热、咳嗽、胸痛、
腹痛、腹泻、肺炎、疱疹、皮疹、黏膜溃疡、盗汗、淋巴结
肿大等多种症候，均有显效与速效。而目前还没有特效药的

由隐孢子虫所引起的致命的腹泻，也应有效。

2. 可以通过血脑屏障　在脑血管和脑细胞之间，存在着一种高效的功能性保护机制，使血液中各种营养物质很快进入脑子，而完全阻止其他物质的进入，这就是血脑屏障，遗憾的是艾滋病病毒也能进入脑子，而脑和脊髓可能是艾滋病病毒重要的藏身之处，任何对艾滋病的有效药物都不能到达。这样脑子就为病毒提供一个保护基地。即或脑外病毒被控制，一旦停止用药，它就可能再次从脑往外扩散。因此由艾滋病所引起的脑病，还无有效疗法。

在机会感染中的弓形虫感染，可发生散性大脑炎及脑膜炎等，出现相关的各种症状，应用乙胺嘧啶及磺胺嘧啶等药治疗，虽可通过这一屏障，但能有血小板减少及中性粒细胞减少等许多副作用。

在灸法的临床实例中，对于化脓性脑脊髓膜炎以及结核性脑膜炎等，采用灸法治疗，无论对直对头部就近取穴，或远距离循经取穴，均可使灸感进入颅腔而收良效。可见灸效与药效完全是两种作用方式与途径，不能同一对待。

3. 可以适应病毒结构和病情的迅速变化　在病毒来说，目前早已证实有很高的可变性，它的外壳和化学结构能以很快的速度不断发生变化和衍变，因而在治疗过程中，在不同阶段和时间里，就不能使用同一药物发挥前后一致的效果。同时艾滋病的新病毒也在不断地发现。因而使研制这种病毒的疫苗就非常困难。一种疫苗只能对一种类型的病毒有效，病毒的可变性越大，则疫苗的作用就愈小，而灸法异病同治的这一原则，就可以不变应万变，而适宜于发病的不同阶段与不同病毒。

（三）阻断在病毒复制中"酶"的作用

病毒在繁殖过程中，必须要有酶的帮助才能复制，这是一个明显的薄弱环节，如果能找到一种方法来阻断和破坏这种酶，病毒就不能感染其他细胞，因此就不能在体内繁殖，虽然有的药物能阻断这种酶，但毒性太大，不能长期使用，如果要应用灸法来破坏这种酶，自然要比扑灭病毒本身容易得多，虽然破坏了这种酶能阻断病毒的复制，而被损害的免疫机制也难恢复正常。但对阻止感染了病毒的人发展成为艾滋病、阻止感染了病毒的人将病毒传给他人，均具有重大的价值和意义。

（四）发挥灸疗的积累作用

灸或是针法其作用均可逐渐积累而加强，但针刺的次数太多不仅局部的反应加大，而且交叉感染的机会也愈多，药物如长期应用，也会有中毒危险，而艾滋病正是需要长期治疗的病种，选用灸法就更为相宜。施灸方法与疗程，是因病因人因追求的目的而各不相同，可自1~2天以至成年累月。凡是灸治的次数愈多愈久，则效果愈长愈巩固。这对艾滋病需要长期服药的患者来说，将是极其相宜的。

（五）直接作用于艾滋病的病毒

艾滋病的病毒，对温热缺乏抵抗力，日光也能将其杀灭，向体内加热与导热，自然就可针对这一病毒的这一特点而达到限制与控制的作用。在此顺便提一下灸与针优缺点的比较，针是单纯的物理刺激，只能诱发体内生热与生电，而灸则是一种物理加药理的复合刺激，能向体内直接导热与导电。这就可以对艾滋病的病毒产生影响与作用。有资料表明，大多数病人能终生携带病毒，尚未见有治愈的报导，能否通过向体内导热这个疗法而获得痊愈也未可知。

（六）破结消坚，行瘀活血

这是灸疗的基本功效，如果没有这一功效则不会有灸疗的身价。在艾滋病的发病过程中，随之俱来的卡波西氏肉瘤，目前虽已可采用放射与化学药物治疗，但病人大多在完成这一疗法之前，已死于无法治疗的感染。如果采用灸法，配合或不配合其他外治法而不能收效者，则灸疗的价值也就值得怀疑。

（七）清除被病毒感染的细胞

被艾滋病病毒感染的细胞，已成为该细胞的一部分，不能用药物使之排出体外。从而使新生病毒继续感染其他细胞。病毒的繁殖过程直至杀死被感染的细胞才算最后中止。由于不能杀死每个被感染的细胞，并将游离病毒从血液中清除，因而药物难以奏效。

灸疗经验表明，各种炎症特以各种急性化脓性炎症，灸法只有对受损的组织产生治疗作用，坏死的组织很快得到清除，而水肿充血未到坏死程度的组织能很快得到恢复。灸法是否可以清除被病毒感染的细胞，而保护正常的细胞，这是一个值得验证的问题。

（八）集中药物的优点和弥补其缺点

对艾滋病药物的研制，必须具备三种作用：即抗病毒的治疗作用、阻止病毒繁殖的作用和加强免疫功能的作用，又必须要安全无毒可以长期使用而不出现副作用与不良反应（艾滋病病人就是易于对药物产生过敏反应）。而对研制这三种作用的药物来说，要有一定的法定程序与步骤，最后才能由实验性使用成为正式使用。艾滋病病毒仅对人有致病作用，如先在动物身上进行试验，用来作为药效的评价，其可信性是很小的。

灸法是行之已久的传统治疗方法，对病毒、细菌与原虫（疟疾、阿米巴痢）等致病微生物具有无可置疑的治疗功效。通过以上对灸法作用的探讨，可见其不仅集中了对研制艾滋病药物的三大要求，而且足可弥补在药物方面可以出现和必然出现的许多副作用与不良反应。灸法其所以能有这些优点，这乃是中医认识论与方法论的产物，是中医以治人为主治病为辅的突出表现。中医的八纲辨证是辨明人体在发病过程中机能失衡的综合状况，而不是致病因子本身有什么表里、虚实、寒热。灸法的这种方法与手段，主要是促使机体由失衡而转向平衡，即所谓"双向调节"。其次一个特殊而重要的作用就是在应用灸法时所产生的灸感，即所谓"气至病所"，对患病组织与器官具有强大的亲和力和趋病性。使患病的组织可以迅速修复，病理产物很快得到排除。这与西医以治病为主、治人为辅，一症一药，在认识方法与治疗手段上所存在的差别。在当前对艾滋病的防治尚无良策的时候，自应列为首选。

我们虽没有足够的实例来说明以上有利因素的正确性与可靠性，但是有了这有利因素，就可有力地支持我们鼓足勇气向艾滋病进军。

二、灸疗的施治方案

目前虽是针灸并称，但由于针刺有一定痛苦，同时又有交叉感染机会，故不拟采用，或使针刺的作用居于辅助地位。而灸法则是不增加病人任何痛苦，不带来任何副作用与不良反应，杜绝交叉感染的机会，方法简单易行，可以随宜选择。可分为：

1.**体表施灸法** 这既是传统也是多变的施灸方法，除直接化脓灸当有条件地应用外，其他各种改进与革新的灸具与灸法，均可应用。这在"施灸方法"中已有评述，此处不赘。

2.**内脏施灸法** 自古以来均是对体表施灸，而对内脏施灸，则从未听闻。这是采用特殊的工具与特殊的方法，向体内输送药能与热能，使之到达相应器官而发挥其作用。由于目前是在验证阶段，具体方法暂不介绍。

三、其他中药外治法

中医药中的外治法，是中医传统的医疗方法，丰富多彩，俯拾皆是。中医名著《理瀹骈文》就是一本外治法的专著与名著。书中强调"凡可内服的药物，均可用作外治"。而内服副作用较大或有毒性的药物，更宜用作外治。以下各法均可入选。

（一）贴法

中医称为"薄贴"，也就是贴膏药。更宜用作外治，可以制成不同的膏药，根据不同病情，选择应用。

（二）熨法

自古以来就有将药物粉碎加热包扎于病处或相应部位，使药物成分通过皮肤而慢慢吸收，这也有离子导入的作用在内。

（三）按摩

这种传统的医疗保健方法，除了手法操作以外，如果在皮肤上擦药，或是在震动的按摩器上加添药物，自将比单纯的手法按摩为优越。

（四）气功

这种"以人治人"的治疗方法，用于改善患者的临床症状是可以肯定的，但要能使多数人同时接受治疗，且能得到巩固，就要求气功师有深厚的功力。因此推广应用就有很大难度。

不论是灸法或其他外治方法，均是在口服与注射法以外的另一种传统的给药途径，自古即广泛应用于临床，在艾滋病的防治中，自应有其意义。

四、阶段与目标

我们的工作可以分为两个阶段，由浅入深，逐步前进。第一步是初级目标，以缓解症状，减少痛苦，延长病人生命，求得临床上的改善为主，这一目标在较短时期内必须促其实现。第二步是高级目标，是阻止病毒不能感染其他细胞，阻止病毒复制，防止抗体阳性无症状的感染发展成为艾滋病。

使血清转阴，免疫系统恢复正常。这一目标可能达到也可能达不到。但有人早就说过，在弗莱明发明青霉素之前，许多原始部落的人早已应用霉菌治疗伤口的感染，但并没有人真正注意到这一点而已。在科学研究中，许多设想常常开始看来是毫无实现可能，但一经实现时又常常是平淡无奇，并不是高不可攀，这是常见的事实。

以上设想希望能引起广泛的重视，和能建立国际间的密切合作，使这一危害极大的另一种瘟疫，向传统的东方医疗方法低头。

［附］砀山行

（一）

1985 年岁在乙丑，12 月 15 日上午 7 时 15 分，在汽笛长鸣声中，列车离开了合肥站，以风驰电掣般的速度载着我们一行 4 人向淮北平原奔去。窗外的晨雾给大地笼上了薄薄的轻纱，显得那么详和安静。

车轮滚滚，激荡着早已不平静的思潮，过去种种挫折与不能实现的烙印，不断在头脑中浮动。中医有几千年的医疗实践，在中国流行的疾病，就应该有中国的治法，在以往近 50 年的医疗实践中，深知灸胜于针，用灸法来治疗多种发热的病症，均收显效与伟效，针与灸的基本作用就是"异病同治"，难道就不能用灸法来治疗流行性出血热吗？存于心而出于口，久而久之便公然要请缨上阵了。

1984年冬，在山西运城讲学，返皖时路过西安，当时流行性出血热正在流行高峰，真是难得的良机，于是向有关部门提出建议与要求，希望能进入疫区，了解与观察流行性出血热的发病情况，是不是能应用灸法治疗。不要求任何资助，一切责任自负。总算不虚此举，由有关单位召开了一次像研究生答辩似的座谈会，提出了若干反对热症用灸的传统观点。甚至有人提出在高热昏迷、阴液耗损的情况下，是否也能单独应用灸法而收效。最后得到总的回答是："疫情已趋平静，不必劳动大驾！"一腔热血，满头冷水，长叹而去！

（二）

医者理也，根据事理推理，灸法用于流行性出血热是可行的，是在对许多热性传染病如肝炎及菌痢等已经获得成效的基础上，才敢公开提出的。而在兜售自己的观点的过程中，却常常遇到"己所不为，而亦不愿人为"的某些人士，因此常是口吐春风，但又鼻呼冷气，寓阻挠于关怀之中。什么年龄高大啦，疫情危险啦，不要死在疫区啦，淮北地区气候多变，天寒地冻，体力不支啦，当面的关怀是如此，背后的嘲讽更不问可知。我当时已67周岁，但人生百年，终有一死，古人以马革裹尸为荣，吾若能为灸法事业而死，死得其所矣！有关领导，深受感动才允予成行。

成功固然可以为灸法事业贡献一点绵薄之力，但失败又有何面目回见江东父老！凡事当然都要有退路，但是如果任何事都要先把自身立于不败之地，先为自身的安危作考虑，那就是生活战线上的懦夫，科学事业中的贪徒，社会发展的绊脚石。要想深入疫区，获得第一手资料，要既不怕苦，也不怕死，科学虽有险阻，苦战终可过关，不入虎穴，焉得虎子。

（三）

冷眼旁观，坐观成败者，固然为数不少，而热情鼓励与大力支持者更大有人在，此次能向砀山疫区进军，就是在全国第三届灸法讲习班上，宣传这一设想与方案时，得到砀山县第二人民医院许红梅医师通报疫情与热心协助下才能成行的。没有这座桥，就无实现的可能，对此自当永志不忘。

桥仅是通往对岸的通道，能不能在对岸立足，还有桥头堡这一关。无可讳言，当前某些学术团体，某些业务范围，某些具体人物，虽不是普遍地但也不是少数地存在着"闭关自守"的风气，特别是中医与西医之间，在认识和手段上，都存在着鲜明的界限，而此行的关键所在，首先就是要取得西医人士的合作，是在西医园地里，种上中医的药草。想到此处不禁不寒而栗，列车的远方正是古代的鸿沟与函谷，虽然只是历史的陈迹，但余威至今仍存于人们心目之中。

下午 2 时许，车入砀山站台，热情的许红梅同志带领她科室的全班人马，赶忙过来提取行李，带领我们至寓所下榻，并对当时的疫情作了大体的说明。此次流行性出血热在砀山是首次暴发流行，除各区乡基层医疗单位所收住的病人而外，目前传染科病房已满，还搭了十多间临时病棚，已有十余人死亡，疫情正在蔓延，此来非常及时。

12月16日通过砀山县卫生局来到砀山县人民医院，黄、梁二位院长与传染科边春和、程克敏两位主任，表现了中西医团结合作的高尚美德，慨然允许我们进行临床观察及配合治疗，这才能使我们接触到大批患者，又经过医院办公室刘性华主任在生活上给以妥善安排，就这样我们才能越过重关，在砀山安营扎寨。

（四）

按照初步想法，是先观察，后着手，先治轻症，后治重症。但形势决不能允许我们这样做。用灸法来治疗瘟疫，不但无人做过，可能也无人想过。因此我们到来后，自然就是疑信参半。我们第一天刚到，行装刚卸，喘息未定，边主任就告诉我们，在传染科收治的近80名患者中，有危重4例：一例是低血压休克期，一例是剧烈腰痛少尿期，一例是新入院的高热期，一例是尿闭合并尿毒症，精神狂乱，神志昏迷。首先对尿毒症昏迷的病人，立马提缰，要求会诊。当时在场作陪的许红梅医师以目示意，阻止前去，我只好佯作不见，立即起身走向病房，病人昏迷不醒，牙关紧闭，角弓反张，扬手掷足。如果应用灸法必然缓不济急，当即采用三棱针放血治疗，先刺双手中指尖，挤压出血约 0.3 毫升，病人狂躁即稍见平静，再同样刺双足中趾尖挤压出血，病人狂躁立见停止，角弓反张消除。初次治疗到此中止。当场的医护人员及病人家属，均目目相视，表示惊讶。当我走出病房时，许红梅医师轻轻对我说："这是一次严峻的考验！"我微笑点头。事后我对许医师说："在这置身悬崖的成败关头，退后一步就是粉身碎骨，平生宿愿永无实现之日，与其退而丧生，不如进而求生，知难而进，背水一战，胜利在望，也未可知！"其后对其余三位患者也同样取得了预期的良好效果，由于首战告捷，才能立住脚跟。以后对于高热用灸，医院从不干预，可以不用征求同意，愿意看哪个病人就看哪个病人，大开绿灯，畅行无阻，把传染科病房变成为灸法实验病房，取得了自由选择病例的主动权。

精诚所至，金石为开，劈开峭壁千年石，露出阳光一线天！发热期得到控制，以后各期皆不会到来；休克期度过，少尿期也不会出现，少尿期迅速消失，多尿期也就没有了。事实说明"热症禁灸"的说法是不存在的，灸法用于流行性出血热不仅是可行的、有效的，而且在一定阶段与范围内独当一面，把其他各种疗法作为后盾与后备力量，也并非只是设想。在这一阶段，选择 79 例症状明显的病例作为第一手资料，为今后的工作打下坚实的基础。

（五）

自信必须人信，他知贵在自知。一件新的事物和某一新的发现，必须取得别人的相信才能被承认和推广。一种努力和追求，必须有自知之明，目标才能到达。不自量力，白花气力，徒贻笑柄；有力不使，无所用心，也将是社会的蠹虫。对已获得的初步成效是由自知所获得的，目的则是在于推广和应用。因此重要的问题，就是要求能有更多的严重病例，使人相信灸法不仅对流行性出血热有效，而对其他烈性传染病也有效，才能对这一疗法深信不疑。事有凑巧，传染科刚好收进1例高热、昏迷、抽搐、项强的王姓13岁女孩，发病两天，经检查确诊为化脓性脑脊髓膜炎，各种体征典型严重，当晚熏灸百会3小时，又嘱其家属连夜施灸，原先41℃的高热，至清晨已降至38.9℃，项柔软，神清，可饮水，日间又连续施灸，神清，能对答，思食，夜间仍守原法，各症基本平息，原先白细胞为41500／立方毫米，脑脊液白细胞为20000／立方毫米，均已下降至接近正常。前后灸治共约36小时，症状全部消失，又观察两天出院。

与此同时，一例结核性脑炎右上肢瘫痪的3岁女孩，同样取百会施灸，当天手指即见灵活，前后共灸治8天，每天3～4小时，功能基本恢复而出院。

（六）

为了表达对砀山县人民医院与卫生局的谢意，也为表示本院对此项科研的重视，更重要的是对灸疗功效的实地了解，1986年1月5日，本院张自云副院长与业务科唐照亮同志顶风冒雪，来到砀山，与各方面作了会晤，并特地到传染科病房，探望了病人，详细地询问了治疗情况与效果，病人纷纷表示："你们来得真好！真及时！"有的病人在床上连连拱手。还有一位患者甚至说："我现在还不能起床，不然我就给你们跪下了！"这不能不感到我们为人民服务做得太少了，人民对我们的情感太深厚了！天时是寒冷的，门外是雪深盈尺，滴水成冰，而心头的温暖却像是浸沉在和煦春光之中！

经当地政府采取各种措施大力防治，发病的季节也即将过去，出院病人逐日增多，入院病人逐渐减少，日夜三班的工作也就得以稍事喘息，但是又惊动了周围的群众，各种杂症又纷至沓来。说也奇怪，可能是淮北人民对灸法的特有敏感，来诊者经一次或几次治疗后均有不同程度的好转与恢复，这就使芬芳的艾香，飘洒在淮北平原。

第一阶段32天的短暂时间过去了，怀着依依惜别之情，与热情友好的砀山医院送别的诸同道伫立在候车的月台上，面对即将到站的滚滚车轮，联想到宇宙也是一个滚动的大圆圈，事物发展也是一个圆圈，生理过程与病理衍变，同样是一环套一环滚动着的因果转化链。打断或是打乱流行性出血热病机传变的因果规律，是这一次取得成效重要的理论依据与手段之一，但也只是向流行性出血热进军这一进程当中的一个环节，这一环刚刚过去，下一环还要紧接着跟上来，不然就要半途而废；至于下一环节的布置与安排，就要取得各方面的支持与重视，而不仅仅是在于个人的努力。

（七）

果然希望与预料得到了实现，这项工作已经受到卫生部的重视，列为七五科研中标项目，个人也被授予为"卫生文明先进工作者"的光荣称号。1986 年冬末春初，流行性出血热又向砀山人民袭来。在同年 12 月，又偕同唐照亮、蔡圣朝两同志第二次来到砀山。虽然不是轻车，但已成为熟路，旧地重来，倍感亲切。

第一次的 79 例，是两条腿走路，即西医疗法与灸疗是同时进行的。为了符合科研要求与能进一步说明问题，故第二次分为 3 个组进行对照。经治 105 例，肯定了第一次的效果并且获得不少新的体会，我院周逸平院长也冒着风雪，踏着泥泞，来到砀山了解病情。有一位同道，在公开场合曾不止一次地提出疑问："果真有效吗？"在砀山同志斩钉截铁地肯定回答中，才默然而退！可见对一种新的事物，或是对已被埋没的正确的东西被重新再认识时，其阻力和积习是如何顽固而不易清除。

1987 年冬，又到了流行性出血热的发病季节，由于地方卫生及行政部门措施得力，疫情已基本得到控制，我们第三次来砀山时，仅治疗 20 例即收兵回合肥。在以后这些时日里，由唐照亮等同志全力投入实验研究，使临床功效能从现代检测手段中得到有力的证明。在实验研究过程中，安徽省医学科学研究所倪大石研究员给予了大力支持和指导，这是需特别感谢的。

人说砀山是安徽的西伯利亚，而事实正好相反，此地不仅物产丰富，以产梨名闻遐迩，而且民风淳厚，更使人深刻难忘。在返回合肥的车厢里，面对窗外广阔的平原，勾起了对这块土地无限依恋之情。再来！一定再来！我当时虽然已经是 68 周岁了，如有适当时机，我还要为砀山人民做一点微薄贡献！

第十一章　灸法治疗各科
病症验案

第一节　颅脑及神经精神病

一、化脓性脑脊髓膜炎

百会对脑炎、脑炎后遗症及神经精神诸病，疗效均确切可靠，不论为直接灸与温和灸均可有效。但时间一定要长，不能更换位置，可收叠加与积累作用，坚持治疗是成功的关键。举例如下：

1985 年去砀山治疗流行性出血热期间，当时砀山医院传染科人满为患，临时搭起的帐篷也不敷应用，在门口走廊边，卧一重病女孩，每次出入必经其旁，因为不是出血热病人，当时也未予注意。两天后问其家人，偶尔问及女孩的病情，答称：医生说孩子是脑膜炎，牙关紧闭，滴水不入，颈项强直，已昏迷两天，医治无望。我当时听了一怔，忙去询问经治医生及查看病历，已经做过腰穿，脑脊液为浑浊淡黄脓样物，白细胞计数为 58000 余，必死无疑，即或不死也将形成终身残废。出于职业本能，我当即找到传染科主任边春和大夫，主动要求对患儿治疗，当得到允诺与支持后，立即用灸架熏灸百会，令其家人守候，日夜不停，连续三日夜，逐次好转，终于使患儿彻底痊愈出院。

二、结核性脑炎

在砀山县人民医院传染科住满流行性出血热患者的同时，住有确诊为结核性脑炎的患儿一名，在脑脊髓膜炎患儿采用灸法而获得良效的鼓舞下，家长主动要求应用灸法治疗，同样采用灸架熏灸百会，间断施灸，每日上、下午各灸3小时，4天后，神志清醒而出院。

三、急性病毒性脑炎

连续施灸三日夜，前后施灸200小时，使患儿濒死复苏。目前有些针灸教材，规定施灸时间为20分钟，故其效果不显也。

患儿杨某某，女，8岁，住砀山大寨乡后王庄村。1988年9月上旬，高热昏厥，抽搐，经本地医院积极治疗未效，急转徐州某家医院传染科，诊断为"急性病毒性脑炎"，住院抢救20余日。患儿始终高热不退，大小便失禁，颈项强直，四肢痉挛，手足震颤频繁发作，口噤流涎，吞咽困难，似睡非睡，微有呻吟，一直处于半昏迷状态。经该院会诊讨论决定，以为痊愈无望，动员家长带患儿出院。

患儿出院第三天，经人介绍来我科求治。高热40.5℃，其余症状同前。当即采用"灸架"取百会穴连续日夜施灸，嘱家长轮流守护观察，始终不更换穴位，各种症状逐步缓解，手足痉挛停止，能吞咽，灸至第三天的早晨，患儿突然开口叫"爸爸""妈妈",并要东西吃,家长喜出望外。此后艾灸减量,每天仍继续灸百会,上、下午各3小时。一周后患儿意识进一步恢复,并能扶物站立。15天后,在续灸百会的同时,又加灸左右足三里,上、下午各一次,每次2小时。防止百会穴因灸量太大而引火上行。20天后,患儿基本恢复正常,能和同伴笑闹追逐。至1988年10月上旬痊愈。前后共灸20余日,将近200小时,患儿已能上学。患儿父母也不相信自己的孩子能恢复得这样好,感动得流下了眼泪,一句话也说不出。我也随之流下了对灸法的伟大功效而自豪的泪花!

古今中外的各种文献,从未见有单用一穴连续灸治三日夜,前后累计近200小时者,可见灸疗的作用量是决定灸效的最大关键。由此也开了单用一穴长时施灸之先河。百会穴具有醒脑开窍之功,而用之有有效有不效者,但用之未能得法,未能恰到好处之故耳。我之所以敢于应用灸法治疗热性病与长时间施灸,是因周楣声主任医师在来砀山用灸法治疗流行性出血热和灸治急性化脓性脑脊髓膜炎症均收到伟效的启示,周老灸治脑膜炎的时间前后总共约72小时,而我前后约达200小时,也可以认为这是大胆的创举。

(安徽省砀山第二医院针灸科许红梅经治)

四、乙脑后遗症

马斌华,男,5岁,1993年10月就诊,四肢软瘫,颈项倾斜,双目向左上方凝视,对声光刺激无反应,对疼痛刺激有痛苦表情，言语不能，哭声低微，低热消瘦，大肉瘦削，如皮裹骨，是在4岁时由高热痉挛，诊断为乙型脑炎，病退后所引起的。用灸架熏灸百会，连续坚持灸1周，一周后低热消退，改用每天上、下午各熏灸1次，每次一个半小时，一月后双目凝视好转，对声光有反应，颈项可勉强伸直，四肢肌肉略见饱满，坚持治疗至一个半月，对呼唤有反应，但不能说话，对外界的呼唤可转头回顾，有喜怒表情，连续用上法治疗至两个月时，四肢可自主运动，在别人扶持下可行走，会说"妈妈""叔叔"等单词，但不清楚，治疗产生了明显的效果，病儿父母决心更大，配合更好，又坚持治疗一月，病儿言语听力、上下肢均功能良好，可独立行走，做精细动作时唯感左手灵活性较差，回家自行熏灸巩固疗效。

（针灸医院蔡圣朝、魏从建经治）

五、癫痫

　　直接灸百会对癫痫的疗效确切。山西省河津县黄河修防段卫生所谭万捷医师之女，16岁，自8岁高热后即患有抽风毛病，发作时手足抽搐，口吐白沫，颈项强直，约半小时后方开始清醒，每隔三五日即发作一次，因而不能坚持上学，中西药物均无效果，谭医师是针灸爱好者，曾在"全国灸法讲习班"学习过，乃决定选取百会穴，用直接灸，造成灸疮，一次后发作显见稀少，信心更足，待灸疮开始愈合之际，又复加强一次，前后共直接灸百会3次，病情彻底痊愈，恢复上学，思维清晰灵敏，现已读完初中。

足三里穴,用于消化系统疾病已成常规,而在精神病方面,也同样具有作用。

王×贺,男,成年。脑脊髓膜炎痊愈后继发癫痫,每隔一两日即发作一次。发作时手扬足掷,号叫不止。在其清醒时,直接灸左右三里,当在左三里着灸时,诉说有麻辣辣的感觉,直上到达头部,右三里也有同样感觉到达腰部。左右各造成Ⅲ度烧伤,直至灸疮将愈合时,头脑清醒,语言有序。其后症状又逐渐再见,因合作不良,未续灸。

肝主筋,两肝俞穴之间为筋缩穴。《金针梅花诗钞》:"筋缩能教筋不缩。"癫痫发作正是以筋脉抽搐为主,用已有效。

王×兰,女,16岁。8年前,因患乙脑,痊愈后第四年出现癫痫,每隔1~2个月发作一次,突然倒地,四肢抽搐,双目上戴,咬牙,口角流涎,约十余分钟后平复。平时意识清楚,生活正常。隔姜灸筋缩,灸感由脊柱上行至头,向头顶及其周围扩布,约15分钟感应消失,造成Ⅱ度烧伤。今已两年,未见发作。

六、精神分裂症

中医传统理论认为是心藏神和心主神明,而精神错乱正是由神不明所产生的症状。在因精神因素所致的病例中,在采用直接灸及熏灸时,感传均向心前区扩布,而未见对头部发生影响。还曾见有在癫狂发作、将要发作及发作静止时,心机能有特殊的改变(见例2),可能是心机能与神经机能之间存在着某种特殊的联系。在日常生活中,忧虑则心前区闷窒,欢乐则心前区舒畅，这也是习见事实。

例1 徐×生，男，18岁，因所慕不遂，患精神分裂症，忧郁型，在数人挟持下，直接灸百会，当灸至三壮时，大呼"热气钻到心里去了"。十壮后，又加灸左右心俞，又呼"热气又跑到心里去了"！灸至六七壮，诉头晕思睡乃停灸，放手即蒙头而睡。灸后平静6天，言语及行动均如常人。其后各种症状又见恢复，因不合作，未再灸。

例2 陆×香，女，24岁。平素精神状况正常，因夫妻不睦，加之为生计所迫，由忧郁而突发精神错乱，胡言乱语，撕衣毁物，不食不眠，已4天。每天有六七次大发作及持续不断地小发作。由数人按持乃能得诊其脉，心律高度不整，脉波前后之间差异极大，时而沉细如丝，时而洪大无伦。而当发作暂停时，仍有阻滞及早跳。如将要大发作时，先是全身筋肉跳动，继而原先本来是细小的脉搏，即出现不规则之洪大有力。熏灸左劳宫，灸感呈片状向前扩布，由腋下进入前胸，嗣而全身皆有温热感，头部并无感应。待感应减弱后，随即再熏灸左涌泉，灸感仍呈片状向前扩布，入腹后即全身温暖，汗出津津，前胸舒畅，头部仍无感应，精神大为安静。又续灸2次，并配合潜阳熄风，清心宁神中药，回娘家休养。一年后随访未复发。

七、头痛

头痛多数能在胸椎的督脉上出现压痛反应（在偏头痛病例有时也可略偏向病侧）。采用熏灸及吹灸法，感传多是按常规向上抵达痛区。或是先下后上而发挥良好的止痛作用。
也有少数病例，感传并未明显上传，痛区也无异常感觉而获
得止痛效果者。

例1　王×球，男，成年。夜间3时许，突然后头痛，
前额亦微痛，呻吟大作，别无其他脑症状。投以止痛药，3小
时后痛未止，沿胸椎按压，第四胸椎压痛（＋＋），即对之
用熏灸法，灸感先向下方扩布，于行抵第十四椎处，即停止
前进，又回缩至原处再向上，直至后脑，自觉脊柱内很舒服，
继而背及头部皆津津汗出，头痛基本消失，至12小时后，又
感不适，再如法施灸一次，感应如前，感传较速，痛全止，
未再发。

例2　何×游，男，64岁。前头及两太阳穴疼痛，反复
发作将近7年，止痛剂仅能维持片刻。第三、第五胸椎尖均
有压痛，当触及第五胸椎尖时有如触电，即在第五椎用熏灸法，
灸感并未感知上头，头部亦未感知有何种感应，但灸至15分
钟后痛即全止。以后又在原处续灸1周，3月余尚未再发。

例3　叶×作，男，成年。左侧偏头痛反复发作有年。
第四胸椎偏左压痛（＋），用熏灸法，灸感沿脊柱左缘上行，
直至痛处，痛即止。3小时后病又复发，再灸，至5小时又发
作，再灸，可以维持半天。共灸10次，至半年后又有微痛，
改用鬃针埋藏而得到控制。于定时发作的头痛，亦可在发作
前施灸而收效。

例4　梁×中，男，成年。每天上午9时许，先是前头
部发热，继而作痛，至午后方渐止，已有1周。第三胸椎压

痛（＋），用熏灸法，灸感沿脊柱及头顶正中抵前额，当即痛止。第二日痛又作，仍用前法收效，嘱其在发作前来灸，第三日于上午8时仍用原法，感应如前，以后即不再发作。

在头痛病例，亦可迳取大椎而得到控制。

例5　于×新，男，58岁。偏头痛反复持续发作，寝食俱废。直接吹灸大椎(未采用压痛穴)，灸感直行上头，于行抵头顶时，即向痛区扩展，痛亦全止。连声道谢而去。

太阳、风池及耳尖，在偏头痛就近取穴时，效果也很满意。

在灸治过程中，特别是应用熏灸法，每有昏沉思睡感，是一种常见的现象，在头痛病例中，更为多见。

例6　彭×义，男，57岁。偏头痛左右交互发作，每月发作次数不等，1~2日方止。来诊时痛在右侧，左右风池及太阳均有压痛，右重左轻。吹灸左右风池及太阳，感到异常舒适，约3分钟后昏沉思睡，痛亦止。停灸后头目清爽。以后仍经常发作，一发即灸，一灸即止。未能持续久治，故不能巩固。

例7　金×臣，男，67岁。右侧偏头痛，吹灸风府无感应，痛亦不减。改吹右太阳，灸感即直向深部窜透，疼痛当即缓解。

例8　王×撲，男，成年。右侧偏头痛，迷信药物不信针灸，因服用药物太久，引起胃部不适，始求治于灸。即在右耳尖直接灸一壮，痛稍减，三壮后痛全止。效果竟维持月余。以后一经发作，即求灸治，成为推荐灸疗的义务宣传员。

感传一经开始即分为两支，齐头向着一个患处行进者，也有发现。

例9　周×林，女，成年。前头痛，鼻塞，有低热，已五六日，吹灸左合谷，有两道感传线并行向前（相距约二指）上至肩，即向头面扩散，当即痛止而头目清爽。2 小时后又有微痛，再用原法一次，感应如前，症状消失。

手足十井与手足十宣（尖），其感传路径基本相同。感传可以沿本经或表里经行进。正是阴阳表里经经脉交错与经气交流的证明。

例 10　魏 × 敏，女，成年。左侧三叉神经眼支痛，曾用西法局封两次，仅能暂时缓解。第一次吹灸左商阳，灸感基本上是沿手阳明经上行，当到达头部后，两额角及两侧上方均有酸胀麻木感。灸感减弱，痛亦减轻十之九。第二次吹灸左食指尖，以观察其路径是否能与甲角之商阳相同，5 分钟后灸感发生，其前进之路径与到达头部之感应，一如商阳．以后又续灸 2 次，感应如前，痛止后，未再灸。

例 11　沈 × 文，男，成年。右侧偏头痛，发作时由轻转重，再由重而轻，每月发作 3~5 次，持续时间 1~2 天。吹灸右关冲，感传经由无名指背沿手少阳本经前进，过肩后，自耳前方进入痛区，痛区完全为热感所充满，待灸感消失后停灸，痛亦全止。五日后又发作一次，但较前为轻，又续灸一次，未再复诊。月余后随访，云有小的发作，但时间不长。

例 12　岳 × 本，男，成年。左侧偏头痛，痛剧时腰部也发生疼痛，止痛药难控制。吹灸左关冲，感传经由无名指腹，沿劳宫进入手厥阴经上传，由肩经耳后上头，痛区发生连续跳动，约 2~3 分钟痛即缓解。继而全身汗出津津，痛亦全止。又续灸 5 次，因症状控制而未再灸，例13　闻×臣,男,成年。上感,低热,前头及眉棱骨疼痛,多涕。第一次吹灸少泽,先是全小指皆麻,继而灸感沿小指腹经少府、神门,循手少阴本经上传,自腋前方上头,头目清爽而停灸。6小时后又感不适,改吹小指尖,感传路径与第一次同。症状消失,未再灸。

涌泉与小趾尖内侧,如按照古说,则两者均属足少阴经,但两者的感传路径却极不一致。涌泉的感传多数是与古说相近,或是自足跟上传,而小趾内侧甲角的感传,除可沿足背外侧进入足太阳的路径外,多数是沿足底外侧至足跟折向内踝后方上传。可见小趾内侧甲角与涌泉,二者乃是一种并列的关系,而不是连贯的关系。如按照手足十二经上下相应的关系来讲,足心之涌泉相等于手心之劳宫,则涌泉就应属足厥阴经,这在首论"古代经络学说欠缺之处"节已有过讨论。还有在涌泉处着灸,灸感可以从足背发生也属多见,这与内关或间使处着灸,灸感能在外关或支沟处发生是一样的。

例14　俞×良,男,56岁。头痛以头顶及前额为著,是在感受风寒全身酸楚疼痛之后出现的,吹灸左涌泉,约5分钟后,先是足底发热,继而感传线自内踝后方直行向上(未见绕内踝而行),基本沿足少阴本经抵臀,即折入足太阳经沿脊柱旁侧上抵头,感传行进较慢,从足至头共历时约50分钟。第二次改吹左小趾尖内侧,感传自小趾腹经足底外侧(约当第四、第五跖骨之间)至足跟,仍直行向上进入第一次之旧路而上行抵头,又续灸2次,症状消失而停灸。

高血压头痛及高血压病,对三里用隔姜灸或直接灸,效果明显确实，值得推荐。

例 15　郭 × 臣，男，64 岁。高血压患者。经常头痛，眼花，耳鸣，手指麻胀，步行不稳。针手足阳明经各穴可以暂时缓解症状，乃在左右三里用隔姜灸，灸前血压 190 / 120 毫米汞柱，灸感并未明显上传，造成 Ⅱ 度烧伤后停灸，灸后血压降至 160 / 100 毫米汞柱。自觉头目清爽，直至灸疮愈合，血压尚未回升。

头外伤之后遗痛，也能在背部出现压痛反应，且能按常规出现感传的三个时相。

在已经确定的感传路径之上进行局麻，并未能使感传中断，与其他报道不符。而加压确可使感传停滞不前。当压力减轻或撤除后，则感传又立即恢复。

例 16　汪 × 水，男。在 10 岁时前顶被砖头击伤，今年 22 岁。多年来，每月头痛总要发作 2 ~ 3 次，痛在印堂上方，痛时有跳动，2~3 天后方可缓解。且有一特点，即每当摄入盐分太多时（如咸食）不到 1 刻钟即可发作，立即大量饮水即可缓解。在发作时来诊，灵台压痛（＋＋），神道压痛（±）。灸灵台，灸感一阵一阵地向上冒，直达痛区，当时跳动即减轻，继而完全消失，欢笑而去。以后又续灸 10 次，半年后尚未再发。

例 17　吕 × 林，男，34 岁。15 年前，在一次体育运动中，左额角被铅球击中，当即昏迷，经抢救后脱险。此后乃遗有常年之左侧偏头痛，时隔不超过一天，服止痛药难以控制。在第五胸椎及其左侧出现压痛，即对之熏灸，灸感呈线状上传，经脑后自左耳上方进入痛区。10 分钟后，痛即缓解而消失。

次日仍用原法，灸感增大，全头皆有热感。特嘱其暂行停灸，以观察疗效维持之时间，6天后又复痛，仍用前法，每天灸1次，拟灸10天，当灸至第五次时，为了验证灸感的传导作用是否可被局麻所阻断，乃在第五胸椎上方约当第二胸椎上脊柱正中，注射2%普鲁卡因2毫升，灸感同样向上传布，丝毫未受阻滞。第六次在身柱处用拇指重压，感传即停滞不前，减小压力灸感即有向前扩布的趋势。撤除压力，感传立即恢复。10次后暂停，疗效维持3个半月，发作较前显著减轻，间隔亦延长。每次发作时复灸1次，可维持半个月的平静，半年后又灸治10次，5个月后，尚未再发。

上病下取，对于阴虚发热的头痛，取用涌泉，具有双重意义。

例18 赵×兰，女，成年。头痛、头晕、贫血、低热（每日盘旋于38℃上下），手足心发热，已近两月。熏灸双涌泉，先是双足背发热，继而热感沿下肢外侧上传抵腰，从脊柱两侧自后脑上头，传感扩布缓慢，共约45分钟，3次后精神转佳，各症先后消失，又续灸5次以作巩固。

八、头摇

在背部也能有压痛反应出现，用化脓灸而收效。

患者王×明，男，18岁，除头部摇晃不定外，无其他任何不适（脑电图正常），病程10年，拟诊为小舞蹈病，按照风湿病治疗无效，在第三胸椎处有压痛反应出现，采用化脓灸而停止。

九、面神经痉挛

肩井穴除对肩颈胸部及下肢诸病为有用外，且能对面神经痉挛起到一定的作用。

黄×，女，成年。右侧面神经痉挛已5年，间断跳与抽搐，未引起口眼歪斜，曾接受针刺及各种治疗无效，给予同侧肩井直接灸，造成Ⅲ度烧伤，无明显感传现象，灸后第四天，抽动间隔即见延长，至第十天仅感轻微跳动，至20天后灸疮愈合，跳动亦基本停止。

十、眩晕

阴交及脐以下各穴，习惯上都是用以治疗下腹及前后阴诸病，头部病则很少采用。兹举一例，以期引起重视，并说明由阴交所引起的全身上下的感传情况。这当然并不是每一病例都能出现，但这也是经络感传的一种特殊形式。

例1 戚×玉，男，43岁。眩晕病反复发作多年，睁眼则天旋地转。熏灸阴交，约15分钟后，灸感发生，分为左右两支环向脊柱，在第三腰椎处汇合，当左右两支接触后，又复稍向后退缩，沿足太阳经第二行上行，行至大椎附近，两支合一，向上抵百会，在百会处灸感约有桃核大小，再由百会向下扩展至面部，在口唇上方由两侧折向脑后，仍分两行由原路下行，还至第三腰椎处又分向两臀，由下肢内侧下至大趾尖，待诸趾皆有感应后，又向上退缩，仍循原路上头，如此反复循行三次，因时间太长，患者体位发生疲劳而中止。当时眩晕减去十之七八。第二、第三次仍用原法，反应如前，眩晕停止而停灸。

眩晕的发生，现代医学认为与前庭功能失调有关。因此直接作用于外耳道就可以有其意义。用已有效。

例2 尹×宗，男，66岁。原有高血压病，近数日来突有夜间发晕，不能转侧及抬头，晕甚时则反复呕吐。每隔日或二三日即发作一次，分别吹灸少商、商阳及大椎等穴，均不发生感应。最后直吹两耳，耳道发痒，有昏沉思睡感。停灸后夜间仍有小发作，但不剧。又用原法两次，发作中止。

眩晕选取胸椎反应穴及相应穴，均可有效。

例3 锁×樵，男，56岁，夜间起身小便，突然感觉头晕，次晨即不能睁眼抬头，恶心呕吐。第六胸椎压痛（＋），熏灸，灸感直上至头，全头皆发生感应，半小时后停灸，症状减轻一半，下午又用原法一次，眩晕停止。

例4 翁×，男，成年。头脑昏沉作晕，思吐，精神萎靡，已四天。先吹灸印堂、上星，头目稍清爽，但不显著。改用吹灸风池，热流刚一触及皮肤，患者连称舒适，并感到热流直入脑中。约5分钟，头目清爽而停灸。

十一、失眠

足三里穴用于消化系疾病已成为常规，而在精神病方面，也同样具有良好作用。特别是对胃肠病而同时又有失眠头痛病者，更可收一穴多用之效。

例1 刘×生，男，成年。患失眠已有十年以上，同时有胃痛食减及上腹膨满饱胀等诸种症状。每晚必须用大剂量安眠药方可暂行入睡。六脉细数，面色㿠白。在商得本人同意后，用隔姜灸左右三里，热流自股上方左右汇集入腹，出现肠鸣嗳气，旋即全腹温暖，头部有清凉感，持续约一刻钟，各种感应消失而停灸。10日后复诊，云当夜未服安眠药即安睡，食欲增加，情绪稳定。近一二日又稍感睡眠不稳，要求再用原法又在三里(原处)仍用隔姜灸，各种感应如前。月余后再来诊，云失眠基本控制，偶尔因考虑问题太多时服用少量安眠药即可有效。

在失眠病例中，能在第五胸椎及其上下方不远处出现压痛反应，使感传上头。

例2 傅×保，男，成年。失眠已半月，通宵不能入睡，第五胸椎压痛(+)，在左右心俞压痛(+)，熏灸五椎，灸感先向下行少许即回向上，由脑后扩展至头顶，凡是有毛发之处皆有热感，头毛有竖起的感觉。双手也发热(与灸处及头部并无明显的联系)，约5分钟后头部之热感开始渐次向两臂延伸，经两臂外侧与手之热感汇合，当时即昏沉思睡，至感应减弱后停灸。次晨来告，谓夜间已能入睡，仍用原法两次，失眠停止。

第二节 五官口齿喉舌病

一、眼病

（一）急性结膜炎

在合谷穴采用吹灸，不但效果好，而且对手阳明经的循行路径及手太阴阳明的表里关系也可作出证明。在双眼同病的情况下，而在一侧取穴时，感传一般是先至同侧，再至对侧。感传在中途可以出现分叉与分支，但最后仍集中于患处，或是分指两个患处。

例1 王×奎，男，成年。双侧急性结膜炎，眼睑轻度浮肿，睑缘奇痒。吹灸左合谷，次指先发麻，随即全身发麻，在麻感之中，有一线循手阳明经上行，由肩上颊，面部特别发热，继而眼睑上下皆发热，双目清爽，两次而愈。

例2 凌×朝，男，成年。双侧急性结膜炎。吹灸左合谷，约5分钟后，感传呈线状向上扩布，于行抵阳溪处即折入太渊，循手太阴经上行，由腋前缘上肩，先入左目，待左目感应停止后再至右目，双目清凉。共3次，全消。

例3 王×中，男，成年。双侧急性结膜炎。吹灸右合谷，感传由手阳明经上行至肩后，分为两支，一支由头先入右目，在目内作蚁行盘旋。另一支自腋前入胸，在乳上方横行进入胸骨中线，自喉头深入先入上齿，上齿微有酸痛感，继而扩及下齿，满口舒适。再向上入左目。约数分钟后全身皆有氤氲之气，且微微出汗，竟一次而愈。

急性结膜炎，如取用胸椎及其两侧之反应穴，感传可以沿足太阳经或督脉入目。效果满意。

例4 李×胜，男，成年。双侧急性结膜炎，巩膜除有血管翳外，并有疱疹。左右心俞压痛（＋＋）。双侧同时施灸，灸感久不发生，至20分钟感传突然出现，同抵大椎两侧，分由两耳上方进入双目，感应完毕，双目即感轻快。两次后炎症全退。

例5 吴×，女，成年。双侧急性结膜炎，神道压痛（＋＋），左右心俞压痛（＋）。熏灸神道，灸感行抵大椎上方时，即分为左右两支分抵双目。三次全退。

急性结膜炎，直接灸同侧耳尖，效果良好。

赵×全，男，成年。右眼急性结膜炎。吹灸大椎，感传发生迟缓，改取右耳尖，直接灸3壮，一次而愈。

目赤肿痛可以在太阳放血治疗，但血出不多，且欠安全。如改用熏灸或吹灸，则同样可以收效。

例6 陈×安，男，成年，右眼急性结膜炎，红肿充血严重。吹灸右太阳，灸感迅即入眼球，发生酸胀及舒适感。15分钟后停灸。共3次，全消。

急性结膜炎，光明与地五会是常用的有效穴，且确能出现压痛反应。如压痛尚未完全消失，过早停止治疗，则症状还有再发的可能。

例7 邱×明，男，成年，双侧球结膜及睑结膜充血肿胀，已用过抗生素多日未效，来诊时，试行在光明与地五会按索，果然双侧均有压痛，即于左右光明同时熏灸，5分钟后，灸感即沿下肢外侧从胁肋上传，由腋前线上行入目，眼球内部有跳动感，两次后肿胀基本消退。光明与地五会压痛仍存，但较轻，未再灸，6日后又复发，再灸两次全消。

（二）胬肉

翼状胬肉在胸椎及其两侧也能出现压痛反应及循经感传，但只能对急性发作有效。是否可使胬肉全部消退，尚无实例证明。

胡×叶，男，成年。左眼胬肉已侵入角膜，新近水肿充血，凸起如黄豆大小，妨碍眼睑启闭，流泪羞明。左督俞压痛（＋＋）。先用熏灸法，以验证压痛穴是否能与患眼发生联系，灸感果然一线上行，直达后脑，从左耳上方进入左目。内眦发生奇痒，约20分钟后痒止，眼有清凉感。证明压痛穴与患眼确实发生联系。直接灸督俞造成灸疮，在施灸时眼发痒又如前状。灸后第一天眼发痒多泪，以后每日发痒多次，泪液渐少，水肿消退，胬肉也有缩小的趋势。灸疮化脓后，痒得更厉害，灸疮愈合发痒亦好转，胬肉进一步缩小，但残端仍在角膜边缘。以后一直保持静止未复发。十四个月后，症状又有进展，亦未再灸。

（三）青光眼

青光眼也可在胸椎及其两侧出现压痛反应，灸疗有一定的效果。

例1 倪×九，男，老年。两眼不红不肿、只觉昏蒙，入夜见灯光有虹彩圈已半年，至阳压痛（＋），熏灸，灸感仅抵后脑，未上头，也未到眼，但眼前顿觉清朗，连声称异。停灸后不到6小时，昏蒙又复如故，再灸，灸感抵脑后，又觉明朗，半天后又如前。随着灸治次数的增多，有效时间也逐渐延长，共灸治 16 次，症状轻快而停灸。三个月后，又略有恶化，但较前为轻，再未灸。

青光眼患者足少阳经如风池、肩井、日月、环跳、阳陵、侠溪等处，均能出现压痛反应。可以推理青光眼的发生，与厥阴少阳的风木关系当有所联系。

例 2 黄 × 童，女，成年。右眼球凸出，畏风流泪，视力减退，引起偏头痛，视灯光有虹彩圈。急性发作时，则瞳孔散大，已历 12 年，沿足少阳胆经按压，风池、肩井、光明、环跳、阳陵及侠溪等处，均有压痛。熏灸右风池，灸感能透入眼球中，有痒感，泪增多，眼球肿胀突出严重时，灸后可退缩减轻，但效果不能持久。共灸治 20 次，因他故而中止。

（四）角膜溃疡，也能取背部反应穴而收效。灸感能不发热而反发凉者也为常见

陆 × 云，女，成年。左眼角膜溃疡（仅有针头大小）。轻度巩膜充血，疼痛多泪，神道及左右心俞压痛（＋）。熏灸左心俞，先觉灸处周围有清凉感，诉说好像刚涂过薄荷油，继而好像一股冷风自灸处向上扩布，经由脑后而至左眼，眼内也有清凉感。第二次，仍用原法，凉感如前。共 2 次，溃疡与充血竟完全消失。

（五）白内障，在胸椎及其两侧也可能有压痛存在而对患眼发生感应，但效果尚难肯定

倪 × 祥，男，70 岁。右眼老年性白内障，同时患有双侧肩凝症，血压 180 / 130 毫米汞柱，身柱压痛（＋），神道压痛（＋＋）。熏灸神道，灸感上至大椎附近时，即分为左右两支，先抵两肩，待两肩为热感充满后，又从大椎向头部扩展进入右眼，患眼发胀。3次后，视力小有改进，肩关节活动范围增大，血压稍降。共10次，视力无明显进步，未再灸。

（六）视网膜出血，能在同侧肢体出现压痛反应，灸感到达患眼后，症状即有改善

缪×泉，男，成年。十余日前，右眼突然不能见物。眼球轻度肿胀，有磨擦感。经眼科检查，证明为视网膜出血。药物治疗，久未收效。乃求治于针灸，右心俞压痛（＋＋），左心俞压痛（＋），右太阳、右目窗、右足三里压痛（＋）。第一次在右左心俞同用熏灸，灸感按常规出现，双侧灸感于进抵大椎附近两支合一，从右耳上方向患眼前进，入眼后出现酸胀感。约5分钟后，灸感消失。灸后右侧头部有胀痛。第二次熏灸右足三里，灸感基本上是沿足阳明经上行入目，感应同前。第三次先后灸右太阳，右目窗，灸感迅即入目，感应并不比远道着灸为增强。以后每日轮灸3次，每次间隔4小时。5天后磨擦感大减，能见物；10天后视力恢复三分之二。又经眼科检查，证明出血已大部吸收。又续灸10天，右眼视力1.0，左眼视力1.5，乃停灸。

（七）麦粒肿

有许多眼病，取用其胸椎两侧所出现的各种病理反应点（如小红点或压痛等），均可收到治疗效果。

洪×祥，男，成年，左上眼睑麦粒肿，在至阳上方稍偏左侧有一小红点，如芝麻大小，稍高于皮肤，指压不退色，有压痛。用熏灸，灸感沿脊柱左侧自左耳上方进入病眼，患处充满热感，持续10余分钟，感应消失后停灸。一次后红肿即消退，略出脓汁而愈（也可直对小红点或压痛穴用三棱针挑破挤出血液，更为简捷有效）。

（八）霰粒肿

例1 丁×杰，男，成年。右上眼睑出现硬结一处，如黄豆大小，表皮不变色，翻转下睑见有一红肿充血区(霰粒肿)，至阳压痛（＋）。熏灸，灸感上传至大椎，即经右耳上方向右眼行进，当到达目外眦后即隐约消失。3日后随访，已一次而消。

例2 盛×华，女，成年。右眼巩膜出现紫红色扁平略凸起之小结节，有异物及磨擦感，眼略红肿发胀，巩膜炎症状具备，至阳压痛（＋＋）。熏灸，灸感略偏于右侧沿脊柱外缘上行，经耳后，从耳上方入眼，脊柱酸得特别厉害，眼发热，感应减弱后停灸。第二次仍用原法，脊柱不发酸，再灸一次，共3次，全消。

（九）溃疡性睑缘炎

章×元，男，成年。双侧溃疡性睑缘炎，睫毛全部脱落，外眦粘连，眼睑浮肿，流泪畏光。左右督俞压痛（＋＋），先用熏灸以测定反应穴与患眼是否发生联系，灸感果循左右足太阳经上传，在百会处聚合成团，稍行向前，又分为左右两支直趋两眼，眼角及睑缘均发痒，痒止后停灸。第二次于左右督俞直接灸造成灸疮。约60日灸疮始愈合，眼睑浮肿逐渐消失，畏光流泪全除，睫毛则未见再生。

（十）泡性眼炎

侯×玉，女，16岁。双眼球作胀，巩膜红肿充血，并有紫色扁平结节，双侧上下眼睑水肿与眼圈红晕。泡性眼炎症状具备。吹灸大椎，灸感经头顶正中约当前顶穴处分为两支进入双目。待感应完毕，胀痛当即减轻，共3次，全消。

二、耳病

（一）化脓性中耳炎

在化脓性中耳炎病例中，合谷及手三里是有效穴之一，感传能循手阳明经入耳。

例1 王×，女，18岁。右侧化脓性中耳炎，鼓膜穿孔，迁延三月余。近日右耳屏处也出现肿胀，中心有小脓栓。右合谷压痛（＋），右手三里压痛（＋＋），左侧压痛（±）。在右手三里用熏灸，灸感隐隐沿手阳明经上传，由肩曲折入耳，耳内发痒，有蚁行感。感应停止停灸，次日复诊，脓水大减。灸至第三次，在耳屏上拔出脓栓一个，长约4毫米细长而硬，有如木刺。又续灸2次，症状基本消失而停灸，但尚遗有轻度听力障碍。

急慢性中耳炎，均可直对外耳道用吹灸或熏灸，并可循经向外周扩布与往返回传，对足少阳经的循行路径作出证明与说明。

例2 黄×俭，男，成年，感冒后，续发化脓性中耳炎（右），鼓膜穿孔，外耳道亦肿胀，听力障碍。用大号熏灸器，罩在外耳道口（包括耳门、听会、听宫）灸之，第一次约灸 30 分钟，热感充满耳中，未向他处传布。停灸后，耳中分泌物增多。第二次再灸，约 10 分钟后灸感呈线状向肩部扩布，随即沿腋后线下行抵腰，约当带脉穴稍下方斜折向后，经臀，沿下肢外侧在足背外侧抵第四趾。当灸感到达四趾后，患者感到足趾异常舒适而不断做屈伸运动。在趾尖稍稍作停留，又回传循原路入耳中，耳内并感到有响声，热感也增加，不到半分钟又回到四趾，如此来回 5 次，停灸后又有很多脓水外流。第三次来灸时，耳道已干燥，着灸未及 10 分钟，感传来回于耳中及四趾的速度有如闪电，次数已无法分清，共 5 次，听力基本恢复而停灸。

例3　汪×，男，成年。慢性化脓性中耳炎（右），外耳道充满脓汁及脓痂，清洗后，可见鼓膜已穿孔，对外耳道直接吹灸，30 分钟后，在耳底深处出现两股热流，一支上行至头顶，一支向下扩布，经过腋前线至 12 肋骨下缘，斜折向后，约当环跳处至下肢外侧，下达四趾尖。第二次路径如前，但循行速度显见增快。5 次后症状有改善，8 次后脓汁分泌停止。又续灸 5 次而停灸。

化脓性中耳炎，如采取直对外耳道吹灸与背部反应穴联合应用，效果亦好。

例4　张×芳，男，21 岁。右耳慢性中耳炎，急性发作。第四胸椎压痛（＋），手三里压痛右（＋），左（±）。先对第四胸椎熏灸，感传上至大椎即斜向右耳行进，耳道深处发痒发热，感异常舒适，喉头也有痒热感。第二次仍用原法，感应如前。又对外耳道吹灸 1 次，症状即完全被控制，未续灸。

（二）外耳道炎

当以直接吹灸为首选，背部反应穴效果亦佳。

例1 童×伟，男，成年，游泳时水入耳中，外耳道感染肿胀，耳廓周围也微肿，手不可近。直对外耳道吹灸，当热流注入耳中后，连声称快，一次而愈。

例2 韦×修，男，成年。游泳时水入左耳中，外耳道感染，流黄水，发痒，有微热。全身不适。左心俞压痛（＋＋），神道压痛（＋），熏灸左心俞，灸感上传至耳后，未明显进入耳中，灸至10余分钟后，耳部大感轻快。全身凉爽。共3次，症状全失。

（三）耳鸣

同样能取用背部的压痛反应穴而收效。

例1 李×，男，成年，左耳轰轰作响，连续不断，已有六七天。左心俞压痛（＋＋），神道压痛（＋），熏灸左心俞，灸感沿脊柱左侧上传，行抵大椎附近，即斜行折入左耳。左耳深处发热，并吱吱作响，感应消失后停灸，耳鸣当即减轻。5小时后又恢复原有症状，再用原法，共5次，逐步减轻而停灸。

耳鸣取手足四指（趾）尖时，其感传路径基本与手足少阳相符。如听力迟不恢复，可在肩井处加用割治，以提高疗效。

例2 孙×山，女，成年。左耳作响，听力障碍已月余。在左耳道口又有肿块一处，如指头大小，光亮柔软。将肿块用三棱针挑破出血，出淡黄色黏液很多，随即吹灸左四指尖，感传路径基本与手少阳经相符。至耳时，耳廓发生奇痒，痒止后，听力稍有增进，隔一日症状又如前。改用左四趾尖，感传路径与足少阳经甚符合，自腋前线上肩入耳。入耳后与四指的感应相同，但较弱。以后每日轮流各灸1次，3日后听力仍未恢复。乃在左肩井用割治法，在局麻下，作一小切口。剔出皮下脂肪及筋膜少许，外用干敷料覆盖。5日后听力逐渐恢复。

（四）耳中出冷风

耳中出冷风，这是罕见的一种病症，也能在背部出现压痛反应与感传现象。

张×明，男，67岁。平素血压偏高（160／100毫米汞柱）。近半月来，忽感左耳有凉气往外冒。如同一阵一阵的凉风自内向外吹，有时像从耳道深处冒出来的，有时又像在耳壳下的小孔冒出来的。用手将耳壳摸一下，可以停止数秒钟，冷气冒得厉害，心就跳得厉害，同时也会感到心前区窒闷。每天下午3时后开始，逐步加重，至下午5时最厉害，入睡后不感知。上午不发生。耳道外观无异常，听力无障碍。试在胸椎两侧按压，神道压痛（＋），左心俞压痛（＋＋），熏灸左心俞。20分钟后，灸感沿脊柱左侧上行，由颈后斜折入左耳。先是外耳道口好像有虫爬，又感到耳道内有气流在旋转，继而又感到有风往外吹，不是冷气，不难受，最后在耳的深处发痒。待各种感应消失后停灸。当天仅发作两次，时间极短，仅有十数秒钟。第二次仍用原法，各种感应如前，但感应较轻。夜间仅短暂发作1次。第三次感应更轻，仅感知耳膜有鼓动感。第四次感到耳壳上有气往外冒，时间短暂。共灸治8次，各种感应均不发生，乃停灸，亦未复发。

（五）内耳作痒

内耳深处作痒，直对外耳道吹灸有良效。

姚 × 平，男，成年。双耳深处发生奇痒，喉头也发痒，夜间尤剧，不能安眠，痛苦万状，已有十余日。直对外耳道口吹灸，先吹左耳，痒减，喉头痒亦减。再吹右耳，觉热流直奔喉头，喉耳痒均立止。一次而愈，未再发。

三、鼻病

（一）鼻出血

手三里与合谷是常用穴之一，灸佳，针亦得。

例1 韦 × 池，男，成年。左侧鼻中隔潮红肿胀，有血痂，时有少量出血。两侧合谷及手三里压痛（＋），左强右弱。熏灸左手三里，灸感基本是沿手阳明经前进，每次鼻腔发热，有蚁行感，清涕增加。共灸10次，症状消失。

慢性小量鼻出血，直接灸通天，可以收效。

例2 钱 × 福，男，16岁。双侧鼻中隔潮红肿胀，左重右轻，时有少量出血，头昏沉，已有两月余。通天处酸痛应手、左（＋）右（±）。直接灸左通天，灸感直下至左鼻，再至右鼻，鼻腔发热，感应消失后停灸。以后每日加灸10壮，5日后，鼻腔潮红与肿胀大减，灸疮愈合，出血亦完全停止。

（二）鼻疖

应选用背部反应穴为佳。当背部未曾发现时，应在相应经脉上细心寻取。

张 × 良，男，成年，爱拔鼻毛，感染，左鼻中隔下方发生鼻疔，准头肿大，疼痛向左眉棱骨放射。耳后淋巴结肿大，面皮绷急，有寒热，体温 38.5℃，背部未发现压痛反应。左手阳明经曲池及手厥阴经曲泽稍下方均有压痛，尤以曲泽下方为明显。右侧反应较轻，在双侧曲泽下方熏灸，灸感呈一线由上臂内侧方正中慢慢上传，当行抵肩头时，突然扩散成片，大椎稍上方又汇合成线，经过头顶正中而下达准头。患处发痒发热，面皮宽舒疼痛大减。体温下降 1℃。18 小时后痛又作，又用原法 1 次。至第三次时，流出少许脓汁热退肿消而痊愈。

（三）副鼻窦炎

嗅觉丧失，根据"天气通于鼻，鼻和则能知香臭矣"的理论，选用通天穴直接灸治，效果果然满意。

例 1　童 × 信，男，46 岁，厨工。于 15 年前，在不知不觉之中发现鼻塞，涕多头痛，前额痛。继而渐感鼻涕发臭，嗅觉先是迟钝，最后丧失。同时味觉亦消失，食物入口，毫不知味。每隔十天左右，鼻孔中就要排出绿色带有奇臭的块状物，平时臭气扑人，气候恶劣时更为严重。曾进行上颌窦冲洗多次，未能获效。乃直接灸通天（双），每日灸 5 壮，共 40 天，基本痊愈。6 年后随访，嗅觉感迟钝，鼻腔恶臭及分泌物全除。其经过如下：

时间	效果
1959.3.15~20	无任何感觉与反应
3.21~26	开始嗅到汽油的气味，炒菜时也嗅到气味
3.27~4.1	到厕所时可嗅到臭气，呼吸渐通畅，鼻腔分泌与臭气减少
4.2~10	呼吸通畅，嗅觉已大部恢复，但吃东西仍无味道

4.11~16	吃东西能感到味道，感到猪肉香
4.17~24	症状进一步改善，因灸疮疼痛，分泌增多、停灸
4.25~5.30	灸疮愈合，遗留瘢痕，症状基本消失

副鼻窦炎选取背部压痛穴，急性用熏灸，慢性用直接灸，效果均可满意。

例2 张×祥，男，成年。急性副鼻窦炎近一周，鼻根与两眉头之间有沉重及压迫感，外观稍见肿胀，表皮有轻度红晕，鼻腔有脓性分泌物。神道压痛（＋＋），熏灸，灸感经脊柱内上行，过头顶正中而达鼻根，发胀，好像一种东西被热气向外顶。毛孔中好像有东西冒出来，鼻根部肌肉发生跳动。至感应减弱后停灸，停灸后数分钟内，鼻根部仍出现跳动。次日各症状全部消失，一次而愈。

例3 李×白，男，成年。慢性副鼻窦炎，引起偏头痛已4年，大椎尖压痛（＋），用直接灸，造成灸疮。以后又在原处每周灸5壮以作加强。3个月后，灸疮愈合，症状基本消失，半年后又有轻度偏头痛，其他症状未再见，亦未再灸。

副鼻窦炎，大椎亦可入选。

例4 葛×富，男，成年。上感引起副鼻窦炎，眉棱骨痛，鼻塞，有脓血分泌物，体温38.5℃。吹灸大椎，灸感并未扩布。约20分钟后，忽然鼻塞顿通，头痛亦减，停灸后，体温下降1℃。次日上午症状又见回升，但较轻。又续用原法4次，排出大量积脓而停灸。

在副鼻窦炎病例中，手阳明经的反应穴，其效果可超出背部的反应穴。

例5　张×光，男，48岁，副鼻窦（额窦）炎，前额疼痛不适，已4年，近加剧，鼻腔分泌增多，有脓血，发热(38.5℃)。第六胸椎压痛（＋），熏灸，感应不鲜明，乃改在手阳明经探索，当触及曲池穴时，患者突然全身一动，说是酸得很厉害，当即改灸曲池（双），灸感发生与传布均极迅速，直上至肩，由两耳前上方进入前额，头部沉重胀痛反而更见增加。患者恐惧，嘱其忍受，约30分钟后感到轻快，效果可保持8小时。以后每日各灸左右曲池1次，灸至第五天时，排出硬结之积脓1块，腥臭异常，至第七天时，又排出臭脓很多，10天后，症状全部消失而停灸。

副鼻窦炎，亦可就近取穴熏灸而收效。

例6　吴×娟，女，成年。上感引起上额窦炎，左颧肿胀，流浓涕，未发现反应穴。乃直对左颧用熏灸，十余分钟后，灸感进入痛区，感应消失后停灸。当时轻快，2次全消。

（四）酒渣鼻

患者在前顶穴能出现压痛反应（它处也可有反应点存在），与准头发生联系。

郑×修，男，53岁。酒渣鼻已近20年，准头潮红肿胀，皮脂分泌增多，常出血。试行在前头部按索，于相当前顶穴处酸痛应手，患者自称平时也感该处酸痛。剪去头毛，在该处熏灸，感应直达鼻尖，发生酸胀，在艾火旺盛时，门齿亦发生酸胀。如灸点稍偏，则热流即不下传。第一疗程共20天，准头有缩小趋势，出血与分泌减少。停灸10天，又继灸20天，准头进一步缩小，潮红明显减轻，出血完全停止。但皮脂分泌仍未减少，用手挤压腺孔中能有白色糊状物排出，外观仍未恢复原状，未达痊愈标准。如能用直接灸，效果可能会提高。

（五）鼻息肉

取用背部的反应穴，灸感也能进入鼻腔，改善症状。

姚×龙，男，26岁。左侧鼻息肉已4年之久。流清涕，呼吸不畅，头痛，语音重浊。灵台压痛（＋＋）。先试行熏灸1次，灸感直上过头顶正中进入鼻腔，证明病与穴之间联系确实。直接灸灵台，造成灸疮，约60日灸疮始愈合，在此过程中，曾在原处加灸2次，灸后30天左右，患鼻开始有黄色污水外流，呈间断性，一二日或三四日排出一次，每次1毫升左右。赘生物渐缩小，手已摸不着，呼吸较前通畅，症状约可减轻一半。至45日左右，右鼻（健侧）突然发生梗塞，肉眼可以看见有块状物凸出。可以左右侧轻重交替。至60日左右，两侧症状均见减轻。

附录：《资生经》引《单方歌》曰："狗头灰方寸，丁香半钱匙，研细吹鼻中，息肉化为水。"狗头灰不是真的狗头烧灰，乃是马勃的别名，见《医宗金鉴》外科门。曾用有效，马勃烧灰必须存性，可密闭烘烤，用药棉蘸药末塞向息肉，可使鼻腔分泌增加，息肉缩小，也能有坏死组织脱落，另外对腐败性鼻炎之恶臭，有良好的改善作用。

四、齿病

（一）龋齿痛

阳溪、承浆及颊车等，均为牙痛常用穴，而用之亦可有效或无效。这是由于症状与治法虽同，而患病的人体却不相同。因此，采用古人或他人的方法，并不是尽皆有效，也不是尽皆无效，效与不效的差别既取决于病人的机体状态，更取决于医生的操作方法。

例1　张×约，男，成年。齿龋痛（6＋）先针承浆未效，再针颊车，仅能止痛片刻。因思《资生经》等书，对牙痛均曾推荐阳溪穴，乃直接灸阳溪三壮，火未灭而痛已止。次日又有小痛，未再灸，至灸疮发作后迄未痛，已3个多月未发作。

例2　黄×成，男，61岁。齿龋痛与张例完全相同（6＋）。先同样灸阳溪，毫无效果，再针承浆入针痛止。次日又复发作，仍针承浆，止痛作用极轻微，捻针时痛止，停针又痛。改针颊车，痛止后未再发。

牙病以手足阳明经为常用，三里对上下牙痛均有疗效，灸针均佳，背部及胸部反应穴也可采用。

例3　曹×，女，成年。左侧龋齿痛（5＋），引起牙龈炎，发展为腮颊肿胀，同侧头痛，发热（38.5℃），药物未收效。两侧手三里压痛（＋＋），即左右手三里同时熏灸，左侧灸感循手阳明经行抵患处。右侧灸感循手阳明经上行至肩后由项绕抵患处。面部有蚁行感，未及十分钟痛即止。感应消失后停灸，止痛时间约为6小时，3次后肿消大半，4次后口中出现咸臭味，知脓已开始排出（脓味是咸的），6次全消。

例4　陶×，女，成年。齿龋痛（5＋），引起牙龈炎，发展为腮颊肿胀，延及上唇，头痛发热（38.9℃），服药未效。在手阳明取穴针灸，效果均不显，因忆及《聚英》曾有"三里止痛如有神"之说，故试针三里，得气后约 10 分钟痛渐减，肿胀稍见柔软。第二次改针用灸，灸感氤氲上传，面部有蚁行感，症状进一步改善。续灸 3 次，热退肿消。

例5 任×让，男，成年，齿龋痛（5＋），深针同侧太阳，当时痛止，未及 1 小时又发作。至阳压痛（＋），右膈俞压痛（＋＋），熏灸右膈俞，灸感自右耳上方进入痛处，10 分钟后痛全止。

牙痛取吕细（穴在内踝尖正中微凹处，与太溪别名之吕细有别）确有效，但无法深刺，必须手不离针，捻针行气。如改为灸，效果同样良好。

例6 陈×，男，成年。齿龋痛，对龋孔填药及内服止痛剂均无效。熏灸同侧吕细，灸感迅即由下肢内侧入腹过胸，与足少阴经的路径大体相符而上传入口。同侧头部及肩部亦有酸胀感，痛即止。

牙痛如直对病牙施灸，以破坏牙髓及牙神经，效果亦好。

本人自身牙痛，进行直接烧灼，迄未复发。用艾炷如小黄豆大，粘放在病牙上，直接烧灼，灸至数壮后，可听到牙内有细小的爆炸声，不必畏惧，继续烧灼，直至响声停止后停灸，牙痛亦止，由于牙神经被烧死，变为死牙，故永不复痛。灸后之牙不如健牙温暖，有发凉感，并无不适，门齿与犬齿使用甚便，臼齿较费事，可利用病人自身唾液将艾炷粘在患牙磨面上灸之。如齿质破坏较重，动摇太大，直接灼及神经，则剧痛难忍，不能灸至需要的程度。

牙痛也是全身病的局部表现，而定时发作性牙痛，更不能认为是单纯的局部症状。因此采用常用的牙痛穴，就可能有效或无效。如按照中医脏气法时的学说，以辨证选穴，就可以收到较好的效果。灸不忘针，录取针刺验案两则于下。

例7　潘×明，男，成年。每当夜间3时左右，牙龈即发胀，疼痛不能安眠，晨起即稍止。上午及上半夜如常，下半夜又按时发作，已廿余日。经服多种止痛剂毫无效果，每天前来叫苦，伊对针灸素无信心，再三推荐，勉强一试，于睡前针三里、合谷（均双），夜间痛如故，穷于应付。诊其脉濡弱并兼弦，苔薄白，牙龈淡白无华，神疲，腰酸腿重。按照《内经》脏气法时的学说，夜半三时，正当肝胆用事，厥阴少阳为风木之脏腑，水不涵木，虚风内动，风火上干，故牙龈胀痛。再三劝其于下午6时（酉时）针复溜（双），以壮水滋阴，制火涵木。用九六法运针，针感并不十分强烈，当时亦不过是姑妄试之而已。次晨潘来告曰，夜间仅有微痛，数分钟即止。第二次又针三阴交（双）一次，夜间痛全止，未复发。同道程君，系西医改学针灸，余为之谈及此事，伊坚持不信，正在争论间，潘某亦至，历陈亲身体验，程方无话可说，仅连称"怪事"而已。

例8　袁×法，男，成年。邻面龋（6＋），剧痛发作有定时，每当午夜2时即作痛，约1小时后停止，已有1周。形体壮实，脉弦劲有力，苔黄腻，象属风火燔炽，凌犯阳明，故当肝胆气旺之时，剧痛即行发作。乃在睡前深针阳陵（右）1次，以迎而夺之。当夜果未发作，以后也未复发。

（二）牙龈炎

例1　伍×康，男，成年。齿龈炎，肿胀延及上唇及左颧。

前胸相当两膺窗处自觉痛及触痛明显，左重右轻，熏灸左膺窗，唇面及牙龈均有酸胀感，面皮由绷急而变为柔软，两次后各症基本消失。

在牙痛与其他病变同时存在时，灸感能分别各自发生一次感应过程。一般均是与灸处距离较近与病变较重的部位首先发生感应，如某一病变部位症状已经消失，则以后只能在症状存在的部位发生反应。

例2 杜×生，女，16岁。左侧牙龈炎，右耳后生一小疖肿，至阳压痛（＋＋）。熏灸，灸感呈蚁行上行，至后脑，先至右颊，口中满布艾的气味，痛止大半，当感应减弱后，右耳后疖肿处又开始发生温热及蚁行感。第二日复诊，牙痛已基本停止，肿消。右耳后疖肿中心已出现脓栓。仍用原法，患牙即不再发生感应，灸感迳至右耳后。第三日疖肿脓栓脱落，未再灸。

五、咽喉病

在喉痹病例中，手太阴经的灸感常是通过手阳明经的途径而上达喉头。

例1 杨×平，女，成年。双侧化脓性扁桃腺炎，体温38.3℃，喉头充血严重，吞咽及呼吸受限。发病已三天，药物未效。吹灸左少商，灸感行过腕后方，即转至手阳明经沿上肢外侧上肩入喉头，喉头有跳动及麻热感。停灸，体温下降0.8℃。共吹灸3次，感传路径相同，症状全消失，感传现象亦不再发生。

于咽喉病时，在胸椎督脉上可有一处或多处压痛反应，特别是在第七胸椎及其上下最为明显。在不少病种与病例中，灸感能有艾的气味透入口中，可见灸效绝非单纯是热的物理作用。

咽喉病，大椎也是有效穴之一。

例2　邱×安，男，成年。双侧化脓性扁桃腺炎，体温39℃，吞咽及呼吸受阻。第五、六、七、八胸椎均有压痛，尤以第七胸椎为明显。乃取第七胸椎与大椎相比较，两处灸感均能直达喉头，且以大椎为快捷。满口有氤氲感，嗅到艾的气味。灸3次后体温下降，吞咽轻快，又续灸大椎2次，全消。

例3　姚×青，男，成年。喉头炎，吹灸大椎，灸感迅即透入喉头，患者有昏沉思睡感。停灸后，吞咽即感轻快。又续灸2次症状消失。

咽喉病古人常推荐照海穴，经验证作用果然良好。在温热的灸感当中，能忽然出现短暂之清凉感者时有发生。

例4　董×田，男，48岁。双侧化脓性扁桃腺炎，已4天。膈俞、鱼际、合谷、手三里、至阳均有压痛。又特意按压双照海，未见压痛。乃分别熏灸至阳、肺俞、鱼际、合谷及手三里，均各可分别发生一次感应过程。熏灸照海，以观察其是否能发生同样感应。着灸约10分钟，灸感自内踝直上（未在内踝处绕行）经下肢内侧入腹。当脐旁三指处上行入胸，在乳头外侧（未经内侧）向上进入喉头。在热感旺盛之时，忽然出现一阵清凉感，为时短暂，仅十数秒钟即消失。乃对以上各穴每日交替轮用。第二日患者口中感知有艾的气味。第三日扁桃腺隐窝脓点消失。第四日吞咽自如而停灸。

在咽喉病例中，曾分别对各趾尖与足十井的关系进行验证，结果是两者的感传路径基本一致。

胡×荣，男，成年。双侧扁桃腺炎，悬雍垂水肿。第一次吹灸右小趾内侧（足太阳少阴连接点），灸感经足底外侧（未斜向足心），向足跟及外踝后缘前进，进入足太阳而抵膝，并在膝盖周围绕行一圈，由股内侧上行入腹，在脐外三指上至乳头外侧而进入喉头。第二次吹灸小趾尖，除未绕膝盖外，其余皆同。第三次吹灸中趾尖，灸感经由足底正中自足跟由外踝后缘进入第一次之路径上行至喉。第四次吹灸右大趾尖，灸感经由第一跖骨上缘与内踝前缘，直上至膝，仍由股内侧入腹，在脐外与乳外侧上入喉头。第五次吹灸隐白，其路径与拇指尖完全一致。共5次，症状逐步减轻而停灸。

在慢性喉炎而有喉头滤泡增殖时，可在背部寻取病理反应物与有效穴挑割或埋藏。亦可采取直接烙治，均可减轻症状。

例5　任×，男，56岁。慢性喉炎，喉头潮红，滤泡增多增大，有梗塞感。已年余，久治未效。检视背部在第七及第五胸椎左上方各有米粒大小之结节一处，皮色不变，周围界限清楚，高出于表皮之上，压痛（±）。乃分别用三梭针深挑出血。5日后复诊，各症减轻三分之一，滤泡大部萎缩。潮红减轻，梗塞感消失。停治后两个月，症状小有回升，未再治。

例6　郑妻，52岁。慢性喉炎，喉头滤泡增大增多。特别在舌根部能有绿豆大小，梗塞及妨碍吞咽。用小烙铁直接逐一烙平，不须麻醉，并无疼痛。烙后症状大有改善。一年后又恢复原状，再烙治一次。未获根治，但可保持平静。

　　悬雍垂及上腭水肿，取用足阳明胃经的压痛穴可收良效。这是因为足阳明的经脉入上齿中，所以悬雍垂及上腭也就属足阳明经的范畴。

　　例7　李×民，男，成年。上腭及悬雍垂水肿，口腔分泌旺盛，反复迁延1周以上。神道压痛（±），熏灸3次，效不显。自觉上腹及前胸有钝痛连及喉头，在左膺窗及右梁门处压痛（＋＋）。即分别对之熏灸，感传迅即上达喉头，口中分泌即减少。再用原法一次，两天内全消退。

　　于悬雍垂及上腭水肿病例，与其他病种一样，也有灸感作用良好，而治疗却归于失败者。

　　例8　李×扬，男，成年。悬雍垂及上腭水肿，反复轻重交替，已历4年之久。第一次吹灸少商，灸感自拇指背斜向合谷，进入手阳明经上肩入喉，感应良好。第二次吹灸老商（拇指食指侧爪甲角），其感传路径与少商完全相同，第三次吹灸拇指尖感传路径仍与前2次相同。以后每日各灸2次，每次各种感应均极良好，症状虽有所减轻，但一经停灸，即见回复，共熏灸15次，以失败而停灸。

六、舌病

（一）小儿吐舌

　　也能在背部出现病理反应。曾遇一例，采用挑刮疗法而获效。志之如下：

　　例1　韦×标之子，男，5岁。在午后2时来诊，舌伸出口外约2寸，不偏不动，口涎也不多，双目灵活，表情正常。

体温 39.3℃。其父代诉在午饭前嬉戏如常，午餐照常进食，午后即吐舌不收，遂抱来急诊。检视背部约当灵台稍上方略偏右，有一红色丘疹，四周有轻度红晕，即用三棱针挑破，并挑断其皮下纤维，略出血。患儿当时舌即回缩，吞咽正常，但约当 10 分钟后，舌又伸出口外约 1 寸，遂取一瓷杯，在杯口涂以凡士林，在胸椎及其两侧自上而下反复刮数十次，用力适中，至皮肤发红，出现淤点为止。在挑破的针孔处又刮出紫血约 1 毫升。伸出之舌回缩后即不再出。再检体温已降至 38℃，至晚即平静如常。

按《东医宝鉴》引《古今医鉴》曰："舌吐不收名曰阳强，舌缩不能言名曰阴强。"关于吐舌弄舌，以小儿为多见，但所遇不多。《理瀹骈文》曰："以油刮背心，五脏咸解。"注谓以瓷调羹香油刮背，则邪气随降病自松解，盖五脏之气咸在于背也。可见除灸针的方法以外，其他简便有效的方法，亦不可忽视，有时甚至可以起到决定性的作用。

（二）舌脓肿

也能取用背部的反应穴而收显效。

灸治过程中，患者呼吸时能感知有艾的气味。特别是在口腔病中，更易出现。

例 2　王×良，男，52 岁，两日前略感舌部不适，渐而吞咽及说话稍欠灵活，舌体日见肿大，在舌后部近舌根处出现一圆形肿块，口腔分泌增多，全身不适，恶寒，体温 39℃，灵台压痛（＋＋）。熏灸，灸感沿脊柱深处上达喉头，继而全舌皆发热，并嗅到艾的气味。感应消失后停灸，体温下降0.8℃，口腔分泌减少。以后每隔4小时重灸1次，共4次，全消。

按舌部脓肿，所遇甚少，10年前遇1例，近年又遇1例，临床40余年，仅此两例而已。

第三节　呼吸系统病

一、上呼吸道感染及气管炎

对上感及急性支气管炎，应用灸疗，效果快捷明显。在慢性病例仅能暂时控制症状。胸椎两侧各俞穴，在呼吸系统病的灸针治疗中，居于重要地位，灸感如能按预期发生均可有效。但在极少数病例，灸感虽能按常规出现，且反应良好，而效果却极不满意。

灸能退热，在少数病例，灸后能使热势暂时增加，并无不良后果。在热退之后，各种症状也就随之减轻或消失。这种灸后热升乃是机体反应性提高、抗病能力增强的表现。凡在距离患处不远就近取穴时，灸感多数是呈片状向患处扩布，而在远离患处循经取穴，则灸感多数是呈线状或带状走向患处。上述例证如下：

例1　王×超，男，成年。上感，发热咳嗽，头痛较剧，已4天。来诊时体温38.6℃。吹灸大椎，灸感呈片状先向头部扩布，当到达头顶后即隐约消失。头部觉清朗。继而灸感又自大椎向下传布，约当神道附近即逐步扩向全胸，感胸部舒畅。灸后体温当即下降至37.1℃，一次后各项症状渐次消失。

例2　韩×余，男，成年。上感咳嗽，心前区疼痛较甚，呼吸音粗糙。吹灸大椎，灸感呈片状透入口腔，口中热气喷出，但未嗅到艾的气味。感应减弱停灸，当即减轻，一次而愈。

例3　胡×华，男，成年。上感发热，体温37.9℃，头痛，咽痛鼻塞，四肢酸楚。灵台压痛（＋）。熏灸，灸感约有三指宽窄，入胸由喉上头，当时鼻即畅通，全身有舒适感。再检温，反上升至38.8℃，但无其他不适。次日热即全退。又同样灸一次，各种症状皆消失。本例无咳嗽，故感传亦未入胸。

例4　汪×生，男，成年。上感发热，体温39℃，咳嗽，迁延5日未愈，两肺底啰音明显，神道压痛（＋＋）。吹灸，灸感先向下方扩布，约当第十胸椎进入肺底，两肺下部为热感所充满，嗣即逐步向上扩布，及于全肺。灸后体温下降至37.2℃，次日降至正常，未再回升，一次而愈。

例5　陈×，男，成年。急性支气管炎，两肺满布湿性粗啰音，呼吸短促，已将近4天，药物未效。胸椎及其两侧无明显压痛反应，乃选取至阳与左右肺俞，三火齐下，灸感呈片状迅即布满胸腔，口中并能呼出艾的气味，停灸后症状无改善。第二次熏灸左右三焦俞，胸腹腔均为热感所充满，口中仍有艾的气味，症状仍无改善。第三次先灸至阳与左右肺俞，再灸三焦俞，又分别取气海、膻中与左右膺窗，反应同样良好，但症状终无改善。前后共灸治7次，因效果毫无而停灸。

例6　田×山，男，54岁。慢性气管炎，病程已近廿年，终年反复，左右肺俞压痛（±），用直接灸，灸后当夜即咳喘大减，能平卧及安卧，食欲及精神转佳。10余日后诸症又渐增，20日后又逐步恢复原有症状。未再续灸。

灸感发生后，热感是多数，麻胀感是少数，有时也能有清凉感，痛感虽极少见，但也偶有发生。

例7　章×元，男，成年。上感继发气管炎，发热（38.5℃），咳嗽三天。左右厥阴俞压痛（＋＋），即左右同时熏灸，着火后热流即直向下透，有如水流，凡热流所生之处均有疼痛反应，继而又有胸痛及头痛，且渐加剧。休息约1小时，平静如故。再灸痛稍减。灸至4次痛感消失，症状亦大减，乃停灸。

在呼吸系统病例中，病理反应（如压痛等）既多出现在背部，亦常出现在前胸。如前后均有发现，交替轮用效果可能较好。

例8　沈×友，男，46岁。长途行旅，又因丧母而当风号泣，每天发热在38℃以上，咳嗽，食欲大减，已半月。两肺满布干湿性啰音及哮鸣，前胸及后背均有自觉痛及压痛。胸痛以膺窗上下为著，背痛则在胸椎及其两侧。第一次用4只熏灸器自身柱依次向下排列熏灸，灸感均匀地向胸腔深部扩展，整个胸腔均被热感所充满，胸部汗出津津。灸前体温38.5℃，灸后降至37.4℃。第二次又灸左右膺窗，感应与背部大体相同。以后前后轮灸，3次后体温降至正常，肺部罗音及哮鸣基本消失。又两次痊愈。

足三里穴历来都认为能引气下行，在咳嗽上气诸病例中，如与胸部各穴同用，往往可以获得较好的效果。

例9 姚×浦，男，48岁。慢性支气管炎急性发作。有低热，咳喘胸闷，喉中痰鸣，两肺满布粗细不等罗音，熏灸左右膺窗，左右三里，上下热感汇合，当觉胸部宽舒，至晚平复。

太阳、风池及风府等穴，在风寒外感时采用灸治，止咳平喘、发汗退热的作用良好。

例10 胡×元，男，成年。感冒，低热，头痛，微咳。先后吹灸双太阳、风池及风府，灸感均匀地向脑部扩展，全身微有汗出，当时痛止，一次愈。

例11 雍×华，男，49岁。感冒，微咳，低热，项后有酸胀感。吹灸两风池及风府，热感有如片状向内移动，当时痛止。再吹灸两太阳，感应同前，全身微微汗出，思睡。醒后诸症若失。

在两病同存时，常能取用一穴可先后各自发生一次感应过程而收效，也常是以一经一穴治一病，而不是一穴能治多病。

例12 王×学，男，成年。风寒咳嗽已月余，夜间咳甚，同时脑中觉有声响，引起头晕失眠。先吹灸少商，灸感约有一指粗细，沿手太阴经入胸，当行抵左乳上方后，即均匀扩布两肺，同时口中有艾的气味呼出。约10分钟后感应消失。感传未上头，胸部轻快。随即又吹灸左至阴，灸感在足背外侧，外踝前缘（不是后缘）经小腿外侧，过膝，在股后经臀部中央，沿脊柱外侧约2横指，从后脑上至头顶左侧，头部发生清凉感，响声即止。灸感扩展至左目上方，即隐约消失，未入胸。第二、第三次反应如前，因症减轻而停灸。

本例足太阳经的路径，除经过外踝前方与古说不符外，其余均大体相符。

于急慢性支气管炎病例，亦可对背部反应穴采用发泡及埋藏等法，收到一定的疗效。

例 13 付×汗，男，46岁。慢性气管炎急性发作。至阳压痛（＋＋），用蒜泥灸（大蒜捣成泥敷贴在孔穴上，发泡后不挑破，用干敷料覆盖），两天后，症状缓解，中止发作。

例 14 周×义，男，成年。外感后咳嗽经久不愈。连服疏风解表、降气止咳药6帖迄未收效。至阳压痛（＋＋），即用猪鬃埋藏，未用药物协助，当夜即得到控制，进而咳全止。

例 15 陆×臣，男，50岁。慢性气管炎，病程已近10年。至阳压痛（＋），用猪鬃埋藏，20日后复诊，云最初几天效果最好，症状接近消失；十多天后又渐次加重。再于左右膏肓俞埋藏一次，半月后复诊，云症状缓解颇多，但未消失，亦未续治。

外感及寻常咳嗽，采用背部有效穴或反应穴进行穴位注射，每有良好效果。注射的方法是垂直刺入皮下约1厘米，不宜太深，药液一定要够量，不能少于5毫升。注入后以局部隆起，毛孔粗大为合格。不宜揉按。任其自然吸收。

例 16 周×夕之子，男，11岁。外感痊愈后，继续咳嗽，日轻夜重，不能安卧。吸镇咳药6天未效。取当归注射液（其他无刺激药液均可）在身柱穴下方注入。当夜即可入睡，咳减一半。第二日又用原法一次，咳全止未再发。

例17 王×蓝,女,成年。外感后咳嗽。日夜阵发10余次,日轻夜重。用同法注射2次,咳即全止。

二、急性支气管肺炎

灸感由热转凉或由凉再转热者常有发现,少数也能自始至终均为清凉感。

曾×文,男,成年,上感引起急性支气管肺炎,咳喘发热,呼吸迫促,两肺满布湿啰音,胸透两肺上中野满布点片状阴影,病程一周。因药物中断改用灸治。左右厥阴俞压痛(++),左右同时熏灸,热流直向胸腔深部灌注,整个胸腔均被热感所充满,继而转为清凉感,胸部汗出津津。灸前体温39.1℃,灸后即降至38℃。每日2次,3天痊愈。

三、定时咳嗽

咳嗽常可在每天某一段时间内发生或加剧,此后即可完全平静或显著减轻。对于这类病例也可运用中医"脏气法时"的学说而选穴施治。于午夜12时以后定时发作的咳嗽,取用阳陵已屡获显效,针灸均佳,其余可以例推,不逐一列举。

例1 李×荣,男,61岁。每于夜间2~3时左右即发生阵咳,约15~20分钟方停止。日间偶有轻微之咳嗽,历时已一月有余。按照中医的理论,显系木气亢盛,金受反侮之故。乃在下午5时,金气用事之时,深针左右阳陵,留针15分钟,以辅金制木。5日后始来复诊,云针当夜竟完全未咳,隔两日后又有小的发作,但较前已减轻很多。用原法再针1次,十余日后遇于途，云再针后咳全止，未再发。

例2 胡×荣，男，成年。每到午夜1～2时即发生阵咳，咳时耳中发生奇痒。咳止痒亦止。日间不咳亦不痒。同样深针阳陵，果然1次而止。

例3 余自身在上感后，气管先痒后咳，当作痒时即熏灸华盖、玉堂等穴，可以控制其发作。数日后症状减轻，但每当午夜2～3时，喉头即由痒而咳，乃于下午预灸阳陵20分钟，当时并无明显感应，灸感也未见明显上传，但当夜咳痒均未发生。又连灸2次，全止。

例4 庄×华，男，成年。每晚9～10时（亥时，三焦气旺）有剧咳，已4天。乃预约在日间下午7～8时肾气旺盛之时来诊，取手少阳之经穴支沟与三焦下腧之委阳，上下各进一针，以壮水制火。一次而止，未再发。

四、支气管哮喘

在支气管哮喘病例，采用灸疗效果颇不一致，可能是因灸壮不足及灸未得法之故。

例1 詹×朝，男，成年。有支气管哮喘史，发作时必须六七日方能缓解。两肺满布罗音及哮鸣。在局麻下，直接灸灵台7壮。灸后1小时症状缓解，3小时后哮鸣消失，半年后尚未发作。

例2 李×金，男，60岁，支气管哮喘，急性发作。在局麻下直接灸灵台10壮，4小时后症状缓解，8小时后症状全部消失。两个月后又有断续的小发作。

例3 马×智，男，成年。哮喘时时发作，在至阳用蒜泥灸，水疱发生后症状即缓解。灸疮愈合后又续用蒜泥灸1次，疗效巩固，4年后尚未发作。

例4 钱×举，男，成年。哮喘持续发作，第五椎尖压痛（＋），在局麻下直接灸10壮，灸后症状无进退。以后每周又加强1次（在原处续灸5～7壮）。自灸疮化脓以至愈合，共90天，症状始终未改善，以失败而中止。

例5 张×祥，男，64岁。患支气管哮喘已近30年，步行片刻即气不接续。对左右人迎选用熏灸，当时气能平和，每天1次，每次30～40分钟，共7次，续有进步。又改在天突与膻中同时熏灸，感到比人迎更好，3次后灸感能透入胸腔。5次后扩展至上腹，能步行二里许而不喘促。又10次，可步行五里许，停灸后两月，症状又恢复。

两病同存，一穴同治的循经再传，在各种病例中均可发生。

例6 董×明，男，成年，支气管哮喘不分季节，反复发作。因发作持续，又感染菌痢。先吹灸左关冲，感传经由四指腹自手厥阴经入胸，满布胸腔，呼吸渐畅顺，哮鸣大减，持续约20分钟，感应减弱缩小，在鸠尾附近下传入腹腔而扩布于脐周围。反应过程完毕后，全身有清凉感。随即再吹灸右关冲，各种感应与左侧同。4小时及8小时后，又各用原法1次，呼吸消化症状得到控制而停灸。

在感传路径上，能出现弓弦样紧张感，甚至达到难以忍受程度者，并不多见。感传能出现左右同感者，则时有发生。

例7 仲×举，男，成年。支气管哮喘，急性发作。吹灸右少商，灸感未见明显上传，但感到在手阳明经的路径上有一道筋非常紧张，好像弓弦一样，至肩而止，肩部发麻。嗣而右臂也有相同情况但较轻。胸腔感宽快，气促减轻十之六七。第二、三次仍用原法，紧张感逐次减弱，症状控制后未续灸。

例8 方×朋，女，44岁。顽固性支气管哮喘已有十余年之久，每日夜须服药5～6次，方可稍见平静。吹灸右少商，灸感发生迟缓，约15分钟后，先在鱼际处发生酸胀，进而全臂酸胀，酸胀特别厉害，在肘关节处更严重，患者自己不断用手敲打肘部，继而右侧半个身体也酸得难忍，但气喘早已平静。本拟继续灸治，因患者畏惧酸胀而拒绝再灸。

通过经外奇穴吕细（内踝尖）治疗牙痛的经验，试用于支气管哮喘，果然取得了控制症状的效果。

在感传过程中，也可在远离感传线与病变区域之外，出现一过性的溢出反应。

例9 董×生，男，成年。自七八岁开始，即患支气管哮喘，反复发作，平静时间极为短暂。22岁时曾在××医院做过背部（四华穴）羊肠线埋藏，术后约有两年未发作。在一次体力劳动后，发作又开始，气候寒冷更加剧。来诊时高度呼吸困难，喉头哮鸣，背部在羊肠线埋藏处持续隐痛。在右内踝尖置一熏灸器，约10分钟后，灸感开始向上扩展，呈线状自下肢内侧缓慢上行，约与足少阴的路径相当。在膝关节以下反应是热感，至股内侧热感渐消失出现麻感。此时忽然感到两耳发热，约二三分钟耳部热感消失。灸感在脐旁两横指入胸，腹部及左右胸均呈现麻感。先是背部埋羊肠线处之陈旧性疼痛消失，继而喘促减轻。至感应消失后停灸，症状减轻十之七。4小时后又用原法续灸1次，症状被控制。

五、儿童支气管哮喘

选取背部压痛穴或相应穴，用鬃针埋藏，以治疗支气管哮喘，在成人则效果不佳，但在儿童（12岁以下）不仅可以中止其发作，且往往可以获得根治。操作简便，不发灸疮，更为直接灸、割治或其他埋藏方法所不及。试举数例，以为灸法之辅助。

例1 赵X，9岁。支气管哮喘已4年，于发作时来诊，在左右肺俞同时用鬃针埋藏，手术刚毕，喘息即减轻，当天发作停止，随访两年，未复发。

例2 施X，男，4岁。哮喘已2年，每3～5天即发作一次。在身柱穴用鬃针埋藏，术后5日发作即停止，平静两个月后又有小发作，于至阳穴处再用原法一次，发作终止。

例3 韦X，女，12岁。哮喘5年，身柱压痛（＋＋），即用鬃针埋藏一次，术后即缓解，随访3年未复发。

例4 徐×英，女，22岁。患哮喘7年，每次发作持续5～7天，每月数次。第一次鬃针埋藏左右肺俞，术后症状稍有缓解，未及1周，即复发如故。第二次又在身柱复埋藏一次，不久又复发作。以无效而中止。

六、肺结核病

肺结核病的反应穴，既多出现在背部，也能出现在腰部。

灸治反应穴或相应穴均可收到较好的效果。

奇穴血愁，在第十四椎尖上，可治多种出血性疾病。见《资生经》所引《陆氏续集验方》。在肺结核病咯血患者，常可在该处出现压痛反应。用已有效。

例1 徐×仁，男，38岁。双侧纤维空洞性肺结核，咳喘，反复咯血。双肺俞压痛（＋＋），血愁压痛（＋）。熏灸双肺俞，灸感先向下扩布抵腰，至30分钟后仍未进入胸腔。第二天仍灸双肺俞，灸感仍先向下，但很快即回缩向上，分向左右胸腔扩布，左快右慢。夜间咳喘大减，血渐止。8次后血全止，20次后咳喘近于消失，至40次后症状平静而停灸。

例2 丁×扎，男，46岁。双侧纤维空洞性肺结核，潮热，盗汗，咳嗽，吐血反复不断。服抗痨药已近三年。经再三劝说，同意用化脓灸。在局麻下，直接灸左右心俞、左右肾俞（均未根据压痛反应，是以水火相济的思想为指导）各15壮，造成灸疮。化脓后背部经常有抽搐及灼热感，各种症状大有改善，能胜任一般劳动，一直保持平静达14个月之久，未用任何药物辅助。在一次农忙中因遭受雨淋又曾咯血数日，休息后又恢复平静，后因他调而中断联系。

例3 丁×国，男，44岁。浸润性肺结核，胸透右肺上中野满布大片斑块状阴影，并有不规则透明区。左侧较轻。日来反复咯血。右心俞压痛（＋＋＋），左心俞压痛（＋），熏灸右心俞，感应良好，第二日咯血仍未停止。乃在左右心俞及血愁处同时熏灸，当血愁处热度升高后，患者要求将灸器略向上移一点，云灸处左上方发痒，有要求热感的感觉。

检视穴位果然不在十四椎尖，而略偏了一些。矫正后，灸感不是从脊柱正中上传，而是从脊柱右侧的肌肉深处向上行走，与心俞处之灸感上下汇合而集中于前胸。以后每日一次上下同灸，至第三天血全止。共30次诸症悉减。胸透复查，左肺病灶已基本吸收，右肺亦大部吸收，空洞不明显。加服抗痨药而停灸。

例4　徐×典，男，47岁。肺结核病患者。反复咯血，胸透右上肺空洞形成及斑片阴影。右膈俞压痛（＋＋），左侧（±）。当触及第十四椎尖时，患者痛得跳起来。单灸十四椎尖，着火后灸感很快向上流动，直抵大椎，旋即向右肺移动，右胸深部有跳动感，灸处周围舒适，感应减弱后停灸。以后每日灸二次，感应逐步加强，如麻似痛，又如虫行，并延及胸壁。两天后，血全止。

由灸针所产生现象，一般均是自灸或针处渐次向远方移行，但有时灸感的感传现象，能在远离灸处发生。

应用熏灸或吹灸，易于出现经气在全身周流。针刺当然也有这种作用，但因运针时间不能和不会太长，故不易出现。

机体在同一时间和条件下，如同时接受两种性质不同的刺激因子，其作用不是互相加强而是互相干扰和抵消。因此，针刺与艾灸不宜同时应用。

在腹部如灸治次数太多，可发生大便干燥，停灸后即可恢复正常。

中医认为两肾之间为生气之原，又认为气出下焦，在下例可作为初步证明。

例5 廉×康，男，42岁。有肺结核病史，曾咯血。胸透两肺有散在性之阴影。两月来不断潮热，每日下午在37.5℃～37.8℃之间，睡眠及胃纳均不佳，抗痨药无效。肺俞、膏肓俞压痛（＋），中府压痛（＋＋），对两中府用熏灸，其经过如下：

1968年5月23～27日，熏灸两中府，每次30分钟，在施灸过程中，患者有昏沉思睡感，胸部很舒适。在灸至第四次时，下腹出现蠕动感，并逐步增强；第五次时，脐下有气流出现，自左下腹向脐下方伸展，渐绕向右上方行进。气流强弱与艾热的大小成正比。灸后低热尽退，夜间睡眠良好。

5月28～31日，仍用原法，并在左右三里同时加针，以验证灸针的相互关系。着灸后不久，气流即出现，能绕脐行走，并逐次增强增速。如于三里处捻针则气流即减弱，如进一步加强刺激则气流即消失。而患者反觉不舒适。经过两天的观察以及从其他病例中，均证明灸针合用，不但不能彼此加强，而是互相干扰。故即单灸中府，气流在绕脐行进时，在前进的中途又打个小圈圈。灸至20分钟以上，气流即从右下腹向上撞，形成连续的跳跃，少者跳动四五下，多者可跳动十余下。在跳动猛烈时，可以明显看到腹部有起伏，更觉手下有强有力之跳动。气流于行抵剑突下方时，有向上钻透并有受阻之势，患者连声说："好像有一个尖东西在向上顶！"乃在中脘处加添一熏灸器以助之。中脘着灸后，周围有痒感。约5分钟后，剑突下方之顶撞减少，气流似已透入胸腔，中脘之周围肉眼亦可见有蠕动，稍待气流顶撞感即消失，气流在胸腹正中上下流行，上至紫宫，下至脐上，继而直贯脐部及于阴茎。胸部凉爽舒适，自称好像吃过冷饮一样，又好像经过洗刷一样。约35分钟停灸，停灸后3分钟气流方消失。精神转佳，潮热未起。

6月1～8日，仍灸左右中府及中脘，气流有日见增强之势，着灸3分钟，气流即出现，自脐下出发，上至喉头，来回行走，无跳跃现象。气流在腹部既无热感也无凉感，当进入胸腔后即凉爽异常，喉头也有清凉感。气流有向两侧扩展趋势。每次仍灸30分钟。

6月9～15日灸法如前，气流加强，从脐下至喉头后，又自喉头向脊柱扩展，开始时脊柱有微热感，并日见加大，沿脊柱向下行走，呈带状，约有4指粗细。患者原有腰痛史，气流行抵腰部时感异常舒适。到达尾骶即折而向前，与腹部气流汇合，再由腹中线上行，抵喉头后又沿脊柱下行。呼吸6次，气流即可行于身之前后一周。行抵后脊前胸即无感觉，行至前胸后背亦无感觉。胸部之凉爽感亦逐步消失，全身舒适，潮热未出现。

6月16～25日，连日来因体力劳动，下午潮热又起，但一灸即停。气流行抵后脑，有向上扩展的感觉，三次后即到达头顶，头部稍感不适。当到达百会时，突然打一个小圈圈，然后再经腋后下抵脊柱。每次到达头顶时，都是打一个小圈圈，当小圈圈发生时，头部似有震动感。日来中脘灸后，腹部微感不适，大便较燥。

6月26～7月4日，灸治中断，低热再见，但较轻微。

7月5～18日，恢复再灸，去中脘，仍灸左右中府，2次后气流即恢复原状。至第三次改灸关元俞（双），气流仍从小腹上行，5次后至头，仍在百会打一个小圈圈。在向下回传时，不是如前循督脉向下，而是仍自任脉而下，再由任脉而上。如此周而复始，脊柱未发生反应。前后共灸治42次，因病情稳定，潮热未起，精神转佳，乃停灸。

择用癸亥日亥时，灸腰眼以治痨，见于《集成》及《金鉴》等书，谓系出自《居家必要》。试用一例效果尚好，志之于下：

例6　李×生，男，42岁。双侧纤维空洞型肺结核，病史已近20年。长期低热，反复咯血，最多不超过一个月吐血即发作，长年休息及内服抗痨药也不能保持平静。在说服同意下，乃试用癸亥灸，计算好日期，先一日在腰部点穴，双足并立，侧转上身，找出腰部在系裤带上方有三处微凹处，在左右腰眼用墨点记，至癸亥日夜11时，对左右腰眼各直接灸11壮，造成三度左右的烧伤，以干敷料覆盖。自此之后，在半个月内每天腹部经常有肠鸣，灸处有抽掣感，有时连后脑也有抽动。灸疮在5周后愈合，灸疮瘢痕高出于皮肤之上，仍不断发生酸胀。低热未全停止，吐血则完全被控制。能从事轻体力劳动。4个月后，又在癸亥日亥时再于原处直接灸一次，左右各7壮。灸后约3小时，发生肠充气，腹部膨胀，觉有热气自灸处向胸部直冲，不断发生长太息及呵欠，约4小时后方渐平息。自此之后，腹部经常作响，灸处有掣痛，两个多月后渐减轻。自第一次灸后共13个月未吐血，体温仍不稳定，在劳动强度增加时，潮热即有发作，但体力显见上升，可从事繁重之体力劳动，参加农收及播种。最后在搬运石块时，推车约 400 余斤，步行 60 余里，又吐血约 150 毫升，乃再度卧床休息三个多月，但较前仍有所好转。未再续灸。

灸能退热，但并非灸治任一孔穴均能退热，必须穴病相应者方能有效。

足少阴之脉，并未见其能绕内踝而行。

例 7 杜 × 生，男，成年。晚期肺结核病患者，反复咯血。每次在发作前及发作时，均有喉头作痒及干燥感。当病势缓解及血止后，此种感觉亦消失。第一次熏灸双尺泽，灸前体温 38.8℃，30 分钟后，灸感既不传也不退热。第二次改灸大椎，灸前体温 38.9℃，灸后升至 39.4℃，觉头昏。第三次灸右然谷，至 15 分钟后，灸感逐步发生，经过照海循内踝之后，直接上行过膝，由股内侧入腹，即渐次扩散而不集中，觉有氤氲之气阵阵上泛，喉头吞吐便利，口中津液增多，体温下降，呛咳大减，血亦随之减少。又续灸 4 次，出血被控制。

七、百日咳

1967 年春夏之交，本地百日咳流行，因药物供应不足且疗效不显，故即选用灸针治疗。由于患者均系儿童，合作不易，乃根据成人穴位注射治疗外感及一般咳嗽的体验，对本病采用同样方法，果然获得了较为满意的效果。

所用孔穴一般均用背部诸穴，如风门（双）、肺俞（双）及身柱与至阳等为主，可以单用或轮用。对药液的选择并无严格的要求，如普鲁卡因、蒸馏水、板蓝根、穿心莲、当归等均可应用。注射蒸馏水虽有轻度痛感，但效果有时还会好些。药液应较成人减少。但最好不少于 3 毫升。其他要求与成人相同。多数病例在 1 ～ 2 次后即可收效。如每日 1 次，连用 3 次而仍未生效者，即应改用他法。选录数例于下，以供参考。

例1 王 X，男，5 岁。百日咳，病程 20 余日，药物未效。于左右肺俞各注入蒸馏水 3 毫升，当夜咳减三分之二，未续治，5 天后症状又回升，再于左右风门仍用原法 1 次，症状消失，未再发。

例2 庞 X，女，3 岁。百日咳，病程半个多月，未经药物治疗。于至阳穴注入 2% 普鲁卡因 3 毫升，当夜咳全止，可以入睡。隔日又于身柱穴仍用原法 1 次，以作巩固。未复咳。

例3 韦 X，女，9 岁。百日咳已月余，未经药物治疗。在左右肺俞各注入板蓝根注射液 3 毫升，症状有所减轻。隔日又于左右风门再用原法 1 次，症状续减。再于身柱处注射 1 次，症状渐次消失。

八、慢性肺脓疡

采用有效穴或反应穴进行灸治，均可控制症状与促进愈合。

例1 谢 × 华，男，21 岁。胸痛气急，咳唾臭痰，病程二年余。右肺下野罗音明显，有杵状指。拍片证明右肺下野 3×4 空洞一处，有液平，证实为慢性肺脓疡。第一次吹灸大椎，灸感自脊柱正中下传，约当第六七胸椎处即折入胸腔，向右侧行进。先是右肺底部发热，继而由下向上，充满右胸。

第二次熏灸右足三里，灸感进入胸腔，右胸全热。左侧无感应。第三次吹灸右拇指尖，灸感沿手太阴经入胸，右肺下野感应明显。以后每日吹灸一次，或取大椎或取拇指尖。自行熏灸三里一次。二十天后痰量胸痛大减，透视复查，液平消失，空洞明显缩小。嘱其长期自灸三里而保持平静。

例2 李×珍，女，27岁。慢性肺脓疡，左肺下野巨大薄壁空洞。住院治疗，因不愿手术切除自动出院休养，求用灸法协助。两膏肓压痛明显，右重左轻，直接灸双膏肓，造成Ⅲ度烧伤。并每隔一周加强一次，前后共三个月。全身情况逐步好转而保持平静。今已七年，可以胜任一般家务劳动。

九、长期低热

灸疗对长期低热能获得良效，也是对发热禁灸的有力驳斥。在长期低热时，背部反应穴的出现，将是选穴的主要标准。

例1 李×富，男，成年。半月来持续低热（37.8℃~38.5℃之间），上午轻，下午重，全身不适。自第八胸椎至第三腰椎皆有压痛。熏灸第八椎，灸感向四周扩布，背部舒适微有汗出。第一次灸前38.2℃，灸后37.7℃；第二次灸前37.9℃，灸后36.7℃。未再回升，两次而愈。

例2 李×民，成年。低热半月多，上午轻，下午重，热升时全身不适，心音亢进，食减，睡不稳。灵台压痛，熏灸，灸感未明显向他处扩布，但背部大感舒适。灸前体温38℃，灸后全退，背部微有汗出。第二日又续灸一次，热未再升。

第四节　心血管系统病

一、心律不齐

手少阴厥阴经肘以下各穴，可以作为常规取用，但其功效不比其他相应穴为优异。

例1　钱×鹤，男，58岁。心悸亢进，自己听到心跳，反复发作，听诊有不规则之传导阻滞，熏灸左内关，灸感约有一指粗细，沿手厥阴经上行，按常规进入心前区，心悸当即停止，自己听不到心跳，阻滞消失。停灸6～7小时后，症状又见恢复，仍用原法，前后共施灸8次，效果逐步延长而停灸。

例2　高×泽，男，56岁。本单位外科医生，新患心律不齐，每三四跳即出现早搏一次，脉跳无力，心前区闷窒。第一次熏灸右阴郄，灸感沿手少阴经上传，自右胸横向左胸入心。心前区有盘旋感，至感应减弱后停灸，早搏消失，胸部舒畅。随后再灸两次，以作巩固。三日后，早搏又再见，乃左右间使与左右阴郄交替轮用，每日灸两次，连续7天，早搏未再出现。

心律不齐，在躯干及四肢能出现多数反应穴，经逐一验证，其感应能有强弱不同，也能无所差别。

例3　易×顺，男，59岁，原系肺结核病患者，近一月来，每感心悸及心前区不适。听诊有不规则之传导阻滞及早搏。心俞、灵道、膈俞（均双）及巨阙处均有明显压痛。双上肢间使、曲泽、阴郄、少海，双下肢复溜，亦酸痛，但左强右弱，乃分别对以上各穴采用熏灸法，各穴之感应均能按照预期之途径进入心前区而各自发生其反应过程。其反应强弱并无明显差别，但因道路之远近到达心前区的时间有所不同，其有效时间均在 6 ~ 7 小时。其后即任取其中之一而施灸，前后共 16 次即控制其发作，心律不齐，取用手足指（趾）尖，也有很好作用。

例 4 胡 × 世，男，49 岁，心前区疼痛已三四年，因条件限制各种心功能检查未做。心尖下垂在乳线内侧，节律不整，有阻滞及早跳。吹灸拇指尖，灸感呈线状前进，在肘以下与手太阴经相符。过肘后则与手厥阴经相当。由腋入胸而至心前区，热感约有手掌大小，与心脏的位置正好相符。胸部宽畅，节律不整消失。未及 4 小时，症状又重见。继续施灸，继续减轻，隔日不灸，则症状又加剧。反复施灸 20 天，胸痛及节律不整乃得以控制。

例 5 赵 × 民，男，37 岁，支气管喘息，继发肺源性心脏病。心律不齐，有阵发性心动过速及不规则传导阻滞。偶因一次走行十余里后病情恶化，心动心悸，心率 130 次 / 分，心前区有空虚无物感，气不接续，全身浮肿，出现心衰。另有一种特异体征，即每当夜半前后，先是舌根僵硬，继而舌下有大量流液涌出，有如饮冷开水一样，如咽下稍有缓慢，即自口边溢出。发作时全身不能动弹，有如虚脱，六七分钟即停止，已连续八天，以前病情恶化也有过此种现象。其灸治过程如下：

第十一章 灸法治疗各科病症验案

第一次吹灸左中冲，灸感如一线自中指背上传。至腕即进入手少阳经，在上肢外方自腋下入胸，先扩散成片，最后缩小集中在心前区。热感强大，心区以外无感应。至感应消失后停灸，胸部宽畅。下午吹灸右中冲，感应一如左侧。当夜舌根未发硬，口水未涌出。

第二次吹灸左少冲，灸感仍呈线状沿手少阴经前进，入胸后各种感应均如前。下午吹灸小指尖，路径与感应均一如左侧。夜间舌未发硬，水未涌出。

第三次吹灸左少商，灸感沿手太阴经入胸，各种感应同前。下午未续灸，夜间舌又发硬，水又涌出。

第四次吹灸左中趾尖，灸感由足背进入足阳明经而上行，自腋前线入胸，感应同前。下午吹灸右中趾尖，路径及感应均与左侧相同。浮肿开始消退，精神及食欲均有好转。夜间舌不硬，水不涌。

第五次上午吹灸左涌泉，灸感自足底直至足跟，过内踝后方上行，过膝关节即转至大腿外侧，由臀经足太阳第一行而入心。各种感应同前。下午吹灸右小趾内侧，灸感自小趾背即转入足太阳经仍由足太阳第一行入心。各种感应同前。症状进一步改善。

第六次上午吹灸左隐白，下午吹灸右拇指尖，其感传路径基本上是自足太阴经入胸。已恢复至发作前状态，其后又任取其中之一，续灸10次，病情稳定乃停灸。

于心律不齐及其他病例中，在一侧施灸时，可使对侧相同的经穴同时也发生同感反应，出现双侧循经感传的作用。

甚至对侧的同感反应可比灸侧为强，双侧感传可以同时到达患处而发生一次感应过程。

例6 龚×文，男，43岁，十余年前即患风湿性关节炎，近年来时感胸闷不舒，心前区有空虚感，听诊有Ⅲ级舒张期杂音。第一次吹灸左小指尖，先是左手小指发麻，继而右小指也发麻。双侧灸感同时上传。右手的感应反较左手为强。灸感向前扩布时呈片状行进，酸麻沉重，最后集中于心前区。至感应消失后停灸，感胸部宽畅。第二次吹灸右小指尖，左手也发生同样感应，但较第一次为弱，其余均与左侧相同。共左右互灸9次，同感反应共发生3次。胸闷及空虚消失，杂音程度亦有所下降而停灸。

对同侧同一孔穴或同侧相距不远之两个孔穴，在前一感应刚刚完毕之后，如连续施灸即不再发生感应。必须等待2小时以上，各种感应方能重新出现。而对侧相同的经穴则不在此限。这已成为一定的规律。

周×伯，男，成年。患过血吸虫病，经锑剂治疗后出现心动过速（125次/分），低热（37.8℃），每当下午各种症状即增剧。先吹灸右中冲，灸感沿手厥阴经入胸而发生一次感应过程。随即吹灸左商阳，经20分钟后，各种感应均未出现。当即改吹右中冲，各种感应按常规发生，一如左侧。等待2小时后，再吹灸左商阳，感应又复良好。每吹灸一次，心率可减少15次/分，效果可维持7～9小时，前后8次症状减轻而停灸。

在心律不齐时，不论是采用反应穴或常规穴，如感传作

用能进入心脏，均能发挥疗效。但也有少数病例，既无反应
穴出现，采用常规穴也不能出现感应，不得不放弃灸治而改
投药物。这种个体差异，在其他病例也是多有发生。

例7　刘×洪，男，64岁。高血压性心脏病，心脏扩大，
心律不齐（不规则传导阻滞）。背部及四肢均无反应穴出现。
乃分别吹灸阴郄、内关、中冲、涌泉、复溜等穴，灸感均不
能出现。又沿手少阴经用酒精摩擦，使皮肤红润充血，再吹
灸阴郄，灸感始终未见发生，症状亦毫无改善。放弃灸治。

在心律不齐时，除以灸法为安全有效外，针刺的作用亦
不可忽视。

例8　王×民，男，成年。自觉胸闷不适，心动心悸，
听诊及按脉均证明有期前收缩，针复溜（双），平补平泻，
一次后，发作中止。

姜×梅，女，成年。常有阵发性心悸亢进，自己感到心跳，
头部血管也有发生跳动，心率在90次／分以上，熏灸左阴郄，
灸感入胸，充满心前区，心率能减少10次／分左右，但维持
时间不长。第二次针合谷透鱼际，涌泉透太冲，入针后即觉
头目清爽，心跳减少12次／分，10日后尚未再发，亦未再针。

例9　王×，男，成年。心悸，心动过速（100次／分），
眩晕，左脉弦细，右脉相对洪大。针合谷（双）、太冲（双），
先上后下，得气后，上下之针感在胸部相接，约20分钟后出针，
心跳当即减少15次／分，左右手脉亦相等。未续针。

二、心内膜炎

灸感偶可出现较重之疼痛反应，如患者尚可忍受，可在严密观察下继续施灸，不必畏惧。病情逐步好转，疼痛反应亦逐步减轻以至消失。

李×声，男，46岁，患风湿病将近10年，曾出过下肢浮肿。近半年多来，心慌胸闷，心前区有压重感，长期发热，脉细数，颜面及胸腹皮肤有淤斑，肝在肋下二指，脾区有压痛，杵状指及指甲毛细血管栓塞现象明显，尿检偶有红细胞。多次会诊，确定为心内膜炎。西医因药物供应不足，转入针灸科治疗。第一次熏灸左内关，灸感沿手厥阴经上行入胸后，即觉心前区发痛，先为钝痛，继而出现刺痛，头微晕，但尚可支持。在严密注意下，未停灸，约15分钟后，痛渐止，额有微汗，胸部觉舒畅。灸前体温38.2℃，灸后未退。此后每日上、下午各一次，疼痛及各种感应均如前。灸至第十二次时，体温方逐渐下降至37.6℃。痛感亦逐步减弱。灸至第27次时体温恢复正常，痛感逐渐消失。灸至第35次时，各种自觉症状大部减退，脾区压痛消失，肝缘仍可触及，尿红细胞未见，脉搏较为充实有力，皮肤淤斑未全退，杵状指及毛细血管栓塞现象则如故。又续灸10天，因他调而失随，远期效果不明。

三、心绞痛

在心绞痛病例，取用背部反应穴及相应经穴，均可收效。

例1 许×仁，女，56岁。患心绞痛已七年，反复发作，以硝酸甘油等为随身常备药物，间服中药苏合丸等以图维持。

第一次熏灸左内关，灸感按常规入心，当感应刚要完毕时，即嗳出长气数口，胸中顿觉宽畅，最初每天灸治一次，可维持半天，如每天灸治两次，则可基本保持平静。10天（20次）后，每天灸一次已可维持，又续灸20次，再作心电图检查，T波已由倒置转为升起。嘱其自行灸治左右内关，交替使用。一年后随访，情况良好。

例2　曾×元，男，49岁，心绞痛两年，以午后易发作，脉细数，唇绀舌绛，心电图T波倒置，心俞压痛左（＋）右（±），熏灸左心俞，日灸一次，半月后可保持平静，再作心电图检查，T波已由倒置转为平坦，改用神道穴鬃针埋藏以作巩固，未续灸。

四、心肌炎

当灸感行进迟缓时，随着灸治次数增加，亦可逐步至于病处。感传作用并非每例均可一次完成。

龚×文，女，42岁，风湿性关节痛十余年，近半年来心肌炎体征具备，长期低热不退，药物治疗少效，求试于灸，熏灸左右劳宫，4次后感传始逐步抵达心前区，有盘旋感，灸前心率126次/分，体温37.8℃，至感传消失后，心率当即减少15次/分，体温下降0.4℃，在6～7小时后各种不适感又随之而起。以后每日两次，感传逐次增快，6天后低热已退，心率减至80次/分，嘱其自灸而中止。

五、盗汗

根据已经得到验证的"心主汗"中医的传统理论，把汗症列在心病范畴。

例1 叶×荣，男，成年。肺结核病患者，长期下午潮热，近一周来出现盗汗，每夜浸湿衣被。熏灸右阴郄，感传达右胸后即横向左胸扩布，先抵左乳上方，渐次向下进入心前区，有盘旋感，最后热感约有手掌大小，正与心脏相当。阴郄与心区之间的感传线是若隐若现，当艾火旺盛时，心区之热感也增加，火弱则心区之热感也减弱，约15分钟，感应完毕。灸前体温37.7℃，灸后全退。当夜盗汗涓滴未见。一周后随访，盗汗既未发生，低热也得以控制。

例2 汪×全，男，成年，无结核病体征，每夜盗汗已半月。左右阴郄同时熏灸，左侧灸感沿手少阴经直达心区，右侧于抵腋下后即横达左胸，左右汇合，集中于心区，当夜汗减大半，未全止，隔一日未灸，汗又再出。又续灸五天，盗汗被控制。

阴郄对盗汗者能止，而对无汗者也能发，可以在同一患者身上、不同阶段与时间内分别出现。

例3 庞×信，女，50岁。风湿性关节炎首先出现在两侧腕关节，继而双侧膝关节也受累，迁延四个多月，近一月来症状加剧，双手食、中及无名三指也受累，全身轻度浮肿，双手足特别浮肿显著，不能握物及行步，不分日夜，交睫即汗出如洗，气促神疲。第一次熏灸左阴郄，感传按常规入心，自灸后盗汗全止。又续灸2次，至第四次仍灸左阴郄，灸感仍按常规出现，但与前三次不同之处是当心前区反应到达高峰后，不是逐渐缩小，而是自心前区向四周扩展，先至上腹，继至背腰，最后达于四肢头面，全身汗出如洗，内衣及鞋袜湿润，汗止热减后停灸。次日全身浮肿明显消退，可以行步，又续灸三次，汗出逐渐减少，症状进一步改善而停灸。

盗汗如与其他病症同存，则灸感大多是先对受病较重处发生作用，而向后再转向受病较轻处。这已成为习见的常规。

例4　袁×达，男，成年，无结核病史及体征，盗汗七八夜，日来又发生荨麻疹，以背部及大腿内侧为显著，全身亦多处散发，已服过抗过敏药2天，未效。吹灸左阴郄，灸感约有一指粗细，沿手厥阴经上传至腋，首先未进入心前区，而是向背部及肩胛周围扩展，形成掌大之热气团，滚滚流动，从项上头，全身温暖如浴，最后集中于心前区而消失。夜间汗未出，荨麻疹亦消失。第二日未灸，又有微汗，仍灸左阴郄，灸感进入心前区未向他处扩布，盗汗被控制。

灸治阴郄，感传虽已明显地进入心脏，但盗汗也可未能控制。曾见对阴郄取穴稍偏，可以发出需要的信号，这对孔穴的客观存在，也能作出一定程度的说明。

例5　朱×德，男，成年。痨热盗汗，已近两月。熏灸左阴郄，着火后不久，患者要求将灸具略向前移动一点，问其所以，答称"在灸处稍前一点，正在发痒，好像是需要热气，而有热气的地方反而不太适意"。再检视灸处，发现灸具是靠近通里的位置，乃稍向前移动，患者连称舒适，灸感也即很快地沿手少阴经上传入心，感应停止后停灸。灸前体温37.6℃，灸后上升至38.2℃，夜间盗汗亦未止，未再灸。

盗汗吹灸指尖，也能使灸感进入心脏而发挥疗效。

例6　周×国，男，成年。慢性血吸虫病患者，经常盗汗。在盗汗发作时间，吹灸左小指尖，灸感经小指腹，进入手少阴经上行入胸，与阴郄并无二致。当夜汗止，两个多月尚未复发。

例7　吴×杰，男，成年。形体壮健，但每夜盗汗已月余。同时吹灸左小指尖与左拇指尖，两指并拢吹之，灸感同时发生，同时前进，感传途径基本与手太阳少阴相符。于行抵腋下后即两支汇合，进入心脏，发生一次感应过程，当夜汗止，未再发。

盗汗取用阴郄而不效时，可以选取背部反应穴施灸，效果同样良好。

例8　朱×宏，男，40岁。肺结核病患者，盗汗多日。第一次分别吹灸左阴郄与左小指尖，灸感久不上传。检视胸椎两侧，左右膈俞压痛（＋＋），即双侧同时熏灸，灸感迅即成片汇入左胸，发生一次感应过程，夜间盗汗减少，但未全止，又在原处续灸2次，盗汗被控制。

阴郄与三阴交或上下肢其他经穴以上下同灸或同时针，常可使感传互相吸引而衔接。如感传不能至于病处，则效果不佳或无效。

例9　顾×英，女，成年。盗汗一周，无结核病史。熏灸左阴郄，感应仅能传至右胸，未能横达左胸进入心脏，当夜汗略减。又续灸右阴郄三次，均未进入左胸，上半身可以不出汗，腰以下及两股仍然汗出如洗。加灸右三阴交，灸感上传至下腹时，右阴郄之灸感亦自右胸下行，上下相接，在右半身上至手指，下至足趾，上下循环三次。最后下肢之感应先消失，上肢感应后消失。始终未至左胸进入心脏。当时认为效果一定很良好，谁知夜间反而大汗淋漓，比之以往更为严重。又改灸左阴郄，感传亦入心，汗亦未止，乃放弃灸治，改用药物。

盗汗除以阴郄为有效外，采用其他经穴也能使灸感进入心脏而发挥治疗作用，但在同一病例，分别取用他穴作对照时，则用作比较之经穴，其感应显较阴郄为迟缓。

例10　俞×泽，男，成年。无结核病史及体征，盗汗半月余，熏灸左阴郄，按常规发生一次感应过程。随即又熏灸右内关，用作比较。灸感沿手厥阴经入胸横入左心，与阴郄所见相同，但速度与强度则大为减弱。当夜汗止大半，第二日又再灸左阴郄一次。汗全止。

盗汗灸治阴郄，灸感不能发生，或虽已发生但不能收效时，可改灸用针，而收到满意的效果。

例11　尹×男，成年。体质壮健，但盗汗半月，每夜两次汗出，浸透衣被。熏灸左阴郄，30分钟后无感应发生，再灸右阴郄仍无感应，乃停灸，即在左右阴郄处各进一针，针感并不强烈，亦未捻针催气，待至十分钟后，突感左胸苦闷，心跳，心前区作胀，全身汗出津津，未出针，嘱其暂行坚持，严密观察。约三分钟反应消失，出针。第二天复诊云盗汗已完全停止，以后迄未复发。

例12　张×富，男，成年。病后体弱，盗汗半月，针合谷、复溜（均双），针感强烈，全身酸胀，汗出津津，未用手法配合，一次而止。未再发。

六、自汗

采用治盗汗的方法以治疗自汗，也能同样收效。

例1 钱×珍，女，29岁。人工流产后体力削弱，自汗多日，稍有动劳即全身汗出如洗。熏灸阴郄感应与盗汗全同，两次后，自汗全止。

例2 郑×富，男，成年。连日上午发热在38℃上下，原因未明。整日津津汗出，有时甚至汗出如洗。熏灸阴郄及大椎，均无感应发生，但当夜汗出减少，又灸一次，汗止未出。

自汗及其他在午夜以后、拂晓以前发作或加剧的疾病，取用阳陵，已是屡用屡验。

例3 庞×西，女，成年。每夜拂晓以前，先烦躁，后汗出如洗，已两月余。无其他明显体征，灸阴郄，左右中冲及食指尖，均无灸感出现，药物仅可使当日汗出稍减少，乃根据中医脏气法时及迎而夺之的理论，在睡前探针左右阳陵，针感强烈，留针30分钟，当夜汗全止，但仍烦躁两次。第三次仍针左右阳陵，并加针左右内关，夜间汗未出，仅烦躁一次。第四次仍针阳陵、内关，烦躁与汗全止，未再发。

七、无脉症

无脉症取用背部反应穴，以直按灸为有效。但灸疮必须反复加强，不能急于求成。

例1　荣×栓，女，32岁，右臂酸软无力，疼痛发凉，食中指端小溃疡久难愈合，桡动脉摸不着，肌肉略见瘦削，病程四年，曾服回阳通脉中药30余贴未效。心俞压痛左（±）右（＋），在商得同意后，左右心俞同时直接灸，造成Ⅲ度烧伤，以后每隔三天在原处加灸一次，每穴五壮。前后共20次，指端溃疡愈合，患肢变温，桡动脉可以摸到，但仍较对侧为细小，未再灸。

例2　王×彬，男，56岁。双下肢脉管炎，足背动脉消失，右足第三趾已坏死脱落。至阳压痛（＋＋）。熏灸，又在双委中加灸以助之。背部灸感分达下肢，三处灸感汇合成片，下肢温暖，经灸后痛缓解，下肢运动有力，至第二天症状又恢复。共灸治5次，因患者缺乏信心而中止。

第五节　消化系统病

一、肝肿大

肝肿大在背部出现的压痛反应以肝俞处为多见，即或肝俞处无反应出现而采用灸治，也能使感传进入肝区而发挥作用。

例1　谢×明，男，成年。慢性血吸虫病，肝在肋下三指，压痛及自觉痛明显。右肝俞压痛（＋＋），左压痛（＋），至阳压痛（＋）。熏灸右肝俞，灸感迅即下传，充满肝区，约有手掌大小，最后感应逐渐缩小如指头，与期门穴的位置大体相当。在局麻下用直接灸，灸感不受局麻影响透入肝区。在灸后最初 10 天内，焦痂未脱落，肝区仍有间歇疼痛，但较轻微。半月后，焦痂脱落化脓，痛即全止，肝缩小至两指。至灸疮愈合后疼痛又出现，肝肿又略见增加，但各症有所改善，未续灸。

例 2 刘 × 昆，男，60 岁。慢性血吸虫病，肝硬化腹水，每隔月余即须使用利尿药物以暂图轻快。在左右肝俞（无压痛反应）用熏灸。灸后可使疼痛缓解 1 ~ 2 天。劝其应用直接灸，在局麻下直接灸左右肝俞各十壮，灸后自焦痂脱落，以至化脓收口，虽腹围如旧，但已 7 个月未用利尿药，腹水被控制在原有水平而停止发展。

肝俞虽为肝病的常用要穴之一，但有时也能不发生感应，须加用其他俞穴而获效。

例 3 严 × 华，男，成年。慢性血吸虫病，肝在肋下两指半，有间歇痛。在疼痛发作时，熏灸右肝俞，灸感久不下传，试将灸器向上移至三焦俞处，灸感迅即自后向前传向肝区，感应异常良好，灸感尚未消失，痛已止。

肝病取用大椎，有时效果也较好，并曾见沿感传途径出现疱疹。

例 4 叶 × 夫，男，成年。慢性血吸虫病，肝大三指，钝痛。熏灸大椎，灸感沿脊柱下传，至与肝脏同高时即停止前进，但久未进入肝脏，痛已减，乃停灸。

例 5 王 × 文，男，成年。慢性血吸虫病，肝大三指。熏灸大椎，灸感沿脊柱正中下传，沿途有痒感，约当胸椎尽处即折向右进入肝区，痛处为热感所充满，痛即止。第二次复诊，在脊柱正中感传线上出现小水泡，密集成线状，挑破有清液，次日即消退，不留痕迹。以后每灸均发痒，疱疹未再见。每次止痛时间能达二天。

在两种症状同时并存而分别选用两个有效穴进行灸治时，可以各自地发生一次感应过程。这在肝病病例中曾有出现。

例6 方×才，男，成年。慢性血吸虫病，肝痛，肝硬化，腹水，大便反复出血，右肝俞压痛（＋＋），左（±），血愁（十四椎尖）压痛（＋＋），熏灸右肝俞及血愁。血愁的灸感是直达肛门，肝俞处是直达肝区。日灸一次，肝癌可缓解半天至一天，大便出血减少。两处之灸感并不彼此汇合。灸至半月后，作为治疗进步而停灸。

肝痛能在中都穴处出现压痛反应。但中都穴的位置究竟是在胫骨面上，还是在胫骨后缘，值得研究。

例7 闫×义，男，54岁。慢性血吸虫病，肝大肋下三指，持续隐痛及发作性剧痛。右肝俞压痛（＋）左（±），右下肢胫骨中段内侧缘相当中都穴高下压痛（＋＋）左侧压痛（±）。熏灸右中都，灸感迅即由下肢内侧入腹，在脐外约三横指直抵肝区，肝区为热感所充满。约十分钟后，中都处之灸感突然向下，经足背流向大趾及次趾，继而五趾皆发生热麻。肝区之热感亦向上传抵腋下，又自腋下抵上肢及指尖。最后同侧头部也发生感应。40分钟后停灸，因着灸艾热稍大，皮肤轻度烫伤，患者畏痛而未再续灸。

肝病吹灸手足诸指（趾）尖，均可使感传入肝发生相同和预期的感应过程，作用并无明显的差异。

凡患病脏腑及部位，偏居于身体之一侧时，取用同侧的经穴，灸感均是直趋病处；如采用对侧的经穴，则灸感均是或斜或横穿过身体的中线而趋赴病处。这乃是感传的常规。

例 8 王×荣，男，58岁，慢性血吸虫病患者。已经过六次治疗。肝大在肋下三指，有发作性剧痛，持续 2～3 天方能缓解。吹灸手足诸指（趾）尖，其经过如下：

第 1～5 次，依次吹灸右手五指尖，各尖的感传路径是进入各自的本经或阴阳表里经，在肘以下均可界限清楚，互不混淆。当行过肘部以后，多是汇合重叠，以相同途径行进。自腋下入胸沿乳头外侧下达肝区，可各自发生一次相同的感应过程。

第 6～10 次，依次吹灸左手五指尖，在上肢的路径与右侧同，当过腋入胸后，行经左乳头下方即斜行向右折入肝区。其感应过程一如右侧。

第 11～15 次，依次吹灸右足五趾尖，各尖的感传路径可以经过足背或足底经由下肢前方或后方由股入腹，自脐外方上行入肝，各自发生一次相同的感应过程。

第 16～20 次，依次吹灸左足五趾尖，在下肢的路径与右侧同，当由股入腹后，即自左下腹在脐下方或上方斜向右上方进入肝区，各自发生一次相同的感应过程。

每次各种感应均极良好，最初每次止痛时间为 1～2 天，经过连续灸治，在停灸后两个月尚未复发。肝大亦稍见缩小，症状有明显改进，但不能到达痊愈的要求。

认为足厥阴经之井穴大敦，应在中趾尖（新大敦），以与手厥阴经中指尖之中冲相应称,在肝病及其他许多病例中,反应均极良好。

例9　杨×寿,男,成年。慢性血吸虫病,肝大,有隐痛及阵痛,同时关节疼痛。吹灸新大敦(右)感传走向趾腹,经过足底正中,行至足跟前方即折向内踝后方,沿胫骨后缘至膝关节,热感充满关节腔,略作停留约三四分钟,又沿股内侧入下腹外侧,在脐外四指处直上入肝。每治一次,可保持3～5天的平静。

例10　周×国,男,成年。慢性血吸虫病,肝大三指,持续隐痛。吹灸新大敦(右),灸感先经足背上行,当行过太冲后,即折至内踝下,经内踝后缘向上,由胫骨后缘自股内侧入腹,在脐外三指上抵肝。约5分钟后,又由肝横向剑突,循胸骨直上至头面。肝区及头目均感舒畅。第二次改灸左新大敦,下肢路径与右侧同。入腹后由脐下向上抵肝,仍自肝横抵剑突上头。每灸治一次,肝痛可平静2～3天。

感传分叉,并不是每次均能出现,而是发生在首次为多。

例11　周×健,男,成年。慢性血吸虫病,肝大肝痛。吹灸右中冲,灸感呈一线上行,经指腹,过掌心,在行抵掌后时向外偏斜,进入手少阴经上行,当抵达腋下时,复又感到另有一股热流从肘部分出,由上臂外侧向上抵肩。两支又复相合,自腋前线下行抵肝,肝部有风吹感,痛即减。第二次改吹右次指尖,灸感沿手阳明经上行,自肩下腋,仍由前路入肝。当灸感到达肩部后,喉头有干燥感,停灸后约5分钟,干燥感消失(可能与灸材有关,第一次是纯艾,第二次是艾中加硫黄）。以后各次分叉均未再见，疼痛基本缓解，因农忙而停灸。

两种疾病在同一病人身上先后发生，对原先的病症灸感本来良好，而对后来的病症灸感却不能出现。待后一病症消失后，对前一病症的感应又复良好。这种关系值得探讨。

例12 耿×寿，男，成年。慢性血吸虫病，肝大肝痛，吹灸右新大敦，灸感呈线状自中趾腹由足底正中，从小腿后方正至腘窝，分成两支，由股内外侧上行，抵臀又两支合一，经腹股沟入腹，在脐外三指入肝。每次感应良好。又因牙龈痛发作求治，吹灸左右商阳、合谷、足三里均不发生感应。再灸新大敦也不能发生感应。在牙痛停止后再吹灸新大敦及商阳，各种感应又重新出现。

手足指（趾）尖反应虽极灵敏，但在某些情况下也有不发生感应者。

例13 王×金，男，成年，慢性血吸虫病，肝大四指，腹水，发生过消化道大出血。背部无反应穴出现。吹灸新大敦及中冲，均不发生感应。

二、肝炎

急性肝炎同慢性肝肿大一样，均能在背部特别是肝俞及其附近出现压痛反应。

例1 许×孙，男，成年。全身不适，低热，厌食。发病五天后，全身及巩膜出现黄染色，小便深黄，肝大两指，有触痛，口中有异味感，肝功阳性。右肝俞压痛（＋＋），左（＋），熏灸右肝俞，40分钟后，右上腹全部为热感所充满，痛减，腹部舒适，感应至1小时后始逐渐减弱而停灸。每天灸治2次，各种感应如前。12天后症状消失，肝缩小不及一指。

例2　姚×修，男，42岁。急性肝炎，住院治疗病情缓解出院，但肝痛则每日发作3～4次，剧痛难忍，食减，不能吃饭。伊本身亦业中医，束手无策。余每劝之应用灸疗，姑漫应之而已。1969年2月28日，剧痛发作无可控制，始求救于灸。当检视背部，按压至右肝俞时，姚痛得几乎跳起来，诉说痛感直达右肋，左侧较轻。同时发现其身上及口中有一种特殊的刺鼻臭味。即以右肝俞熏灸，灸感自后向前直透肝区，10分钟后痛大减，腹中作响放屁，半小时后停灸，痛全止。第二天再灸，云昨日肝痛未发作。仍灸右肝俞，感应同前。第三次灸感与前同，仍腹响放屁，身上及口中臭气如旧。至第四次时，诉说有一种特异的感觉，即突然有两次肝区有一股热气自内向外直冲，解展衣服一看，见热气如蒸笼。约1分钟即停止。当天给其灸治时，觉臭味大减。第五次复灸，身上及口中之臭味进一步减少。至第十次时，说是又有热气自肝区外冒。约半分钟即过去。此后热气未再冒。共灸治18次，肝痛基本被控制，中止灸治。

肝病在就近取穴时，期门的作用亦不可忽视。

例3　王×全，男，成年。肝炎住院治疗，病情缓解出院。黄疸虽消失，但肝大两指半，有阵发性钝痛，影响食欲及睡眠，迁延半年余。左右肝俞及筋缩压痛（＋），熏灸右肝俞，灸感直透痛区，约20分钟痛即止。当夜睡眠好，食欲转增。

第二天又有微痛。每天灸1次。1周后症状基本被控制。又嘱其每天在睡前自灸期门，灸感同样透入肝区。共3个多月，因症状消失，肝缩小至一指，乃自动停灸。

在施灸过程中，除少数能出现晕灸外，也能有恶心呕吐及疼痛等反应。

例4 王×色，男，成年。肝区钝痛不适，胸闷，食欲减退3天，肝刚可扪及，小便深黄，巩膜轻度黄染。肝功阳性。吹灸新大敦，灸感自足背行过太冲后，即进入足阳明经而上行入肝，肝痛剧增，有恶心呕吐感，拒灸而改投药物。根据其他病例经验，如能坚持忍受，继续施灸，等待反应过后，每能获得良好效果。

三、胆囊炎

灸能退热，是灸疗主要效果之一，如见有灸后热升，当是由于灸效尚未充分发挥和机体反应增强的缘故。

内脏病在背部取穴，灸感扩布缓慢不能深入时，可于胸腹相应部位加灸，前后同取，以增强效果。

例1 严×才，男，成年。发热（上午低，下午高），呕吐苦水，右上腹疼痛，有硬块如拳，胆囊压痛反应（＋＋），食减，无黄疸，已4天。右胆俞有深压痛，用力重按，痛连前腹硬块处。熏灸右胆俞，灸感透入不深，不能到达前腹。又在前腹痛区中心加灸，热流很快即前后汇合。灸前体温37.7℃，灸后反上升至38.2℃，但无不适。呕吐及疼痛皆停止。下午又升至39.1℃，又有微痛及吐意。再灸，次晨体温下降至 37.4℃，吐痛均止，硬块较前柔软。再用原法前后同灸。诸症续有减轻，体温全退。食欲增加，又续灸 3 天，一切平复而停灸。

灸疗对胆囊结石是否有效，有待进一步验证。

例2 张×兰，女，成年。右季肋疼痛时轻时重近一年，发作增剧时有寒热往来，似痛非痛，先冷后痛，继则呕吐，头痛如劈。住××医院经检查胆结石待排，给以各种抗生素及大柴胡汤等治疗 21 天无效，自动出院要求针灸。背部无反应穴出现，乃迳取右胆俞，灸感自后向前，直趋右上腹，持续约 2 小时，感应方减弱。症状当即缓解，呕吐停止。6 小时后又同法灸脾俞，各种感应同前。夜间能安眠。第二日仍用原法，施灸 2 次，灸感渐次增大，可以满布整个腹腔，精神振作，能进软食及下床活动。第三日三餐全进。第四日症状小有回升，有隐痛及吐意。乃早中晚各灸 2 次，症状被控制。又任取胆俞或脾俞，每日灸 3 次共 5 天，各症全除。一年后随访，可以参加一般劳动。

阳陵泉对慢性胆囊炎，也是有效穴之一。

例3 晋×英，女，40 岁。慢性胆囊炎 2 年。右上腹持续隐痛，食欲不振，精神萎靡。熏灸右阳陵，灸感逐次增强，4 次后方达右上腹，痛减食增。嘱其坚持自灸，3 个月后症状基本消失而自动停灸。

四、慢性胃炎及溃疡病

灸疗对慢性胃炎及溃疡病，近期效果较好，采用化脓灸或以火针代灸，则作用可以延长，但远期效果仍不巩固。如与溃疡散（系自古代药方中筛选而得）相配合，用于慢性胃炎及溃疡病，效果极为良好，对于许多已经确定为必须切除的溃疡病患者，也能取得远期的疗效，而免于手术之苦。

灸感能以连续之闪电样传向患区。

例1 晋×山，男，成年。溃疡病患者。近日呕血1次，有黑粪。

每次发作加剧时，先是背部有酸痛感，再向两侧扩展至胃脘处，痛乃更剧。右胃俞压痛（＋）左（±）。熏灸右胃俞，10余分钟后忽然发生闪电感传向胃脘，胃部很舒适，每10余秒钟闪电感即发生1次，10余分钟后，此种感应消失。以后仍用原法施灸，闪电感未再出现。症状平静停灸。两个月后，各症又渐次出现。乃直接灸左右胃俞，并每五日加强1次，同时加服溃疡散1疗程。停药后，不仅症状渐次消失，健康状况明显好转，且能胜任一般劳动。

例2 唐×海，男，54岁。溃疡病患者，时有黑粪。发作增剧时，熏灸中脘、至阳、脊中至左右脾胃诸俞，均能暂时缓解。乃劝其应用化脓灸，在局麻下，直接灸左右胃俞14壮。在焦痂未脱落以前，症状有所改善，痛减食增。半月后焦痂脱落化脓，症状大减，偶有微痛或数日不痛，逐步可以半月至1月不痛，饮食正常。2个月后又在原处用原法续灸1次，疗效维持至5个月以上。在第二次灸疮愈合后，各种症状又次第出现。乃加服溃疡散，再直接灸左右脾俞及左右三里。两年后随访未再发。

例3　唐×正，男，成年，溃疡病患者。第二及第十二胸椎压痛（＋），即用火针点刺，刺后发生明显之肠鸣，上腹宽舒。术后痛止食增。两个月后，原有症状又恢复。

指（趾）尖在胃肠疾中也是有效穴之一。

手阳明经井穴商阳，是位于次指拇指侧，而足阳明经的井穴厉兑，则位于次趾小趾侧。为了能符合手足阳明经上下应称的关系，故拟将传统厉兑穴的位置移至次趾拇趾侧。经比较验证，次趾内外侧爪甲角与趾尖三者之间在感传关系上并无明显差异。

在针灸治疗过程中，如出现某种不适意的反应，但并不十分严重时，可以不必停止治疗，因为副作用发生之初，也正是治疗作用开始之时，《尚书》上说"若药弗瞑眩，厥疾弗瘳。"也是说明这种道理。这在其他许多病例中已经得到多次证明。如在此时中止治疗，不仅是患者的损失，更重要的是针灸效果得不到正确理解与运用。

例4　韦×敏，男，60岁。慢性胃炎，轻重交替，已历10余年，钡检未见龛影。第一次吹灸新厉兑（次趾拇指侧爪甲角），灸感呈线状经足背及小腿前外侧上传至膝。基本上与足阳明经相当。过膝转入大腿内侧上行入腹抵胃。达胃后发生要想呕吐的感觉。约5分钟仍有吐意，患者要求停灸，因反应不太严重，劝其耐心忍受，10分钟后吐意停止，胃部作响，感轻快，并有思食感。第二次吹灸老厉兑（次趾小趾侧爪甲角）。感传路径同前，抵胃后仍有吐意，但时间不长，约两三分钟即消失，症状续减。第三次吹灸次趾尖，感传路径与前两次完全相同，抵胃后，未见吐意。其后又续灸数次，因症状被控制而停灸。

感传能在远离灸处之他经他穴发生，并非罕见。

例5 王×九，男，42岁，溃疡病患者。因食生冷症状加剧，出现柏油状大便。吹灸右食指尖，先是手指酸麻，继而全身及腕部酸麻，约5分钟后，感传在尺骨茎突处出现，由手太阳经（不是手阳明经）而上传，由腋入胸，胸部出现清凉感，同时觉得口中干燥，但时间不长。当到达胃部后，觉得胃部蠕动很强烈，有一阵一阵的收缩，感应减弱后停灸，胃部异常舒适。

胃病灸治中脘，效果也很满意。

例6 沈×文，男，成年，溃疡病，反复剧痛与不断泛酸。即直接熏灸中脘，灸感迅即向胃部深透，布满上腹。灸治1次，各种症状可以缓解1～2天。如连续施灸3~5日，可保持10天左右之平静。

在针灸并用时，其效果不但未见增强，且可使灸感大为减弱。古人说："针则不灸，灸则不针。"确是经验之谈。

例7 秦×三，男，55岁。溃疡病患者，呕吐带血，时有黑粪。每次在疼痛发作之先，第十及第十一椎处先行发冷，冷感扩布，胃痛乃大作。左右膈俞、左右气海俞及左右合谷与三里、内庭等处均有压痛。熏灸左右膈俞，余均针（左右共8针），灸感到达两乳附近即停止不前，胃痛可以略减。

第二次仍用原法，感应仍甚迟缓。第三次，停针，单灸左右膈俞，灸感直透胃区，痛立止，沉沉思睡，40分钟停灸。以后即每日单灸左右膈俞，效果逐步延长，饮食改善，每次停灸后胃部热感尚可保留1小时许。症状被控制，停灸。

溃疡病及慢性胃炎病人，背部多可出现小黑点，呈灰黑色或深黑色，一般如芝麻大小或稍大，深嵌在皮肤之内。有的像雀斑，有的像黑痣。挑开上面的黑皮，下面有黑的小颗粒，挤出后症状可立时缓解，有时可在背部出现小红点，挑破出血，亦同样有效。但疗效不能巩固，其后症状又渐次恢复，如在挑挤后再用火针逐一点刺，则效果可以大大加强。

例8 王×忠，男，61岁。溃疡病已历10余年，症状明显，两胃俞自觉痛及压痛明显。同时背部有散在之小黑点10余处，逐一用针挑破，挤出其内容，当即痛止舒畅。五天后又来诊，云挑后两三天内可保持平静，又恢复原状。改用灸疗，加溃疡散而保持疗效。

例9 徐×才，男，成年。溃疡病症状典型，第八椎及其右侧压痛（＋）。自第三胸椎以下至第一腰椎以上，在左右肩胛内侧缘这一区域内，共有小黑点19处，随即用火针逐一点刺（深度约为0.5厘米），局部未加保护，一周后针孔有轻度渗液，两周后痂皮脱落，症状未发作，两月后尚可保持平静。

例10 蔡×林，男，48岁。溃疡病患者，持续钝痛泛酸，背部有小红点8处，分布于两肩胛之间，逐一用3棱针挑挤出血，胃痛立解，隔一日又如前，乃在红点部位用火针点刺，痛又解，术后保持平静 40 天。

胃肠病的病理反应点，也能出现在双手的小鱼际处，可以挑挤出血而获效。

例 11 周 × 林，男，成年。胃部发胀，呕吐疼痛有年。在症状加剧时，双手小鱼际处即出现小红点，有痒感，症状减轻，小红点亦变淡或消失。屡验不爽。于发作时，用三棱针挑挤出血，症状当即缓解。已三个月，尚未再发。

五、胃下垂

胃下垂与慢性胃炎及溃疡病的治疗方法基本一致，以化脓灸及火针代灸并配合溃疡散的疗效较为巩固。亦可用补中益气及升阳益胃等汤液加减相配合。

例 1 唐 × 明，女，成年。腹胀嗳气，吞酸、嘈杂，消化障碍有年。钡检，胃底在髂嵴下 7 厘米。左右胃俞，三焦俞压痛（＋）。直接灸左右三焦俞，灸疮化脓各症大减。至灸疮分泌减少时，又于原处续灸十壮，在两个月内共加灸 4 次，最后灸疮愈合，续作钡检，胃底升高 4 厘米，各症消失，未续灸。

例 2 孔 × 九，男，成年。溃疡病合并胃下垂 9 厘米，自第五胸椎两侧以下直至第一腰椎附近均酸痛应手，乃自心俞起至三焦俞止，每日用圆头火针点刺两穴，深常约 0.2～0.3 厘米，自上而下，9 天为一疗程。兼服溃疡散。重复使用 3 个疗程，症状基本消失，再作钡检，胃底升高 6 厘米。

例 3 黄 × 霞，女，46 岁。腹胀胃痛有年，钡检十二指肠球部溃疡及胃下垂 6 厘米。面色㿠白，气不接续，贫血、消瘦。

三焦俞压痛（＋）。为了便于自灸，嘱其自行熏灸中脘。10日后进步不显。乃增服补中益气汤剂，配合溃疡散，灸药并进。又10日，进步明显，灸感增强，精神转旺，血象改善，胃纳亢进。又10日进步更多，已可胜任一般劳动，未再作钡检，停药，单灸中脘或气海，坚持自灸，一年随访，云已停灸多日，一切可保持常态。

六、急性胃炎及胃肠痉挛

经云："无刺缪缪之热。"又说："方其盛也，勿敢毁伤，刺其已衰，事必大昌。"就是说当病势正在高峰与热势正在亢盛的时候，针灸是不宜轻用的。如果等待急性期过后，则针灸即易收效，现时的习惯也多是急性病采用药物，对慢性病和久病才用针灸。这就会使针灸的最大功效湮没不彰！经多种病种与大量的实例证明，凡是病愈急，热愈高，则针灸治疗愈易收效。也就是急性病则收效速，慢性病则收效缓。在急性胃肠病方面，也有充分的说明。

1996年10月26日晚间，赵××因急性上腹痛呕吐多次，高热（39.2℃）而抬来就医，同道为之投解热镇痛及解痉诸药，痛未减，且转剧。呻吟之声，彻于数室。余适患河鱼疾，颇困疲，闻声未容安卧，乃起身为之熏灸中脘，加灸内关，约15分钟剧痛已减，体温下降0.8℃，半小时入睡，夜间未用任何其他药物，次晨步行而去。

针灸均可促进胃肠内容物的排除，具有催吐及通便的作用。

例1　王×朝，男，49岁。劳累之后暴食过量，上腹剧痛，旋即呕吐2次，痛未解。吹灸左三里，感传入腹，痛稍减。略安静。再吹右三里，当感传进入上腹后，吐意大增，复行吐出积食很多，胃部舒畅，痛全止。

例2　詹×朝，男，成年。上腹剧痛，捧腹号叫来诊。在八小时前曾有饱食及暴食。针右手足三里，上下同时运针，痛未减，但渐生吐意，不断运针更是欲吐而又吐不出，乃出针，以指压舌根探吐，呕出积食盈瓯，痛止而去。

例3　董×九，男，60岁。腹痛纯利清水，微热，已3天。熏灸水分，腹中觉有跳动，肠鸣增强，痛稍减。6小时后再灸1次，感应较之第一次明显，肛门有坠胀感，想排便，给以甘油栓塞入协助，半小时后，解出粪块1堆，其硬如铁，诸症悉除。燥屎内结，纯利清水，在《温病条辨》中称为"热结旁流"。本例虽发热不高，也有此种现象。

急性胃炎及肠绞痛，取用大椎也有良效。

例4　谭×庭，男，成年。上腹绞痛，呕吐苦酸水，已一天。吹灸大椎，灸感沿脊柱下行至与胃部同高时入胃，痛大减，继而全身皆有微热而更感轻快，呕痛全止。

例5　宣×吉，男，成年。腹痛连脐，如刺如割。发病约3小时，无呕吐及腹泻。吹灸大椎，热流直下抵第十四椎处入腹，痛随热减，腹腔全部为热感所充满，痛即全止未再发。

在左右同感的情况下，对侧感传的走向可与灸侧一致（同向同感），也可与灸侧相反（反向同感）。

例6　管×红，男，46岁，上腹痛，消化不良，苔腻、脉缓，吹灸右合谷，灸感由手阳明经上传至肩，由胸进入上腹。正在温暖舒适之际，忽感左肩发暖，并沿与右侧相同的路径自内而外，走向大指次指之间。最后随同右侧的感应过程而同时消失。第二、第三次仍用原法，同感未再见。症减，未再续灸。

小海是小肠在上肢的合穴，下巨虚是小肠在下肢的合穴，腑病取合，故在腹痛连脐之小肠绞痛时取用有效。灸不忘针，录取一例于下。

例7　王×仁，男，成年。脐周及下腹剧痛，未吐泻，已持续3～4小时。同道为之取下脘、气海、天枢以及三里等穴，历一时许尚未缓解，又隔盐灸神阙仍未效。乃为之取右小海与左下巨虚，上下同时用九六法运针，未及5分钟痛减八九，再稍待即全止。出针后徜徉而去。

七、痢疾及腹泻

各型痢疾及腹泻同其他疾病一样，均可在胸椎及其两侧出现一处或多处压痛反应，尤以第六、第七胸椎处为常见。即或无反应穴出现，直接取用大椎或第六、第七胸椎也有良效。其感传途径多是沿脊柱垂直下行而后折入腹腔，或是横抵前胸而后再下达腹腔。也可在脊柱深处向腹腔行进。

例1　叶×华，男，成年。赤痢两天，腹痛，里急后重，肠鸣亢进，至阳压痛（＋＋）。熏灸，灸感约有三至四指宽窄，沿脊柱下行。约当第十四椎处进入腹中，集中于脐周围，腹痛肠鸣大减。同日又复灸一次，泻痢未再见。隔日大便成形而愈。

例2 谢×生，男，成年，赤白痢，日10余行。至阳压痛（＋＋），熏灸，灸感横向前胸行进，再折而向下，止于脐下方。热感约有手掌大小，腹痛随止。自灸后泻痢即未再见，一次而愈。

例3 马×民，男，成年。水泻，日夜10余次，灵台压痛（＋＋）。熏灸，灸感自脊柱深处向下传至脐周围，逐步扩展至全腹，腹响，1次减，2次愈。

例4 钱×弼，男，成年。自午夜至中午泻痢10余次，厌食，不发热，有轻度失水貌。灵台压痛（＋＋），熏灸，灸感约有三指宽，自灸处斜向脐周行走，脐周为热感所充满，腹中作响，连声说：肚子松快了，想吃东西。灸感消失后停灸，1次而愈。

例5 庄×清，男，成年，夏令饮食不节，腹痛暴泻10余次。背部未出现反应穴，吹灸大椎，灸感在第十四椎附近入腹，全腹皆热，1次而止。

泻痢除在第六、第七胸椎常可出现压痛反应外，而在腰椎及其两侧的反应穴亦不可忽视。其中特以命门穴虽无压痛出现，亦值得推荐。

泻痢在背腰部所出现的压痛反应，常常是右重左轻或右有左无。其作用也是右优于左。因此在治疗泻痢时，应以在右半身取穴为宜，这是一个值得注意与研究的问题。

例6 开×洪，男，成年。赤白痢，脐周痛。右肾俞，志室压痛（＋＋），左侧无反应。熏灸右肾俞，热流直注入腹，腹暖如蒸，约 10 分钟，灸感消失停灸。次日症状未全止，又续用原法 1 次，2 次痊愈。

例 7 陈 × 生，男，成年。泻痢，脐及小腹疼痛。右大肠俞压痛（＋＋＋），左（±），左右同时熏灸，右侧热流迅即注入腹腔，左极其迟钝。右侧热感满布全腹后，腹痛即止，约五分钟感应消失，一次而愈。

例 8 张 × 威，男，成年。自上年初冬直至本年夏季，休息痢剧持久不愈，住院半年未收效。每天大便 6 ~ 7 次，大便半数以上为紫红色及白色黏液，腹胀痛，厌食，精神萎靡。右膈俞、脾俞、大肠俞压痛（＋＋），左侧（±），即在右膈俞、脾俞、大肠俞熏，灸感均向脐周窜透，而尤以右脾俞为明显，肠鸣亢进、肛门排气。灸至第五次，大便减至每天 2 ~ 3 次，紫红色黏液转为淡黄。灸至第十次后，大便减少至每日 1 次，但仍夹有白色黏液。间隔 5 天未灸，症状又见增加，又续灸第十次基本得到控制，又续灸 10 次。停灸后 3 个月，便中又发现有白色黏液，量很少，未续灸。

例 9 何 × 能，男，成年。赤痢，至阳压痛（＋）。熏灸，灸感上传较慢，又加灸命门（无压痛），灸感迅即横达脐周，继而至阳处之灸感亦渐次汇入脐周，全身微有汗出，里急后重停止。6 小时后又单灸命门一次，感应良好，两次而愈。

例 10 李 × 有、孙 × 昌、赵 × 良等均患菌痢，除采用胸椎反应穴外，又分别熏灸命门，以背部反应穴相比较。证明命门之灸感强，热流快，较之背部反应穴有过之而无不及。

灸感在热感之过程中能出现短暂之清凉感者常有发生，

而自始至终为凉感者也时有所见。

例11　丁×杰，男，成年。夏六月自上午至下午泻痢13次，里急后重，低热。至阳压痛（＋＋），熏灸，约5分钟后感背部发凉，继而凉气成团约有手掌大小，自灸处向腹中行进。当抵达脐部近旁时，凉气绕脐行走，先是一两分钟绕行1周。继而越绕越快，每分钟可绕行2～3周，腹中作响，约30分钟后凉感始消失，热感始终未出现。1次而愈。

泻痢采用背腰部的反应穴与各要穴固属重要，而腹部特以脐周诸穴亦应重视。

例12　张×文，女，56岁。泻痢日夜20余次，腹痛不进食两天。直对脐中吹灸，约10分钟全腹皆热，灸后减轻大半，又吹灸1次，全止。

例13　王×材，男，成年。食生番茄过量，引起腹痛腹泻，一小时内大便7～8次。吹灸阴交，热流迅即入腹，先向下抵趾骨，再向上抵剑突。此时脐中心觉有凉气不断向外喷射，约十分钟凉气喷射停止，热感又向脐中集中，至感应减弱停灸后，全腹舒适，各症皆消失。

例14　阮×先，赤痢，日夜30余次，里急后重，发热。第一次吹灸阴交，感应良好，可保持3～4小时平静。6小时后吹灸命门，与阴交作为比较，证明二者功效仿佛。以后即阴交、命门前后轮用，又续灸6次，全止。

例15　唐×元，男，成年。痢疾，背腰部未出现反应穴，右外陵压痛（＋＋＋），熏灸，约10分钟，热感充满全腹，非常舒适。灸前体温为38.2℃，灸后上升至39.2℃，约3小时热全退，灸后在 16 小时内仅解大便 2 次，黏液很少，症状全部消失。再一次证明灸后如遇有体温不降反升，乃是机体防御力量增强的反应，多数是好现象，不足畏惧。

泻痢采用指（趾）尖及合谷穴也同样有效，其作用也是右优于左。

例 16 赵 × 希，男，62 岁。菌痢，每日 10 余次，里急后重，脐周痛。第一次吹灸左商阳，灸感发生及前进迟缓。改吹右商阳，灸感发生良好，沿手阳明经由腹入胸。全腹发热。灸后 4 小时仅解大便 1 次。第二次吹灸右少泽，灸感迅即沿手太阳经上行，至腋后即循原路下抵脐周。第三次吹灸左少泽，以与右少泽相比较，感应显然迟钝，仍吹右少泽，感应良好。第四次左右中指尖同时吹灸（两指尖合并吹之），右侧感良好，左侧感应轻微。当右侧感传入腹约 5 分钟后，左侧之感传方渐次到达。至此，痢疾已基本被控制，又续灸右食指尖 2 次而停灸。

例 17 姜 × 明，男，成年。水泻，每日 4 ~ 5 次。吹灸右食指尖，灸感发生迅速，沿手阳明经上行入胸在乳外方下入腹，在脐周围自右下横行向左，再向上向右，绕脐一圈圈地行走，并且是一圈大于一圈，最后几乎及于全腹，舒适异常，夜间仅解大便两次。第二次再吹灸左食指尖以作比较，灸感发生及行进迟缓，20 分钟后始进入腹腔，绕脐一二次感应即减弱，随即再吹灸右食指尖，各种感应仍复良好。因症状消失，未再灸。

例 18 庞 × 俊，女，16 岁，夏月过食生冷，腹痛泄利，吹灸左隐白，感传经由第一跖骨内侧直至内踝下缘，进入足少阴经上行入腹，扩布于脐周围。腹暖痛减，全程共历时约25分钟。随即改吹右隐白，路径与各种感应皆与左同，但显然增强增速，全程不及15分钟，痛泻全止未再灸。

八、婴儿腹泻

婴儿腹泻是一种最为常见而又颇感棘手的病种，中西药物均不能迅速奏效。采用快速点灸时，效果迅速奇特，最快为1次，最多也不过3～5次即可收效。几年来临床病例达千例以上，治愈率为100%，简介如下：

用"周氏万应点灸笔"（安徽省寿民灸具厂出品）将药笔点燃，衬以所附之特制药纸对准阴交、水分、左右天枢，快速点灼3～5下，点灸后涂一点清凉油防止起泡（如起泡则效果更好，婴儿皮肤娇嫩，最好不起泡），或再加用命门，前后同用，效果更好。每次操作不过2～3分钟，可以每日上下午各1次，或每日1次。

九、小儿肠套叠

小儿肠功能紊乱，发生套叠，采用灸治而收效自属意中事。例如，患儿王×，男，5岁，患腹痛腹泻两天，呕吐频频，不大便，不放屁，渐次加剧，肠鸣亢进，有气过水声，X线腹平片有液平。内外科会诊确诊为肠道梗阻，套叠为最大可能，建议手术松解，家长不同意，姑求治于针灸，用两个灸架，上取水分，下取阴交，左右取两天枢，上下左右轮用，连续施灸，当灸至3小时后，忽然腹中作响，数步外清晰可闻，喷射出黄色稀大便一摊，并连放几个屁，一次缓解出院。（山西河津县人民医院卫巧玲医师经治）

第六节　前后阴及泌尿系统病

一、腹股沟疝

属器质性病，在背腰部出现压痛反应。灸疗有一定疗效。

例1　孙×义，男，成年。右腹股沟滑动性斜疝，遇劳即滑入阴囊，第八椎及第十三椎压痛（＋＋），先熏灸第八椎，灸感先向上行走4～5寸远即折而向下，到达尾骶部分成左右两支，向两侧腹股沟前进，左侧很快消失，右侧直至患区，并逐渐扩大，但感应不强。又加灸第十三椎，热感大增，并从患区向下肢扩展，感应消失停灸。灸后发作次数显然减少，劳动时亦可不易脱出。

例2　夏×勤，男，成年。五年前因用力负重发生左侧腹股沟斜疝，遇劳即脱入阴囊，在不能还纳时来诊。第八椎压痛（＋），第十二椎压痛（＋＋），为了验证这两个反应穴是否能与患处发生联系，乃先熏灸第八椎，灸感下行缓慢，最后自尾骶部进入患处。随即又在第十二椎处熏灸，灸感较第八椎强大，仍循前路进入患处，左腹股沟发生跳动，反应消失，疝内容也即回复。即在局麻下直接灸第八椎及第十二椎各 14 壮，在施灸过程中，诉说患区约有手掌大小的地方热得烫人，好像被开水浸泡一样。灸疮在焦痂脱落与化脓过程中，疝内容始终未见下脱，虽在体力劳动时亦能保持平静。至两个多月灸疮愈合，又有小的发作，3 个月后又逐步恢复原有症状。

疝内容用手法还纳，如与针灸作用相比，则后者远较前者为优越，间隔时间显然延长。

例3 王×林，男，成年。左侧腹股沟斜疝，不时脱入阴囊。每次仅取太冲一针（左右均可），用九六法运针，针感直上至小腹，患侧阴囊每数秒钟即收缩一次，肉眼亦能见到。同时也感到疝内容向上提，自觉肠子在腹中像转个身子，好像拔瓶塞子一样，豁然回复。如用手法复位，下腹总是不太舒适，有时一经放手，随即脱出，即或不随即脱出，而维持时间亦不太长，而针灸复位，在不太劳累时则维持时间较为长久。

中注与阴交，对下腹及前阴诸病，经反复验证效果确实。《聚英》在疝气治法项下有歌曰："病气偏坠用小绝、患者口角量一形、分作三摺成三角、如△样为权衡，一角安在脐心上，两角安在脐下平，两角尽处是灸穴，患左灸右左反更，各三七壮病立愈，二穴俱灸亦安宁。"此即今之所谓三角灸。依此取穴与足少阴经之中注穴极相近，或者说就是中注穴。不但对下腹及前阴诸病有卓效，对腰痛效果亦好，但以直取患侧为宜，如按照古法左右互取，反而影响疗效。

例4 孙×祥，男，成年。左侧腹股沟斜疝，脱入阴囊，嵌顿已达 9 小时。先刺左右新大敦，感应不强。改灸左中注，热流垂直下注进入阴囊，引起明显之同侧阴囊及睾丸向上提缩，同时阴茎亦被牵动而微微翘起，呈阵发性，对侧无感应。阴囊内容物逐渐缩小，最后猛然一缩而还纳。

例5 孙×家，男，成年。左侧腹股沟斜疝，脱入阴囊，未还纳。熏灸右中注，灸感先垂直下行，当行至腘骨上方时阻滞不前，忽然发生跳动两次，似是向前冲击，旋即折向左侧，10分钟后，疝内容逐渐向上回缩而恢复，并有多日未曾脱入阴囊。

二、膀胱炎

黄×生，男，成年。下腹正中痛，小便频数带血。尿检有红白细胞及脓球，未见管型。临床诊断为膀胱炎，迁延已2月余，两侧小肠俞压痛（＋），双侧同灸，热流向前透入小腹，感应良好。第二次改灸阴交，以作比较，灸感较之小肠俞更为鲜明。两次后小便次数已有减少，嘱病人自灸阴交，每日3次，5天后症状消失。尿检红细胞少许，脓细胞偶见。又嘱患者续灸3天，以资巩固。

三、精索睾丸炎

同一精索睾丸炎，同一病人，由于发作时间的先后不同，而反应穴的位置即有所移动。

背部出现压痛反应时，在胸部之高下相当处也能出现压痛反应，效果同样良好。由于对这方面的注意不够，例证太少，当继续验证。

例 1　韦×明，男，成年。右侧精索睾丸炎，睾丸肿大如鸡卵，光泽潮红，牵引小腹胀痛，不发热，已用过抗菌素未效，乃求助于针灸，左右心俞压痛（＋＋），即左右熏灸，两股热流下抵肾俞附近，即向前横贯腹腔同抵小腹，左右汇合，进入右睾，睾丸当时即柔软缩小。8小时后又逐渐肿大至原状，再灸再缩小。每日灸2次，共7次，全部消退不再肿。

五个月后，右侧精索睾丸炎又复发作，左右心俞压痛（±），身柱压痛（＋＋），先灸左右心俞，灸感久未发生，改灸身柱，热流很快即沿脊柱正中下传，横贯小腹进入右睾，症状当即减轻。于无意间发现胸部有触痛，经按摸确定，压痛在约当华盖穴处，待身柱反应完毕后，再熏灸华盖，感应循任脉直下而至阴囊，完成一次反应过程。如此前后同灸5次，症状消失。

例2　姚×之，男，成年。左侧精索睾丸炎。第一次先熏灸右中注，灸感先垂直下行寸许，随即斜向阴茎左侧行进而进入左睾，睾丸出现蚁行感，稍见柔软。第二次熏灸左中注，灸感垂直进入左睾，反应更为鲜明。第三次左右中注同灸，左侧仍是垂直向下，右侧是斜行汇入左侧之灸感中，同时下达至睾丸，此后即单取病侧，共5次，症状消失不再回升。

四、小便失禁及不通

小便失禁及小便不通，腰阳关及委中均可入选。

例1　仲×元，男，成年。因闪挫腰痛，经推拿治愈后不久，出现尿失禁，在情绪激动时更易发生。嘱其自行熏灸委中，

3~4次后，热流经过大腿后方，于行过臀纹后，即集中于下腹。每晚就寝前自灸1次，一个半月后，小便能自行控制而停灸。

例2　董×勋，男，成年。尿潴留反复发作。前列腺及泌尿系无明显病变，发作时能持续多日，每天仅能排尿一次，以头抵墙，滴沥而出。腰阳关压痛（＋），熏灸，灸感直透下腹，灸处奇痒，痒止后停灸。两次后排尿较前通畅。以后每天2次，半月后恢复正常。半年后未发。

五、阴囊湿疹

阴囊湿疹多在胸椎两侧，及腰骶椎附近出现压痛反应。

例1　田×，男，成年。阴囊湿疹，破溃糜烂。灵台及其两侧压痛（＋），熏灸灵台，灸感由脊柱下达肛门而至前阴。阴囊发痒发热，反应停止后改灸阴交，以作比较，感应相同。以后即前后同灸，每天2次，3日后干燥结痂。

例2　李×荣，男，60岁，阴囊湿疹3月余。右上髎压痛（＋），熏灸，灸感呈片状向阴囊扩布，全阴囊皆发热，痒亦止，舒适。约8小时后又如故。随着灸治次数的增加，效果延长。每天2次，共10天痊愈。

阴囊湿疹可以直接吹灸，能立即止痒，干燥，结痂，而收显效。

例3　杜×良，男，18岁。阴囊皲裂糜烂，疼痒难熬。直对阴囊吹灸，开始痛痒反增，嘱其忍受，嗣而渗液增多，痛痒渐止。约20分钟后，渗液全部干燥，出现干痂。数日后痂皮脱落，一次而愈。

中注对阴囊湿疹效果亦佳

例4 ×友，男，成年，农药中毒，胸腹及下肢有过敏性紫癜，腹股沟淋巴结肿大，全阴囊发生剥脱性皮炎。熏灸两中注，灸感同时下传，先至左右腹股沟，继而达于全阴囊，当时痛止，渗液减少。先后4次，各症皆除。

六、阳痿

阳痿取用阳谷，《金鉴·十四经要穴主治歌》曾有推荐，用已有效。

灸感能在远离灸处之另一经穴发生，再渐次遍及于全体。

刘×川，男，48岁。阳痿7年，体质尚佳，无其他慢性病，嘱患者每天在就寝前自行熏灸气海，每次30~40分钟。初灸时仅有灸处发热，灸感未向他处传布。灸至1周后，先是左足底之涌泉穴处发生跳动及温热感，并逐次增强，右足底也发生同样感应。10天后渐次向两足内踝下扩布。20天后沿内踝后方经下肢内侧入下腹而至灸处，再分为两行向上，在乳头内侧抵锁下。一个月后遍布于全身。但阳痿如故，毫无勃起感。如此3个月，停灸气海，改灸右阳谷，5天后灸感已呈片状而扩布于右半身，再而渐次及于全身。半个月后，夜间尿急时出现勃起，但为时不长。一个月后，意动即能勃起。但未及半月，勃起又停止，又约半个月，勃起又发生，又续灸一个月，已基本恢复常态，前后达半年始停灸。

七、遗精

遗精、阳痿以及下腹及前阴诸病，对腹中线脐以下各穴如阴交、气海、石门、关元等可以随宜取用，其功效并无显著差异。灸效较针效为好。

例1 骆×章，男，成年。经常反复遗精，无淫梦，每次发作可持续多日，乏力萎靡。第一次熏灸关元，灸感直至生殖器根部，下腹发热。第二、三次分别熏灸阴交，气海。第四次灸石门，各穴的感应强弱并无差别。遗精已被控制，3天未续灸，又复发作。嘱患者每日睡前自灸1次，30天后精神转佳，遗精停止。半年后未复发。

例2 储×学，男，成年。遗精，连续5～6日，熏灸关元，20分钟后，阴茎有酸胀感。在腹正中线右侧，相当右腹直肌处出现一股热流，约有三指宽窄，向上直抵锁下，左侧无感应。当夜遗精未发作，以后又续灸2次以作巩固。

例3 钱×厦，男，成年。遗精已半月。针右新大敦，略行捻转，针感强烈，右半身皆发生酸胀，连牙也发酸。当夜遗精并未被控制。次日熏灸阴交，灸感满布下腹。4小时后，又续灸气海1次，夜间遗精停止。又续灸1次而停灸。

八、疝（鞘膜积液）

水癀偏坠，出现在背部的反应穴，确可与患处发生联系，收到近期的疗效。

方×云，男，52岁。左侧睾丸积水，阴囊肿大如碗，阴茎退缩。在胸椎及其两侧细心探索，以检证此类疾病是否也能在这一区域发生反应。果然在灵台处压痛（＋），左督俞处压痛（＋＋），为了判断压痛穴是否能与阴囊发生联系，首先熏灸左督俞，约一刻钟后，灸感沿脊柱边缘垂直下传，阴囊系带处有压重及麻木感，并逐步增强。灸后阴囊较灸前为柔软。随即熏灸灵台，灸感沿脊柱正中下传，反应如前，阴囊进一步柔软，证明反应穴与患处之间确实存在着联系。第二天患者诉说灸后阴囊出汗很多，更见柔软。为了提高疗效与节约时间，在局麻下，直接灸灵台及左督俞各10壮。灸后阴囊潮湿甚重，约在10天左右，阴囊约缩小四分之一。半月后缩小至原有大小的一半。又20天潮湿渐减，又逐步增大。约40天，恢复至原有大小，而改用手术治疗。

九、肾结核

肾结核、膀胱炎及淋病等，背腰及下腹诸穴，均可轮用或单用。

李×志，女，40岁。血尿及腰痛反复发作，两肺有陈旧结核灶。临床诊断为肾结核。右肾俞压痛（＋），左（±），双侧肾俞同灸，灸感以右侧为鲜明。复行左右中注同灸，灸感同时向右呈带状环行抵腰，而集中于右肾区，出现蚁行及灼热感。当时腰痛即止，止痛时间约8小时，血尿未能控制。每日续灸1次，止痛时间也逐步延长，7次后血尿方停止，连续灸治一个多月，平静半年，未复发。

十、膀胱结石

泌尿系统结石，就近取穴灸治，可以缓解症状与促进微小结石之排除。对于较大的结石是否具有溶解作用，则无实例可凭。

杨×尘，男，56岁。血尿已数年，遇劳则发，小腹及阴茎有刺痛，右侧腰部酸痛。经拍片证明为板状膀胱结石。在手术前试行灸治。熏灸右肾俞，灸感发生迟缓，5次后腰痛及血尿无明显改善，又加灸右中注，前后交替使用，10次后腰痛全止，血尿亦减少。但阴茎及膀胱痛未消失。又熏灸曲骨10次，痛方全止，半月后因劳又复发，乃住院截石，术后血尿全止，但小便仍经常黄涩，尿检有大量草酸钙、碳酸钙结晶、脓细胞及红细胞。半年后血尿又再见，仍熏灸右肾俞与右中注，每天灸两次，并嘱大量饮水，观察小便变化。灸至5天后，小便沉渣中肉眼见有黄褐色小砂粒很多，小者如针尖，大者如米粒大小，排尿时尿道刺痛增加。10天后沉渣减少，刺痛减轻，以后即时有时无。共37天，因无明显症状而停灸。

十一、肾盂肾炎

灸感到达患处后能出现沸腾感，也有发现。

例1　章×祥，男，成年。肾盂肾炎体征具备。长期低热4个多月，熏灸阴交，灸感直达后背，充满右肾区及整个右腰部，左侧反应轻微。当时腰痛即止，十分舒畅。16小时后，腰痛又恢复原状，以后每日灸1次，止痛时间可以逐步延长。

当灸至4次时，正值右肾区热感旺盛，患者沉沉思睡时，忽然感到热流好像气泡在翻滚，即热流先是自前向后，此时则是自后向前，沸腾向上。10余分钟后沸腾停止，又恢复至原来的温热状态而逐步消失。以后各次沸腾感逐步减轻，10次后不再出现。共20次，各种症状均解除，3年后未见复发。

感传的发生，也可先在患处发生感应，而后再出现感传线。

例2　唐×，男，成年。肾盂肾炎症状具备，腰痛右重左轻。至阳压痛（＋），熏灸，灸感不是发热，而是发麻，麻感向下移入右肾区，发生跳动，约15分钟麻感及跳动停止而停灸。腰部痛感消失，有效时间能维持12小时。次日改灸右涌泉，至15分钟后灸感尚未发生，正欲仍灸至阳，患者忽感右肾有跳动，并逐步明显，麻感也随之出现，涌泉处之感传线也出现，自内踝后缘沿足少阴本经入腹而至右肾区。感应如至阳。因其迷信药物，未再续灸。

对某一孔穴进行一次灸治，按常规仅能发生一次感应过程。而在第一次感应过程刚行停止或尚未完全停止时，连续发生二三次感应过程者，则极为少见。

例3　李×治，男，成年，肾盂肾炎症状具备，第一次熏灸双天枢，腰腹皆热。第二次熏灸至阳，灸感下至第十二椎附近即斜入右肾区，逐渐增大为椭圆形，约当肾脏大小，发热、有蚁行感。当感应消失后正欲停灸，患者诉说在灸处又有一股热流自上而下向左肾区行走，感应较右侧为稍弱。在感应减弱又欲停灸时，又觉得灸处又有一股热流再次向右肾区行走，并逐步增强，较之第一次之后应更为强大。以后每日灸至阳 2 次，至第四次时，又同样发生过一次连续 2 次的感应过程，前后共 12 次，症状大减，又续灸 4 次，停灸。

十二、肾炎

急性及慢性肾炎，在胸椎两侧的反应，与其他疾病一样，也是患侧强于健侧。因此可以约略估计出是两肾同病或为一肾单病。当感传出现后，更可进一步得到证明。

传统的经络体系，足少阴经是在小趾尖与足太阳经交接后，自足心而首出涌泉。吹灸足小趾内侧其感传路径与古说出入颇大，特以足少阴经并不是绕内踝行走，已有多例得到证明。

例 1 潘 × 民，男，成年。先感全身不适，眼睑、颜面及全身浮肿。尿检有红白细胞、蛋白、管型及上皮细胞等。血压偏高，腰痛右重左轻，临床诊断为急性肾小球肾炎。第四胸椎压痛（＋＋），第六至第十二胸椎右侧均有压痛反应。第一次熏灸第四胸椎，灸感下行至第十二胸椎后即斜行向右、进入右肾区，左侧感应轻微。灸后腰痛即止，8~9 小时后腰痛又起。第二次吹灸右涌泉，灸感斜趋内踝下方过内踝后，循下肢内侧仍入右侧肾区，感应与第一次同。第三次吹灸右小趾尖内侧内爪甲角，灸感自足底外侧直趋足心，进入外踝后方自足太阳经上行而至右肾区。以后即第四椎与右涌泉轮灸，每灸一次有效时间可维持 8 小时左右。共续灸 10 次，尿检正常而停灸。

例 2 李 × 江，男，24 岁。腰痛，脸面浮肿，均以左侧为显著，反复血尿，尿检有红细胞（＋＋），蛋白（＋＋＋）。血压 150 ／ 90 毫米汞柱。病程一年半，临床诊断为慢性肾小球肾炎，至阳压痛（＋），左三焦俞压痛（＋＋），右（＋）。熏灸至阳，灸感刚一发生，连呼腰部酸胀难忍。特以左腰为甚，随即又在左右三焦俞同灸，腰部酸胀仍为左重右轻。第二次仍为至阳与左右三焦俞同灸，酸胀稍有减弱。第三次至阳与三焦俞同灸后，又加灸左右中注，灸感直趋肾区，仍以左侧为明显。第四次吹灸右涌泉，灸感自内踝后缘沿足少阴本经入腹，先斜向左肾区，再横过后背而至右肾区。以后每日灸治 2 次，每次任取以上各穴。10 天后腰痛全除，面部浮肿消失，尿检，红细胞少许，蛋白（±），管型少量。因病情稳定而自动停灸。

十三、阴茎刺痛

周×敏，男，成年。阴茎刺痛，尿道口灼热潮红，尿频尿急，4 天来呻吟不断，次髎压痛右重左轻。熏灸次髎，灸感进入下腹，阴茎也有感应。待感应过程完毕，又改灸阴交，灸感垂直进入阴茎，全阴茎皆有酸胀感。灸后即感减轻，以后即嘱患者自灸阴交，每天 3 次，两天后症状消失停灸。

十四、阴茎灼痛

阴交与腰俞对前阴病功用仿佛。

王×朋，男，一周来阴茎持续勃起不衰，灼痛难忍，性生活时更加剧，舌质红绛，脉数实有力，用灸架熏灸阴交，热感下传至阴茎根部，灼痛可缓解约 2 小时，改灸腰俞灸感向前效果与阴交同，乃前后轮用，每次约各 1 小时，1 周后消退。

第七节　运动系统病

一、瘫痪

全身瘫痪取用大椎、至阳等背部要穴，感传可以在全身上下反复周流。在偏瘫病例，感传可以及于患侧或以患侧为强。

例 1　张 × 洁，男，成年。平素健壮，从外地乘车来此探亲，下车后突然全身无力，四肢瘫痪，卧地不起，抬送至其亲戚家。服用氯化钾两天，未效，改用灸治。熏灸至阳，每日 2 次，灸感沿脊柱下传至第五腰椎处分为左右两支，从股后方下至趾尖。至第四次时回缩上传至大椎，又分向左右两臂，行至指尖后又回缩至大椎，上头，扩散于面部，由颈又向后至大椎，下循旧路而再至趾尖。如此反复 3~4 次而停灸。又将灸器移至大椎处，下循旧路径一如至阳。症状逐日有所减轻，至第八日行动如常而停灸。

例 2　韩 × 英，女，13 岁。中午放学回家，突然右半身瘫软无力，倒地不起，面部不歪斜，饮食便溺均需别人料理，以急性多发性神经炎而住院治疗。10 天无进步，乃自动出院求助于针灸。熏灸至阳，灸感可以到达右侧手足指（趾）尖，未上头，健侧无感应。改灸大椎，感应同至阳。前后共 70 天，能步行 3 华里，可用筷子自己吃饭而停治。半年后继续上学，仍遗有轻度足内翻，右手握力亦未完全恢复。

例3　孙×连，男，26岁。左半身瘫软无力，左上肢及左膝关节麻疼，时有轻重，已2月余。左膈俞压痛（＋＋），熏灸处周围发生奇痒，嗣而发麻发热，沿脊柱左侧分向上下方行进。此种麻痒夹热之灸感，约有四指宽窄，有如水波之扩布，左侧下肢全部发暖，汗出津津。停灸时症状即减轻十之七。又续灸3次，症状消失。

孔穴的客观存在，曾经多次为患者自身所感知。

例4　林×成，男，成年。左半身酸麻冷痛，已月余。左膈俞及至阳压痛（＋）。熏灸左膈俞，约5分钟后患者说灸器的位置不正确，要求稍微移动一下。问他何以知道，答称灸器半边有热气向内灌注，皮肤不烫，半边没有热气向内灌注，皮肤发烫。稍微调整一下患者说热气全部向内了。随即呈线状先沿脊柱走向左上肢，由上肢外侧抵腕关节而分向五指尖，稍停留即逐步回缩至灸处，再向腰腿行进，至踝关节附近，又分向五趾尖，再逐步回缩至灸处而走向上肢。如此反复2周，至感应减弱停灸。每日2次，10日后症状消失而停灸。

二、多关节疼痛及游走痛

在全身左右同病情况下，于督脉背部各穴施灸，当感传行至大椎及腰椎附近时，多数均是分向两上下肢扩布，最后及于全身，这已成为习见的惯例。

例1　陆×凤，女，成年。腰脊肩肘及股膝等处酸痛近一年，气候变化则更重。熏灸至阳，着火后不久灸感即分向上下方行进，患者自己用手去摸，说是有虫爬到身上来了。

当上下分行至大椎及命门附近时，即分向左右上下肢扩布。直至指（趾）尖后，四肢及全身皆发热。背部微有汗出。当夜痛大减，睡眠佳，续灸5次，症状基本平息。又在原处用化脓灸，以节约时间和巩固疗效。灸疮愈合后半年未复发。

在多关节疼痛时，着灸后感传现象虽未见发生，但各个关节却可轮流地发生感应，而收到良好的效果。

例2　张X，12岁。双侧肘膝关节疼痛已2年余。时轻时重，无有间断，外形正常，功能略有障碍。背部未出现压痛反应，熏灸大椎，着灸后约10分钟感传现象未见发生，但感到右肘关节热痛，其余3处关节则无影响。约10分钟，右肘感应停止，左肘又开始发生感应，与右肘相同。仍约10分钟左右，左肘感应停止，右膝又发生感应。当右膝感应停止后，左膝又发生感应。在四处受病的关节轮流感应完成之后，又等待10余分钟，其他感应未再出现，乃停止。以后各次仍用原法，各种感应如前，但首次发生感应的关节常有变动。至第十二次时，症状已基本消失，乃停灸。

在施灸过程中，如有全身或局部出汗而别无不适者，乃是治疗中机的良好反应，宜与晕针先兆之心慌汗出作出区别。

例3　徐×，女，成年。背部及两肘两肩酸麻不适刚两天，别无其他体征。熏灸大椎，约10分钟后全身汗出津津，特以背部为明显。汗止后，肩背轻快，一次而愈。

三、上肢及肩肘关节痛

肩肘及手指等处病变，背部的反应穴具有重要意义。切勿在灸感的通路上加针而阻断感传。

例1 胡×业，男，成年。右手握锹锄过久及用力过度，中指屈不能伸。右肺俞压痛（＋），熏灸，灸感经上肢外侧而达中指尖，但中指屈曲未改善。又在内关处加添一针，本欲加强灸效，但入针后中指处之灸感立即退缩至针下，而背部灸感在内关处亦不再向前。出针后，灸感又下达中指尖。以后即单灸不针，共15次而逐步恢复。

例2 常×，男，成年。使用握力过久，右中指挛急。熏灸肩中俞（无压痛反应），灸感沿上肢外侧直抵中指尖，当下痛缓解可以屈伸。约5~6小时又恢复原状。续灸5次，效果逐步延长而痊愈。

例3 谭×明，男，成年。右臂痛麻，手指发凉，不能持重，运动障碍，已月余。肩中俞压痛（＋＋），重按时特舒适。熏灸，灸感由肩至手，当时手指发热，并微有汗出。一次而愈。

例4 吴×月，女，成年。右手腕肿痛，并有麦粒大小之硬结两处，连及肩背均有抽掣痛，头项转侧受限。灵台压痛（＋），右膈俞压痛（＋＋），熏灸右膈俞，灸感呈片状向肩臂扩布，发热，微出汗，共3次，硬结及疼痛基本消失。

《种福堂公选良方》其治鸡脚风条曰："手足及指拳挛如鸡脚状，疼痛不时发者，左右膝盖骨下两边各有小窝，共4穴，谓之鬼眼，各将蕲艾灸3壮即愈。"这与左右膝眼及所谓神仙灸与张仲文灸腰痛法，基本上是一致的。除在腰痛病例中另有验证外，于手指拘挛病例也曾内外膝眼作过对比，是以内膝眼及内横纹头优于外侧，可以无须内外膝眼同取。

例5　马×书，男，成年。双手使用握力过久，除拇指外，其余四指皆挛急疼痛，屈伸作响，两个多月后，右手自动缓解，左手如故，病程半年。在双膝内外膝眼四处同时用熏灸，约5分钟后灸感并未明显发生，但健侧手指首先发生蚁行感，继而发热，并有跳动。10分钟后，患手也发生同样感应。试停灸两外膝眼，感应如前，不增强也不减弱。去内膝眼二火，感应虽未停止，但大大减弱。又单用一侧内外膝眼，感应不停止，但有所减弱。以后又对膝关节内外侧横纹头，作同样验证，基本与内外膝眼的关系一致。前后共灸治内外膝眼及内外侧膝横纹头各10次，症状近于消失而停灸。

由风寒湿所致的疾患，常能因灸感的作用而使之转移，亦能互相感应而彼此吸引。

例6　范×秀，女，成年。右肩肘关节疼痛已四五年，是在寒冷环境中用力过度所引起的。运动受限，不能持重。自觉右肩胛区相当肩外俞处酸痛，并向上臂放射。即对之熏灸，10分钟后灸感直透肩关节，热力很强，具有烧灼感，患者不断用手在肩部按摩。继而热感又逐步扩展至肘关节，最后全臂皆发热，约40分钟感应消失而停灸。起身运臂，旋转自如。以后又续灸10余次，在灸治过程中，发现痛感能上下移动，而灸感也随之而移动。当痛感所在之处，即灸感所能到达之处。痛感游走不定，灸感亦移动不定。当痛全止后，灸感亦仅限于灸处而不向他处行走。

指尖对上肢病更是常用的有效穴之一。在数症并存、一穴兼治的作用中，指尖也不例外。

例7 解×，男，成年。先是腰肌及右下肢酸痛，迁延2月余始逐步好转。继而右肩亦发生酸痛，肩关节周围略见肿胀。右肋亦有牵掣痛。吹灸右中冲，灸感由指背经上肢外侧上传至肩。肩周发生酸胀。肋下亦有感应。第二日酸痛减退大半，又续灸2次停灸。

例8 董×诚，女，成年。右上臂外侧由肩至肘，酸痛麻重，特以肩部为显著。吹灸右无名指尖，灸感隐约上传，20分钟后在肩部痛区中心特别麻，用毫针点刺探测，约有拇指大小之无痛区。吹灸至25分钟后，此种无痛区已扩展至手掌大小，停灸后3～4分钟方消失。第二、三次无痛区更见扩大，全上肢均有麻木感。因症状已消除，故未灸。

例9 林×林，男，60岁。右肩酸痛，同时患有耳鸣、腰痛及脱肛。吹灸右次指尖，灸感呈线状沿手阳明经上行，至肩后停留时间较久。再由肩上头，全头部皆有感应。未及2～3分钟，患者连声说耳朵不叫了。约5分钟后灸感到达颈项，又沿脊柱下抵腰，停留时间又较长。再下达肛门，觉肛内热感如拳。又约10分钟，各种感应皆消失。第二次来诊时云灸后腰部在运动时觉有声响，响后很舒适。耳鸣在灸后不久又开始，较轻。又同样再灸10余次，各种感应大致相同，症状缓解而停灸。

上有病取之下，腕肘关节诸病，亦可取用膝踝部各穴与相应部位，而出现上下相连的感传作用。

例10 李×荣，男，61岁。右肘关节麻疼，略见肿胀，以鹰咀突处痛最剧，运动受限，已两月余。手三里、曲池、肩颙等穴已针过 3 次，局部直接熏灸两次，效果均不显。改在右膝盖骨正中用熏灸，至 20 分钟后，感肘部渐发热，并逐渐扩大，在身之右侧有若隐若现之感传线，联系在肘与膝之间。40 分钟后停灸，以后每日灸 1 次，肘部热感有所增强，肿痛渐减，共 8 次，症状基本消失。

例 11 李 × 英，女，成年。右肘关节酸痛，运动障碍，已 3 月余。为之熏灸委中，约 10 分钟感传开始发生，自股后方上至臀，上抵胁肋，过腋下由上臂内侧至肘，40 分钟后灸感方消失，顿感轻快。嘱其每日自灸，一周后痊愈。

四、腰痛

在下腹及脐旁诸穴中，特以阴交与中注，对腰骶痛的功效优异。凡正中痛者以阴交为好，或左右中注同取；如系侧腰痛则以同侧中注为好。灸感可由下列几种途径而作用于痛区。

第一，熏灸阴交，灸感自前向后，垂直下注至痛区。这是最好的感应形式与途径。与其他感应形式相比，效果确实。

例 1 李 × 胜，男，成年。扭闪腰痛，痛在第一、第二腰椎之间，不能俯仰转侧已七八天，熏灸阴交，热流自前向后，直达痛处。下半身汗出津津，全身亦有温热感，汗止后停灸。痛处之热感持续存在约 1 小时，腰部运动当即有所改善，痛减。又续灸 3 次，痛全止，运动自如。

例 2 任 × 明，男，成年。腰痛时发作，两股及两膝有酸痛，脊柱无畸形。熏灸阴交，灸感垂直向下，全腹皆发热。

自觉痛区逐渐缩小，最后缩小至尾骶处仅有指头大小。下肢症状亦见减轻。止痛时间约为 4 小时。第二次复灸，止痛作用可达半天。第三次可维持 1 天。共 6 次，腰痛全止。

第二，熏灸阴交，灸感自灸处分向左右两侧出发，环绕腰部而至痛区，与古说带脉大致相同。

例3 许×增，男，成年。腰及左下肢麻疼，脊柱侧弯，运动轻度障碍。熏灸阴交，灸感经由两侧腰部向脊柱汇合，如同裤带，脊柱发热发胀。第一次止痛时间为半天，以后逐步延长，共灸治 12 次，可以基本保持平静。停灸后 5 个月，各症又如初。

例4 郑×，男，成年。腰痛已 3～4 年，轻重交替。拍片证明为第三腰椎压缩性骨折。熏灸阴交，灸感分向两侧腰部行进而汇合于痛区。脊柱酸胀，嘱其每日自灸一个月，半年后仍可保持疗效。

第三，熏灸阴交，灸感能单向一侧环行而至痛区，也较为多见。

例5 谭×英，男，成年。腰麻后遗有腰痛，运动受限已 3 个月。熏灸阴交，灸感自灸处出发，单向左侧腰部行进而传至痛区。当时痛即缓解。第二次续灸，感传途径如前。嘱其每日自灸 1～2 次，10 天后症状消失，一年后偶有腰酸，基本未复发。

第四，熏灸阴交，除上述三种途径外，也可未曾出现感传，仅有灸处之压重感而获效者。

例6 冯×俊，男，成年。腰痛，第三、第四腰椎轻度凸出，运动受限。痛剧时则发热（38℃上下），血沉 32 毫米／1 小时，未拍片。至阳压痛（＋），熏灸，灸感久不下传，改灸阴交，灸感仍未见发生，但觉灸处压重感十分明显，诉说好像有一块石头放在肚子上。但腰痛已减大半。止痛时间约为 6 小时。第二次压重感仍如前，止痛时间较第一次为长。嘱患者每日自灸，10 日后因疼痛基本消失，运动可以自如，乃自动停灸。

腰腿痛如熏灸阴交，灸感可以循经向全身扩布，上下回传。

例 7 张 × 玉，男，43 岁。慢性腰痛，脊柱变形。近月先感下肢无力，两腿沉重，寒冷过膝，渐而卧床不起。平素也有发作性头晕的毛病。为之单灸阴交，其感传过程如下：

第一次，熏灸阴交，着灸后约 10 分钟，灸感向下行至中极附近，即分为左右两支，向腹股沟及股内侧行进，左右两侧均停止于膝关节下方，1 小时后停灸。

第二次，感传路径如前，双侧灸感均自小腿内侧下至大趾尖，再渐次及于其余四趾。

第三次，灸感下达趾尖后，又逐步向上回缩，再至阴交。停留约 2 ~ 3 分钟，又分别向两侧腰部扩展，环腰在第十四椎处汇合，又立即稍行分开，沿足太阳经第一行上行，止于肩胛骨下方。

第四次，灸感仍从阴交绕向第十四椎，向上从肩胛骨内侧上行，由项后至头顶。停留于百会处。头顶正中之热感约有蛋黄大小。停留约 10 分钟再下抵睛明。

第五、第六次，路径与前同，速度增快，由睛明分向左右地仓，再向后至颊车。再左右分行走向项后，进入足太阳第一行之旧路，下至臀后，在尾骶两侧进入股外侧下入左右五趾尖。

第七次，自阴交上头由背下至趾尖后，再回传向上至阴交。在绕向后背向上至大椎附近时，又左右分向两上肢外侧由手臂先至中指尖，再及于其余四指，再逐步回缩至项后，复行上头。循旧路由颊车转入足太阳第一行，而下行抵足。至此全身上下已经贯通。

第八至十二次，全身上下循行路径仍与前同。下肢功能已基本恢复，腰痛消失，头目清爽。一年后腰痛及下肢无力未见复发。

在脐以上的腰脊痛，也以阴交的效果为优越。

例8 丁×昌，男，46岁。在五六年前脊背遭受外伤，自第十胸椎以至第二腰椎处均有酸痛。而痛点中心正对中脘，即熏灸中脘。为了验证阴交的功效，故又对阴交同时加灸，以作比较。约5分钟后，阴交处的灸感首先发生。又过2~3分钟，中脘之灸感也随之发生，两处灸感皆垂直下注。阴交的灸感不但较之中脘为快速，而且抵达脊柱后热感强大，有如蒸笼，一阵阵向上反透。最后两处灸感融合，病区皆为热感所充满，当时痛全止。未再续灸，以观察其有效时间。至4天后又有微痛，单取阴交，续灸一周，痛未再发。

腰痛取中注的感传途径，也与阴交大体相同，即垂直下注、双侧或单侧环抱。其效果与阴交也无明显差异。

例9 汪×，女，成年。第三、第四腰椎畸形，疼痛及运动障碍。经拍片证明为腰椎结核。曾经在患处直接针灸与拔火罐，均无效。熏灸左右中注，热流分向两侧围绕腰部而达痛区。当热流行抵腰椎两侧边缘时，受阻约 10 分钟，终于透入腰椎。灸感由弱转强再转弱，最后消失。起立时已行动自如，有效时间长达 9 天，又续灸 3 次，一月后尚未再发。

例 10　赵×祥，男，50岁。陈旧性腰扭伤，右重左轻，不时加剧。熏灸阴交，灸感久未下达，乃向右中注处移动，热流迅即沿左侧腹壁环行抵腰。痛区微微有汗出，手掌也出汗，汗止后停灸，痛消失，运动灵活。2月余后云尚未复发。

例 11　马×臣，男，成年。扭挫腰痛，右重左轻，熏灸右中注，灸感垂直下注，痛即减轻，又续灸 2 次，可参加体力劳动。

曾见左右中注与阴交三火齐下，感传可以向不同方向行进。

例 12　裴×和，男，成年。两腰眼持续隐痛已 3 个多月，其他体征不显。取左右中注与阴交，3 个灸具一字横排。阴交处之灸感直向上窜，抵达鸠尾下方，胃部发生胀痛，感到吃不消。乃将阴交之灸具撤去，腹中行之感应即消失。两中注之灸感直向后背痛区行进，迅抵痛处。两腰眼发热，先如手指大小，继而大如手掌，最后左右汇成一片，横于腰部。两下肢同时麻冷发重，不能动弹。30 分钟后停灸，5 分钟后下肢运动开始恢复。当时腰痛全止，夜间又有微痛，3 次后腰痛全止未再发。

腰痛取阴交与中注有显效，但也有腰痛症状显著而用之无效者。

例 13 顾×英，男，成年。腰痛，拍片证明为第二、第三腰椎压缩性骨折，熏灸阴交 20 余次，灸感未下传，症状无改进。

例 14 徐×进，男，成年。闪挫后腰骶痛。熏灸中注，感应未见发生，症状无改善。

天枢可治腰痛，文献中也有记载，但并未说明以同侧腰痛最为有效。如痛居正中或左右难分时，则与中注一样也以双侧同取为好。但天枢的位置历来均认为是在脐旁 2 寸，究以脐旁或脐中为准则无具体规定。而在腹直肌外侧缘平脐的陷纹中着灸，较之脐旁 2 寸更为敏感，可能这就是天枢的真正位置。已验证多例，录 2 例于下：

例 15 李×富，男，成年。左腰眼相当志室处酸痛已 4 天，运动障碍。熏灸阴交，灸感久不下传，30 分钟后仍若有若无。乃将灸器移至脐旁 2 寸之天枢处，5 分钟灸感即开始下达，但似乎是被腹直肌所阻，而向外略偏一点才进入腹腔。即将灸器略向腹直肌外侧缘挪移，热流迅即向痛区灌注。当时痛衰大半，2 次后痛全止，行动如常。

例 16 房×才，女，61 岁。放牛时从牛背跌下，右侧腰部正好垫在土块上，当时昏迷。经急救处理后，腰部剧痛不止，两天后出现血尿。熏灸天枢（腹直肌外侧缘），灸感不仅迅即传向痛区，而且还能上下扩布，灸治 12 天，调理一月，完全康复。

在背腰疼痛时，亦可在胸腹直对痛区中心施灸，以后病前取从阴引阳，而不必为孔穴所拘。

例17 祝×纯，女，58岁。右侧腰痛，痛区中心在第十二胸椎与第一腰椎右外方，夜间更剧。即在脐右上方直对痛区中心熏灸。灸感沿季肋环行至痛处，热感如烘，一小时后始停止，痛区津津汗出，当夜痛大减，次日痛全止，1次即愈。

例18 俞×为，男，成年。左肩胛区酸痛，已五六天。即在胸部相当中府与痛区中心相对处熏灸，灸感垂直下注，当时痛止。8小时后痛又作，仍用原法3次，未再回升。

用大椎治腰痛，可以激起经气在全身流行。

例19 文×，男，成年。腰股酸痛麻冷，下肢无力。吹灸大椎，灸感沿脊柱下传至第五腰椎后即分为两支，经由两下肢外侧而抵两足。当到达趾尖后即向上回传，仍至大椎。再由大椎向两臂处侧扩展，到达指尖后又行回传至大椎处，再向头部扩展。头皮皆有感应，又行回传至大椎处，再向下传。如此在全身循行3周，感应方渐见减弱。当时全身轻快，症状接近消失。8小时后症状又见回升，仍用原法3次而停灸。

例20 葛×群，女，42岁。第三、第四腰椎痛，无畸形。吹灸大椎，灸感直下至痛区，痛处酸胀异常。继而又在痛处分为两支，向两下肢行进。在灸感尚未到达下肢时，下肢先发麻。3次后，3月余未再发。

用太阳穴治腰痛，可能这还是创举。

例21 冯×贵，女，47岁。左腰扭闪痛。熏灸左太阳，灸感经肩由腋前线而折向痛区，肩背及腰部既酸胀而又舒适。2次后痛全除。

指（趾）尖对腰腿痛也可有用。

例 22　余×星，男，52岁。右侧腰肌风湿痛，发热，血沉 40 毫米／小时，抗"○"1∶800。吹灸右无名指尖，感传路径在上肢基本与手少阳经相符。至肩由腋后线下入腰髋。继而右下肢也发热，症状有所减轻。第二次改灸中注相较，效果显然提高，以后乃改灸中注而收效。

例 23　卞×，女，14岁。突然发生右侧腰眼及下肢酸痛，步行困难已 6 天。吹灸右小趾尖，灸感经下肢外侧上传至腰。所过之处均见发热及跳动。感应减弱停灸。共 3 次，症状大部消失。

古法有神仙灸或张仲文灸腰痛法，即在左右膝关节内外侧横纹头四周同时着灸，以治腰腿肢节拘挛。在《资生经》及其他针书中皆有推荐。曾对之进行验证，试用 10 余例，证明膝内侧横纹头及内膝眼与全身关节之间确实存有联系。双侧同用的功效大于一侧单用。而外侧横纹头与外膝眼的作用则不甚显著。

例 24　薛×忠，男，成年。腰痛，脊柱侧弯，双下肢酸软无力，运动受限。拍片证明为第四、第五腰椎结核，长期应用抗痨药未效，乃用灸疗配合，其经过如下：

第一次，在左右膝关节内外横纹头同时熏灸，四火齐下，及大约在 15 分钟后，觉有氤氲之气向上扩散。继而腰部出现热感及蚁行感，由强而弱。停灸时感轻快。

第二次，先灸左右膝关节外侧横纹头，至 20 分钟感应尚未见发生。随即加灸内侧横纹头，约 5 分钟后，各种感应又出现。停灸时，腰部可以俯仰。

第三次，先灸左右膝关节内侧横纹头，5分钟后各种感应皆如前出现。随即再加灸左右外侧横纹头，感应未见加强，也未减弱。当时又停灸内侧横纹头，感应虽未停止，但大大减弱。

第四次，单灸一侧膝关节内侧横纹头，感应也能发生，但显然减弱。随即再加灸对侧，感应立见增强。

以后即左右膝关节内侧横纹头同灸，前后共10次，症状缓解，未续灸。

筋缩除对筋脉抽搐诸病为有用外，而对腰痛难伸者有用亦效。

例25 王×，女，64岁。患腰痛10余年，当挺身直立时痛更剧。因求缓解疼痛，故渐次使上半身前倾45°~50°，步行蹒跚，未经拍片检查。余因事回乡，为之隔姜灸筋缩，连续着灸，不使火力中断。约3分钟后，热流直向脊柱透入，分向上下左右及深部扩散。约至15分钟后，感应减弱停灸。起身站立，可以直腰行走，仅略向前倾约15°。疼痛根本消失。月余后，闻因家务劳动而痛感又增，经自行用同样方法灸治后再次缓解。

五、下肢及膝踝关节病

膝关节肿痛诸病取用背部反应穴，如同时加灸委中，则效果更为确实。

例1 史×发，男，成年。双侧膝关节及踝关节游走痛，发热（38℃上下），反复发作。至阳压痛（＋＋）。熏灸，又加灸双委中。至阳之灸感下达第五腰椎附近时，即分为左右两行。过臀由股后方下至委中。上下灸感汇合，下肢发热，一次后即被控制。因未曾连续施治，一月后又复发，又连灸10次，痊愈。

例2 颜×卿，女，成年。双侧膝关节肿痛2月。左右膈俞压痛（＋＋），两侧同灸，加灸双委中。上下热流汇合后，患者连称舒适异常，停灸后下肢运动自如。又续灸5次，症状消失。

凡膝关节及下肢病在胸椎之反应穴着灸时，灸感均系沿脊柱正中垂直下行，当行抵骶椎上方，可分支（双下肢同病）或不分支（一肢病）经臀而奔赴患处。也有少数病例，灸感开始即离开脊柱斜向患肢行进。可见经络的感传途径，有生理的常道，更多病理的捷径。这已经反复得到证明。

例3 鲁×家，男，成年。有性病史，血清梅毒反应强阳性。左侧膝关节反复红肿疼痛，发热（38.5℃）。至阳压痛（＋＋），熏灸，灸感开始发生后，即离开脊柱，斜向左臀行进，自股后方进入膝关节发生一次感应过程。仍用原法灸治6次，感传路径如前。发作被控制而停灸。

在前胸与后背等病，可用阴阳互引的方法而收效，在膝关节肿痛病例同样适用，即内侧痛取外侧，外侧痛取内侧。即或直对患处施灸，也未为不可。

例4 刘×明，男，成年。右侧膝关节疼痛肿胀已5天。灵台压痛（＋＋），督俞（＋），熏灸灵台，各种感应如常见。第二次试在右膝关节外侧（即患处之对面）用熏灸，热流直透患处，下肢内侧发麻，当即轻快大半。第三、第四次仍灸膝外侧，肿痛全消。

例5 刘×发，女，16岁。右膝关节外侧撞挫伤，感染肿胀有渗液。在内侧直对患处中心用熏灸，热流迅即透入关节腔而满布于肿痛处。3次后渗液减少，5次肿消，干燥结痂。

人身上下前后等互相应称的部位，都能存在着互相应称的感应关系，其感传途径既可上下相连，也可左右互通。

例6 邓×华，女，成年。双侧膝关节酸软无力，别无其他体征。熏灸双尺泽，灸感经由上臂内侧过肩，左右均由足太阳第二行下行，过臀后在股后方下抵腘窝，再下从腓肠肌下达五趾尖。略停顿，又逐步回传至膝盖，渐次消失。第二次路径如前，下肢有力而停灸。

例7 钱×余，女，69岁。两年来双下肢麻重疼痛，自膝关节向下更见加剧。左重右轻。吹灸左梁丘，灸感先下抵左趾尖，再回传向上，由股内侧过臀，横过尾骶，折向右股方进入右膝关节。继而双下肢皆发热，热退停灸。第三次吹灸右梁丘，感传路径与左侧同。症状大减，未续灸。

《肘后歌》曰："腿脚有疾风府寻。"改用风池，同样有效且更为安全。

例8 余自身，因雨雪连绵，往返于泥泞道路中多日，双足受冻作痛，左足跟尤甚，外观无异常。试压风池，酸痛应手，左重右轻。熏灸左风池，灸感未见明显下传，但痛大减，次日再灸右风池，感到左足跟有冷风习习，向外透出，呈间断性，每次10数秒钟即停止。痛消失，不再灸。

例9　仇×华，男18岁。双足软弱无力，跟部酸痛，不能用力近一年，外观无异常。在两风池各灸5壮，艾炷如筷头大小。灸治完毕，令其试行跳跃用力，酸痛已减轻大半，第二日症状全除。

灸感可以在远离灸处之肢体末端发生，亦可远离灸处反复回旋。

例10　余×亮，男，59岁，双下肢麻疼，以膝关节为重，两肩也有酸痛。熏灸双尺泽，灸感上传至肩即停滞不前。灸至20分钟左右，忽觉双足约当涌泉处有热流向上涌，经足底由内踝后缘上行，俄而全下肢皆发热，自诉宛如曝于烈日中，未过膝关节。40分钟停灸，双足轻快。第二次仍用原法，各种感应如前，热感扩至全下肢，症状大减。又续灸2次，诸症消失。

例11　丁×，男，成年。左膝关节红肿疼痛。熏灸左曲泉，20分钟后突然有闪电感自灸处下传至足背，自足背又转向内踝。在内踝与足背之间，盘旋数十周而消失。第二、第三次仍用原法，盘旋现象未再见。

在涌泉着灸，灸感可以在足背发生，由足阳明经上传。这种阴阳转向的感传现象，实为易见。

例12　姚×昌，男，成年。右膝踝关节酸痛，运动受限。吹灸右涌泉，约5分钟后，感足背发热，沿足阳明经出现感传线而至膝关节。感应减弱，痛亦随减。

在风寒客于腠理及关节的病例中，灸治的当时即可促其外泄。

指（趾）尖对全身各病皆可采用，在膝关节及下肢病效果亦好。

凡灸感所过之处，痛阈均有升高，并可出现麻木感。由此可以作为探索"灸麻"一个有希望的途径。

例13 陈×义，男，52岁。顶风冒寒，经年劳作。先在右髋处有酸痛，数日后移至右膝关节内侧。开始是其冷如冰，约有手掌大小。又数日转为灼热如焚，不能负重及行走。策杖而至，局部红肿热痛。吹灸右中指尖，灸感迟未发生，已欲更换他穴，患者诉说手指发生麻木，麻感逐渐扩大，并逐步沿手臂前进，呈片状扩布。手臂发凉，觉毛孔中有凉气往外冒。在到达肘关节时，凉气更显，宛如冷风。于肘关节处停留约10分钟，冷风渐减。灸感又向上扩展至肩，肩部也有冷风往外冒。灸感到达背部时，好像每根毛孔都在冒冷风，同时头部也在冒冷风，有轻微寒战，继而上部冷感渐减，腰及臀部又在开始冒冷风。腰部感应减弱后，股部冷风又开始出现。最后到达右膝，现象更为特异，先是在外膝眼处感到有指头大小的地方有冷风往外冒，有如用口吹气一样，患者自己不断用手去摸，但不能用手感知。内膝眼（疼痛最显著处）原先红肿发热，等到外膝眼冷风减弱，内膝眼也开始冒冷风，由弱到强，比之外膝眼处更为明显。如此持续约10余分钟，冷风减弱而停灸。前后吹灸中指尖约1小时，再视右膝关节灼热全退，出现皱纹。试行跳跃数次，痛若失，连呼"我能挑担子了！"策杖而来，阔步而去，神效如此，诚属罕见。故详志之。

例 14 甘 × 茂，男，成年。右膝关节外侧肿痛，时发作。吹灸右食指尖，灸感循手阳明经路径上传，不是发热，而是发麻。在感传线上痛阈显然较线外为高，有的段落甚至无痛。当由肩循腋前线过侧腹自股外侧而下抵膝关节后，患处中心出现麻木区，开始时约为 3×3 厘米左右，针刺无痛，嗣而扩大如手掌，停灸后约 15 分钟，麻感始渐消失。第二次仍用原法，麻感如前，因痛止肿消，亦未再灸。

在患侧施灸，健侧亦可发生同感反应。

例 15 霍 × 高，男，成年。左膝关节酸痛。熏灸同侧奇穴鹤顶，约 20 分钟正当关节温暖舒适之际，右膝关节（健侧）也出现有逐步增强之温热感。渐而双侧之热感并无显著差异。双侧感应同时减弱后停灸，连续施灸 5 次都是如此，症状也随之消失。

对同一孔穴采用同样方式进行针灸，其作用常是因次数的增加而递增，但也能因应用次数太多发生疲劳而功效亦逐渐递减。因此在各种慢性病与久病的治疗过程中，如遇有"疲劳反应"出现时，即应另用他穴他法，而不可一成不变。

例 16 郭 × 昌，男，成年，左膝关节结核性关节炎已拍片确诊。骨质已有破坏，肿胀光亮，卧床不起，已半年余。抗痨药已无效果，乃求助于针灸。嘱其每日自灸同侧三里，每次熏灸 2～3 小时。开始时灸感迅即进入关节腔，并使下肢温暖。20 日后肿胀已显见消退，可以在室内行动。至 30 日后，灸感逐步递减，仅微有热感，症状亦不再减轻。改灸鹤顶，灸感又显见增加，20 余日后又呈停滞状态。再改灸阴交，先是下腹温暖，继而患肢也发热，半月后健腿也发热，最后全身皆有温热感。至此已可步行 2～3 华里，嘱其对以上各穴轮流交替使用，而以阴交为主。8 个月后已可上班，但膝关节运动仍受限，且不能远行。

在感传发生后即可分叉向几个方向前进，而在前进的中途又复再行分叉，这种现象较为少见。

例 17　陈 × 铭，男，54 岁。双侧坐骨神经痛患者，病程已有 20 年之久。曾采用过多种疗法均未能根治。采用灸治过程如下：

第一阶段，熏灸腰俞与双委中，约 10 分钟后三处之灸感彼此汇合，即向下而至五趾尖。30 分钟后全下肢及尾骶区皆发热。5 次后症状大减，至 7 次后即无明显进步。

第二阶段，仍用腰俞与委中，又加灸风府。风府处之灸感约有三指宽窄，下抵腰俞，上下相接，下肢感应如前。灸至第五次后，在风府处之灸感，分为 3 路，第一路沿脊柱下传至腰俞，这是主流；第二路是自风府向上行，至百会后又分为两支向左右眉中行进；第三路是自风府分向两腮行进。至第七次后，风府处之灸感于下抵第十四椎时，又围绕腰部在脐中心汇合，离开腰部时灸感约有三指宽窄，愈近脐部则愈狭，以两尖角的形式，在脐中会合。

第三阶段，省去委中，单灸风府及腰俞，灸感仍下抵足尖。至第三次时，腰部之灸感，又在五枢、维道处左右各分出一支，经股外侧抵膝，与来自腰俞之灸感相合而下至足尖。在第四次时，在左右腰部所分出之两支，除沿股外侧下行外，又在侧腰分出两支向上扩布而至腋下。第五、第六、第七次各种路径如前。

第四阶段，仍灸风府与腰俞，感传分叉渐减少，在头部则止于眉心，下肢则达于足尖。下半身全部温暖。自腰以上除感传线外，反应不强。前后共约1个月，症状基本消失而停灸。

下肢麻木同样也能在胸椎及其侧旁（病侧）出现压痛反应，发生常规的灸感过程。

例18　李×宏，男，成年。右股外侧麻木如掌大，皮肤亦略见僵硬，臀部亦有轻度麻木感。第八椎尖压痛（＋），七椎外侧（膈俞）压痛（＋＋）。熏灸膈俞，灸感如波浪状经腰斜抵左股外侧。停灸后患部肌肉较前柔软，并津津出汗，一次而愈。

例19　戴×，男，成年。右股内侧皮肤发麻，腰部酸痛。灵台压痛（＋＋），熏灸，灸感由腰下至股内侧，完成一次感应过程后，症状大有减轻，未再灸。

下肢麻木，耳尖也可采用，同侧与对侧均可，针不如灸。

例20　郭×，女，成年。右股外侧夜间发生冷麻感，早餐后尚未消失。先针同侧耳尖，约1分钟，症状减轻，出针后未及2分钟又如故。再灸对侧耳尖3壮，患区觉有冷风向外冒，继而发热，感应停止，症状亦消失。

在他经或他穴施灸，可使灸感自远离灸处之涌泉穴发生，已是屡见不鲜。

例21　邵×龙，男，成年。双下肢麻木已3年，是在一次发热后产生的。步行蹒跚，最近又有腰酸，腹膨，大便干燥。熏灸双尺泽及阴交，5分钟后三处之灸感次第发生。双尺泽之灸感分别自肩折向乳头外下方传至股外侧，阴交的灸感下传至阴茎。至30分钟后，突感双涌泉有热气上泛，由内踝上行，从小腿内侧抵膝关节，灸感消失后停灸，第二次去阴交，单灸双尺泽，双涌泉处热气上泛更明显。可以行过膝关节。第三次去尺泽，单灸阴交，涌泉处之热气已上达大腿，双手也发麻。第四次单灸右尺泽，涌泉的感应先由右侧发生，不久左侧感应也出现，并能上传至小腹及前胸。第五次单灸左尺泽，涌泉的感应也是先从左侧发生，感应加强，已遍及全身。各种症状逐次有所改进。因故他去，未竟全功。

下肢麻疼取用大椎，则较易激起经气在全身流行。

例22 谢×国，男，68岁。双下肢日间麻疼，夜间抽筋，有时也影响到上肢，偶尔欠伸一触即发，已一年之久。吹灸大椎，灸感迅即沿脊柱下传，当行至第三、第四腰椎处，即分成左右两支，分向两下肢行进，沿大腿后方直达足尖。遍及五趾尖后，又逐步回传至大椎处。又分成左右两支，经两臂外侧抵手指后，再回传至大椎，向头顶前进。过前额自两耳上方又入大椎。又从脊柱下行入足。如此反复3周，感应渐弱而停灸。第二次感应与路径同前，但速度显见增快。又续灸2次，症状消失。

六、习惯性肩关节呵欠脱白

关节松弛居然也能在背部出现压痛反应应用灸疗而收效。

1988年应邀在山西运城九针医院参与国际针灸班教学及

带教时，曾遇有1例女性患者，双侧肩关节习惯性脱臼，特别是在呵欠时，立即发生，中西名医对之无可解说，西医的拿手好戏是"开刀"，但不能保证后果。听说九针医院请来了许多名医，以姑妄试之的心情前来就诊。当询知病情后，使我茫然不知所措，而在众目睽睽之下又不好失掉面子。突然想起背部反应穴的临床妙用，姑一试之，令病人脱去上衣，露出背部，沿脊柱下按，当触及第五椎下方时，患者突然一震，并诉说有疼痛感，当即采用灸架直对该处熏灸，热感并未向两肩扩布，但全身舒适，30分钟后，再令其呵欠，双肩脱臼竟未再见，为了巩固疗效，即在原处改用直接灸，造成灸疮，并嘱其走时复诊，约一个月后，予离开运城时未再犯！

七、双足灼痛

百会与阴交灸感感传均可下行至足而发挥作用。

牛××，男，36岁，双足灼痛发病1月余，双足自踝关节以下灼痛如焚，时值隆冬，必须纳入冷水中浸泡，始能略见缓解，而冷水亦可变温，痛剧时，可致晕厥，别无明显异常，熏灸百会、阴交，每日2次，每次3小时，上下轮用，灸感均可下传至足，共半月，逐步减轻而痊愈。

八、足跟软组织无名肿胀

钱××，男，18岁，一侧足跟软组织无名肿胀，不痛，骨质毫无异常，肿胀松软，有如妇女乳房，周围界限鲜明，用纯艾绒熏烤，每天2小时，逐次缩小，20天后全消未再发。

第八节　皮肤病

一、血管神经性水肿

颜面潮红充血，在肢体的相应部位也能出现压痛，而有循经感传的治疗作用。如就近取穴，则针灸均佳。

例 1　屠 × 仁，男，成年。颜面潮红充血，微有肿胀，以两颧最著。两合谷、两手三里压痛（＋＋）。熏灸左右合谷，灸感迅即由手阳明经上传至面，上至天庭，下至喉结，左右至耳根，均有热感，感应消失后停灸。次日面部已基本恢复原状，至下午稍有潮红，继用原法一次，全消。

例 2　徐 × 兰，女，成年。右眼睑上方潮红充血，向眉梢及下眼睑蔓延，已 4 天。在阳白向下斜刺一针。又在太阳斜刺一针。20 分钟后出针，次日全消。

例 3　王 × 成，男，24 岁。右面颊及上眼睑潮红充血，熏灸同侧太阳，热感充满病区，对侧也有微热，一次全消。

二、浮肿

浮肿采用灸治可以消肿利尿，也能在背部出现压痛反应，特别是对膏肓施灸，可以引起肠鸣亢进与热流自脐下或脐旁发生，向全身扩布周流。

例 1　周 × 民，男，成年。营养恶劣，全身及阴囊浮肿，小便短少，轻度腹水，咳喘，头痛失眠，左半身麻木，肝区有压痛及自觉痛，身柱压痛（＋），左右膏肓（＋＋），熏灸左右膏肓 20 分钟后，热流成片向下扩布，汇入下腹，肠鸣亢进，数步外亦清晰可闻，第二次仍用原法，除肠鸣外，又于脐下出现一长形之热气团，不断向上鼓动。至 1 小时后停灸。第三次肠鸣音减轻，脐下之热气团已超出脐上，小便增多，浮肿及各症均减轻。第四、第五、第六次后，热气流已上达两肩。10 次后热流上至头顶。16 次后当脐下热气团一经出现，热感即上下奔腾，全身温暖。腹中作响，不断排气。各种症状进一步减轻，体质增强。又续灸 10 次，以资巩固。

例2　王×国，男，成年。全身浮肿，上腹胀痛，肝脾略可扪及。膏肓压痛（＋＋），双侧熏灸，左右灸感均有两指宽窄，直下向腰部扩展，腹中发热，肠鸣亢进。约灸至 30 分钟后，在脐两侧出现跳动，愈跳愈强，逐步扩大。约 60 分钟后，跳动渐减，脐旁热气不断上泛。暂停灸。第二次跳动未再出现，脐旁之热气渐加大，上抵肋下。第三、第四、第五次左右热流融合，胸腹尽皆温暖。第六、第七次头面及躯干皆热气蒸蒸，手足十指尖全部发热。浮肿逐日减轻，食欲及精神转佳，乃停灸。

三、狼疮

狼疮也能在背部的椎体上出现压痛反应，采用化脓灸与熏灸而改善症状。

例1　陈×英，女，成年。两颧盘形狼疮已确诊，同时上下唇糜烂。第五胸椎压痛（＋），熏灸，灸感氤氲上传，上下唇及两颧均有蚁行感。10 次后，口唇糜烂有明显进步。

为了增强疗效，改用直接灸，造成Ⅲ度烧伤，每周再加灸5壮。灸后症状有明显改善，口唇糜烂结痂，颧部病灶痂皮脱落。共3个月灸疮愈合，病情稳定，迄今已有7年，仍保持平静而未见发展。

例2 汪×祺，男，成年。红斑狼疮已确诊。面部停止发展，手足正在进行，上皮角化，大片脱落，基底娇嫩潮红。第五椎尖压痛（＋＋），直接用化脓灸，每10天再加强一次。灸后手足症状逐步改善，脱皮停止，红色减退，已基本保持稳定与接近正常，4个月后停灸，5个月后灸疮完全愈合，七八个月后，手足症状又见活动，但较前为轻，未再灸。

四、斑秃

斑秃灸治胸椎上的压痛穴与非压痛穴，其效果悬殊。

例1 杨×通，男，成年。圆形脱发正在进行，两个多月内头发脱去大半，第五胸椎压痛（＋＋），熏灸，灸感呈一线上行，抵达后脑即成片向头部扩布，逐步布满头皮。并微有痒感，为了节约时间，在第五椎用化脓灸，每周又在原处加强1次，共3次，1周后停止脱落，6周后已新生齐全，但毛色素减退，呈灰白色，半年后尚未恢复原有色泽。

例2 伍×康，男，58岁。一月来发生斑秃，同时全部头发变为枯槁纤细。胸椎未出现压痛反应，即直接灸第五椎尖。半月后脱发未停止，且头发皆逐步脱落，半年后头发开始新生，头发及眉毛皆半为纯白，且纤细短少，迄未恢复原状。

五、湿疹

局部湿疹如采用吹灸之片吹法，效果显著，对于炎性渗出物之吸收，具有良好作用。

例1 姚×知，男，成年。足部外伤感染，水肿，发痒，形成湿疹，用片吹法3次，每次均流出黄水很多，渐次结痂干燥而收口。

例2 龚×言，男，成年。双足严重湿疹，足趾及足背均糜烂起水泡。用片吹法2次，干燥结痂。

湿疹选取反应穴与就近取穴，均有良效。

例3 杨×芳，女，15岁。双手及前臂突发奇痒，出现小丘疹，孤立，淡红，触之有如米粒，旋即出现成片之水泡。熏灸左右曲池，灸感均匀地扩布于两臂，2次痒全止，干燥落屑而愈。

例4 张×群，男，成年。冬天挖河，两足长时间陷入泥水中，两足背发生红肿疼痛，足趾肿胀粗大，出现大小不等之水泡。日见加重，不能行动，20余日后，左足先行好转而痊愈。右足自踝关节以下充血严重，足背高起，皮肤糜烂，水泡密布，大者如指，小者如米。同道王君每天为之清洗换药，迁延70余日，毫无效果。商之于予，试行在患肢按索，沿足厥阴经均有压痛出现，三阴交处压痛尤为明显，即熏灸三阴交30分钟后，灸感始下传至足背，觉足背有跳动，但目视及手触均不能发现。同时有大量水蒸气向外蒸发，宛如蒸笼。待跳动停止及蒸气减少后停灸。

第二天仍由同道王君一道来诊，云疼痛已大减，静卧时可以无痛，活动时仍有痛感，但肿胀较前反有增加。因而表示怀疑，有不愿再灸之意。经说服后又用原法续灸。足背跳动如前，水蒸气减少。

第三天早晨，患者来告曰：痛已全无，足背水泡皆消失，肿消大半。心情喜悦，约定下午再灸。至下午，王君来告曰：张某发热，体温 38.5℃，腿痛又转剧，不能屈伸行走，红肿向上扩展，病情恶化。言语之间，大有归咎于灸之意，予沉思有顷，告之曰：这可能是好现象，当是按照下列机制所发生的反应：1. 停滞在肿处有害物质及其病理产物，在灸的作用下，因局部毛细血管及微淋巴管的机能恢复和扩张，因而肿胀可反向四周扩散。同时也激起了机体防御机能的提高，所以又出现发热反应；2. 由于发热反应的发生，血流增速，各种防御机能的提高，将会更有效地消除局部的肿胀和一切有害物质，而加快局部病变的恢复。如果我这种推理是正确的话，则在短期内各种症状均将有所改善。王君疑信参半，漫应曰：明天再看！

第四天，王君来告曰：一切皆如你所说，患者肿胀已全消，足背皮肤成皱，但大腿内侧之淋巴管出现成串之硬结，腿不能伸直，恐生他变。予答曰：此当系有害物质被淋巴结阻滞和扣留之结果，绝无大碍。一同往视，又在腹股沟肿胀明显处加一灸器，与三阴交上下同灸。两处灸感汇合，觉淋巴管有强烈之跳动，继而足背开始跳动，停灸后患腿屈伸大便。

第五天，淋巴管硬结皆消失，足背已基本痊愈。又从事于重体力劳动，下肢肿胀又重见，经卧床休息 3 天缓解。本例如能先行泻去恶血，则全身反应与淋巴管阻塞诸症状，或可减轻与不发生。

六、带状疱疹

直对患处吹灸与循经针灸，均可有效。

例1 蒋×成，男，成年。先是左侧肋疼痛，呼吸受限，全身不适，低热。继而疱疹出现，沿肋骨蔓延。直对患处吹灸，先疼后痒，并将疱疹逐一挑破，涂龙胆紫液。2次后干燥结痂。

例2 邓×荣，女，42岁。左胸带状疱疹，呼吸受限。熏灸左阳陵，灸感上传至胁肋，扩布于病区。逐一挑破疱疹，涂龙胆紫液，2次结痂。

例3 马×华，男，24岁。左肋带状疱疹，针刺同侧阳陵，挑破疱疹，涂龙胆紫液。3次后，干燥结痂。

七、荨麻疹及痒疹

手足阳明及手足太阴各穴均可取用，针灸均佳。

例1 汪×三，男，成年。全身荨麻疹，奇痒，颜面四肢胸腹均有轻度浮肿，皮肤亦肥厚粗硬。已用过抗过敏药4天，未效。熏灸手足三里，灸感未明显扩布，全身有蚁行感，约10分钟痒止，30分钟停灸，感轻快。第二日再用原法，痒未再发，皮肤较柔软。3次后，症状消失。

例2 夏×香，女，成年。荨麻疹时发作，奇痒难熬。熏灸尺泽、血海（均双），灸感均匀成片向躯体扩布。30分钟后，上下灸感汇合，痒止。又灸治1次，发作中止。

例3 陶×琴，女，成年。双前臂有广泛之小丘疹，孤立，奇痒，抓破后有出血点，已近1周。针左右合谷，曲池（均双），用九六法运针，当时痒止未再发。

八、局限性皮损

在水沟穴稍上方有特异感觉之局限性皮损，灸治胸椎压痛穴，获得意外的效果。

梁×，男，成年。约于3个月前在人中穴稍下方出现一黄豆大小之皮损，界限清楚，有鳞屑，基底红润，微痒。下唇每有不自主的抽动，每隔2~3分钟即向下抽动一次，下唇及两口角均感不适。各院皮肤科均不能确诊。因其出现在督脉经下，乃循胸椎向下按摸，在第六胸椎处出现触电感，一闪而过，未再重现。即对之直接灸5壮（艾炷如绿豆大小），未出现感传，造成黄豆大小灸疮，嘱10天后复诊。当再次来诊时，皮损已全部消失，不遗瘢痕，下唇抽动不再发生，满意而去。

九、冻疮

采用吹灸或熏灸，对于冻疮的消散与吸收，具有良好作用。

例1 杨×，男，成年。冬修水利，双足受冻，红紫肿胀，特以两足跟肿胀显著，将溃破。先用温水浸浴，再用片吹法，肿处发痒。再令其自行熏灸双足跟。两天后肿痛全消。

例2 韦×池，女，14岁。双足跟肿痛已破溃，每日对患处吹灸两次，每次1小时，两天后干燥结痂。

十、指掌霉菌病

应用针灸治疗霉菌病，虽然也有效，但疗效极不巩固。

劳宫与鱼际穴，不但确实存在，且位置也与现时的取穴法一致。外奇穴所谓之外劳宫，乃是从手背透向劳宫穴，而并非另有一劳宫穴。

张×川，男，成年。两手掌及手指上皮角化脱屑，指关节酸麻肿胀，不能握拳。直对手掌中心熏灸，每次30～40分钟。1次后稍感轻快，3次后皮肤变软，能握拳，偶有麻痛。但在此时发生一种特异感觉，即在两掌心好像有米粒大小的地方特别敏感，艾热能从此处直向手掌深处窜透，他处艾火过大时则发痛，此处艾火愈大愈舒服。乃令其移开灸器，迅速点取敏感处，则正当中指与无名指尖触着之中间，掌正中横纹中，正好是劳宫穴。两手相同，并无差异。再对准此点针刺，针感自前臂内侧正中直达曲泽。至5～6次时，两鱼际穴也有与劳宫相同的现象，其位置也与通行之取穴法相符。第7～8次时，两手掌发生许多小孔，小孔先发红，后变黑，有的小孔中流黄水。10次后各症进一步好转而停灸。未及一月，又复发如故。又用同法灸10次，症状好转，但在停灸不久，症状又复发，亦未再灸。

十一、银屑病及神经性皮炎

用针灸以治疗本病，无论为直取患处，或循经取穴而出现感传，效果均不满意。

例1 邓×浩，男，49岁。腰部银屑病及阴囊瘙痒症已有 20 年，百药不效。因血海有百虫窝之称，即双侧熏灸，3次后灸感可以传至阴囊及腰部，以后又渐次扩展至全身及头部，但症状毫未减轻。至第十三次后改灸曲池（双），感应不如血海，又灸治 11 次，症状毫无改善而停灸。

例2 张×团，男，成年。臀部神经性皮炎，面积约 8×10 厘米，愈而复发已 10 余年。在患处中心试用化脓灸，约 1 月，灸疮愈合，无效。再于患处周围用斜针围刺，每日 1 次，5 次后稍有效，10 次后肤色接近正常，停针后未及 1 月，又恢复原有症状。

十二、陈旧溃疡

对年深日久，已经机化了的病理组织，对之直接烧灼可以去腐生新。

吴××，男，45 岁。二十年前左肩下方邻近脊柱左侧生一脓肿，因排脓不畅，屡次反复，形成溃疡，深约 1 厘米，直径约 4 厘米，溃疡底部坚硬如牛皮，先试用小艾炷烧灼毫无反应，逐步将艾炷填满溃疡为止，虽烧灼至 10 壮以上，仍无痛感，灸至 10 次后，溃疡壁方开始浮动，又续灸 5 次，溃疡壁方开始脱落而逐渐愈合，如此大艾炷直接烧灼，对正常组织竟无损伤，可见古人有数百壮以至千壮之说，并非虚妄，同时也是生活着与死亡肌肉的区别。

第九节　外科炎症与外伤性病

在各种炎性疾患与化脓性感染中，采用灸法治疗时，不仅在早期可以控制炎症的进行与促进炎症的吸收与消散，而且在后期还可使脓栓易于脱落和加速愈合，有的甚至在灸治的当时，即可使脓液排出。是疗效最高、最快、最安全、最简便的一种治疗方法。确为任何药物疗法所不及。

一、痄腮

直接灸同侧耳尖与点刺少商、少泽出血，均具强效及速效。

例1　程×生，男，16岁。左腮红肿热痛，发热（38.5℃），咀嚼障碍，用麦粒大之小艾炷，直接灸同侧耳尖，3壮后，下颌关节显见灵活，肿处柔软。又续灸2壮，痛全止，肿处出现皱纹。次日热退肿消，1次而愈（也可对同侧少商用同样灸法而收良效，但术后之烫伤颇感不便，故以耳尖为好）。

例2　1981年自春至秋，合肥铝厂腮腺炎流行，久未遏止，几乎所有儿童均受感染，药物治疗难以收效。先后来诊不下百余人，均点刺左右少商与左右少泽，挤出少量血液后，而立即缓解症状。至第二天各症皆消失。1次而愈，未见有再次复诊者。

二、唇痛

《针经》曰："中于面则下阳明。"在面部脓肿的许多病例中，其压痛反应确是以手足阳明经为多见。其次更多出现在至阳穴的上下方及其两侧。灸治的部位应根据病情的变化灵活调整，不能和慢性病一样长期不变。

例1　孙×喜，成年。先有寒热，嗣于上唇左侧出现红肿硬结，中心有小白点，头痛尤以左侧为剧，语言咀嚼受限。两合谷压痛（＋＋），两下廉及灵台压痛（＋）。第一次熏灸双合谷，灸感沿手阳明经上传，双臂麻痒，行至风府处左右汇合，马上又左右分开，由耳后经两颧而集中于患处。患处出现蚁行感，约5分钟感应消失。随即又在灵台处熏灸，麻痒感上行至脑后，仍是左右分行而至患处，感应如前。当灸至第三次时，发现两臂之压痛反应向上移至手三里，至阳的反应也向上移至神道，灸处也随之上移，患处感应均如前。每次灸后在2～3小时内最舒适，以后疼痛又起，但较轻。共灸11次，未用任何方法配合，稍出脓汁而全消。

例2　鲁×定，男，成年。上唇右侧先生一小疮。如米粒大小，未予注意。3日后红肿胀痛发痒发麻，始惶恐求治，手三里（双）压痛（＋＋），至阳压痛（＋＋），先熏灸右手三里，灸感到达患处出现奇痒，约4～5分钟方渐止。第二次熏灸至阳，灸感上传至大椎上方时，即由耳后进入上唇，奇痒如前。每灸治一次，症状可以缓解8～12小时，每日灸2次，3天后上唇症状已逐步好转，唯脓栓尚未脱落，发现右耳底跳痛剧烈，在耳门处有自觉痛及压痛，手不可近。在上唇原患处上方出现小硬结及红线。继续在手三里及至阳熏灸，感应逐次减弱，有一次且不发生感应。乃改用大号熏灸器罩住外耳道口（包括耳门、听会、听宫），着火后热感直透耳中，奇痒难熬，患者哎呦哎呦直叫痛快，待感应消失后，痛立止，至 12 小时后，痛又作。仍用前法，热力愈大则愈痒，感应时间也愈短，热力小则痒轻而感应时间也延长，以后感到灸器热力不过瘾，必须在灸器上吹气逼热入内，奇痒方能发生与感到特殊的痛快，扬手掷足，酣畅已极。并感到耳内有热乎乎的东西往外流，热力愈大，流得愈快，感应不是逐渐减弱而是突然中止。灸后都有不少脓汁自外耳道流出。每天同样吹灸 2 次。两天后又感到太阳穴深处发生剧烈跳动，仍在外耳道吹灸，热流亦逐步向太阳穴延伸，同样也发生奇痒。又灸治 4 次，各处疼痛皆消失，前后 7 天，彻底痊愈。通过本例，有如下体会：

1. 本例的病变已经扩散，使中耳及深部血管受累，已有海绵窦血栓形成的危险，未用其他任何药物而收全功，足以证明灸法的优越性；

2. 当病变向他处扩散时，由最初的反应穴所产生的感应即可减弱，应更换或寻找新的反应穴施治，而不能执一不变的；

3. 热力的大小与感应强弱成正比，而与时间的长短则成反比；

4. 经过本例的启示，由此方创用了吹灸法。

当一种疾病，能有几个强弱不同的反应穴同时存在时，如同时取用，则只有反应强的反应穴能发生感应，而反应弱的即可遭受抑制；如分别取用，则可分别发生感应，而不互相影响。这已是惯例和规律。

　　例3 吴×华，女，成年。唇痛，已将成脓。至阳压痛（＋＋＋），两偏历压痛（＋），三处同时熏灸。至阳处之灸感约有两指粗细，沿脊柱正中上行，当到达后脑时，即左右分从两耳后扩布至上唇，患处发生奇痒。两偏历则未能发生感传。6小时后单取两偏历，两侧灸感同时发生，并齐头沿手阳明经前进，由颈自左右颊进入上唇，同样发生奇痒。以后即两处分别施灸，共7次，溃出脓栓而痊愈。

　　发生在唇面部的脓肿（他处也不例外）所出现在背部的病理发应物（丘疹、小点及硬结等），虽无压痛反应，如挑挤出血，也可收到满意的效果。

　　例4　丘×珍，女，20岁。上唇正中有黄豆大小之红肿硬结，口唇发麻，全身不适，灵台上方有米粒大小之红色丘疹一处，高出皮面，压痛（±），用三棱针挑破深达皮下，挤出血液少许。局部无须覆盖。次日略出黄水少许而全消。

三、颧痈

　　面部脓肿，也能在胸部及足部的阳明经穴上出现压痛反应。

　　例1　杜×生，男，成年。右颧发生脓肿一处，状类疔毒，向四周及眼眶蔓延，半个面部均肿胀麻。第四胸椎压痛（＋），双陷谷压痛（＋＋），熏灸双陷谷，灸感迅即由身前面上达头面，两次后症状被控制。但患者自己发现右库房（病侧）疼痛，不能按压，又在右库房处熏灸，灸感强大，直至于面。又4次，脓栓溃出，未用任何药物即收全功。

在一手两指尖同时吹灸时，感传既可互不干扰，分别地各自沿经上行；也可互相吸引，彼此靠拢，由同一途径上行。在两指尖同灸时，其作用并不比单灸一指为强，但也不互相抵消。

例2 袁×达，男，成年。右颧肿痛高起，延及上牙龈。经五官科检查，确定为上颌窦蓄脓，因畏惧穿刺冲洗，连续应用抗生素6天无效，求治于灸，其经过如下：

第一、第二次，吹右食指尖，灸感如一线沿手阳明经上行，有麻痒感，自耳上方进入患处，右颧麻热发痒，灸后夜间甚痒，肿处渐缩小，中心出现硬结。

第三次，右食指尖与小指尖并拢同灸，以观察其彼此关系。5分钟后两处灸感同时发生，均自指腹前进，约当掌后大陵穴处两支合一，沿手厥阴经前进，过肘后即仍循旧路至患处。不等到灸感过程完毕，立即停灸小指尖，单灸食指尖，在手厥阴经上的感传线即渐向手阳明经的位置移动，最后完全回至手阳明经，而在合并以后的路径则未有改变。在患处的作用则如前。

第四次，单灸右小指尖，感传线仍自小指腹斜趋大陵，进入手厥阴经的路径而达患处。至此，患处的肿块显见缩小，中心之硬结略向下方移动。

第五次，仍同时吹灸小指尖及食指尖，小指的灸感仍由手厥阴经前进。食指灸感仍循本经前进，并未彼此靠拢。患处硬结变软。

以后又继续食指尖与小指尖同灸5次，感传有时靠拢，

有时又是分开。经观察对比，一指单用或两指同用，其效果
并无明显的差异。面部肿块日见柔软，从牙龈外侧溃出积脓
约10余毫升而消除。

手足三阴经均可上达头面，这在许多病例中已经反复得
到证明。

例3 赵×兴，男，成年。颜面及头皮发生多发性疖肿
多处，特以右颧为严重。左右曲池及神道压痛（＋＋），分
别熏灸，感应良好。3次后又特意熏灸左右公孙，以验证足之
阴经是否可以上达头面。着灸后约10分钟，果然按照足太阴
路径上行，自脐外方由乳头内侧上达头面，左右均同，上至
头面分布于颜面及头皮区。后又熏灸左右涌泉，灸感行过内
踝后即进入公孙之旧路上行，一切同前。因各个疖肿均已溃
出少量脓汁而消退，未再续灸。

感传如逐步减弱，迟迟不能到达患部时，也可在中途加
灸以助之。

例4 尹×，男，16岁。左颧红肿高起，未成脓。至阳
压痛（＋＋），熏灸，背部有压重感，并出现头晕，2～3分
钟即消失。灸感传到项部即迟不上行，又在大椎处加一灸器，
作为接力。感传迅即加快，由耳后扩展至面部，患处特别发热。
第二次仍至阳与大椎同灸。第三次单灸至阳，灸感已能进入
患处，第四次全消。

四、项痛

项痛如发生在项部正中，大多均在脊柱中央灵台与至阳

上下出现压痛反应，灸感均系沿脊柱正中上行；如项痛偏于一侧，其反应穴的位置也就同其他许多局限性病变一样，大多是向同侧偏移，灸感也就多是沿脊柱边缘上行。

例1　袁×发，男，成年。项后相当风府穴处红肿硬结，中心凸起。循督脉向下探索，在灵台处出现强烈酸痛反应。用隔姜灸，惊人效果随之出现。先是灸处发痒，热越大，也就越痒，痒感循经向上，在5~6壮后，灸感已直通患处。感传呈线状，患处痒感逐步加强，中心尤痒。继而痒感全部消失，患处有跳痛出现，有如雀啄。不久各种感应全无，全身舒畅而停灸。第二次仍用原法，痒感同前，无跳痛出现，觉患处似乎有东西在来回蹿动，患者忽然叫"疮口有脓流出来了"！但却毫无所见。约4分钟方停止，顿感舒适。颈部转动已自如，至下午肿全消，两次而愈。

例2　胡×贵，男，成年。相当哑门穴之左外方，红肿热痛，中心有数个小脓栓，压痛反应出现在至阳左侧脊柱边缘。熏灸，灸感呈线状沿脊柱左侧缘上行，直至患处，先痒后麻。共3次。脓栓脱落而痊愈。

感传多数是连续地呈线状或呈片状向前扩布，但少数也呈波浪状一起一伏地向前推行。

例3　朱×发，男，成年。项痛，红肿如鸡卵，已将成脓，至阳压痛（＋＋），熏灸，灸感呈波浪状一阵一阵地向上推行，患处先痒后麻，当时有很多黄污水外流，次日肿消大半。又灸治一次，感应如前。又流出黄污水很多，共3次，全消。

灸感在病与穴之间的反复回传，是时有出现。

例4 季×保，男，53岁。项部正中红肿热痛，发热（38.9℃），头痛。灵台压痛（＋＋），灸感发生后，先是按常规沿脊柱正中向上，将至患处乃停止不前。向下回传至灸处，又行过灸处5～6寸远再返回向上。至离患处不远又折而向下再向上。第三次始进入患处而发生一次感应过程。第二日再灸，仅上下来回一次即进入患处。共2次。热退肿清，脓栓脱落而收口。

用灸法治疗项痛，以胸椎的反应穴最为确实优异，他处均不能与之相比，有的甚至不能发生感应。

例5 张×华，女，60岁。项后约当哑门穴处红肿硬结，中心有小白头，4天后肿胀如馒，头不能动，手不可近。至阳压痛（＋＋），熏灸，灸感顺利上传，发生一次感应过程。当时头可转，手可近，止痛时间达8小时。第二次吹灸右食指尖，灸感行进缓慢，患处的感应也较至阳为弱。第三次试灸阴交，灸感不能出现。再灸至阳，症状继减。意想不到患者为危言所中，改用抗菌素治疗，5日后切开，月余始收口。

项痛及发背等，特别是在早期，直对患处吹灸或隔葱隔姜灸，功效甚为明显，可以采用。其效果虽属优异，但所存在的缺点也不可忽视。经多年实例证明，约有半数以上的患者，直对患处施灸，其原发病灶虽已被消除，但可在原发病灶之周围出现多数的毛囊炎与小疖肿，可此起彼伏，多日不愈。给患者带来痛苦与麻烦。而寻取压痛穴或有效穴，则很少出现这种情况。这当是反应穴与有效穴是作用于患者的整体，而局部的直接作用对整体影响不大的缘故。任何局部病都是由全身病所引起的，于此也可得到证明。

例6　谭×亭，男，56岁。项部正中出现疖肿，中心有白色小脓栓。直对患处吹灸，发生奇痒，痒止后停灸，患者连声问："消掉了吗？为何觉不着了？"一次全消。

例7　徐×英，女，24岁。项后哑门穴处，发生脓肿一处，中心有白色脓栓，直接吹灸，2次全消。

例8　冯×周，男，成年。项部正中出现硬结红肿一处，如指头大小，中心有小白点。直对患处用隔姜灸，至患处出现焦痂为止。一周后焦痂脱落，疮口愈合。又过数日，在其周围却出现10数处之小疖肿，如米如豆，此起彼伏，浸淫疼痛迁延两月余，方逐渐消退。

五、颈部脓肿

发生在颈部及其周围的化脓性炎症，以大椎的效果为优越。

例1　赵×礼，男，成年。颈部喉结上方，约当廉泉处红肿硬结，吞咽障碍。熏灸大椎，灸感分成两路自左右两侧环行至患处，发生一次感应过程。每天2次，3次后，中心排出脓栓一块而痊愈。

指尖也是化脓性炎症的有效穴之一，可以任取一指，而发生良好的感应。

例2　肖×英，女，16岁。左胸锁乳突肌中央及右肩胛内侧，各有一肿胀硬结漫肿无头处，皮色不变，吞咽运动受限。内服外敷，已历2周，症状无进退。第一次吹灸左食指尖，灸感上传至颈时，发生一次感应过程，随即又向右肩胛区行进，使肩胛患处又发生一次感应过程。第二至第五次，分别吹灸拇指、中指、无名指及小指，在肘以下可以各自循经行进，过肘后，即进入旧路而至患处，感应皆同。至此，肿硬已基本消失，乃停灸。

六、躯干部脓肿及乳痈

躯干部的化脓性炎症，取用胸椎及四肢之反应穴，均可有效。

例1 叶×荣，男，成年。蜂窝组织炎，在左胸乳上方。至阳、两手足三里、两上巨虚均有压痛，皆以患侧较强。分别熏灸，各自发生一次感应过程，所特异的是至阳处的灸感是自后向前，横贯胸腔而至于患处。每日灸2次。每次任取一穴，3日后肿消脓出，停灸。6日后，疮口出现湿疹，渗液甚多改用片吹法3次，干燥结痂。

例2 陈×，男，16岁。蜂窝组织炎在左腰部。灵台偏左处压痛（＋＋），熏灸，灸感斜趋患处，4次后肿消，溃出腐肉一块而愈。

认为厉兑穴的位置应该是在次拇趾侧爪甲角，不仅对之着灸其感传路径基本与足阳明经相符，而且在灸治三里时，感传能首先在该处出现，上传至三里，再循足阳明经向前扩布，更是有力的证明。

例3 董×芳，女，成年。产后5天，左乳房上方出现肿胀硬结，有畏寒感，微热（38℃）。熏灸同侧足三里，约

10 分钟感足次趾尖麻木，继而在次趾拇趾侧有蚁行感逐步向上，过冲阳、解溪等处。沿胫骨外缘而上至三里，复行循足阳明经而上行，约当脐外方 3 指处直至左乳，发生一次感应过程。以后每日自灸 2 ~ 3 次，两天后全消。

妇女乳腺炎初起，挑治肩井及背部小红点，俱可收卓效。

例 4　王 × 贞，成年。在哺乳期左乳房出现硬结肿痛，有低热。挑治同侧肩井出血，未用他法配合，两天后全消。

例 5　郑 × 富，32 岁。分娩 3 日，左乳房硬结肿痛，有如鸡卵，发热（38.2℃）。挑治同侧肩井出血，3 日后全消。

例 6　闻 × 莲，28 岁，哺乳期，左侧乳腺炎，未成脓。背部约当灵台左上方，有小红点如绿豆大小，挑破出血，并挑断皮下纤维。一次而消。

七、肠痈

古称肠痈，今称阑尾炎，除手术疗法外，药物与各种保守疗法，不论如何优异，均不能与灸法相比。特别是在早期未成脓的阶段效果更好。如已经成脓也有促使脓液自大便中排除作用。轻者 1 ~ 2 次即可有效，重者每日 2 ~ 3 次，在 5 ~ 7 日内必可有效。除已经应用过古人和今人所推荐过的各种针灸方法而外，还总结出了三种新的取穴法。在这三种方法当中，首推阑俞穴，其次是背部的压痛穴和手足指（趾）尖。再则由灸法所产生的定向传导作用，也是阑尾炎和其他许多疾病在诊断上的重要参考和依据。

（一）阑俞穴

约当右大肠俞的上方处和右志室的下外方，与右下腹的阑尾压痛点大体上前后相对处，在绝大多数阑尾炎病例中，均有压痛出现。针灸治疗能收到良好的效果，因之即称之为阑俞。现将其发现经过与应用情况，概述于下：

例1 周×林，男，成年。右下腹隐痛及刺痛已3天，渐至不能直腰，咳嗽及呼吸痛更剧。阑尾压痛点及反跳痛（＋＋），腰大肌及闭孔内肌试验（＋），下肢阑尾穴压痛（＋）。体温徘徊在37.5℃上下。白细胞总数及中性均偏高。阑尾炎症状明显。因患者体弱多病，不愿手术，乃试行灸治。第一次熏灸阑尾压痛点，30分钟症状稍缓解，当天上午又续灸1次。第二日症状如前，因忆及《聚英》曾有"肠痈当觅大肠俞"之句，乃在右大肠俞附近按索，忽然在大肠俞之上外方与右志室之下外方处，发现有极为敏感之痛点存在，左侧的反应极为轻微。即在该处熏灸。当灸感发生后，患者觉热流直向痛区灌注，痛骤减，肠鸣亢进，不断放屁。40分钟停灸，右下腹自觉痛消失，压痛仍存在。当天上午又同样灸一次，感应如前。第三天早中晚各灸1次，热感不断增大。第四、第五天仍用原法，日灸3次，大便中夹有白色粘液，至第六天，症状消失而停灸。

停灸后10天，因体力劳动，右下腹疼痛又发作，各个压痛点又重新出现。再灸侧腰部之压痛点，并加添双肘尖（因文献中曾有肠痈灸肘尖有脓下肛门之说）。肘尖处之灸感自上臂下方入前胸，右侧者直下至痛区，左侧者行达左乳下时，自左上腹斜向右上腹，较右侧者稍迟达于痛区。三处热流汇合，成为手掌大小之热气团。以后每日灸 2 次，5 日后症状减轻，但右下腹可以摸到一长形硬块，当灸感到达此长形硬块时，热感可将硬块包围，但不能到达硬块中心。又改在右下硬块中心熏灸，3 次热感进入硬块，大便每次均夹有脓性粘液，右下腹热力逐次增大，有麻感。继而大便干燥减少，腹部出现胀气，再改灸侧腰部压痛点，每天 2 次，又续灸 3 天。前后共 19 天，已 5 年未再发。

通过以上病例，还可以说明以下几个问题：1. 古人所谓肠痈灸肘尖可使脓下肛门之说，通过本例及以后的病例证明，凡是能对阑尾炎发生作用的孔穴，均可有助于脓液的排除，并不限于肘尖；2. 孔穴的作用可因疾病的阶段不同而反应也不尽相同。如本例在开始时取用右下腹的压痛穴而少效，但在阑尾脓肿已经形成包块时，则效果又较好；3. 在腹部取穴灸治时间太久与次数太多，可能出现腹胀或便秘。这在其他病例也是如此。停灸后自会消失。

灸治阑俞时，可能会有痛感出现，甚至可达难忍的程度。必须至痛止后停灸，决不能半途而废。这种副作用与治疗作用同时出现的事例，时有发生。

例 2 马 × 林，男，成年。右下腹隐痛一天，腰大肌试验（＋），阑尾及三里压痛（＋）。灸阑俞，热流直达痛处，痛更加剧，不能忍受，要求停灸，一再说服，并用手在灸处周围按摸，以分散其注意力，10 余分钟后，痛渐减，右下腹感轻快。第二、第三次仅有轻度腹胀。第四次，腹痛全除。

取用阑俞时，灸法固佳，埋针法的效果亦极优异。可选

择压痛最明显处用毫针深针 2.5 ~ 3 寸，然后按倒针身用胶布
固定。单用或与三里及三里下一寸同用均可。必须至 24 小时
或更长一些时间以后出针。出针过早迅即复发，再针无效。

例 3　陆×才，男，13 岁。晚八时突然右下腹剧痛来诊，
压痛及反跳（＋），腰大肌试验（＋），阑俞压痛（＋＋），微热。
即于阑俞处深埋一针，用胶布固定。次晨痛全止，去针，未复发。

例 4　徐×智，女，21 岁。阑尾炎症状具备。即在阑俞
处深埋一针，又在上巨虚加添一针以助之。24 小时症状被控
制而去针。一年后右下腹又感不适，在沪地作阑尾切除，证
实为单纯性阑尾炎。

例 5　崇×生，男，40 岁。下午 3 时出现全腹痛，至晚
8 时，痛局限于右下腹。阑俞压痛（＋＋），即于阑俞深刺一
针，胶布固定。1 小时后痛渐止，2 小时痛全止。以为平安无事，
自行将针拔出。未及 1 小时，痛又作，且更剧，乃重新又如
法埋针，不复生效，次晨手术治疗，证明阑尾为粪石梗阻。

阑俞穴对慢性阑尾炎效果亦好，针灸均可，亦可采用常
规刺法而收效。

例 6　郭×高，男，成年。慢性阑尾炎症状具备。阑俞
及左右三里压痛（＋）。单灸阑俞，热流直下入腹，肠鸣放屁。
痛区的热感随着灸治次数的增多而加大。4 次后因事止灸，半
月后复发，仍用原法续灸 10 次，感应同前。症状基本消失，
乃停灸，两年后尚未见复发。

例 7　王×良，男，成年。右下腹隐痛时发作，断续 4
年。经过几个医疗单位检查均确定为慢性阑尾炎而动员切除，

因体弱畏惧而一再拖延，姑求试于灸。阑俞（＋＋＋），即深针3寸，用九六法运针，感应强烈，当即痛止。隔日1次，4次后痛未见，乃停针。半年后尚未见发作。

阑俞及其他与阑尾相应各穴，除对阑尾炎具有治疗作用外，且对阑尾切除后之肠粘连，也具有预防和控制发展的功效。

例8 韩×柱，男，成年。急性阑尾炎手术后，腹部经常不适，有肠充气及隐痛。来诊时除上述各症外，又在发热（38℃），阑俞压痛（＋＋）。熏灸，灸感入腹，大感舒适，体温当即下降至37.3℃。第二次又加灸商丘，第三次又加灸申脉，感传均皆入腹，作用良好，共灸治6天，各种症状消失而停灸。

例9 汪×亮，男，成年。3年前作阑尾切除，情况良好。近数月来，反复发生下腹牵掣痛，痛剧则右下肢不能伸直。大便经常秘结，腹胀，在矢气后可缓解。直对右下腹痛区中心施灸，下腹全热，肠鸣亢进，放屁，每灸治1次，可以缓解2～3天。

阑俞对阑尾炎的效果虽然确实，但有时也可比之其他有效穴为差。在下例中，天枢与外陵的作用，即超过阑俞。

例10 胡×生，女，20岁。急性阑尾炎症状具备，体温37.3℃。熏灸阑俞，痛稍减。2小时后又在天枢（右）施灸痛大减，但体温反上升至38.9℃，夜11时退至37.5℃，次晨全退。又在天枢与阑俞处各续灸2次，以作比较，终以天枢之感应为强大。每日灸天枢2次，至第四日各症皆消失。

例11 吴×孔，男，成年，夜间急性右下腹痛，阑俞压痛（＋＋）。熏灸，灸感下传并不满意。改灸右外陵，灸感入腹，痛即渐止。又续灸外陵2次，以作巩固。未再发。

阑俞对于阑尾炎之诊断，亦具有重大参考价值。凡在该处无压痛反应出现者，则对于阑尾炎诊断的成立，即须慎重考虑。

例12 杜×超，男，成年。右下腹阵痛，压痛（＋），反跳痛（±），微热，阑俞及左右三里下1寸，均无压痛出现。大肠俞有压痛及触痛。同道诊断为急性阑尾炎，对针灸治疗有怀疑，抬送××医院。行至中途，矢气排便而愈。抬着去的，走着回来，可见阑俞对阑尾炎的诊断，具有一定意义。

（二）背部反应穴

阑尾炎均能选用背部的反应穴而收良效。既可单独应用，也可联合应用。

例1 盛×金，男，54岁。亚急性阑尾炎症状。阑俞压痛（＋），右心俞压痛（＋＋），三里下方压痛（±）。熏灸右心俞，灸感垂直下传，至阑俞附近，即折入腹腔，在右下腹发生一次常规的感应过程。每日2次。未用他穴，共10次痊愈。

例2 金×信，男，18岁。急性阑尾炎症状。左右膈俞压痛（＋＋），右三里压痛（＋＋＋）。至阳压痛（＋）。先熏灸左右膈俞，右膈俞灸感直达右下腹，左膈俞于行抵腰部后斜行向右，两支合一，同至右下腹。第二次单灸右膈俞以与左右同取相比较，其感应与左右同取基本相同，并未见减弱。再就近取外陵，以与远道取穴比较，二者亦无明显差异。

以后每6小时灸治一次，任取一穴。3天后症状基本平静。又在右三里埋针，以作巩固。

（三）手足指（趾）尖

手足十宣，感觉灵敏，取用方便，向来为点刺出血为昏迷急救之要穴。而在采用吹灸法时，感传大多可以循经走向患处，更可发挥良好的治疗作用，阑尾炎也不例外。

在使用十宣及其他孔穴时，曾采用不同灸材（纯艾绒，艾绒加蔓陀罗籽，艾绒加硫黄、桑叶、木屑、木炭及煤炭等），分别比较和观察其疗效，多次证明以纯艾为最好（舒适温和），艾绒加蔓陀罗蔓籽亦好。而艾绒加硫黄、纯桑叶以及木屑、木炭等最为不好（刚燥而不舒适）。可见认为任何发热物质都可用以作灸，这种观点是极其片面和粗糙。而在艾灸时患者口可能感知艾的气味，更非单纯的物理作用所能说明。在下例中，曾经对十宣及不同灸材，分别作过验证。

例1　诸 × 荣，男，56 岁。青光眼引起右侧偏头痛。右下腹疼痛两天，阑尾炎症状具备。乃采用不同灸材分别对十宣进行吹灸。其经过如下：

第一次，用纯艾绒吹灸右大指尖。灸感由手太阴经上行，过肘后即转入手阳明经，由颈上头，向右额角及眼右扩布。约5分钟头部感应消失，又由颈下至乳头外侧，进入右下腹，发生一次常规的感应过程。灸后头目清爽，右下腹轻快，痛大减。

第二次，在艾绒中加入 10% 生硫黄，吹灸右次指尖。灸感先由手阳明经上行，过肘后仍行入旧路，先上后下。但患者感觉所过之处不如第一次舒适，有干巴巴的感觉。灸后亦不如第一次的轻快。

第三次，在艾绒中加入 10% 蔓陀罗籽，吹灸右中指尖。灸感自手背上传，进入手少阳经，过肘后仍由旧路先上后下，速度较前为快。灸后诸症有所减轻，无不适感。

第四次，改用纯桑叶，吹灸右五指尖，感传路径与手少阳经相符。过肘后速度有所减慢，仍是先上后下。但灸感所至之处，觉得枯燥不适，灸后头目不见清爽，右下腹症状略有减轻。

第五次，改用木屑（杉及榆柳等木锯屑）吹灸右小指尖。灸感经小指背进入太阳经而上行，过肘后仍入旧路。但患者连声说不舒服，更不如上次。灸感上头更感头目昏沉。亦未由上向下，传向右下腹。

第六次，仍用纯艾绒吹灸左大趾尖，灸感由足背进入足阳明经，从腹股沟进入左下腹即折向右下腹。待右下腹感应完毕后又向上自乳头外方上达右侧头面。右下腹轻快，头目清快。

第七次，改用木炭吹灸左次趾尖。灸感仍由足背自足阳明经上行折入右下腹。但有枯燥及芒刺感。当到达右下腹后只能隐约上传，头部感应不明显。

第八次，改用煤炭吹灸右中趾尖，感传前进不久，患者大感不适，拒灸。随即更换纯艾绒，各种感应又复良好如初。

第九次，仍用纯艾绒吹灸左四趾尖。灸感过踝后，又进入足阳明经，各种感应良好。

第十次，仍用纯艾绒吹灸左小趾尖。灸感在膝以下基本与足太阳经相符，过膝后即仍由旧路上至右下腹及右头部。

为了避免心理因素，各种灸材均是预先装置在灸器内的。以后又任取某一指尖。连续灸治数日，症状消失而停灸。

灸感的感传线，大多数均可为患者自身所感知，但也有少数必须在他种作用的协助和影响下，才能被感知。如下例必须循经按摩，方可感知有麻木线出现。

例2 宗×三，男，成年。急性阑尾炎症状具备，体温39℃两天。吹灸右大趾尖，灸感未见明显上传，但灸至10余分钟后，右下腹有麻木感，旋即痛感减轻而思睡。第二次，改吹右食指尖，10余分钟后右下腹麻木感又开始出现，感传路径仍不鲜明，在若有若无之间。即顺手阳明经来回按摩，感传线即明显被感知。呈线状，有麻辣辣的感觉，按摩停止，此种麻木线即隐约不见。又在右胸及右腹部按摩，同样出现感传线。第三次，再吹灸大趾尖，边吹灸边顺下肢内侧按摸，感传线与麻木感又同样发生。前后吹灸8次，体温逐次下降，症状消失而停灸。

八、肛门及腹股沟脓肿

背部反应穴与下肢的有效穴如商丘及承山等，均可有效。

例1 胡×光，男，成年。右腹股沟淋巴结肿大，高起如拳。至阳压痛（＋）。灸感垂直下行至骶骨上方，即偏向右侧行进，横过臀部而至患处。每日2次，6次全消。

例2 谈×，男，成年。肛门右侧脓肿。红肿热痛。灵台压痛（＋＋＋），委中（＋），商丘（＋＋）。先熏灸灵台，感应良好。再灸右商丘，感应一如灵台。次日再灸委中，灸感从股后方进入肛门。两天后症状消失。

例3 杜×生，男，成年。肛门稍前方约当会阴穴处，出现棱形肿块，坚硬不消，已历半月。至阳压痛（＋＋），熏灸，灸感迅即下传至患处，先热后痒，最后津津汗出，汗止停灸，3次全消。

九、代指及瘭疽

代指相当于甲沟炎，瘭疽俗称蛇疔，相当指头炎。西医的治疗，多用拔甲与切开减压，因而迁延多日始可治愈。治疗甲沟炎以灸法为好，而指头炎则针灸均佳。在指头炎初起未成脓之时（愈早愈好）于指头两侧正中赤白肉际，轻症者左右各刺一针，重症者左右各刺两针，挺针直刺，从掌骨内侧面透至对侧皮外，静以留之，每隔数分钟轻捻一次。患者初时觉痛，久则不痛，更久反觉舒畅。约至30分钟后方可出针。一次即愈，很少超过2次。对趾头炎亦可用。如已成脓，则背部的反应穴有特效。

在手指部所发生的化脓性感染，均可直对局部或背部的反应穴，进行吹灸或熏灸而收显效。

例1 吴×，男，16岁。右大指甲后肿胀麻痛。中心块结凸起。随之出现红筋一条，直抵腋下，全身不适，发热（38.5℃）。直对大指吹灸，患处发生奇痒，继而舒适，停灸后痛即止，肿胀亦略减。共3次，全消。

例2 路×春，男，成年。拇指甲沟炎。肿胀未成脓。直对患处吹灸，灸感扩布至肘。前臂麻重，六七分钟后麻热均减轻而停灸。痛止，肿处当即出现皱纹。次日溃出少许脓汁而痊愈。

例3 高×中，男，成年。右大指与中指同时发炎肿胀，尤以指头为严重。直接吹灸，当时可轻快，不久又如故。检视背部，至阳压痛（＋＋），熏灸，灸感约有一指粗细，先直行向上，约当陶道附近即折向右肩，在上肢外侧下传至手背。再分成两支，分别走向大指与中指，发生一次感应过程。1次后竟然全消。

例4 王×祥，男，成年。左大指瘭疽，已经切开减压，肿痛未减，迁延10余日。左膏肓压痛（＋＋＋），熏灸，灸感经肩胛骨上方由上肢内侧而下达患指，患处有蚁行及灼热感，3次全消。

例5 王×贞，女，成年。左次指头肿胀绷急。跳痛难忍，即将患指捏定，左右各横刺一针，从指骨内侧穿过，透至对侧皮外。针刺时痛感并不强烈，至30分钟，患指发凉，痛全止。快速出针，一拔而出。当日可以屈伸，次日全消。

手指病亦可在前臂取穴而收良效。

例6 管×仁，男，成年。左手无名指角外侧略见肿起，皮色不变，但有剧痛，已历一周，夜不能卧。熏灸郗门，灸感自对侧约当支沟处发生，过腕，经手背而达无名指，灸感完毕后痛即止。第二次直接灸支沟，感应如前。以后即直取支沟，共5次，出现小脓头，再灸2次溃脓收口。

十、肩臂脓肿

肩部脓肿除在手阳明经的路径上能出现压痛反应外，也能在腰部出现相同的反应。而且手阳明经与腰部的反应，可以互相感通。

灸感在患处与灸处之间可以来回行走，已见有多例。

例1 黄×芳，女，成年。在右肩髃与肩井之间发生蜂窝组织炎。体温38.5℃，疼痛，出汗，烦闷。手三里压痛（＋＋＋），当再向上按压至肩髃下方时，突然腰部一闪，连声说腰痛，检查痛处在足太阳第二行志室与肓门之间压痛明显。乃在右手三里与腰部压痛穴之间，各用熏灸，灸感强烈，右半身均有酸麻感。约5分钟患处的疼痛已觉不着了，全身舒适，烦躁停止。次日复诊体温已降至正常。局部红肿大减。三里及腰部压痛均减轻。第2次在腰部重压时，上肢手三里至肩髃线上，同样出现酸感。再灸手三里与腰部压痛点，感应仍复良好，但手三里之灸感到达患处后，复又回至手三里，再上行至患处，如此反复上下，约20分钟感应方渐减弱，第三次仍用原法，来回感传未再见。4次后溃出脓栓而愈。

例2 张×来，男，成年。左肩略偏前处脓肿已形成，中心有3～4个脓栓。根据上例的体会，先在腰部探索，果然在左肾俞与志室之间有压痛出现，左手三里也有压痛反应。两处同灸，灸感在肩部汇合。灸后肿处出现皱纹，痛大减。共3次，脓栓脱落而消散。

在同一道经络途径上，其反应穴与非反应穴之间，也能出现极大的差异。即反应穴虽距患处较远，也能发生良好的感应，而非反应穴虽距患处较近，却不能发生感应。

例3　郭×朋，男，成年。左臂肘关节上方脓肿，肿胀延及前臂。神道压痛（＋＋），左心俞压痛（＋＋），熏灸神道，灸感斜趋左肩至于患处，按常规发生一次感应过程。第二次改灸大椎，灸感及肩而止。等待30分钟，不但不见增强，反而逐步减弱。随即再灸神道，未及5分钟，感应又复如前，再灸4次，脓栓脱落而愈。

针刺的作用虽较灸法为逊色，对经络的感传现象也不能与灸法相比，但使用得当，效果也极优异。

例4　梁×，男，成年。左前臂尺侧中段，肿胀硬痛，不发热。疼痛向小指侧及耳后放射，转颈及握拳均有影响。同侧液门及翳风压痛（＋＋），乃在两处各进一针，用九六法运针，针感迅即上下汇合，似有一股气在上下往来行走。约10分钟后消失。患处有清凉感，痛大减。而在上下针孔处都发生胀痛，针孔内似乎有东西往外面冒，七八分钟后，各种感应皆不出现。肿胀似乎当即消退少许，第二天续有好转，未再针，1次而消。

在灸感发生之后，如于他穴进行针刺，不但不能使灸感增强，反而可使各种感应明显地下降。

例5　裴×和，男，成年。右手鱼际处出现一小黑点，略痒痛，自行用针挑破，挤出少许黄水，6小时后肿痛剧热，并有红筋一道，沿手厥阴经上达腋窝，全身不适，手臂发麻。

至阳压痛（＋＋）。先试灸右内关，热流沿红筋上传至腋窝，下传至大指尖，患处甚痛，最后不痛单麻。又在至阳加添一针以图增强灸效。入针后针感自肩胛下方传至腋窝，但灸感骤然自腋窝下落至肘关节以上。拔针后热流又上升至原处，再入针热流又下降。停灸内关，改灸至阳，灸感顺利到达患处，再针内关，至阳之灸感又马上回至腋下。以后即单灸内关或至阳。4 次全消，亦未出脓。

十一、下肢脓肿

下肢与下肢脓肿诸病中，至阳与阳关可以互相加强。

例 1 施 × 高，女，成年。右股外侧蜂窝组织炎，红肿多头，发热 38.6℃。至阳压痛（＋），熏灸，灸感下达至尾骶处停滞不前。乃在腰阳关处加添灸器以作接力，热流很快即到达患处，并按常规发生感应过程。第二次再省去腰阳关，单灸至阳，感传仍不能行至患处，再加腰阳关，感传又复良好，两处同灸共 4 次，脱出脓栓而愈。

当有两个强弱不同的反应穴同时存在，同时施灸时，反应弱的反应穴只会遭受抑制，决不能彼此加强。这已经反复得到证明。

例 2 吴 × 德，男，成年。左小腿外侧多发性疖肿，延及膝关节发生肿胀。同侧束骨压痛（＋），阳陵泉压痛（＋＋＋）。两处同灸，阳陵之灸感强烈，整个下肢均有酸热感。束骨处之灸感迟不发生。第二次先灸束骨，灸感良好，不等其感应完毕，再灸阳陵，灸感强烈如前，而束骨处之灸感即逐步退缩以至消失。第三次仍先灸束骨,待感应完毕之后再灸至阳。乃各自发生一次感应过程。以后即单灸阳陵,5天而愈。

慢性脓疡与瘘道,灸疗效果同样良好。

例3 王×高,男,成年。双侧腹股沟慢性脓疡,切开排脓后半年未收口。形成瘘道,不断有乳酪样脓汁外溢。外科换药半年,左侧瘘道脓汁减少,右侧反加剧。气海俞酸痛应手,右强左弱。双侧同灸,热流直趋下腹,腹中作响,右下肢也发热。脓汁逐次减少,55次后,脓汁分泌停止,结痂愈合。

厉兑穴的真正位置是在次趾拇趾侧,在左右互取与起源异位病例中,曾得到证明。

例4 孙×华,男,成年。左小腿前方约当下巨虚处,红肿高起,中心硬结。熏灸同侧三里,灸感缓慢隐约。根据巨刺方法,特意在对侧与患处相当处熏灸。10余分钟后,灸感居然先自次趾拇趾侧发生,呈一线上行,而中止于灸处。对侧患处热感明显,不久患处之热感亦下至次趾拇趾侧,左右相同。约10分钟感应消失,患处轻松很多,共5次,每次感应均自次趾拇趾侧发生,溃出少许脓汁而愈。

深部脓肿,郄门确是有效穴之一。在患处对侧取穴,同其他孔穴一样,可以穿过正中线寻取捷径而趋赴于患处。

例5 陈×生,男,成年。左股外方深部脓肿症状具备。因忆及针灸文献如《资生经》载有"附骨疽,灸间使后一寸,随年壮,立瘥"之说,特取左郄门以试之。灸感上肩经腋前线从髂骨缘而下抵患处,发生热麻感。当即轻快。第二次双郄门同灸，左侧路径同前，右郄门之灸感过肩后即横行向左，两支合一，下达患处，感应并不比单取一侧为强。此后即每日熏灸左郄门2次，灸后感到患处有气向外冒，持续不断，约有4～5小时，症状逐步改善，3天后症状减轻十之六七，5天后全部消失。

下肢外侧的脓肿，常能在足临泣穴处出现压痛反应。

如有几处脓肿同时存在，取用一个孔穴，可以依次发生感应。

例6 开×洪，男，成年。右下肢外侧自上而下发生疖肿3处。已化脓，腐肉未脱。同侧足临泣压痛（＋＋）。熏灸，灸感酸麻，渐次自下而上，最下的一个疖肿发生蚁行与麻痒感，上面的两个疖肿毫无感应，约5分钟后，下面的疖肿感应消失，中间的疖肿又开始发生感应。又约5分钟，中间的感应消失，上面的又开始发生感应。最后感应消失。两次后腐肉脱落创口愈合。

一个孔穴既能对几种疾病依次发生感应，更能只是对一种疾病发生感应，而另一种疾病必须另寻有效穴施治。也就是说，一个孔穴可以与几种疾病同时发生着共同的联系，也可能是不同疾病只能与不同的孔穴分别发生着联系。

例7 盛×华，女，成年。左侧乳腺炎，右侧踝关节肿胀疼痛。神道压痛左（＋＋）右（＋）。熏灸左神道，灸感横穿胸腔至左乳发生一次感应过程。感应停止，并未再向他处传布。又同时熏灸右足三里，灸感下传至踝关节发生一次感应过程，待感应停止后，等待许久，未见向上扩布。以后乃各自分取其有效穴而收功。

腹股沟淋巴结肿大，以及股内侧肿痛等症，取用阴陵泉，针灸均佳。

例8 王×林，男，成年。左腹股沟稍下方大腿内侧淋巴结肿大，约8×8厘米。深针阴陵泉3寸，用泻法运针，1次而消。灸例甚多，不例举。

化脓性炎症直接作用于患处，也有一定作用。

例9 张×林，女，成年。右臀脓肿。背部无反应穴。熏灸郄门与风市，感应均不明显。即在患处中心直接灸，每日2次，连续5天，脓出而消。

十二、血丝病虫

针灸对丝虫病有继发感染时，效果良好。背部也有反应穴存在。

例1 杨×芳，女，成年。血检确诊为丝虫病，不时发作。照例是先有腹股沟淋巴结肿大，旋即恶寒发热，小腿下端肿胀灼热潮红，体温稽留在39℃~40℃之间，已持续两天。因忆及《大全》八法主治下有曰："寒湿脚气，发热大痛，取太冲、委中、三阴交。"正与这种情况相类似，乃在患肢取此3穴针之，俱微出血，4小时后热全退，淋巴结肿大亦消退大半。红肿处出现皱纹。又在下巨虚，商丘出血。24小时后各种症状皆消失。

例2 万×才，男，成年。血丝虫病患者。右踝足跗肿胀，同侧腹股沟淋巴结肿硬已七八天。因忆及针书中足跗肿也有灸骑竹马穴之说，试行在背部按索，果于左右心俞出现压痛。双侧同时熏灸，灸感未见明显下传，但灸后肿痛均见减轻。每天灸1次，3日后淋巴结与下肢肿胀全消。

例3　曹×良，男，成年。丝虫病发作，腹股沟淋巴结肿大，右下肢成片红肿，发热39℃。右膈俞压痛（＋＋＋），左（＋），熏灸右膈俞，并加灸双委中。灸感汇合于右腹股沟。至感应减弱停灸时，体温当即下降至37.3℃。第二日即可行动未再灸。

血丝虫病并发乳糜尿时，灸疗也有良效。

例4　刘×元，男，成年。丝虫病合并乳糜尿反复发作，于发作时来诊。第六椎压痛（＋），熏灸，灸感下传至下腹，3次后尿变清。灸后半年未再发。在一次体力劳动后又复发，左右膈俞及至阳均有压痛。熏灸左右膈俞，灸处很痒，很舒适。灸感未明显下传，但忽然感到尻骨处有自发痛，约当上次髎之正中热感甚大，即将灸器移至该处，灸感迅即下传至小腹，于小腹左侧下方出现一长形之发热区而灸处反不觉热。2次后尿液变清。

血丝虫病形成下肢象皮肿时，针灸治疗未能收效。

例5　朱×章，男，28岁。双下肢象皮肿，已历7年，左重右轻（左围60厘米，右围45厘米）。腹股沟淋巴结不肿大，不时出现恶寒壮热及下肢肿痛加重，丧失劳动能力。至阳及筋缩压痛（＋）。第一阶段至阳用化脓灸，灸疮直径达2厘米。在灸后1周下肢出现皱纹，左腿围缩小3厘米，10天后又恢复原状。又在筋缩处加灸1次，以图提高疗效。在灸后两周内下肢肿胀，时进时退，有时能缩小2～3厘米，有时又恢复原状。前后共33天，症状无改进。第二阶段，灸脚气八穴（风市、伏兔、犊鼻、膝眼、上廉、下廉、绝骨），除犊鼻与膝眼因位置混同未用外，其余分两次用化脓灸，恶寒发热等症状虽未出现，但象皮肿仍无改进。在此期间又历时约40天。第三阶段改灸左右肾俞与脾俞，并每日加针丰隆透条口，阴陵透阳陵，及地机血海等穴，并内服舒筋活血、利湿行淤中药20帖。在此过程中曾一度卧床休息后，象皮肿基本接近消失，但稍一劳动即行增剧。历时又约40天。3次先后共4个月，遗留灸疮18处，最后以宣告失败而结束。

十三、化脓性骨髓炎

采用药物熏灸法直接作用于局部可获良效。

王×友，男，52岁。1989年9月就诊，一月前被雷管炸伤右手中指，在当地医院清创处理，并给予抗生素注射，一周未生效，局部高度肿胀，有两个创口，分泌清稀脓汁，并有淋巴管、淋巴结炎性改变，X线片显示右手中指中节粉碎性骨折，死骨形成，需做截指手术，故求治于针灸。

检视局部肿胀，创面流脓，右前臂内侧淋巴管红肿触痛，腋窝淋巴结肿大，口干舌绛，苔腻脉数，取生川、草乌各100克，威灵仙200克，牛膝200克，羌、独活各100克，共研粗末；另取艾绒2000克，搓成鸡蛋大小之艾团，置于瓦片上，点燃艾团，撒药末于其上，将患手直对烟上熏烤，每天2次，每次2小时，保持创口清洁，不用包扎，暴露于空气中。

在治疗过程中先后排出死骨5块，前后20余日，肿胀消退，创口愈合，X 线片显示骨折完全愈合，停止治疗。

灸疗对于撞击伤、扭挫伤、开放性创口以及包括骨折在内的各种外伤性肿胀疼痛，具有消肿止痛的良好作用。在撞击伤之早期，肿胀青紫尚未出现之前，如及时采用灸治（耳轮水针效果更好，另文叙述）常可制止皮下血肿之发生，亦可促进血肿之消散。在各种开放性创口，当出血制止后采用灸治，更可减轻与制止疼痛，减少感染，加快愈合。所有这些功效，在目前似乎尚未被重视，或者说尚未被发现。

十四、撞击伤

胸壁撞击伤及其后遗痛，多数能在胸椎上半部或其两侧出现压痛反应。

在后病前取或前病后取时，感传均可垂直下达或是左右环抱而至痛处。

例1 徐×章，男，成年。右前胸遭受拳击后，经常疼痛，已 2 年余。右心俞、督俞均有压痛。第一次熏灸心俞，灸感呈线状环绕右胸壁而抵痛区，最后充满痛区。唯有痛区下际的边缘，如新月样未能充满，但痛已全止。6 小时后痛又作，仍灸右心俞，热感大增，如指头粗细之热流垂直下注痛区，还是感到痛区下际的边缘未到达。将灸具向下略移寸许，放在心俞与督俞之间，热流直注痛区中心向四周均匀扩布，充满全身，痛处舒适异常，并感知当热流向内灌注时，灸处皮肤的表面温度即降低，如热力不向内灌注，灸处皮肤即发烫。共 4 次，半年后随访未再发。

例2 沈×文，女，成年。右胸壁撞击伤，五六日后痛加剧，说话及咳嗽均受限。在背部与前胸痛区相对处压痛明显。熏灸，灸感垂直下注前胸，痛处发生麻胀，1次减，2次除。

胸壁外伤在背部如无压痛反应出现，亦可在背部直对前胸痛区中心着灸，常可同样有效。如痛区在心脏附近，而就近在前胸直对痛处施灸，则颇为不宜。

例3 郝×秀，女，成年。左胸壁受撞后，持续隐痛半月，咳嗽呼吸受限。背部未见压痛反应。即直对前胸痛区中心用以阳引阴法，熏灸，热流直注前胸，共2次，痛全止。

例4 何×才，女，成年，右胸撞伤，局部轻度肿胀，呼吸受限。痛区中心正当心尖搏动处，背部无压痛反应。即在背部与前胸痛区相对处熏灸，灸感横贯胸腔透至患处，当感轻快。第二次在前胸心尖搏动处直接熏灸，感应不明显。次日来告，谓灸后胸部很不舒服，烦躁发闷，到天明时方逐渐平静。第三、第四次仍在背部施灸，症状消失而停灸。

大椎、太阳与耳尖，胸胁外伤痛均可有用。

例5 沈×云，女，成年。左胸撞击伤。吹灸大椎，灸感经由左侧肩胛而折至痛处，并向腰部及下肢扩展，当即痛减，3次全除。

例6 李×强，男，成年。左肋外伤痛。熏灸左太阳，灸感成片扩展至痛区，2次痛止。

例7 吴×明，男，成年。右胸撞击伤，呼吸受限。直接灸同侧耳尖3壮，当即减轻一半。次日又续灸1次，痛全止。

就近取穴，对撞击与扭挫伤的效果也颇为良好。

例8　胡×荣，男，成年。股部撞击伤两天，局部肿胀青紫。于伤处稍上方置一灸器，热感逐步入患处，发生麻痒与蚁行感，约20分钟后，感应减弱而停灸。局部当即柔软，痛大减，每日灸2次，6次全消。

例9　戚×臣，男，成年。左膝关节外侧严重撞伤，不能行走近10天。即在膝关节内侧熏灸，灸感直入关节深处。每日2次，每次1小时，10次后，症状大有改变，骨科为之包扎固定，2周后肿痛更剧，再求治于灸。又用原法续灸20次，功能逐渐恢复。

例10　李×有，男，56岁。右踝关节陈旧性扭挫伤，每逢阴雨，酸痛更剧。即在患处中心熏灸，热感充满足背及小腿下段，连续10次，半年后未再发。

例11　章×良，成年。踝关节扭伤已多日，经推拿未效。直对患处熏灸，每次1小时，2次后即可行走。

十五、开放性创伤及创口感染

对开放性创口应用针灸，特以灸疗，就近取穴以制止疼痛、控制感染与促进愈合，极为有用。

例1　林×台，男，44岁。右手掌贯通性创伤，经包扎止血后疼痛剧烈，止痛药未能控制。针外关透内关，得气后未及半分钟痛即止，有效时间可维持4小时。3日后创口受染，创缘发黑，疼痛持续。又熏灸外关，40分钟灸感上达肘弯，下达中指尖，创口处的热感反较灸处为高。手背有热气外冒，当时痛全止。止痛时间达12小时，3次后创缘变为红润，又更换敷料数次后愈合。

例 2 曾 × 文，男，成年。右中指为绳索钝性割伤，肌腱损伤严重，直至于骨。经包扎止血，疼痛剧烈。熏灸内关，灸感到达伤处后，痛减。第 2 次改灸劳宫，灸感迅至伤处，痛全止，极舒适。共灸治劳宫 10 次，伤口愈合。

例 3 顾 × 青，男，成年。一年前足背外伤，感染化脓。经用抗菌素控制后，但全足肿胀坚硬，不能行走，创口形成溃疡。除无限期地使用各种抗菌药物及更换敷料外，别无他法。乃嘱其自行熏灸足掌与足背创口相对处。每日 2 次，每次 1 小时，半月后已基本痊愈。

例 4 陶 × 珍，女，成年。右膝刀伤感染，肿胀热痛，关节腔已抽出过脓液，持续发热，出现全身症状。在药物治疗之同时，嘱其用艾团点燃放在碗中，在膝关节下方对准腘部熏灸，首次使用后效果良好，信心大增，乃止药单灸，每日 2 次，每次 2 小时以上，5 日后各症得到控制，10 日后创口干燥结痂而愈。

因刺伤深部组织污染，全身中毒症状严重的危重病例，也能单用灸治，未用其他任何方法配合而收全功。

例 5 管 × 林，男，成年。在平整土地清理烂泥坑中陈旧棺木时，左足掌为锈钉所刺伤，深约 3 厘米。拔出后出血不多，痛甚剧，少顷痛大增，呕吐不止。诉说心中难过，眩晕、头痛，视物不清，上下肢拘挛屈曲。轻度项强。体温 39℃，烦躁呻吟。清洗创口后，立即用艾条逼近创口灸之，约 15 分钟后左右，双下肢可以伸直，呻吟大减。但双手拘急及心中难过依旧，暂停灸，在左右内关各进一针，刚一旋捻，上肢即可屈伸，继而心中难过和头痛大部解除，视物亦清楚，体温下降至 38.2℃，使在场观众亦为之惊异！当时药物奇缺，嘱其多饮绿豆汤，严密观察，约 2 小时后创口又发痛，又用原法续灸，愈灸则愈舒服。一夜之间约为之灸治 3 小时，次日除每隔两小时即灸治创口一次外，又用艾叶煎水熏洗患足。夜间可以入睡，3 天后即参加劳动。

锈铁钉究系沾有何种毒质？针灸的解毒作用何以如此强大？本例某些症状可以与破伤风相类似，但发作急剧，无潜伏期。这在当时的各种条件下是个谜，而且即使在条件具备的情况下，这不仅是个谜，可能病人的生命还会保不住。

十六、骨折

对骨折采用灸治，可能还未被注意。经使用表明，骨折也能在胸椎上出现压痛反应。采用胸椎上的压痛穴，能使灸感走向患处，而加速骨折的愈合与减少并发症的发生。

例1 胡×海，男，成年。高空作业下跌，右股骨颈完全骨折。两个月后拆除牵引与固定，可以在床上轻微活动，但患肢酸痛异常。第八胸椎压痛及自觉痛明显。熏灸，灸感迅即沿脊柱下传，至腰部即直趋股骨颈。骨折处酸暖舒畅，渐而向下肢扩展，全身亦大感舒畅。10 天后可以持双拐下床活动，又 10 天后，可以单拐行走，停止灸治。

例2 姚×庄，男，13 岁。从高处跌下，左肱骨下三分之一，单纯性完全骨折。经小夹板固定后，熏灸合谷，灸感上传至骨折处，发热并有蚁行感。每日 2 次，至 20 天即拆除夹板，亦未续灸，愈合良好，功能迅速恢复。

例3 高 × 纯，男，成年。左前臂下三分之一，桡尺骨复杂骨折。手术后，感染化脓，局部组织坏死，发热，肿胀疼痛。外科除应用大量抗生素外，别无他法。用灸法熏灸曲池，艾热刚一接触皮肤，迅即呈线状而奔赴患处，先热胀后麻痒，感应时间较长，约 40 分钟始停止。每日灸两次，3 日后腐肉脱落，肿胀消退。外科又坚持扩创，术后不再用灸，迁延多日不能愈合，续发化脓性骨髓炎，至 9 个多月后，创口仍在排脓。如能坚持灸治，决不会造成如此后果。

十七、肌腱劳损

灸感过程的三个基本时相，也可在肌腱劳损中出现。

洪 × 康，男，成年。在插秧时，右手拇指肌腱劳损，肿胀与运动障碍。第一次直对患处熏灸，约 1 小时稍好转，再插秧，又复发且更严重。第二次在肿处之上方约当温溜处发现有明显之压痛，即对之熏灸，发生明显的灸感过程的三个基本时相，共 2 次完全消肿。由此可见各种病理变化与病理过程虽是千差万别，但灸治的感应过程则是一样的。也可以说明远距离取穴比之直接作用于患处为优越，既可发挥治疗作用，又可减少对患处的直接刺激。

十八、蛇虫伤

直对患处着灸，是治疗蛇虫伤的有效方法之一。

例1　郭×程，男，成年。右小指蛇咬伤，剧痛发肿，1
小时后来诊。直对患处吹灸15分钟，痛止，肿处出现皱纹。
又灸治1次，全消。

例2　南方沼泽地带，水蛭甚多，在水田劳动时，常被其
咬伤。伤处有时能形成硬结，时流黄水，发奇痒。间可延至
半年以上方可消散。外用药很难收效。如采用隔姜、隔蒜等
灸法，艾炷如黄豆大小，约10壮左右，常可一次收效。最多
不超过两次。灸后常有黄水外流（此时也可加拔火罐），乃
毒去之证。毒水流尽，则结痂自愈。

蛇虫伤也可在健侧相同的部位进行针灸，轻症可以单独
应用，重症可以双侧同用。

例3　陈×和，男，成年。左踝内侧被毒蛇咬伤，肿胀
延及膝关节下方。因忆及《集成》载有："蛇咬，伤处在左，
针刺右边相对处出血。"改针用灸，即在右踝内侧相对称处
熏灸，当灸热上升后，对侧伤处果然先痒后麻，热度明显增高，
当即感到轻快。约1小时停灸，皮肤微现皱纹，次日肿消大半。
连灸3次，伤处未做任何处理，全部消退。神哉！神哉！

扩大伤口，加拔火罐，是清除蛇毒的有效方法。亦可利
用蜘蛛对脓血的嗜好特性，作为吸吮。

例4　王×根，男，成年。夜间在田间劳作被毒蛇咬伤
右足背，当即剧痛难行。约2小时后来诊。全足及小腿下端
肿胀。立即用橡皮带将小腿上端缚定，在伤处做十字切开，
加拔火罐，共吸出淡红色血水约700毫升，肿已大消，去橡
皮带，能入睡。因忆及民间验方，有蜘蛛吸毒之说，乃觅取

大蜘蛛两个放置在伤口不远处，果然皆爬行至蛇咬处吸吮不放，伤处有清凉感，约半个多小时，蛛腹饱满，皆自行坠下，估计蜘蛛的这种特性，是爱吸脓血之故，而并不是对蛇毒的特异作用。第二天适有一庞姓妇女，因化脓性指头炎来诊，又觅取蜘蛛两个，先后放在疮口上，同样也是吸吮不放，患指也有清凉感，直至饱满方行脱落。于是对蜘蛛的这种嗜脓血的特性，进一步得到证明。

水蛭也叫作蜞，对于动物的血液特别嗜好。在水蛭头部所放出的水蛭素，有对抗血液凝固的作用。水蛭咬伤的伤口出血，必须将水蛭素冲淡方可停止。（《集成》利用水蛭放血，称为蜞针）在蛇毒入血后，有凝血与溶血等多种作用（原发作用是促凝，继而引起失凝）。如利用水蛭这一特性，作为对毒蛇咬伤的早期治疗，可能较之利用蜘蛛吮吸更为有用。

十九、竹木刺入肉

竹木刺入肉，亦可在同侧背部出现压痛反应。针灸对体内异物之排除，可能有一定作用。

吴×华，女，成年。右大指第一节内侧，竹木刺入肉，切开后未取出，肿胀疼痛已有 10 余日。试行在背部按索，当按压右肺俞处，感到患指酸胀。即对之熏灸，灸感未见明显发生，但患指反而痛得更利害，嘱其忍受。约 10 分钟后，感到患处似乎有东西自内往外顶，呈跳动样，又约 10 余分钟跳动停止。停灸后局部无任何改变。又同样灸 3 次。每次都是先作痛，继而跳动和感知有东西往外顶。至 4 次后，外科坚持手术剜除，未收全功。本例较奇特，故志之。

第十节　癌肿及新生物

一般认为针灸对机能病有效，对器质病无效。通过实例证明，除对癌肿的作用有待探索外，对某些新生物也是有效的。关键问题是在于选穴和具体方法。

一、癌肿

恶性肿瘤，单纯应用针灸治疗，初步体会仅能对制止疼痛与缓解症状具有一定作用，其他方面因条件所限，尚难作出说明。

灸感能因病情愈严重而愈明显，也可因病情的逐步恶化而减弱。

例1　张×曾，男，67岁。血尿，尿频、尿急，前列腺坚硬肥大，癌肿已基本确定。至阳、左右肾俞、左右委中压痛（+），乃5火齐下，灸感均能直达下腹，在膀胱区汇合，小腹及阴茎上方出现抽掣痛，口中能嗅到艾的气味。有时抽掣痛达到难以忍受的程度。但各种症状毫无改善，且反复出现尿闭。灸感亦逐步缩小至指头大小，共灸治16次，4个月死亡。

检视 11 例食道癌及胃癌患者，在躯体均无反应穴出现；循经选穴亦未能出现感传；就近选穴施灸，仅能暂时轻快。

例 2 钱 × 其，女，62 岁。晚期胃癌，反复呕吐出咖啡状胃内容物，痛楚呻吟，昼夜不止。躯体无反应穴出现，直接熏灸中脘，灸感仅限于上腹，痛大减。每日灸 2 ~ 3 次，每次 1 小时。半月后死亡，直至死前，未有剧痛。

在 13 例肝癌患者身上，既未找到反应穴，也未能出现感传现象。

例 3 沈 × 明，男，52 岁。原发性肝癌，大块型。躯体无反应穴出现。吹灸手足十宣、期门、肝俞等穴均无灸感发生。3 个月死亡。

在 1 例肺癌患者身上，能出现感传与缓解症状，但在短期内死亡。

例 4 庞 ×，男，62 岁。右肺中心性肺癌，痛剧气急。未发现反应穴，选取背部与前胸痛区中心着灸，灸感经由腋下传向前胸，逐步扩大，痛缓解。感应时间约 90 分钟。每晚灸 1 次，夜间能入睡 3 小时以上。两个月后死亡。

感传紊乱，是癌肿转移与扩散的有力证明。

例 5 崇 × 清，男，60 岁。胃腺癌手术后，又出现直肠癌。第十七椎及左右大肠俞用吹灸或熏灸法，均可使灸感达于下腹而缓解症状。当灸至第二十次以后，灸感的传布即无一定规律，可以先抵上腹或先抵下腹，或集中在一点，或满布于腹腔。每次不同，变化不定。但疼痛则迄未加剧。最后在神志完全清醒的情况下死亡。

二、赘疣

左右中指握拳指关节尖上，确是赘疣的有效穴，可以推荐。

《灵枢·经脉》曰："手太阳之别名曰支正……实则节弛肘废，虚则生疣，小者如指痂疥，取之所别也。"于赘疣病例中，在支正穴处有疼痛反应，并取用有效。可见古人对此早已发现，并列入于专论之中。

例1 李×昌，男，成年。右中指尖生一赘疣，延及指甲根部，呈菜花样，易出血，已有数年。曾割治过两次，不久又复发，并日见增大。全身也有散发性小疣数十处。外科建议截肢，未同意。因忆及《杂症奇穴歌》有"赘疣诸痣灸奇穴，更灸紫白二癜风，手之左右中指节，屈节尖上宛宛中"之句，《医学入门》也有"癜风及疬疡风，灸左右手中指节宛宛中三五壮，凡赘疣诸痣皆效。"乃依法试之。此穴相当于奇穴中魁，如左右同灸，势必影响日常生活，乃单灸患侧，每次直接灸10壮，每日1次，以10天为一疗程，患者合作良好，忍痛坚持。第一疗程完毕，稍作等待，至20余日全身小赘疣脱落净尽，中指尖之大赘疣四周边缘开始脱落，中心仍甚坚硬。又用原法再灸一疗程。发现右支正处有明显触痛，乃支正与中指节交替使用，中指节直接灸，支正针，又一疗程，效果明显，老根脱落，直至全部消除，得到了理想疗效。支正处痛点也消失不见。如中指节左右同灸，效果可能更好。

例2 朱×义，男，43岁。左足底多发性扁平刺疣，约4×4厘米。先从右手太阳经按索无所见。又检视左侧，于支正处果然发现有指头大小之压痛点。于局麻下直对刺疣灸灼，至疣之表面焦枯为止。至一周后刺疣自行脱落，不遗瘢痕，支正处的压痛反应亦消失。惜乎是对刺疣直接烧灼而未在支正处针灸，但也可看到压痛反应是病侧强于健侧，则是许多疾病的共同规律。

三、血管瘤

对身体表面的某种血管瘤，灸治可以收效，进一步说明针灸对器质性疾病也不是无能为力。在这方面大可探索和发掘。

在循经取穴治疗血管瘤时，也能同时对心脏发生感应，可见心血管系统的整体关系。

当灸感对某种病变已经产生作用的过程中，如出现另一种新的较强与较急的病理反应时，可以立即自前一处所奔向后一处所，待后一处所的感应过程完毕后，再回至前一处所，使感应继续完成。

例1 余×根，男，52岁。左前臂内侧上三分之一处，被压受伤，半年后，逐渐发生静脉回流障碍，局部血管扩张成团，面积约有5×7厘米，手臂下垂时特别明显，上举时则消失。不时有局部胀痛。恶寒发热，卧床不起，不能吃饭，每次发作可达20～30余天。发作后扩张之静脉团显著缩小。外科多次会诊，诊断为海绵状静脉瘤，必须手术切除，试行选用内关熏灸（病侧），灸感迅即上传至静脉团处，热感充满患区，并逐步沿手厥阴经进入心前区。灸感的范围正与心脏的位置及大小相符。感应过程较长，约半小时后始消失。3

次后食增，可以起床，但仍无力，每天灸治2次，30次后心前区之热气团及扩张之静脉团逐渐缩小，灸至45日，心前区之灸感仅有指头大小，静脉团也只剩下一小块，又继灸半月，即完全消失。可以用力拉平板车，一年后尚未再发。

在灸治过程中有一特异处值得注意。患者原有胃痛史，每因饮食不慎而经常发作。在施灸时如遇胃痛发作，则心前区之灸感即向胃部移行，心前区之灸感即马上减弱或不能感知。待胃部感应完毕后，灸感又马上回至原处，再继续发生感应。在施灸60天当中，此种现象曾有多次发生。

身体表面之毛细血管瘤，以直接烧灼为宜。

例2　王×良，男，成年。因病在他处用耳针治疗，术后耳壳软骨受损，在针孔处发生一小血管瘤，经常流血，严重时每次可达20～30毫升。经外科检查，认为需手术切除或植皮。因再度出血不止，以手掩耳来诊。乃用绿豆大小之小艾炷，点燃吹烊，在用纱布按压止血移去纱布出血暂止之瞬时，迅将燃旺之小艾炷急速按在小血管瘤上，1壮后血即止。又续灸3壮，至皮肤焦黑，约10日后，焦痂脱落，上皮新生，血管瘤亦消失不见。

例3　余子迪颐，于鼻左上方生一毛细血管瘤，稍一触动尤以洗面后即出血不止，割治极为不便。乃用胶布将血管瘤周围之正常皮肤保护好，中央留一小孔，用艾条直对血管瘤熏之，至血管瘤焦黄乃停止。灸后换药数次，即平复如故，不遗瘢痕。10年后我本人上唇也生一小血管瘤，也用同法治愈。此虽小病如治不得法，也可酿成大患。

四、鸡眼、肉刺及痣瘊

鸡眼虽属小病，但根治极难，割治与腐蚀诸法均不理想。用针刺以治疗鸡眼，已有不少报道，经如法应用均未收效。可能是运用未曾得法，与关键所在未能掌握之故。多年来个人采用小说《镜花缘》中所叙述之痣瘊烧灼法应用于鸡眼、肉刺及多种痣瘊，均取得了较好的效果。介绍于下，以供采用。

对于肉刺及痣瘊，用一小硬纸板，中心剪一小孔，套在痣瘊上保护周围皮肤，中心直接用小艾炷灸3～5壮，撤去纸板，即可连根拔出，包扎保护即可。鸡眼是在局麻下，周围不用保护，用黄豆大小之艾炷，直对鸡眼中心灸之。每燃1壮即吹去灰烬，再燃第2壮。待3～4壮之后，用手轻轻推动鸡眼，如感到鸡眼周围之角化上皮与基底之真皮似有分离，用有钩或组织钳子将鸡眼中心之角化栓与周围之角化层提起，用剪刀沿鸡眼外围环剪一圈，然后摇动数次猛力拔出。如有鲜血外流，表示残根已尽。如不出血，即为烧灼太过，将残根烧断，大多复发。如灸壮不足，则角化上皮与基底真皮不能分离，角化栓亦不能拔出。角化层亦不能削平，削平则夹持困难，不便拔除.在运用本法时，掌握火候，乃是第一要点。

鸡眼与胼胝的不同处是胼胝无根，面积大，鸡眼有根，面积小。鸡眼属于良性肿瘤，如能采用远距离之取穴法而获效，也可能为肿瘤的治疗有所借鉴。

五、瘰疬及颈部肿块

除对已经确诊为淋巴结结核（瘰疬）的患者应用灸疗已

获得伟效外，对其他原因不明之肿块，效果亦极为优异。其中是否包括着某种肿瘤，因条件所限未能确定，但也是一种可喜的苗头。

选用颈瘰穴，加服消瘰丸，对瘰疬与颈部原因未明之肿块，效果迅速确切，值得重视与探索。

例1 朱×芝，女，24岁。颈淋巴结结核，大者如桃核，小者如指头，左右成串，共20余颗，应用抗痨药2年余，不仅未能收效，且有的已经溃破流脓。又作过外科摘除，反而愈摘愈多，百治无效，始求救于针灸。直接灸颈瘰穴加服消瘰丸，在80天内全部消失。

例2 周×珍，男，成年。颈淋巴结肿大，约有拇指大小，可移动，3个多月，肺内有陈旧病灶。用针直贯核心，穿出对侧皮外，留针30分钟，隔日1次，核稍有缩小，进步不显，改灸颈瘰穴加服消瘰丸，肿块逐步缩小，1月后全消。

例3 王×珍，女，28岁。左耳垂下方约当翳风穴处有硬块一处，约为6×6厘米，周围有广泛之粘连，边界不清，隐痛，转侧受限，已9个多月。取同侧颈瘰穴，术后逐渐缩小，约3个月即完全消失，皮肤柔软，不留瘢痕，现已9年，未见复发。

例4 周×兰，女，34岁。左耳垂下方出现硬结一处，约为3×3厘米，与周围组织轻度粘连，略可移动，界限不清。直接灸颈瘰穴，一月余全消，两年后随访未复发。

用肘尖治疗瘰疬，针灸文献多有推荐。经验证明，效果并不十分巩固，不能与颈瘰穴相比。

例5　胡×嗣，男，48岁。右颈部淋巴结结核4年，破溃流脓，抗痨药无效。试在同侧肘尖熏灸，着火后颈部出现针刺感，肘尖与肿块之间发生若隐若现的联系，每次灸1小时以上。20日后肿块显见缩小，创口干燥结痂。因天时炎热，暂停灸。未及一月，又恢复至原有大小。改用颈瘿穴，约在40天，肿块全部消失。

颈瘿穴对颈部肿块的疗效，已可肯定。试于甲状腺肿，初步表明也有一定效果。

例6　程×惠，女，58岁。单纯甲状腺肿，两年余。喉头闷室，心悸心跳。颈瘿穴直接灸，两个月后腺体开始柔软缩小，4个月后已基本正常。

例7　张×香，女，46岁。甲状腺肿大两年，未经治疗。双颈瘿穴直接灸，20天后症状有改进，3个月后，心悸手颤消除，半年后保持原有效果，未再灸。

六、腱鞘囊肿

直接作用于局部及循经近距离取穴，均有效。

例1　宋×兰，女，成年。右手背腕关节处腱鞘囊肿，约有指头大小。熏灸外关6次，灸感均能到达病处，逐渐缩小而消失。

例2　方×明，男，成年。右手背腕关节前方腱鞘囊肿。左右交叉横刺两针，隔日1次，2次即消。

第十一节　其他

一、晕针

晕针是由多种内外界因素所决定的。常是第一次针刺不晕，数次后忽能致晕，刚劳动后针刺不晕，平静休息时针刺反能致晕。亦有年老体弱者不晕，而年轻壮健者反晕。晕针的症状均系先感心中难受，继而头晕眼黑，面色苍白，冷汗淋漓与肢冷脉伏等。当症状发生时是否应立即出针或留针不动，也曾有两种不同的意见，认为应立即出针者有人，留针不动再针他穴者亦有人。这两种见解，似乎还未曾得到统一。

当晕针发生时，不论其机制如何复杂，不论是由于手法、部位、深浅以及针刺时机有何不当，都是由超限刺激所引起的恶性循环，故急速地将这种刺激物除去，实属刻不容缓，否则后果是不利的。

晕针发生后，按常规处置（如加刺人中及投以兴奋剂等）而仍未能缓解时，可用另一种刺激因子以相对抗。用灸法以救治晕针，可能尚未被注意。

例1　王×祥，男，成年。身体壮健。因右侧膝关节肿痛而就诊。第一次针同侧三里及阳陵，出针后当感轻快。第二次于平静休息时再针，留针至10分钟左右，渐感头晕，旋即面色苍白，全身汗出。当即出针平卧，症状不但不能平息，反而更有进展，呼吸短促，六脉细数沉迟，瞳孔轻度散大，呈半昏睡状态。当即投以热汤注射兴奋剂。5分钟后冷汗仍不止，气促。加针人中仍无改善。患者以手指上腹说是"此处闷得慌！"声音低沉。又加针合谷、太冲，汗虽略止，但神志呼吸循环均无好转。试取一灸器，熏灸上脘，未及两三分钟，腹中作响，嗳出长气数口，呼吸渐深长，双目可以睁开，脉搏渐饱满。又过约 10 分钟，各种症状皆消失，可以转侧起坐。前后约 90 分钟，再休息片刻，步行而去。

在留针期间，如出现某种反常现象，应立即出针，以免反应深化和恶化。

例2 沈 × 同，男，成年。因腰痛来针。取左右三里，入针后约 15 分钟，感轻微头晕，前胸略感汗出，未当即出针。2 分钟后反应加剧，全身汗出津津，心慌气急。急出针，平卧，出现心律不齐，有阻滞及早跳。急熏灸巨阙。3 分钟后，心律渐整，诸症平复。

在进针后与留针时发生晕针者固属常见，而在出针后亦有发生晕针者。先祖树冬公所著之《金针梅花诗钞》曾提出过针后三防（防晕、防出血、防带针而去），洵属经验之谈。

例3 沈 × 存，男，成年。因左侧膝关节肿痛而求针。常规取左右三里及阳陵。双手同时用九六法运针，幅度大，捻转快，约 10 分钟出针。出针后患者即步行而去。刚一出门，突感头晕心慌，眼前发黑，跌倒在地。立即抬入室内。饮以热茶，渐次好转，又休息 30 分钟，始离去。

二、晕灸

晕针为人所熟知，而晕灸就十分生疏，目前都是用温和的艾条灸，且以手持法来回移动为主，自不会引起超限刺激，很难有晕灸的发生。如采用作用强大的直接灸或吹灸，以及位置稳定、作用集中的熏灸，这就可能会发生。在晕灸发生后，应立即停灸，稍待片刻，即可消失。均属一过性，常较晕针症状为轻。也曾见持续数小时之后，方逐渐消失者。

晕针可用灸法获效，而晕灸也能以针刺应急。可见针与灸二者之间既能相辅相成，也可能彼此制约。

例1 胡×安，男，成年。左下肢外伤感染，创口周围湿疹，渗液增多，四肢头面也有湿疹出现。左膈俞压痛（＋），用吹灸法5分钟后，心慌头晕，恶心呕吐，颜面苍白，脉搏加快，与晕针症状完全相同，立即停灸，静待3分钟，症状未改善，乃在左内关进一针，约10分钟，反应消失。

例2 牛×元，男，成年。喉头水肿，吹灸风府，约5分钟后，感头晕，心慌，想吐，脉搏不整。立即停灸，症状久未消失。在合谷处刺一针，又约5分钟，心慌头晕好转，但脉搏仍缓弱无力，又待片刻，平复。

在局麻下应用直接灸，可以减少与避免晕灸的发生。

例3 董×华，女，46岁。功能性子宫出血。腰阳关压痛（＋＋），直接灸，当灸至5壮时，诉心慌，眼发黑，四肢轻度颤抖，面色苍白，脉搏细弱不整。当即停灸，约半小时后，症状消失。第二日仍在原处施灸，先注入2%普鲁卡因2毫升，灸至10壮时，未见不良反应，下腹出现热感。至15壮时，下腹及阴部热感大增，共灸30壮，出血被控制。40日后，灸疮愈合。

晕灸也可能在熏灸法作用良好之过程中突然发生，反应时间也可能较长。

例4 黄×剑，男，58岁。左头部有外伤史。嗣后即反复出现发作性头晕耳鸣，眩晕，眼睁不开。中西药效果不佳，试用灸治。灵台压痛（＋＋），熏灸感应良好，灸感沿脊柱正中上行，经左耳而上至左头部，头部顿觉轻快，耳鸣减轻，效果可维持8小时以上。灸至10次后，改灸手三里，效果同样良好。又改灸足三里，灸感自肌肉深处，呈带状至头，效果亦佳。三处相较，仍以背部之反应穴为好，仍在背部灸治时，灸感已将接近头部，突然感头晕增剧，心中难受，嗅到艾的气味更为厌恶，想吐。立即停灸，直到6小时后，方渐趋平静，未续灸。

三、半身发热

在背部出现压痛反应，采用灸疗而收奇效。

这一病例是在山西运城发现的，患者男性，年约50岁（姓名住址已忘记），以身体前后正中线为界，半身发热，一侧灼痛难忍，另一侧正常，百治无效。求治时，同样不知所措，再次求救于背部反应穴，在督脉约当第六胸椎处，有明显压触痛，即用灸架熏灸，热感迅即向患侧扩散，患者连称好舒服。我问他不是原先就发热吗？答称两种热感完全不一样，一是难受，一是舒畅。待反应消失后停灸，症状当即减轻，第二次来诊时，说是症状略有回升，仍用原法，嗣而逐次减轻，不再反复，共8次而收全功！

四、低钾血症

尹×，男，44岁，农民。住院号2235，因四肢软瘫一天入院。无发热、头痛、呕吐；大、小便正常。既往有类似发作史。

体检：T37℃，P80次／分，R18次／分，BP17.3／10kPa。神志清楚，对答切题，平卧位，心率80次／分，律齐、心音低钝，两肺未闻及异常呼吸音。腹部膨隆，腹肌软，肝、脾肋下未扪及；肠鸣音减弱，肌张力降低，四肢肌力Ⅰ级，腱反射减弱；克氏征（一）、布氏征（一）、巴氏征（一）。

辅助检查：血清K+2.8mmol／L，Na+145mmol／L、Ca+2.4mmol／L。EKG：Ⅲ出现U波；脑脊液常规和生化指标正常，头颅CT扫描无异常。

临床诊断：低钾血症。给予补钾4~6g／日，补镁25％硫酸镁10ml／日，加入输液中静滴治疗。3天后效果不佳，肌力仍不达Ⅱ级。用万应点灸笔点灸。用点燃的药棒，隔紧贴穴位的药纸，在穴位上雀啄状连续点灸3次，不烧通药纸。取穴：双耳尖、双足三里、双三阴交。灸后四肢活动恢复，能下床活动。复查血清K+4.2mmol／L。次日再灸一次，痊愈出院。随访一年多无复发。

（安徽省砀山县人民医院程克敏经治）

附录一

周氏艾灸（灸绳）传承谱系

  2009年《灸绳》第三版出版至今已经六年，书店早已售罄，一书难求，以致网络书商已炒到三百多元一本。为应社会需求，青岛出版社决定再次修订出版（前三版共计印刷四次，印量达一万八千册）。

  周楣声先生是我国著名中医学家，中国当代灸学泰斗。二十世纪八九十年代，周老主办多期全国灸法培训班，并举办多次国际灸法学术交流活动，培养了大批艾灸骨干人才，学子遍布国内外，周老被誉为"天下艾灸第一人"。周老一生在灸学的实践与研究中勇于推陈出新，独辟蹊径，提出许多具有真知灼见的论述，总结出丰富的传世经验，在灸法的传承与振兴、研究与临床应用等方面贡献巨大，是一位蜚声中外的针灸大家。周老的名著《灸绳》一书，理论系统、案例翔实、见解精辟，被誉为中国灸学的经典著作，艾灸集大成者。对于艾灸理论研究者、实践者、爱好者，《灸绳》均是一本特别值得推荐的好书。

  随着现代对艾灸养生、治病效用方面的重视，《灸绳》一书因内容实用、操作简便、疗效确切而倍受读者及患者的厚爱，虽连续再版，仍供不应求，此次再版也就在情理之中了。现借《灸绳》再版之机，就周氏艾灸（灸绳）在国内外的传承做一陈述。

2011年周氏艾灸（灸绳）被列为青岛市市南区非物质文化遗产，2015年被青岛市人民政府批准为非物质文化遗产传承的典范，2016年3月被山东省人民政府批准为省级非物质文化遗产代表性项目。

周氏艾灸（灸绳）传承谱系如下：

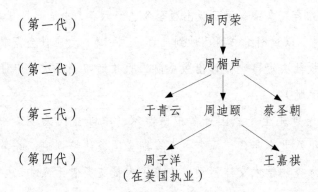

同时，按照省级非物质文化遗产代表性项目，制订了五年保护计划，申请了省市级项目保护单位，在青岛市成立了周楣声艾灸养生会馆、周楣声健康养生咨询中心。

我们相信，周氏艾灸（灸绳）必将在继承者的共同努力下发扬光大。

传承人 于青云

2016年4月

附录二

怀念一代中医大家周楣声教授

安徽中医学院针灸医院主任医师，全国名老中医周楣声先生因病医治无效，于 2007 年 6 月 25 日 16 时在天长市逝世，享年 91 岁。

周楣声先生于 1917 年 3 月出生于安徽省天长市杨村的中医世家，自幼随先辈学习中医。早年曾行医于皖东、苏北一方。1943 年参加新四军卫生组织的"新医班"，学习中西医理论知识并结业，后在新四军举办的半塔"保健堂"行医。1979 年经滁州市卫生局推荐、并经省卫生厅批准为安徽省名老中医，同年调入安徽中医学院针灸教研室工作；1984 年调入针灸医院从事医疗、教学工作，1988 年 10 月退休。

周楣声先生曾经获得"全国卫生文明先进工作者"称号；1994 年被国务院授予"全国名老中医"称号、享受国务院特殊津贴；为传承歧黄，周楣声先生招收弟子、悉心传道授业，2007 年 1 月被中华中医药学会授予"首届中医药传承特别贡献奖"；周楣声先生曾兼任中国针灸学会顾问、安徽省灸法学会会长等职。

周楣声先生自幼研习祖国医学，博览群书，传承家学，潜心医道，勤耕不辍，博学多才，底蕴深厚，从医70余年，救人无数。周楣声先生毕生致力于弘扬光大祖国医学，授业传道，著书立说，救死扶伤，悬壶济民。周楣声先生治学严谨，学术上精益求精，临床中攻坚克难，特别是在针灸学的实践与研究中勇于推陈出新，独辟蹊径，提出许多具有真知灼见的见解，总结出丰富的传世经验，其在灸法的传承与振兴、研究与临床应用等方面造诣颇深，贡献尤大，是一位蜚声中外的针灸大家。周楣声先生医德高尚，关爱病人，作风朴实，为人诚恳，深得患者和同道们的爱戴和尊重。周楣声先生的逝世，是针灸学界的重大损失，也让我们失去了一位好师长、好医生。

我们怀着深痛的心情深切悼念周楣声先生！

周楣声先生安息吧！

安徽中医学院附属针灸医院

2007 年 6 月 26 日

附录三

祖父的学术背景
——兼述我的成长道路

(《周楣声医学全集》代前言)

祖父的著作《周楣声医学全集》，曾于二十世纪末在我国台湾地区出版发行。近接家父国内来电，得知祖父的遗著在祖国大陆也将结集出版。同时，祖父毕生为之奋斗的艾灸，也将被列入非物质文化遗产受到重视和保护。作为这一遗产的继承人，在欣慰之际，不由得想起我的成长过程和我所知道的祖父经历。

我出生在动乱的"文革"初期，我父母亲在山东海洋学院（现中国海洋大学）任教，成天忙于开会，没空管我，工资又低，也雇不起保姆，所以我很小就被送回家乡托付给祖母抚养。当时姑姑娴林还待字在家，祖母和姑姑为了抚育我成长，倾注了全部心血。乡下条件虽然艰苦，但祖母和姑姑的爱，仍给了我一个幸福的童年。祖母和姑姑不仅在生活上时时处处关心我，还教我明白事理，教我要有爱心，要爱护小动物，要帮助有困难的人。当时农村很穷，到了冬天，讨饭的人不少，每有讨饭的上门，祖母总要给些大米或者米饭。如果讨饭的人接着就吃，祖母还会加上热菜。祖母的慈善仁爱之举，是我最早受到的启蒙教育。

"文革"后期，祖父终于刑满回家了。开始派在田间劳动，因找祖父看病的人太多，后来才被安排到卫生室上班。卫生室离家不远，我常去那里看祖父给人治病。病人很多，挤满一屋，祖父总是给远道来的病人先看，因那时乡间交通主要靠步行，让路远的早看、早走、早赶路回家。祖父下班以后，就坐到窗边的书桌前，忙着看书写作。乡间住房条件差，冬天很冷，手上冻出冻疮；夏天很热，汗流浃背，祖父都坚持工作。晚上还守着一盏煤油灯，总要熬到很晚，天天如此。甚至大年初一，只要没有人来拜年，也是看书写作不停。祖父说，要做的事情太多，要抓紧时间，把耽误的时间补回来。祖父勤奋刻苦的精神，我仍记忆犹新。

我到入学年龄以后，就回到父母身边上学。高中毕业那学期，学校头头把教师期盼已久的一批新建住房私分了，激起全校教师的愤怒。教师罢课，大标语上街。那时已是八十年代初，"文革"早已结束，已经不允许大标语上街，但教师们就是想把事闹大，引起政府重视。毕业班的任课教师，都是骨干教师，也就是最有希望分配到住房的教师，这些教师罢课，有的甚至赌气走了，毕业班放任自流，后果可想而知。这所学校原是海洋大学附中，是一所很好的学校，经这一闹，元气大伤。那一届高中毕业生有300多名，结果考取大学本科的只有5名，我有幸成为这5名中年纪最小的一名。而毕业生中因犯罪入狱的竟有6人。我一向学习自觉，那段时间更是加倍努力，每天晚上都看书到深夜，终于经受了一次严峻的考验。这种自律精神，不能不说与幼时所受家教有关。

听父亲说，祖父幼承家学，熟读中医典籍，年纪很轻就能独立行医，并以"小先生"之称闻名乡里（祖父的父亲人称"老先生"）。抗日战争期间，新四军卫生部在家乡附近举办新医（即西医）进修班，祖父前往接受培训，结业后分配在抗日根据地的大众医院任医生。抗战胜利后，自开诊所行医。那时医疗条件差，什么病都治，什么方法都用，无分中医西医，可说是"全武行"。例如有一次，一个放牛娃玩弄捡到的手榴弹（战争年代，野外偶有遗弃的弹药），手掌被炸烂，祖父为其做了紧急救治，切除手掌。当时父亲就在一旁，记得很清楚，祖父把患儿手臂神经拉出剪短又缩了回去，说以后碰到创口就不会疼了。后来祖父还在条件极为简陋的情况下进行过盲肠切除手术，手术器械是用蒸馒头的笼屉消毒。这些手术的全过程，均由祖父独自完成，说明祖父的西医技术相当全面。

新中国成立初期，抗美援朝，祖父在志愿军苏北康复医院任临床医生。医院进口一台心电图仪，没人会用，祖父经过钻研，很快就用起来了。这件事引起了领导的注意，刚巧医院筹建X光室，于是便派祖父外出学习。学成回院后，就主持X光室工作。当时父亲就在祖父身边读书，翻译心电图仪的说明书，还曾请教过父亲的英语老师。父亲说，祖父从来就有钻研精神，父亲小时候就曾见过祖父修理家里的自鸣钟（一种定点报时的座钟），还组装过收音机，天线就拉在屋后的果树上。祖父在康复医院 X 光室工作，一直到五十年代中期，如果不是遭遇极"左"风暴抱冤入狱，祖父可能毕生都是一名西医大夫。

现代中医人才的培养，都要求学生学习若干西医知识，开拓视野，西为中用。但在祖父那个年代，能以中医身份学习西医，并能立足于西医领域的人，实属少有。所以祖父的这段西医经历，乃是一笔财富，对祖父以后在中医领域的发展，具有深远影响。

祖父在狱中还是当医生，但犯医也不好当，因政治犯中能人很多，像戴笠的私人医生就和祖父在一道服刑，犯医也要竞争上岗。狱中医疗条件有限，但劳改农场的艾蒿很多，祖父是中医出身，于是就想到用艾灸治病，并且很快就打开局面，进而成为农场的主要治病手段。由此积累了大量临床病例，总结了灸疗的系统规律，为灸疗理论体系的建立奠定了基础。在实践过程中，还发明了用脚踏皮老虎的吹灸，提高了疗效；还发明了固定艾条的灸架，方便了操作（这也是祖父钻研精神的体现）。这两项发明，沿用至今。尤其是灸架，现在应用很广，只是在材料和加工上有所改进。祖父在《与家人书》中写道，"囹圄窗下"，"幸识轩岐之路，乃萌奋发之情"，对事业的执着追求，是老人在漫长孤苦逆境中的精神支柱。祖父曾说，那个年代，整个国家民族都苦难深重，个人的冤屈算得了什么。所幸九死一生，终于迎来了清平盛世。十五年劳改，躲过了三年天灾人祸、十年"文革"浩劫，还研究了学问，完成了几部书稿，也算因祸得福。

二十纪七十年代后期，在重视知识、重视人才的大环境下，祖父自嘲像"出土文物"被发现，经层层推荐，最后落户到安徽中医学院附属针灸医院，实现了人生的一次转折。我高考填报志愿时，依我当时的成绩，可以报考热门专业，但我选择了中医，并争取到祖父身边接受家传。那年安徽中医学院不在山东招生，我是先考到山东中医学院，再转学到安徽中医学院，从而在祖父母身边完成了大学学业。念研究生是考到外地，毕业后又回到祖父所在的医院，任针灸医生，接受祖父的全面指导。

祖父到针灸医院以后，工作条件改善，各级领导支持，祖父的医术和艾灸的疗效得到了充分显示。工作不断取得成绩，成绩不断受到表彰，表彰又不断催生新的成绩。这是一个有事业心的知识分子，多年积蓄的能量，得以释放的过程。那个年代病人常以送锦旗、放鞭炮对医生表示感谢，祖父的诊室挂满了锦旗，挂不开就堆在墙角。当时家就住在医院的后院，我和祖母常听到前院的鞭炮声。

祖父古文功底深厚，精通中医典籍，又有中、西医的临床积累，所以能古今中西，融会贯通；尊古而不泥古，继承更有创新；常能独辟蹊径，常有独到见解。例如热病灸治，就是源于真知灼见的大胆之举，开创了热病灸治的先河，是对中医灸法理论的重大发展。祖父在针灸以外的领域也有建树。祖父精通脉理；处方也独具特色，总以味数少、剂量大而收疗效。祖父所著《脉学》一书，现已被公认是一部权威专著，应读者迫切要求，已经一版再版。又如痔疮，与针灸根本无关，祖父也能触类旁通，大有作为。六十年代在劳改农场，祖父发明了痔疮的快速疗法，将药液（一种并不特殊的针剂）直接注射在痔核上，配以简单结扎即可，治疗过程只需几分钟，可谓手到病除。曾有一痔疮患者问祖父，到别家医院治疗痔疮都要住院，这里为什么不要住院？祖父反问，你是要治病还是要住院？既然病好了，为什么还要住院？祖父所用快速治疗痔疮的方法，实际上是一项重大发明，但一直没当一回事，没有申报请奖。后据报道，北京某大医院肛肠科专家也发明了痔疮快速疗法，并于九十年代获国内外大奖，究其方法细节，与祖父的方法完全相同，但比祖父的发明晚了二三十年。

祖父首次在全国开办了灸法培训班，以后又亲自主持举办过多期培训班，为全国各地培养了大批灸法骨干人才，为振兴艾灸事业做出了贡献。后来出版的《灸绳》一书，就是当年培训班的教材。

祖父晚年主要研究灸具改革和艾灸治疗艾滋病、吸毒、聋哑及精神疾病等疑难病症。祖父毕生的宏愿是艾灸进入千家万户，造福百姓黎民。艾灸普及的最大障碍是艾绒燃烧时冒烟呛人，还污染环境，不易受大众欢迎。无烟艾条虽然无烟，但有效成分损失，降低了疗效。吹灸虽然改进了设备，方便了操作，但不能解决冒烟问题。祖父设想用蒸煮艾叶产生蒸汽的方法进行汽灸，进而将汽针、汽灸与药物联合，制成三联治疗仪。为此曾试制了不少样品，做过不少实验，花费了大量时间、精力和财力，但结果都不成功。关于灸法治疗艾滋病，祖父引经据典，充分论证，说明完全可行，遗憾的是没有机会临床实验。老人曾为此大声疾呼，但最终仍未能如愿。祖父所关注的这两个问题，应是灸法发展中的尖端难题，为后人提示了研究方向。

祖父一生勤奋，惜时如金，所以才能博览群书，独树一帜。

祖父晚年握笔已感困难，仍然终日伏案、笔耕不止。所幸天道酬勤，祖父终以劫后余生，完成了数百万言的传世之作，取得了公认的历史地位。

祖父是针灸名家，也堪称中医大家。祖父的学术背景，是历史机遇造成，祖父的学术造诣，后人很难企及。

为了保证祖父专心致志著书立说，祖母在生活上的照顾无微不至，数十年如一日，辛勤劳碌，默默奉献。祖父学术有成，祖母功不可没。听父亲说，祖母施钰原是城里的大家闺秀，青年时代就参加革命，在新四军银行工作。后因家庭影响，历经坎坷，受尽磨难。在最困难的时期，祖父在外服刑，父亲在外读书，是祖母伴着年迈的高祖（父亲的曾祖母）、带着年幼的姑姑，顶着经济和政治的双重压力，千辛万苦，支撑起这个家庭。那段苦难岁月，父亲不忍细说。祖母意志坚定，自尊自强，深明大义，无怨无悔。祖母不屈的精神和贤惠的品德，赢得了乡亲邻里的敬重和赞誉。父亲说，姑姑本是一位优秀青年，只因家庭影响，失去了深造机会。姑姑全面继承了祖母的才能和品德，姑姑的人品，可为同龄人楷模。我妹妹子湘也是祖母一手带大，我们兄妹都很爱祖母。当我们都长大成人远离祖母以后，才更感祖母非常伟大，我们以自幼受到祖母的教养而感到荣幸。父亲说，我们要永远怀念祖母。我出生时祖母为我绣制的虎头鞋，我一直妥善收藏，留作珍贵纪念。

我自幼受到祖父的严格教育，练习毛笔字、背诵古诗文，下过不少苦功。在我攻读中医以后，祖父又指导我哪些经典著作必须熟读，哪些必须牢记，哪些还要背诵；教我如何选穴、运针，如何因病施治。多年耳濡目染，使我接受了正统的家传。九十年代中期，承蒙前辈关照，我应邀赴美行医。祖父深知世界中医热的形势在所必然，对我到海外弘扬祖国医学，深表赞同。我在美从事针灸的临床和教学工作，祖父的论著，时常翻阅，受益殊多。现在祖父的医学全集在祖国大陆出版，当能为中医的临床和教学提供帮助，特别是作为本科生和研究生的教学参考书，当能发挥不可替代的作用。

值祖父医学全集出版之际，特撰写此文，帮助读者了解祖父的学术背景，并借以寄托一个海外游子的思乡感恩之情。

周子洋

2011 年 8 月

于美国德克萨斯州奥斯汀

附录四

《周楣声医学全集》

总目录

上　卷

脉学

针灸穴名释义（附英译文）

针铎

金针梅花诗钞

针灸经典处方别裁

下　卷

黄庭经医疏

灸绳

灸法治疗流行性出血热

填海录

附录五

《灸绳》（2009年版）

出版说明

　　我国著名中医学家、针灸学家周楣声教授所著的《灸绳》一书，由我社自1998年8月出版以来，深受广大中医工作者及中医爱好者的推崇。本书对如振兴灸法，运用中医理论和方法研究经络学说，以及经络系统在针灸疗法中的地位，都做了精辟的阐发，具有很强的指导性，为当前中医灸法临床、教学与科研不可多得的参考书。近年来众多研习中医者纷纷来信来电求购，为此我社决定对《灸绳》一书进行再版，以满足读者的需要。

　　为表达对一代名老中医周楣声教授的尊敬和怀念，此次再版增载数帧图片资料。特此说明。

青岛出版社

2009年8月

图书在版编目（CIP）数据

灸绳 / 周楣声著 . —青岛：青岛出版社，2017.5
ISBN 978-7-5552-5265-8

Ⅰ. ①灸… Ⅱ. ①周… Ⅲ. ①灸法 Ⅳ. ① R245.8

中国版本图书馆 CIP 数据核字（2017）第 043613 号

书　　　名	灸绳	
著　　　者	周楣声	
策　　　划	周迪颐	
出版发行	青岛出版社	
社　　　址	青岛市海尔路 182 号（266061）	
本社网址	http://www.qdpub.com	
邮购电话	0532-68068091	
责任编辑	傅　刚　E-mail：qdpubjk@163.com	
封面设计	润麟设计（35592902@qq.com）	
制　　　版	青岛新华印刷有限公司	
印　　　刷	青岛国彩印刷股份有限公司	
出版日期	2017 年 5 月第 1 版　2024 年 5 月第 15 次印刷	
开　　　本	32 开（890mm×1240mm）	
印　　　张	19.5	
印　　　数	93000—100000	
字　　　数	360 千	
书　　　号	ISBN 978-7-5552-5265-8	
定　　　价	98.00 元（精装本）	

编校质量、盗版监督服务电话　4006532017

青岛版图书售后如发现质量问题，请寄回青岛出版社出版印务部调换。
电话：0532-68068050
本书建议陈列类别：中医学

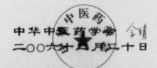

周楣声先生获中华中医药学会首届中医药传承特别贡献奖。

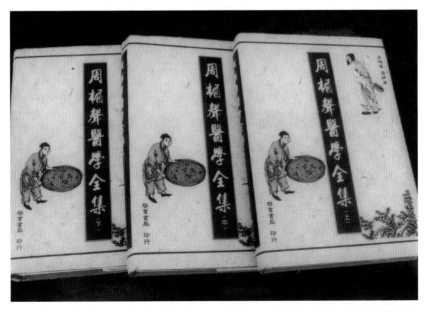

周楣声医学全集（上中下三册）在中国台湾启业书局出版。

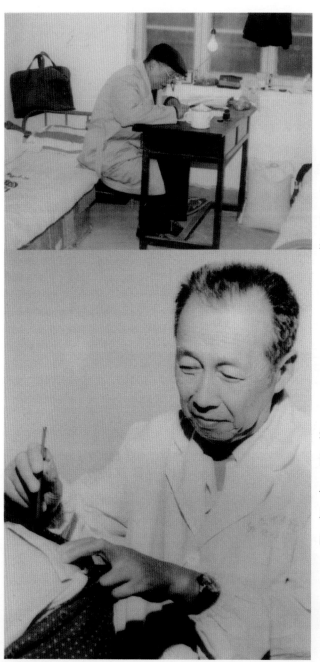

周楣声先生当年在艰苦的工作环境中仍然笔耕不辍，著书立说。

周楣声先生医术精湛，医德高尚，为人诚恳，深得患者和同道们的爱戴和尊重。

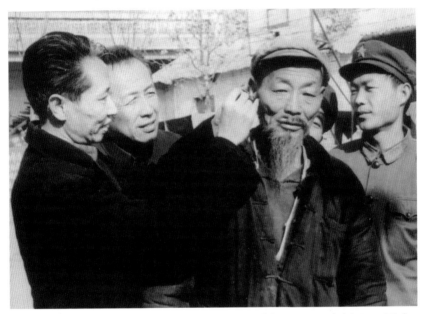

周楣声先生带领学员到农村巡回医疗。

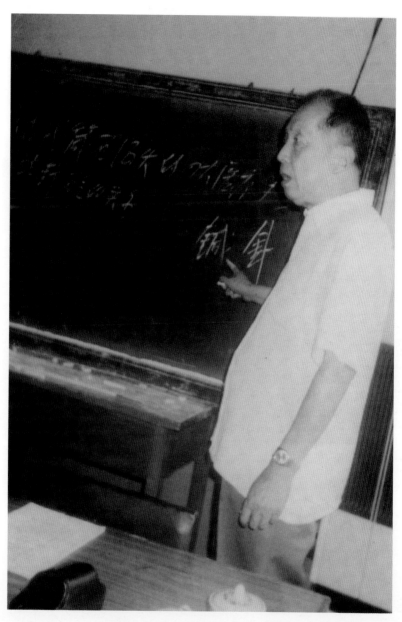

周楣声先生为国家培养了大量的针灸专业人才。

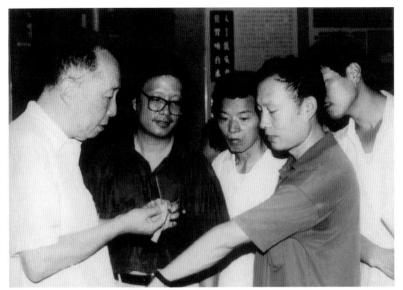

周楣声先生悉心传道、授业、解惑。

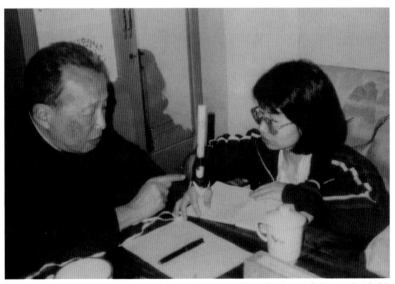

　　周楣声先生研制的艾条熏灸器，科学安全，为振兴灸法做出了重大贡献。

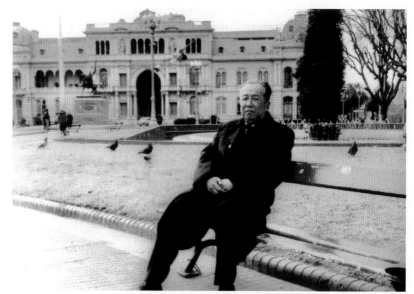

周楣声先生应邀到阿根廷讲学期间留影。

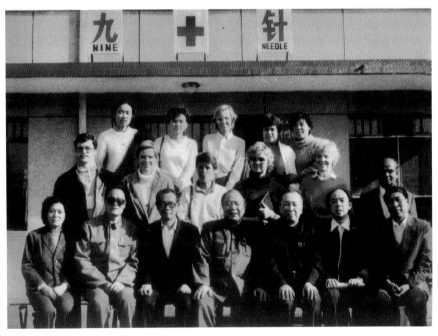

周楣声先生积极推动针灸学的国际交流与合作，赢得国际声誉。